Checkliste Orthopädie

Checklisten der aktuellen Medizin

Herausgegeben von Felix Largiadèr
Otto Wicki · Alexander Sturm

Georg Thieme Verlag Stuttgart · New York

Anschriften

Prof. Dr. med. René Baumgartner
Westfälische Wilhelms-Universität,
Direktor der Klinik für technische Orthopädie und Rehabilitation
Robert-Koch-Straße 30
D-4400 Münster

Prof. Dr. med. Felix Largiadèr
Vorsteher des Departements Chirurgie
und Direktor der Klinik für Viszeralchirurgie
Universitätsspital
Rämistraße 100
CH-8091 Zürich

Prof. Dr. med. Peter E. Ochsner
Leitender Arzt der Klinik für Orthopädie und Traumatologie,
Kantonsspital
Rheinstraße 26
CH-4410 Liestal

Prof. Dr. med. Alexander Sturm
Direktor der Medizinischen Universitätsklinik
Ruhruniversität Bochum
Marienhospital
Holkeskampring 40
D-4690 Herne/Westf.

Dr. med. Otto Wicki
Spezialarzt FMH für Chirurgie
CH-6707 Iragna

Vorwort der Verfasser zur 3. Auflage

Die „Checkliste Orthopädie" in ihrer 3. Auflage möchte ihrem Ziel treu bleiben, in erster Linie Hilfe in der täglichen Praxis anzubieten. Nach wie vor richtet sie sich an junge Orthopäden, Chirurgen, praktische Ärzte, Assistenten und Studierende. Sehr oft wird die Checkliste nach unserer Erfahrung auch von Operationssaalpersonal, Krankengymnastinnen sowie Pflegepersonal und Sekretärinnen orthopädischer Abteilungen und Orthopädiehandwerkern zur Hand genommen. Absicht ist es, zu einem gegebenen Thema eine innerhalb von Minuten lesbare, brauchbare Zusammenfassung anzubieten. Die Checkliste soll schon Bekanntes wieder in Erinnerung rufen und bei Neuem dazu anregen, in entsprechenden Fachbüchern oder Zeitschriften nachzulesen. Die Orthopädie eignet sich besonders gut für diese Darstellungsweise, da die Diagnose meistens evident ist, so daß unschwer der entsprechende Abschnitt im Buch gefunden werden kann. So findet man sich im vorliegenden Buch, das zuerst im grauen Teil Untersuchungstechnik, im blauen Krankheitsbilder und deren konservative Therapie und im roten Operationsabläufe knapp zusammengefaßt übermittelt, hoffentlich rasch zurecht.
Es war eine gründliche Überarbeitung notwendig, weshalb sie mehr Zeit als erwartet benötigte, so daß zwei Nachdrucke der 2. Auflage erfolgen mußten. 16 Kapitel wurden neu eingefügt, 24 vollständig neu geschrieben und die Mehrzahl der übrigen Abschnitte deutlich überarbeitet. Damit das Büchlein nicht aus seinen Nähten platzt, wurden 10 weniger wichtige Kapitel gestrichen. Im Zuge der Überarbeitung mußten zahlreiche Abbildungen neu gezeichnet und fast die Hälfte der übrigen korrigiert werden.
Herr Wolfgang Hanns hat sich mit viel Geschick und Energie den Zeichnungen gewidmet und zahlreiche, sehr wertvolle Detailkorrekturen von sich aus vorgeschlagen. Wir möchten ihm dafür ganz besonders danken. Zu Dank verpflichtet sind wir auch zahlreichen Kollegen für ihre Anregungen. Stellvertretend seien genannt: Dr. G. Syndicus, der das Kapitel „Spondylodese nach Cotrell-Dubousset" ausgearbeitet hat sowie die Kollegen Priv.-Doz. W. Dick, Dr. L. Kaelin, Dr. M. Lotz, Dr. A. Niggli, Prof. Y. Suezawa, welche uns mit Hinweisen und Anregungen unterstützten. Für die aufopfernde Sekretariatsarbeit und Geduld sei vor allem auch Frau M. Studer gedankt. Auch der mündlichen und schriftlichen Ermunterungsäußerungen der Herausgeber und des Georg Thieme Verlages bedurfte es, um die Korrekturen endlich fertigzustellen.
Abschließend bleibt uns, Herrn Prof. A. Schreiber für seine väterliche Betreuung während der beiden vorangehenden Auflagen zu danken. Ursprünglich waren wir beide unter seiner Leitung an der Orthopädischen Universitätsklinik Balgrist in Zürich tätig. Wir schätzen es sehr, daß Prof. Schreiber uns mit seinem Rücktritt aus der Autorengruppe gewissermaßen in die Selbständigkeit entlassen hat. Auch heute noch ist in vielen Kapiteln die „Balgrist"-Schule zu erkennnen.

Münster/Liestal, anfangs 1992

René Baumgartner
Peter E. Ochsner

Vorwort der Herausgeber zur 3. Auflage

Die Checklisten erfreuen sich bei den Fachärzten und Assistenten an der Klinik, aber auch bei den niedergelassenen Ärzten immer größerer Beliebtheit. Die Studierenden schätzen es, nach dem Studium der dicken Fachbücher die handlichen Checklisten zu Rate zu ziehen und so den Stand ihres Wissens zu überprüfen.

Aber auch das Pflegepersonal und das Personal der verschiedenen Krankenhausabteilungen vom Sekretariat bis zum Labor und der Physiotherapie schätzen die klare und übersichtliche Gliederung des Fachwissens. Fast in jeder Operationsabteilung des deutschen Sprachraums liegen viele Checklisten aus, und die Operationsschwestern ziehen sie gerne rasch zu Rate. Das gleiche gilt für den Lehrmittelbestand der verschiedenen Schulen im medizinischen Fachbereich. Dort stehen die Checklisten in jeder Unterrichtsbibliothek.

Nachdem die 2. Auflage der „Checkliste Orthopädie" zweimal nachgedruckt werden mußte, war die 3. Auflage längst fällig. Es erfolgte eine Neubearbeitung der Kapitel, eine Erweiterung durch neue Kapitel, eine Anpassung an die fortschreitende technische und medizinische Entwicklung und eine Verbesserung der bildlichen Darstellungen. Die operativen Checklisten bilden eine Einheit, so daß für nicht fachspezifische Kapitel auf die anderen Checklisten verwiesen wird.

Der 1. Teil (graue Balken) befaßt sich mit der speziellen, orthopädischen Untersuchungstechnik.

Der 2. Teil (blaue Balken) beschreibt die nach Diagnosen geordneten Krankheitsbilder mit den entsprechenden Untersuchungen und Bemerkungen zur Differentialdiagnose sowie der Schilderung der in Frage kommenden Therapiearten.

Der 3. Teil (rote Balken) enthält die Operationsindikation, die Technik des Eingriffes, den Operationsablauf und die postoperative Nachbehandlung.

Herr Prof. Dr. R. Baumgartner und Herr Prof. Dr. P. E. Ochsner, beide aus der Schule „Balgrist", verfügen über eine große Erfahrung durch die Leitung, Tätigkeit und den Unterricht an ihren eigenen Kliniken. Die Checkliste ist auf die tägliche Praxis ausgerichtet, sie will und kann das große Lehrbuch nicht ersetzen. Es fehlen deshalb die seltenen Krankheitsbilder und Literaturhinweise. Das Buch ist auf den Standardfall beschränkt, mit dem Vorteil der Übersichtlichkeit und der Aktualität. Eine subjektive Färbung im therapeutischen Teil ist gewollt; die Autoren zeigen, was sich in der täglichen Arbeit bewährt.

Es war wieder eine zeitraubende Arbeit und für die Herausgeber keine leichte Aufgabe, die Autoren, die an der Klinik oft im täglichen Streß stehen, für eine zeitgerechte Ablieferung der Manuskripte und Korrekturen zu motivieren. Wir danken den zwei Autoren und Herrn Dr. med. D. Bremkamp vom Georg Thieme Verlag für den großen Einsatz für diese allseits erwartete Neuauflage.

Wir wünschen auch der 3. Auflage der „Orthopädie“ in der Reihe der Checklisten, in der bis jetzt 30 Bücher erschienen sind, weiterhin den verdienten Erfolg.

Ein vollständiges Verzeichnis aller Checklisten befindet sich am Schluß dieses Buches.

Iragna, Zürich, Herne
im Frühjahr 1992

Otto Wicki
Felix Largiadèr
Alexander Sturm

Inhaltsverzeichnis

Bein

Knie

Fuß

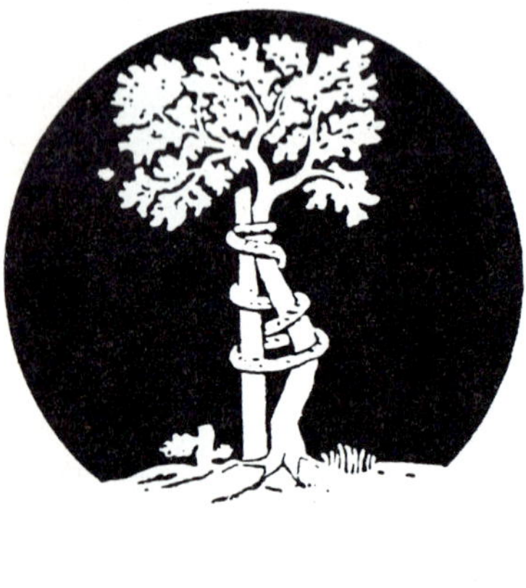

Allgemeines

- Der Begriff „Orthopädie“ stammt von N. Andry (1741): Vorbeugen und Behandeln körperlicher Fehlformen beim Kinde. Heute: Vorbeugen und Behandeln aller Störungen des Haltungs- und Bewegungsapparates ohne altersmäßige Begrenzung.
- Behandlungsmethoden: *Konservativ:* technisch, physikalisch, medikamentös, berufliche und soziale Abklärung. *Operativ:* orthopädische Chirurgie. In die Behandlung teilen sich Vertreter verschiedenster Berufe. Diese bilden das *Rehabilitationsteam.*
- Immer jedoch ist *ein* Arzt dem Patienten gegenüber verantwortlich für Verordnung, Durchführung, Kontrolle und Koordination von Diagnostik und Behandlung.
- Restitutio ad integrum in der Orthopädie nur ausnahmsweise üblich.

Anamese, Vorgeschichte

- Die oft lebenslänglichen orthopädischen Erkrankungen erfordern eine sorgfältige allgemeine und orthopädische Anamnese mit Zwischenanamnesen und -bilanzen.
- *Allgemeine Anamnese:* Familie, Heredität, Schwangerschaft, Geburt, Stoffwechsel, Kreislauf, Urogenitalsystem, psychomotorische Entwicklung, Schule, Beruf, Umschulung, Familie, Hobbys, Arbeitsfähigkeit, Rente: Höhe, Beginn, Dauer.
- *Orthopädische Anamnese:* Beginn der Beschwerden: akut oder langsam, unbemerkt, zufällig, Unfallereignis: Dauer, Art und Intensität der Beschwerden.
- *Bisherige Behandlung,* Verlauf und Ergebnis. Ergänzung durch Angaben von Angehörigen, Arbeitgeber, Akten anderer Kliniken, Ärzte und von Versicherungen.
- *Jetzige Beschwerden:* dauernd oder nur zeitweise, z. B. nachts, beim Anlaufen, bei Belastung, Wetterwechsel. Schmerzcharakter.
- *Gehfähigkeit:* Gehstrecke nach Distanz oder Zeit, mit oder ohne Stockhilfe, leichter bergauf oder -ab, schmerzhaft ab wann, Benützbarkeit öffentlicher Verkehrsmittel, ganz oder teilweise rollstuhlabhängig, bettlägerig.
- *Abhängigkeit von fremder Hilfe* für An- und Ausziehen, Essen und Trinken, Fortbewegen, hygienische und physiologische Verrichtungen.
- *Hilfsmittel:* Erfahrungen mit Prothesen, Orthesen, Schuhwerk, technischen Hilfen: Stöcke, Rollstuhl, behindertengerechte Anpassung in der Wohnung, am Arbeitsplatz, im Auto.

Allgemeine klinische Untersuchung

Allgemeines

- Der Bewegungsapparat bildet eine funktionelle Einheit. Daher beeinflußt jede noch so eng begrenzte Störung Statik und vor allem Dynamik des gesamten Bewegungsapparates.
- Bei der ersten Untersuchung ist ein vollständiger orthopädischer Status erforderlich. Der Patient hat sich bis auf Unterhosen (und Büstenhalter) auszuziehen.
- Meßwerte, auf Meßblatt eingetragen, bilden die Grundlage eines orthopädischen Status: Körpergewicht, Körpergröße, Gelenkbeweglichkeit.
- Messung der Gelenkbeweglichkeit in den drei Ebenen, zuerst Sagittal-, dann Frontal- und schließlich Transversalebene, erst rechts, dann links, von proximal nach distal (Abb. 1), immer in der gleichen Reihenfolge. Die Messung erfolgt in der Regel passiv und nicht aktiv. Die Meßgenauigkeit beträgt 5–10°. Vorsicht vor falscher Präzision (Abb. 2)!
- Neutral-Null-Methode: Die Gelenke sind am aufrecht stehenden Menschen mit parallel gestellten Füßen in Nullstellung, also gestrecktes Knie = 0°, Fuß zum Unterschenkel = 0°. Der Bewegungsumfang in jeder Ebene wird mit drei Ziffern angegeben, von denen eine die Nullstellung wiedergibt. Beispiel: Handgelenk: Volar-Dorsal-Flexion: 60-0-60°. Bei Flexionskontraktur von 40°: 90-40-0°.

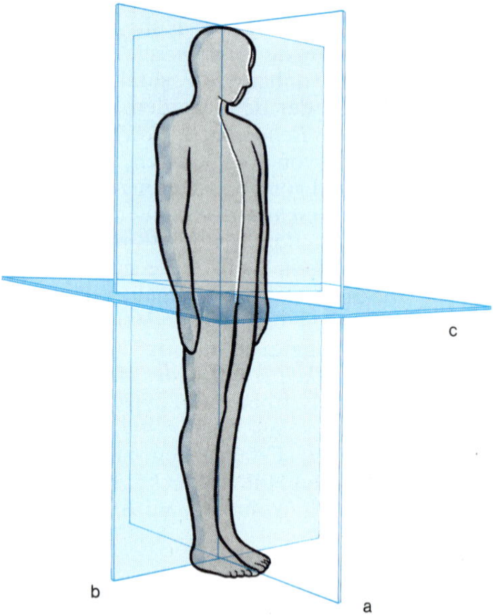

Abb. 1 a) Sagittalebene, b) Frontalebene, c) Transversalebene

Abb. 2 Schätzen der Winkelgrade mit Hilfe des Zifferblattes der Uhr, Winkel von einer Uhrziffer zur anderen = 30°. Beispiel: 4 Uhr = 120°

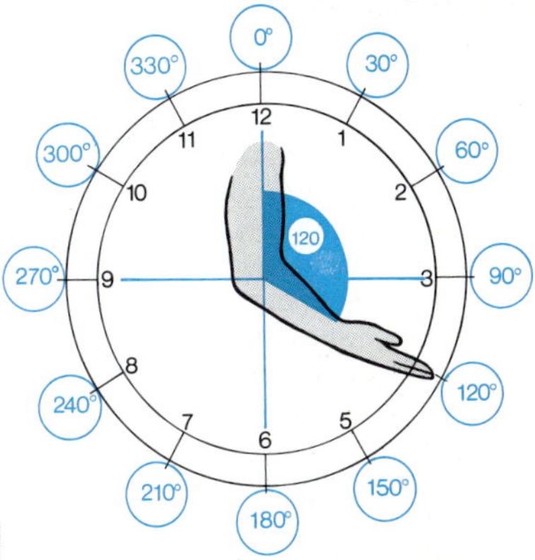

Untersuchung im Liegen

- Beurteilung und Messung von Schwellungen, Atrophien, Muskelkraft und -tonus, Gelenkbeweglichkeit.
- Arterielle, venöse und lymphatische Zirkulation.
- Haut: Kolorit, Temperatur, Behaarung, dermatologische Affektionen, Schwielen, Druck- und Scheuerstellen.
- Neurologische Untersuchung: Motorik, Reflexe, Sensibilität.

Untersuchung im Stehen

- Inspektion von ventral, dorsal und lateral auf Haltung, Asymmetrien des Körpers, Haut, Fettpolster, Atrophien, Schwellungen, Achsenfehlstellungen, Schonhaltungen, Operationsnarben. Beweglichkeit der Wirbelsäule in sagittaler und frontaler Ebene. Verhalten des Bewegungsapparates (besonders von Becken und Rumpf) im Einbeinstand, Zehen- und Fersenstand. Trendelenburg-Phänomen und Duchenne-Zeichen (s. S. 16).

Untersuchung im Gehen

- S. Kapitel Ganganalyse S. 18.

Untersuchung orthopädischer Hilfsmittel

- Beurteilung von Prothesen und Orthesen: Paßform, Tragspuren, Funktion, Pflege, Gewicht, Material, Ästhetik.

Technische Untersuchungen

Allgemeines

- Technische Untersuchungen ergänzen gezielt, ersetzen aber nicht die sorgfältige klinische Untersuchung (S. 2f.). Die Indikationsstellung ist restriktiv zu handhaben, um Strahlenbelastung, das Risiko invasiver Verfahren und Kosten möglichst niedrig zu halten.
- Röntgen: immer zuerst Standard- und erst dann Spezialaufnahmen wie: Tomographie, Fistulographie, zuletzt invasive Eingriffe wie Arthrographie, Myelographie, Arterio-, Phlebo- und Lymphographie. Alternativen?
- Isotopenscanning: bei Stoffwechselstörungen, Tumoren und arteriellen Verschlußkrankheiten, besonders wenn Diskrepanz besteht zwischen klinischem und Röntgenbefund.
- Computertomographie: zur Diagnostik raumverdrängender Prozesse, z. B. Tumoren, Diskushernie, enger Spinalkanal, Wirbelfrakturen.
- Ultraschall: keine Belastung durch ionisierende Strahlen. Untersuchungen der Weichteile: Hüfte beim Neugeborenen und Säugling, Tumoren, Sehnen und Gelenkkapseln.
- Kernspintomographie (NMR, MRI): Alternative zur Computertomographie, aber ohne Röntgenstrahlen.
- Fotografie: schwarzweiß in Standardeinstellungen zur Verlaufsdokumentation. Filme für Bewegungsabläufe und endoskopische Dokumentation.
- Elektromyographie: zur Beurteilung der Nervenleitfähigkeit und Erregbarkeit der Muskulatur, zur Lokalisation von peripheren Nervenläsionen und zur Diagnostik von Muskel- und Nervenerkrankungen. Keine quantitative Aussage.
- Laboruntersuchungen: primär Standardwerte, dann erst Spezialuntersuchungen, z. B. bei Störungen des Calciumstoffwechsels, Gicht, Diabetes, Myelom und in der Onkologie. Bakteriologie mit Resistenzprüfungen, regelmäßig zu wiederholen!
- Lungenfunktion: obligatorisch bei Skoliose, Querschnittslähmungen und progredienten neurologischen und muskulären Leiden, zur Verlaufsdokumentation und prä- und postoperativ.
- Punktionen, Probeexzisionen: Operationspräparat zur bakteriologischen, serologischen und histologischen Untersuchung.
- Arthroskopie: zur Diagnostik radiologisch nicht feststellbarer intraartikulärer Veränderungen an der Knorpelkaspel und am Binnenapparat. Auch Biopsien und operative Eingriffe möglich: Entfernen freier Körper, Eingriffe am Meniskus und Bandapparat (s. S. 315ff.).

Klinische Untersuchung

- Zuerst im Stehen Beurteilung des Beckengeradstandes und indirekt der Beinlänge: Patient steht mit dem Rücken vor dem sitzenden Untersucher in ca. 1 m Abstand. Flach ausgestreckte Hände des Untersuchers auf Beckenkamm (Abb. 3). Dann Einbeinstand rechts/links: Trendelenburgsches Phänomen, Duchenne-Zeichen (s. auch S. 16).

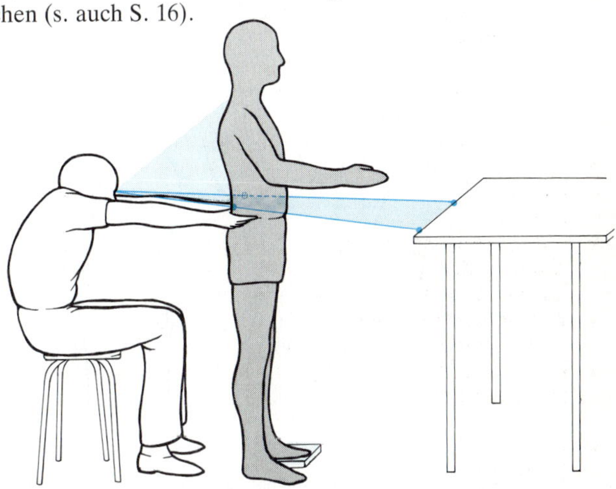

Abb. 3 Untersuchung des Beckengeradstandes, gleichzeitig indirekte Messung von Beinlängenunterschieden. Die Verbindungslinie zwischen beiden ausgestreckten Händen wird mit einer Horizontalen im Hintergrund in Einklang gebracht, wenn nötig durch Unterlegen von Brettchen verschiedener Dicke unter das kürzere Bein.

- Inspektion der Lendenlordose: verstärkt/abgeflacht, verkürzt/verlängert, Abweichung zur Seite (Skoliose), Stufe in der Reihe der Dornfortsätze, asymmetrisches Taillendreieck (Abb. 4).
- Brustkyphose in gleicher Weise beurteilen wie Lendenlordose. Genaue Angabe von Anfang und Ende der Brustkyphose durch Zählen der Dornfortsätze bei maximaler Inklination, proximal ausgehend von der Vertebra prominens C7, distal vom Dornfortsatz L4 auf der Verbindungslinie zwischen den Beckenkämmen.
- Umrisse des Rumpfes: Schulterblatt höher/tiefer, abstehend, asymmetrisch. Taillendreieck, Abweichungen der Gesäßfalte vom Lot von C7, Rippen- und Lendenbuckel.
- Finger-Boden-Abstand, Symmetrie des Thorax bei maximaler Inklination. Distanzunterschied zwischen Dornfortsätzen L1/L5 bzw. C7/Th12 im Stehen und bei maximaler Vorneigung (nach Schober) (Abb. 5, 6).

Lenden- und Brustwirbelsäule (LWS und BWS)

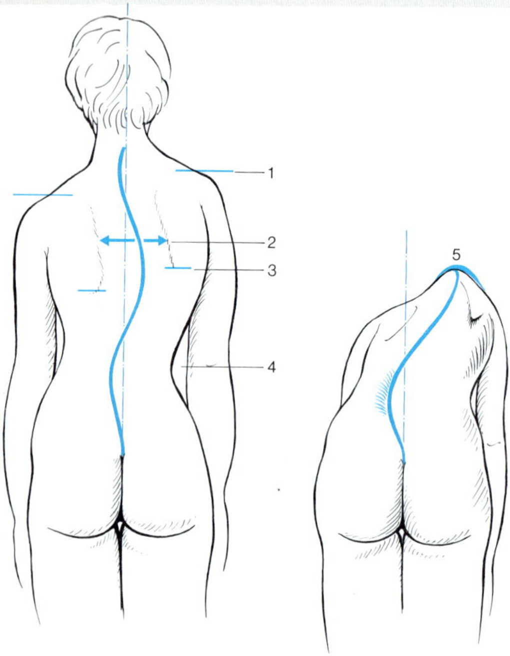

Abb. 4 Asymmetrien des Körpers bei Skoliose. Links: Asymmetrie des Taillendreiecks: 1 Schultern auf ungleicher Höhe, 2 verschiedener Abstand der Schulterblätter von der Mittellinie, 3 Schulterblätter auf ungleicher Höhe, 4 Asymmetrie des Taillendreiecks. Rechts: 5 Bei Vorneigung wird der Rippenbuckel besonders deutlich

- Reklination im Stehen nur an der Lendenwirbelsäule zu beurteilen.
- Seitneigung stärker an LWS und HWS als an BWS. Symmetrie der Bewegung, Muskelspiel und Tonus der Paravertebralmuskulatur.
- Zustand und Funktion der Bauchmuskeln. Atemexkursion des Thorax, Brustumfang bei maximaler In- und Exspiration.
- Im Liegen zuerst Untersuchung in Bauchlage, auf wenig gepolsterter Unterlage, Kopf zum Untersucher gedreht. Arme am Körper anliegend oder seitwärts herunterhängend.
- Palpation der Dornfortsätze auf Druck- und Klopfdolenz und Formabweichungen (Stufe, Skoliose).
- Palpation der Paravertebralmuskulatur und der Muskelansätze in Ruhe und bei Anspannung: Druckdolenz, Tonus, Atrophie.
- Aktive Redression der Brustwirbelsäule durch Anheben von Kopf und Armen. Passive Torsion der gesamten Wirbelsäule nach links und rechts.

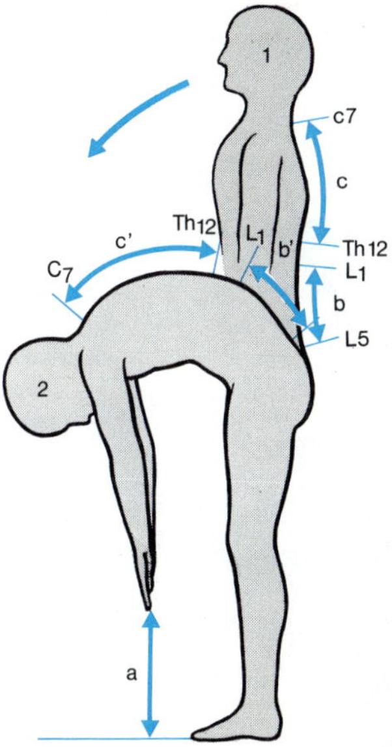

Abb. 5 a) Finger-Boden-Abstand (–10 bis 20 cm), b) und c) Längenunterschied zwischen den Dornfortsätzen L1/L5 bzw. C7/Th12 im Stehen und bei maximaler Vorneigung (nach Schober)

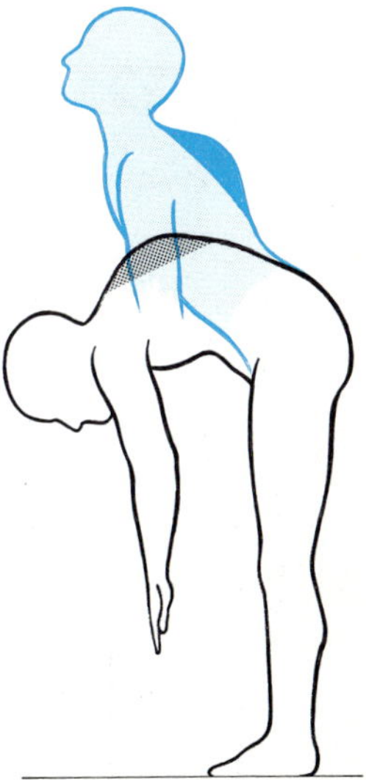

Abb. 6 Ein fixierter Rundrücken bleibt beim Wiederaufrichten bestehen

- Palpation der Iliosakralgelenke, Mennell-Zeichen: Schmerzen im Iliosakralgelenk bei passiver forcierter Extension der Hüfte am Patienten in Bauchlage.
- In Rückenlage aktive und passive maximale Kyphosierung der Wirbelsäule. Palpation der Abdominalmuskulatur und -organe.
- Motorik, Sensibilität und Reflexe.
- Eventuell rektale, gynäkologische und urologische Untersuchung.
- Eventuell psychiatrische Abklärung. Begriffe wie „Haltung, Rückgrat“ gelten auch in übertragenem Sinne!

Röntgen

- Zuerst Übersichtsaufnahmen, wenn möglich am stehenden Patienten, da Fehlstellungen besser zu erkennen sind, a.–p. und seitlich getrennt nach Brust- und Lendenwirbelsäule. Bei Beckenschiefstand: Ausgleich des Beinlängenunterschiedes durch Unterlegen von Brettchen möglich.
- Zielaufnahmen auf einzelne Wirbel.

Lenden- und Brustwirbelsäule (LWS und BWS)

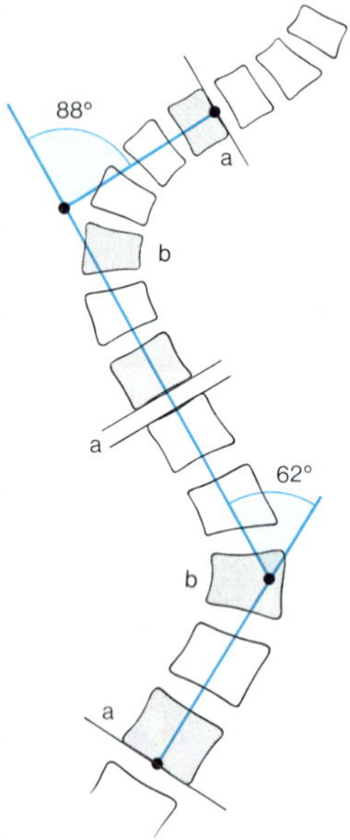

Abb. 7 Skoliosemessung am Röntgenbild nach Cobb: Gemessen wird der Achsenwinkel zwischen den Neutralwirbeln am Ende jeder Krümmung.
a) Neutralwirbel,
b) Scheitelwirbel

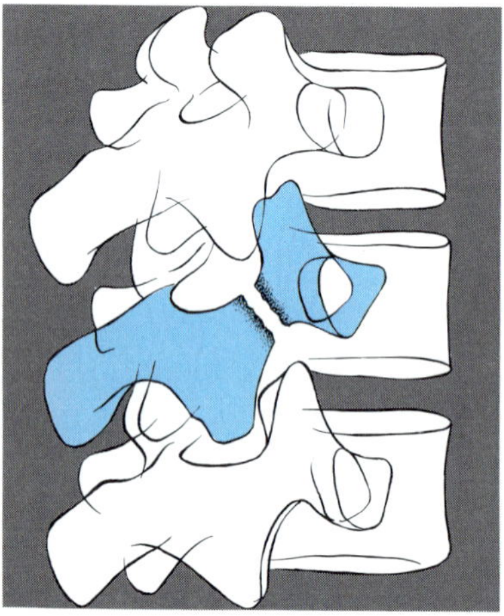

Abb. 8 Darstellung einer Spondylolyse auf einer schrägen Röntgenaufnahme (45° von L5). Das „Halsband" des „Hündchens" entspricht der Spondylolyse, einem knöchernen Defekt des Interartikularbogens

- Schrägaufnahmen von LWS und HWS zur Beurteilung der Interartikularportion (Abb. 8).
- Funktions-(„Bending"-)Aufnahmen: Wirbelsäule seitlich in maximaler Inklination, Reklination und Seitenneigung, im Stehen oder Liegen.
- Iliosakralgelenke nach Barsony oder Teschendorf.
- Computertomographie, Kernspintomographie: raumverdrängende Prozesse, Tumoren, Frakturen.
- Myelographie: raumverdrängende Prozesse im Spinalkanal (Diskushernie, lumbale Stenose, Querschnittsläsion).
- Szintigraphie des Knochenstoffwechsels: Entzündungen, Tumoren.

Klinische Untersuchung

- Erst am sitzenden, dann am liegenden Patienten.
- Zu beachten: Haltung von Kopf und Rumpf, Schultern auf gleicher Höhe? Asymmetrie des Gesichtsschädels?
- Bewegungsumfang in allen drei Ebenen (Abb. 9, 10, 11). Vorsicht: die angegebenen Werte sind großen individuellen und altersbedingten Schwankungen unterworfen!

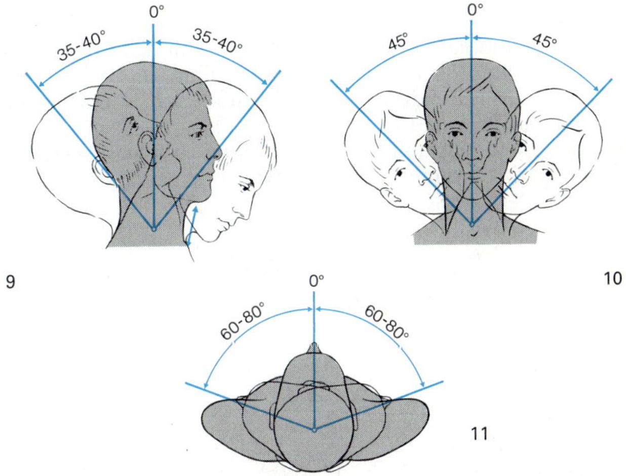

Abb. 9 Bewegungsumfang der Halswirbelsäule in der Sagittalebene: Inklination und Reklination. Messung in Winkelgraden oder indirekt durch Messen des Kinn-Iugulum-Abstandes (Pfeil)

Abb. 10 Bewegungsumfang der Halswirbelsäule in der Frontalebene

Abb. 11 Bewegungsumfang der Halswirbelsäule in der Transversalebene. Der Patient sitzt, der Untersucher steht hinter ihm und prüft von oben. Die Nasenspitze dient als „Uhrzeiger"

- Selektive Prüfung der Rotation zwischen Schädel und C2, indem die Halswirbelsäule maximal flektiert und dadurch die Rotation zwischen den Halswirbeln C2 bis C7 blockiert wird.
- Palpation der Dornfortsätze und der Nackenmuskulatur, besonders von Trapezius und Sternokleidomastoideus: Druckdolenz, Myogelosen, Muskeltonus, Atrophie.
- Atmung: Thoraxexkursion und Zwerchfellatmung.

Halswirbelsäule (HWS)

- Orthopädischer und neurologischer Status der oberen Extremitäten, bei Verdacht auf Läsion des Zentralnervensystems auch an Rumpf und unteren Extremitäten plus Untersuchung von Blasen- und Darmfunktion.
- Zusätzliche klinische Untersuchung: Vergleich des Radialispulses in Neutralstellung und bei maximalem Hochhalten der Arme bei Verdacht auf Skalenussyndrom.
- ORL-(HNO-) und zahnärztliche Untersuchung.
- Obere Speise- und Luftwege, Halsdrüsen.

Röntgen

- Standardaufnahmen: HWS a.-p. und seitlich, Dens transbukkal.
- HWS schräg zur Beurteilung der Foramina intervertebralia.
- Funktions-(„Bending“-)Aufnahmen seitlich in maximaler Inklination und Reklination.
- Spezialuntersuchungen: Computertomographie, Kernspintomographie, Myelographie, Knochenszintigraphie (vgl. S. 4).

Klinische Untersuchung

- Inspektion: Eine Asymmetrie des Schultergürtels kann bedingt sein durch:
  1. Deformität von Wirbelsäule und Thorax (Skoliose, Fehlbildung),
  2. Asymmetrien am Schultergürtel selbst (Fehlbildung, Muskelatrophie infolge Lähmung oder Inaktivität nach Amputation bis in den Bereich der Hand!).
- Inspektion und Palpation der Klavikula und ihrer beiden Gelenke: Sternoklavikulargelenk: Subluxationen, Luxationen, infektiöse und rheumatische Erkrankungen, Akromioklavikulargelenk: Subluxation, Luxation: Klaviertastenphänomen durch passiven Zug des Armes nach distal.
- Schultergelenk sehr beweglich mit kleiner und flacher Pfanne, kräftigem Muskelbandapparat und dem zum Rumpf ebenfalls sehr beweglichen Schulterblatt.
- Zur Untersuchung der Beweglichkeit allein des Schultergelenkes ist daher das Schulterblatt mit der Hand des Untersuchers zu fixieren.
- Beweglichkeit im Schultergelenk (Abb. 12, 13). Painful-arc-Syndrom: Schmerzen zwischen ca. 30° und 120° Abduktion.

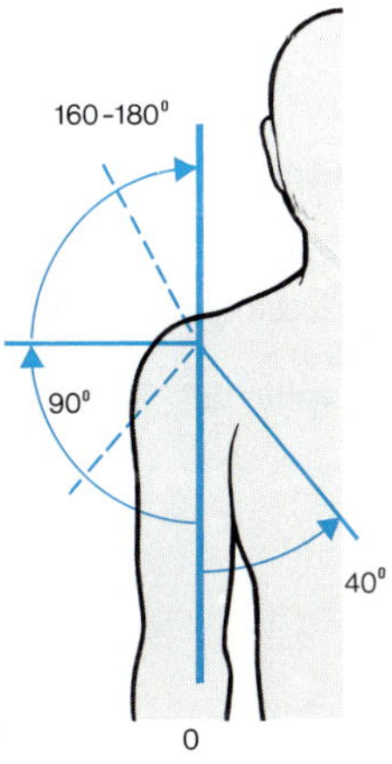

Abb. 12 Bewegungsumfang der Schulter in der Frontalebene ohne (bis 90°) und mit Drehung (über 90°) des Schulterblattes. Schmerzhafter Bereich beim Painful-arc-Syndrom (zwischen den gestrichelten Linien)

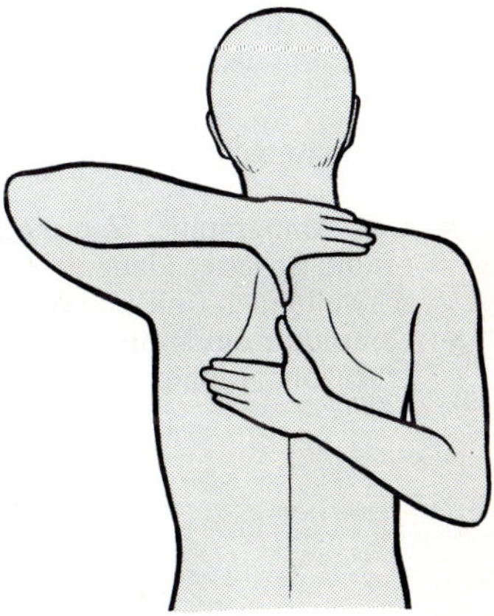

Abb. 13 Indirekte Messung der Rotation durch Bestimmung des Dornfortsatzes, den der Daumen zu berühren vermag. Links: Außen-, rechts: Innenrotation

- Palpation des Gelenkspaltes von vorn im Sulcus deltoideopectoralis, der langen Bizepssehne, von Acromion, Rotatorenmanschette, Fossa supraspinata und Korakoid.
- Häufige Ausfälle von Muskeln: M. deltoideus (N. axillaris), M. supraspinatus bei Rupturen der Rotatorenmanschette, Kontraktur des M. subscapularis bei spastischen Lähmungen. Subtotale oder totale Lähmung bei Plexusparese und Hemiplegie: Gefahr der Subluxation bis Luxation nach distal.
- Arthroskopie (Ruptur lange Bizepssehne, Rotatorenmanschette, Bankart-Läsion etc.)

Röntgen

- Schulter: sog. Schwedenstatus: Schulter a.-p. und in maximaler Innen-, Außenrotation und Adduktion. Schulter axial bei Verdacht auf Luxation.
- Spezialaufnahme nach Hermodsson zur Beurteilung des Hill-Sachs-Defektes bei habitueller Luxation (S. 107).
- Klavikula p.-a., Schulterblatt a.-p. und axial.
- Gehaltene Aufnahme: beide Akromioklavikulargelenke a.-p. stehend, je 5–10 kg in der Hand zur Untersuchung auf Luxation.
- Sternoklavikulargelenk: Tomogramm a.-p.
- Arthrographie des Schultergelenkes: Gelenkkapsel, Rupturen der langen Bizepssehne und der Rotatorenmanschette. Kombination mit Computertomographie möglich.

Weitere technische Untersuchungsmethoden

- Ultrasonographie: Zur Diagnostik von Sehnenrupturen (Rotatorenmanschette, lange Bizepssehne), Gelenkzysten, Weichteilschwellungen (mit und ohne Arthrographie).
- Computertomographie, Kernspintomographie als Ergänzung zur Ultrasonographie.

Klinische Untersuchung

- Inspektorische und palpatorische Untersuchung des Gelenkes auf Schwellung und Druckdolenz, besonders der Humeruskondylen, Olekranon, Radiusköpfchen.
- Bewegungsumfang (Abb. 14, 15).
- Bei vollständiger Extension des Ellbogens und Supination von Hand und Unterarm Valgus von 0–10°, stärker bei weiblichen Patienten.
- Eine Einschränkung der Flexion, bei welcher der Patient seine Hand nicht mehr zum Mund führen kann, wiegt schwerer als ein Streckausfall.
- Pro- und Supination des Unterarmes zwischen Hand- und Ellbogen (Abb. 15).
- Lokaler oder Fernschmerz bei Palpation des Sulcus nervi ulnaris. Neurologische Ausfälle im Gebiet des N. ulnaris.

Röntgen

- Standardbilder a.-p. bei gestrecktem und seitlich bei gebeugtem Ellbogen.
- Tomographie, Arthrographie, auch kombiniert als Luft-Arthro-Tomographie.
- Alternative und Ergänzung: Computertomographie, Kernspintomographie.

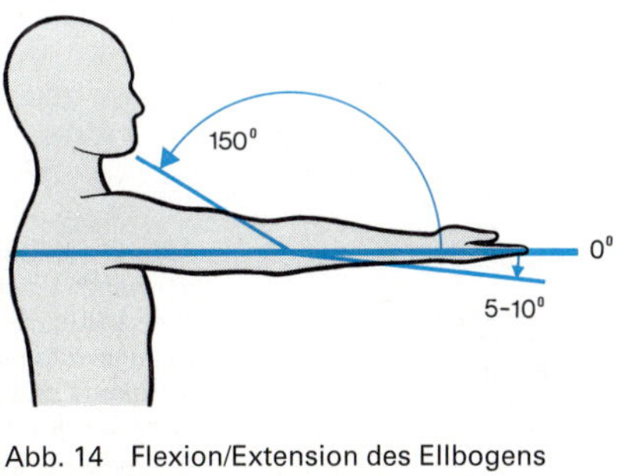

Abb. 14 Flexion/Extension des Ellbogens

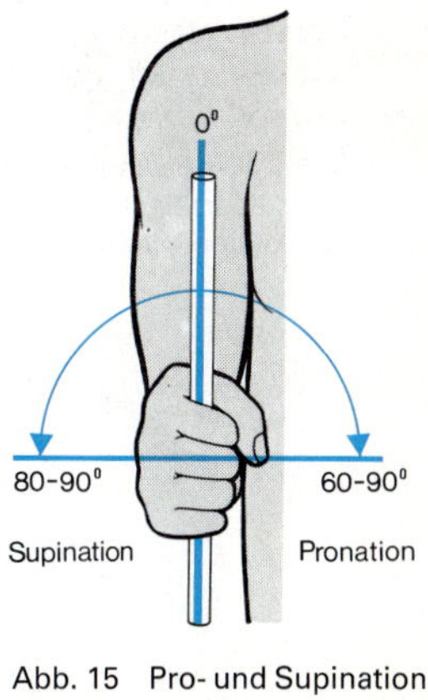

Abb. 15 Pro- und Supination des Vorderarmes

Klinische Untersuchung

- Handgelenk: Inspektion und Palpation: Schwellung, Schmerzen über Processus styloideus von Radius und Ulna, Karpaltunnel, Spiel der Beuge- und Strecksehnen.
- In Mittelstellung des Handgelenkes steht der Zeigefinger in der Verlängerung des Radius (Abb. 16).
- Der Bewegungsumfang des Handgelenkes ist individuell sehr unterschiedlich. An den Bewegungen beteiligen sich auch die kleinen Handwurzelgelenke (Abb. 16).
- Die Hand hat Wölbungen, ähnlich wie der Fuß (Abb. 17).
- Der Bewegungsumfang kann nur an den Fingergelenken exakt gemessen werden:
  Grundgelenk: Flexion/Extension: am Daumen 40-0-0°, an Fingern II-V 90-0-30°. An den Grundgelenken der Langfinger sind auch Spreizbewegungen bis 20° möglich, jedoch nur in Streckstellung und bei erhaltener Querwölbung.
  Daumensattelgelenk: Bewegungen in allen Ebenen möglich, jedoch nur geringes Bewegungsausmaß. Wichtig zur Stabilisierung bei Greifbewegungen.

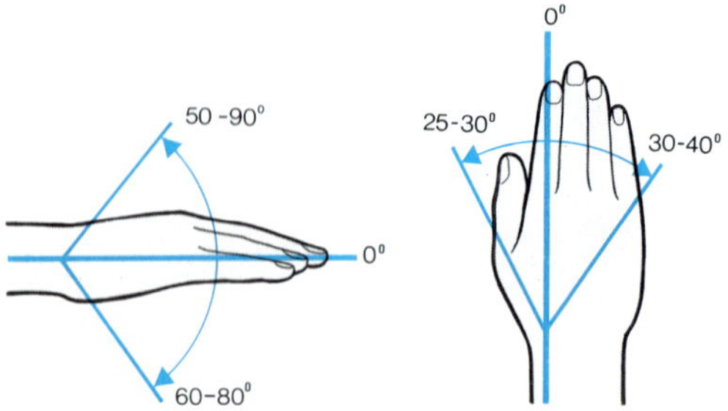

Abb. 16 Bewegungsumfang im Handgelenk unter Beteiligung der kleinen Handwurzelgelenke. Links: Dorsalextension/Volarflexion, rechts: Radialadduktion/Ulnarabduktion

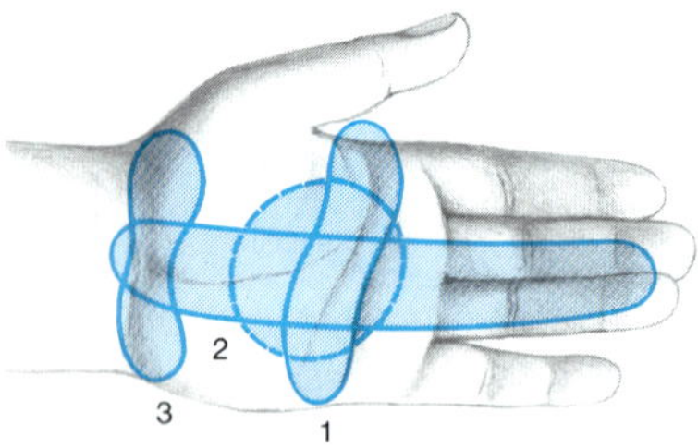

Abb. 17 Wölbungen der Hand: 1 distale Querwölbung, 2 Längswölbung, 3 proximale Querwölbung. Der Kreis deutet die Wölbung der Hohlhand an

- Proximale Interphalangealgelenke (PIP): Flexion/Extension am Daumen 90-0-0° bis 20°, Langfinger 110-0-10°.
- Distale Interphalangealgelenke (DIP): 80-0-0°.
- Für die funktionelle Beurteilung der Hand sind folgende drei Greifarten am wichtigsten:
  1. Faustschluß: voll, teilweise (Abstand Fingerkuppen-Hohlhand, rohe Kraft, 2. Spitzgriff, 3. Schlüsselgriff (Abb. 18, 19).
- Neurologische Störungen: rasche Zuordnungen zu den drei Nerven: Radialislähmung: Fallhand. Medianus- und Ulnarislähmung: vorwiegend Sensibilität gestört. Fromentsches Zeichen bei Ulnarisparese s. Abb. 64, S. 114.

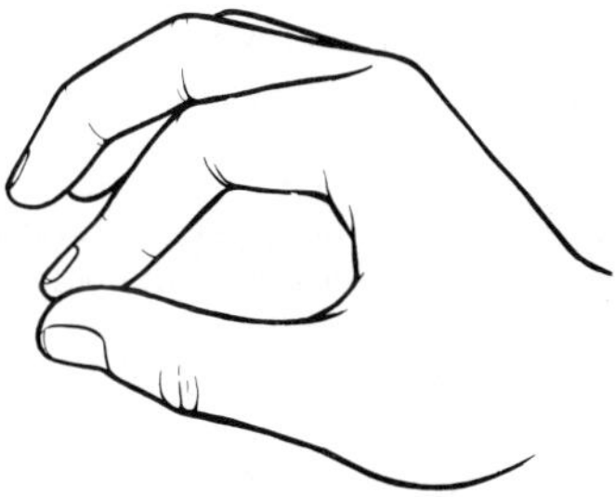

Abb. 18 Spitzgriff

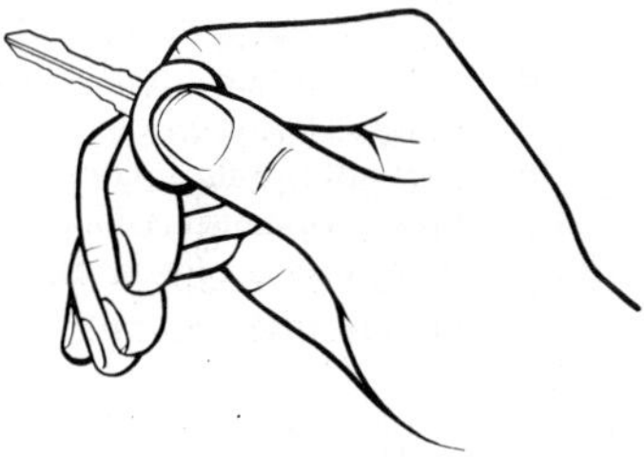

Abb. 19 Schlüsselgriff

Röntgen

- Übersichtsaufnahmen: Handgelenk a.-p. und (genau!) seitlich.
- Funktionsaufnahmen in maximaler Radialadduktion/Ulnarabduktion.
- Handwurzel a.-p., seitlich und schräg (Skaphoid, Lunatum).
- Einzelne Finger a.-p. und seitlich.
- Ganze Hand a.-p. zur Bestimmung des Knochenalters. Periostale Auflagerungen bei Hyperparathyreodismus.
- Arthrographie: Nachweis von Bandrupturen zwischen den Karpalknochen und von Diskusverletzungen.
- Weitere Untersuchungen: Computertomographie, Ultrasonographie (Weichteile, z. B. Sehnen und Sehnenscheiden), Arthroskopie.

Klinische Untersuchung

- Zuerst Untersuchung im *Stehen.* Patient mit dem Rücken vor dem sitzenden Untersucher, der seine ausgestreckten Arme und Hände auf den Beckenkamm legt und die Verbindungslinie zwischen seinen beiden Händen mit einer horizontalen Linie im Hintergrund vergleicht (Abb. 3).
- Beckenschiefstand ausgleichen mit Unterlage von Brettchen verschiedener Dicke unter das kürzere Bein: indirekte Messung der Beinlängendifferenz. Genauigkeit 5 mm, allgemein genügend.
- Trendelenburgsches Phänomen: Beim Einbeinstand bleibt das Becken horizontal oder hebt sich etwas auf der entlasteten Seite. Ein Absinken dagegen ist ein Hinweis auf einen pathologischen Befund an der belasteten Hüfte: Trendelenburgsches Phänomen positiv.
- Duchenne-Zeichen: beim Einbeinstand Verlagerung des Schwerpunktes auf die belastete Seite.
- Beckenkippung: Normalerweise ist das Becken 10–15° nach vorn gekippt und damit auch das Sakrum. Verstärkte Beckenkippung ist am häufigsten die Folge ungenügender Extension einer oder beider Hüften und hat eine kompensatorische Hyperlordose der Lendenwirbelsäule zur Folge. Eine verminderte Beckenkippung ist typisch bei Spondylolisthesis und Flachrücken.
- Das Bein steht im Lot (achsengerecht), wenn in der Frontalebene die Senkrechte durch den Mittelpunkt von Hüfte, Knie und oberem Sprunggelenk geht (Mikuliczsche Linie).

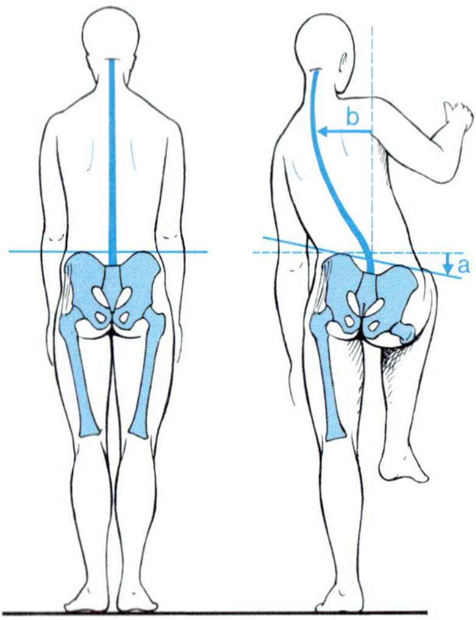

Abb. 20 a) Trendelenburgsches Phänomen: Absinken des Beckens beim Einbeinstand, b) Duchenne-Zeichen: Seitneigen des Oberkörpers zur Verschiebung des Schwerpunktes und damit Entlastung der Hüfte. Beide Zeichen weisen auf eine verminderte Belastbarkeit der Hüfte hin.

- Indirekte Beurteilung beider Beinachsen beim Patienten im Stehen mit durchgestreckten Hüften und Knien bei parallel gestellten Füßen.
- *Interkondylendistanz* (Abstand zwischen den medialen Femurkondylen) 0–1 cm. Höhere Werte gelten als Genua *vara.*
- *Intermalleolardistanz:* Abstand zwischen den Knöcheln bei gegenseitiger Berührung der Femurkondylen: mehr als 5 cm gelten als Genua *valga.* Diese Maße sind jedoch in Relation zur Körpergröße zu setzen.
- Bei asymmetrischen Beinachsen ist jedes Bein einzeln zu beurteilen und die Abweichung in Winkelgraden anzugeben.
- Bei Instabilität in Knie- oder Sprunggelenk ist die Achsenfehlstellung unter Belastung maßgebend.
- Inspektion *von der Seite* auf Flexionskontraktur der Hüfte, Flexion oder Rekurvation des Knies, Ante- oder Rekurvation des Unterschenkels.
- *Tibiatorsion:* Winkel zwischen der Achse des Knies und des oberen Sprunggelenkes in der Frontalebene: 15–25° mit großen altersgemäßen und individuellen Unterschieden. Die Messung erfolgt am besten bei rechtwinkelig gebeugtem Knie in mittlerer Rotation und mit dem Fuß in Neutralstellung.
- Fußbeschwielung und Abnützung der Schuhe sind wichtige Hinweise für die Funktion der unteren Extremitäten (S. 26f.).
- Längen- und Umfangmaße (Abb. 21).

Röntgen

- Vergleichende Messung der Beinlänge mit dem Röntgenmeßgerät. Ganzaufnahme technisch schwierig und selten indiziert. Strahlenbelastung!

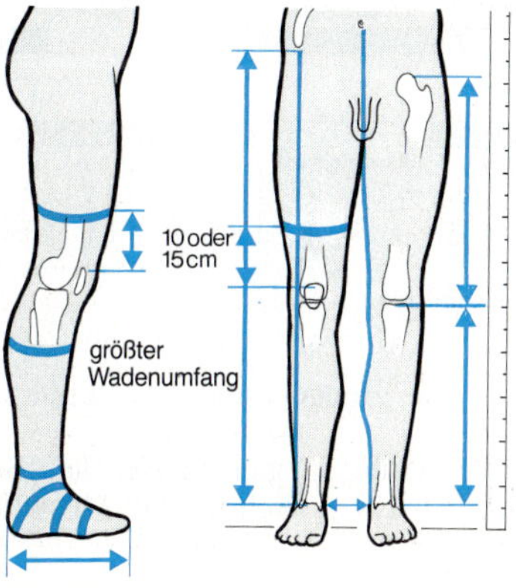

Abb. 21 Umfang- und Längenmessungen an den unteren Extremitäten
← größter Wadenumfang

Ganganalyse

Allgemeines

- Nach den Untersuchungen im Liegen und im Stehen gehört zum orthopädischen Status die Ganganalyse.
- Am Gangbild ist der gesamte Bewegungsapparat beteiligt, nicht allein die unteren Extremitäten. Das Ziel ist die Fortbewegung mit einem minimalen Aufwand an Energie, wobei der Kopf mit seinen wichtigen Sinnesorganen sich in möglichst gerader Linie fortbewegt, unabhängig von der Beschaffenheit des Bodens.
- Beim *normalen* Gehen wechseln Stand-(Stemm-) und Schwung-(Spielbein-)phase in rhythmischer Folge ab. Die Einheit zur Beurteilung ist der Schrittzyklus oder Doppelschritt, aus 2 Einzelschritten bestehend.
- Die Standphase besteht aus Fersenauftritt, Sohlenkontakt, Fersenablösung, Zehenabstoß (Abb. 22).

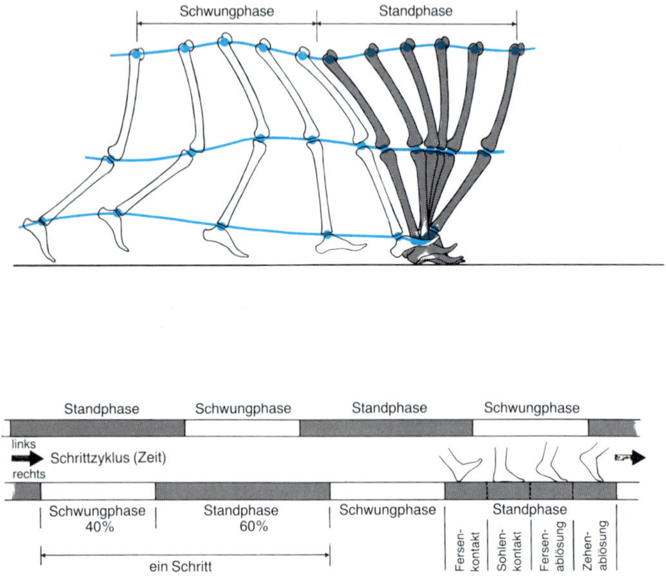

Abb. 22 Die Phasen eines Doppelschrittes

- Die Schwungphase besteht aus Beuge- und Streckphase des Kniegelenkes.
- Doppelbelastung: beide Füße berühren gleichzeitig den Boden. Wanderschritt: Zyklusdauer 0,1–1,0 s, Schrittzahl 110–120/min, Schrittlänge ca. 78 cm.

- Der Körperschwerpunkt setzt sich nicht in gerader Linie fort. Er beschreibt eine schraubenförmige Bewegung in einem imaginären Tunnel von ca. 3 cm Lichtweite. Auch in der Sagittalebene (Abb. 1) hebt und senkt sich das Becken um 4–5 cm, in der Frontalebene um ca. 3 cm, in der Schwungphase zur Seite des unbelasteten Beines. In der Transversalebene beschreibt das Becken eine Rotationsbewegung von 6–8°. Jede Abweichung gilt als pathologisch und erfordert einen erhöhten Energieaufwand.
- *Gangstörungen (Hinken)* können ein- oder beidseitig auftreten. Häufigste Ursachen:
  Verkürzungshinken: bei funktioneller Beinverkürzung oder -verlängerung, z. B. durch Spitzfuß.
  Lähmungshinken durch neuromuskuläre Störung. Trendelenburg- und Duchenne-Zeichen positiv (Abb. 20).
  Verbeugungshinken bei Kontrakturen oder Versteifungen wichtiger Gelenke, besonders Hüfte und Knie.
  Schmerzhinken: Schonhaltung zur Vermeidung schmerzhafter Stellungen, z. B. bei Arthrose.
  Spastisches, athetotisches Hinken: bei zerebralen Bewegungsstörungen.
  Häufig sind Kombinationen mehrerer Faktoren.

Untersuchungsmethoden

- Klinisch: Beobachtung von allen Seiten, im Untersuchungszimmer, auf dem Laufband, beim Treppensteigen.
- Ganglabor: Markieren wichtiger Stellen durch Lichtpunkte für Aufnahme und rechnergesteuerte Auswertung der Bewegungen. Gleichzeitig Elektromyographie und dreidimensionale Kraftmessung der Standphase. Sauerstoffverbrauch.

Anamnese

- Gehstrecke reduziert, rasche Ermüdung, Hinken. Mühe beim Aufwärtsgehen, insbesondere Treppensteigen. Bein nach außen rotiert, funktionell verkürzt bei Streckausfall. Mühe beim Aufstehen aus niedrigem Bett oder Stuhl, An- und Ausziehen von Schuhen und Strümpfen erschwert oder unmöglich.
- Schmerzen unter Leistenband/A. femoralis (entspricht der Ventralseite des Hüftgelenkes), am großen Trochanter, Sitzbein, vorderer Beckenkamm, jedoch auch ausschließlich am Oberschenkel zum Knie ausstrahlend und/oder im Kreuz (Hohlkreuz zur Kompensation einer Beugekontraktur).

Klinische Untersuchung

- Im Stehen Beckenschiefstand zur kranken Seite, kann aber bei doppelseitigem Befund fehlen! Trendelenburg- und Duchenne-Zeichen positiv (Abb. 20). Schon- und Verkürzungshinken.
- Einbeinstand schmerzhaft oder unmöglich. Verspannte Muskulatur, besonders Tensor fasciae latae und Adduktoren.
- Hüftbeweglichkeit in den drei Ebenen (Abb. 23, 24, 25). Extension ist in Seitenlage zu prüfen.
- Innen-/Außenrotation bei rechtwinklig gebeugter Hüfte und Knie. Unterschenkel nach außen gedreht = Innenrotation der Hüfte und umgekehrt.
- Bei Hüftleiden sind der Reihe nach am ehesten eingeschränkt: Innenrotation, Abduktion, Extension, Flexion, Außenrotation, Abduktion.

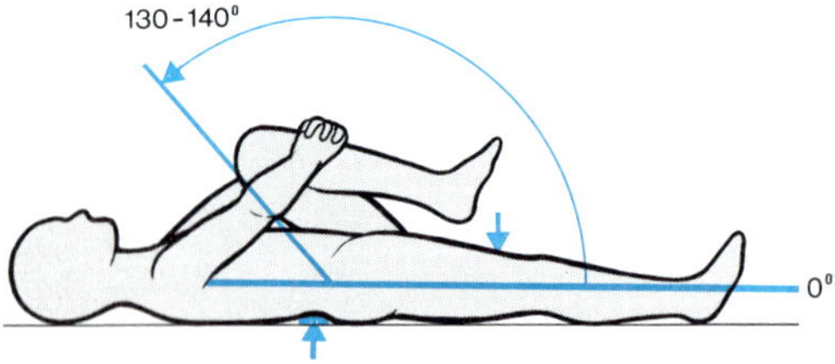

Abb. 23 Flexion der Hüfte mit dem Thomas-Handgriff. Eine Hand des Untersuchers liegt zwischen Lendenlordose und Untersuchungstisch, die andere drückt den Oberschenkel auf die Unterlage (Pfeil)

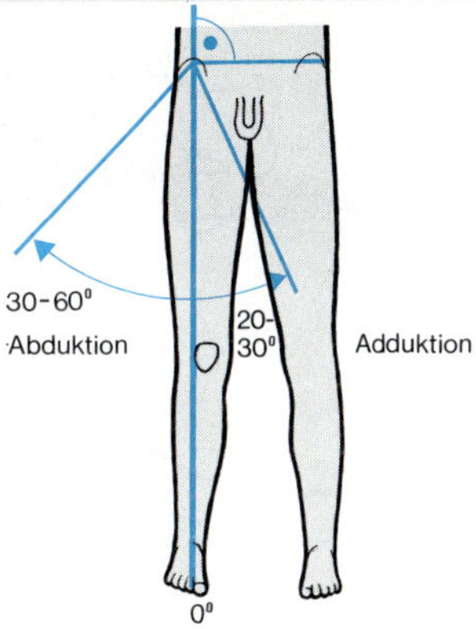

Abb. 24 Ab- und Adduktion der Hüfte, Bezugspunkte: Spinae iliacae anteriores, seitlicher Rand der Patella

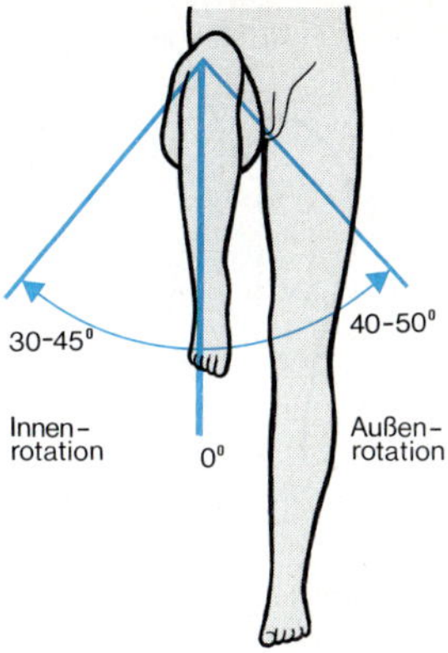

Abb. 25 Innen- und Außenrotation der Hüfte bei rechtwinklig gebeugter Hüfte und Knie

Röntgen, Ultraschall

- Becken a.-p. mit hängenden Unterschenkeln zur Beurteilung der Zentrierung von Kopf in Pfanne (Abb. 26), ferner von Symphyse, Iliosakralgelenk und lumbosakralem Übergang.
- Funktionsaufnahmen in Ab-/Adduktion und/oder AR/IR.
- Hüfte axial nach Lauenstein, Antetorsion nach Dunn-Rippstein (Abb. 26).
- Tomographie, Szintigraphie zur Abklärung nach Frakturen, bei Verdacht auf Kopfnekrose.
- Arthrographie: Zugang bei Kindern von distal her medial und hinter dem Ansatz der langen Adduktorensehne bei rechtwinklig gebeugter Hüfte unter Durchleuchtung: indiziert bei Weichteilinterpositionen bei angeborener Hüftluxation.
  Bei Erwachsenen: Zugang auch von vorn oder lateral.
- Ultrasonographie: Beurteilung der Hüfte bei Säuglingen (Dysplasie S. 120ff.).

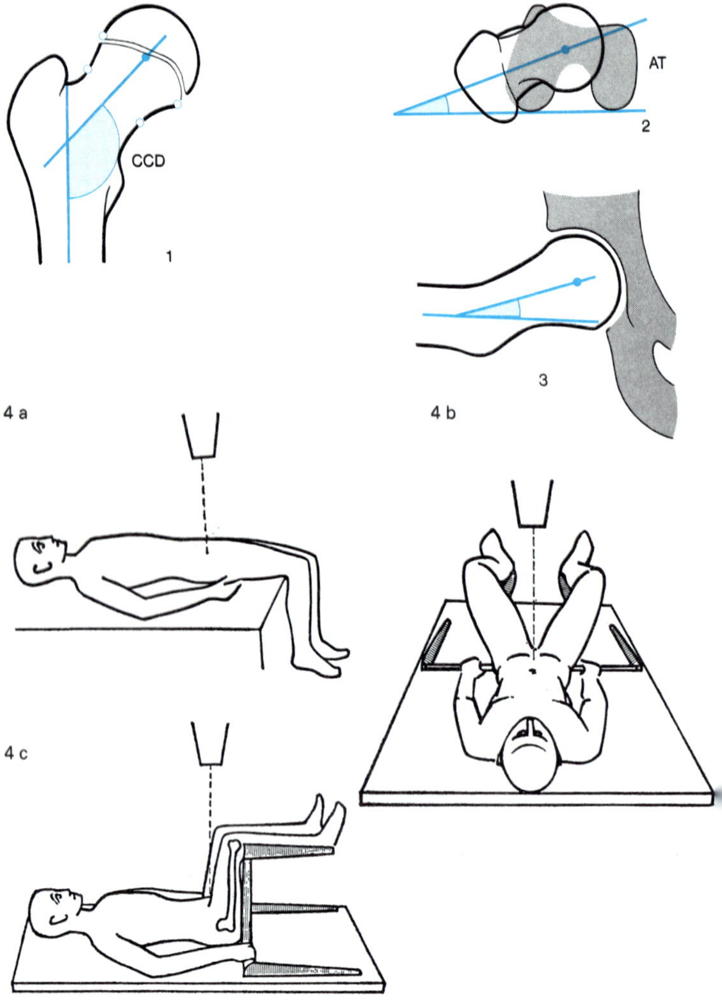

Abb. 26 1 Centrum-Collum-Diaphysen-(CCD)-Winkel zwischen Achse des Schenkelhalses und des Femurschaftes. 2 Antetorsion des Schenkelhalses: Winkel zwischen Schenkelhals- und Kondylenachse. 3 Projizierte Antetorsion auf der Röntgenaufnahme nach Dunn-Rippstein. 4 Aufnahmetechnik (Fokus-Film-Abstand ca. 1 m). a) Beckenaufnahme a.-p. Die Knie dürfen weder nach außen noch nach innen gedreht werden. b, c) Einstellung zur axialen Aufnahme nach Dunn-Rippstein für die Antetorsionsaufnahme (aus Debrunner, H. U.: Orthopädische Diagnostikum, 5 Aufl. Thieme, Stuttgart 1987)

Anamnese

- Plötzliches oder allmähliches Auftreten von Beschwerden, chronische oder rezidivierende Ergüsse, Schmerzlokalisation und -charakter, vermehrt Beschwerden beim Abwärtsgehen, Schonhaltung, Instabilität, Blockierungen, Bewegungseinschränkungen, z. B. Streckhemmung.

Klinische Untersuchung

- Schwellung, Überwärmung, Oberschenkelatrophie messen, Vastum medialis untersuchen („Schlüssel zum Kniegelenk").
- Kniebeweglichkeit (Abb. 27). Flexions-, Extensionsdefizit.
- Druckdolenz des femorotibialen und femoropatellaren Gelenkspaltes, Meniskuszeichen (Abb. 28), Schublade (Abb. 29), Lachmann, Pivotshift.
- Seitliche Instabilität, retropatellares Reiben, Streckschmerz.
- Knieachse: 0–5° Valgus sind physiologisch.
- Schonhinken: Knie wird in der Schwungphase nicht gebeugt. Vermehrte Außenrotation des Fußes, Überhang des Körpers auf die gesunde Seite.
- Kniebeuge, Einbeinstand, Treppen- oder Stuhlsteigen.
- Motorik, Sensibilität, Patellarreflex.

Röntgen

- A.-p. auf langer Platte zur Beurteilung eines Achsenfehlers in der Frontalebene, seitlich bei 30° gebogenem Knie (standardisierte Patellastellung bei gespanntem Lig. patellae). Bei einseitigem Befund a.-p. im *Einbeinstand.*
- Patella axial: Kongruenz zwischen Patella- und Femurgleitfläche, Dysplasie, Fraktur (s. Checkliste Traumatologie, 3. Aufl., S. 147 ff.).
- Tunnelaufnahme: (parallel zum Tibiaplateau bei 60° flektiertem Knie), Beurteilung des hinteren Abschnittes der Femurkondylen, z. B. bei Osteochondrosis dissecans.

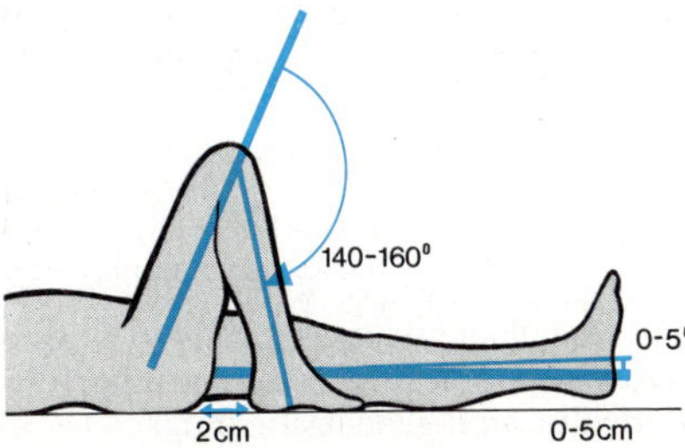

Abb. 27 Flexion/Extension des Knies

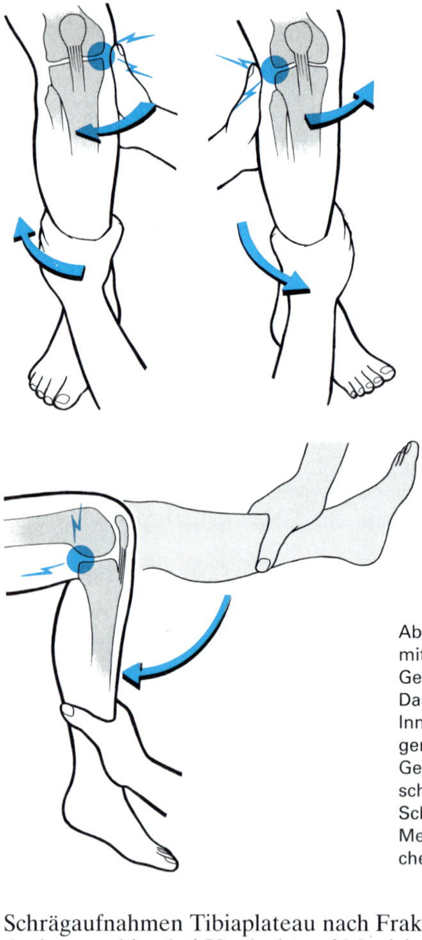

Abb. 28 Meniskusuntersuchung mit gleichzeitiger Palpation des Gelenkspaltes mit dem Daumen. Das Knie ist bei der Außen- bzw. Innenrotation gleichzeitig zu biegen (s. unten). Ein schnappendes Geräusch spricht mit hoher Wahrscheinlichkeit, ein stechender Schmerz möglicherweise für eine Meniskusläsion. Zusätzliche Zeichen: Hyperextensionsschmerz.

- Schrägaufnahmen Tibiaplateau nach Frakturen.
- Arthrographien bei Verdacht auf Meniskusläsion, Baker-Zyste.
- Tomographie a.-p.: Tumor, posttraumatisch, Osteochondrosis dissecans.

Arthroskopie

- Zur Beurteilung von Kapsel, Menisken, Kreuzbändern und Gelenkknorpel, besonders Patellagleitlager (S. 314ff.). Biopsien, Entfernen von freien Gelenkkörpern und Meniskuslappen; Meniskusnähte und Kreuzbandnähte sind gleichzeitig möglich (S. 315).

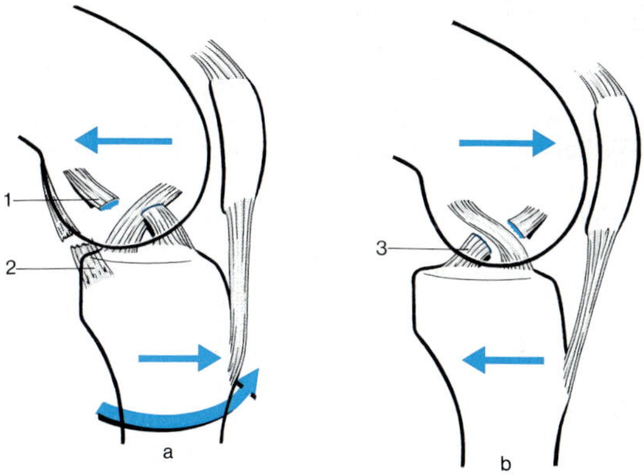

Abb. 29 a) Vordere Schublade bei Ruptur des vorderen Kreuzbandes (1). Wird eine vordere Schublade durch Innen- bzw. Außenrotation des Unterschenkels nicht vermindert, spricht das für eine zusätzliche Läsion der med. bzw. lat. hinteren Kapselecke (2). b) Hintere Schublade bei Ruptur des hinteren Kreuzbandes (3).

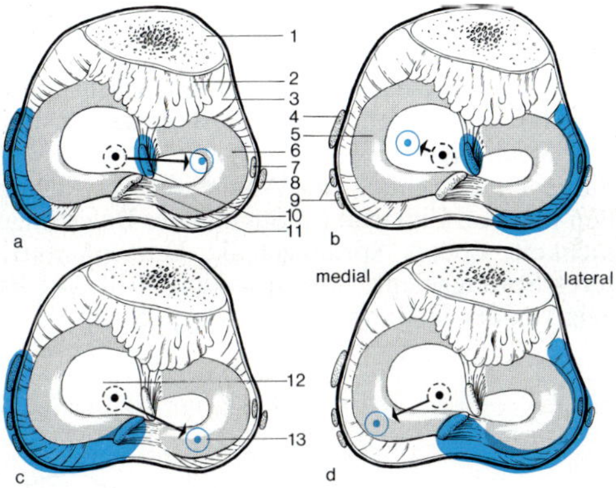

Abb. 30 Bei chronischen Knieinstabilitäten kommt es zur Verlagerung des Drehpunktes bei passiver Rotation des Unterschenkels im gebeugten Knie; a) anteromediale, b) anterolaterale, c) posteromediale, d) posterolaterale Instabilität. 1 Patella, 2 Hoffa-Fettkörper, 3 Gelenkkapsel, 4 med. Seitenband, 5 med. Meniskus, 6 lat. Meniskus, 7 Sehne des M. popliteus, 8 lat. Seitenband, 9 posteromed. Kapselecke, 10 vorderes Kreuzband, 11 hinteres Kreuzband, 12 natürlicher Drehpunkt, 13 pathologischer Drehpunkt.

Anamnese

- Vgl. S. 1: Auftreten und Art der Beschwerden, Abhängigkeit von Belastung und Gehleistung, Beschwerden an benachbarten Gelenken und Wirbelsäule, Erfahrungen mit Schuhen und Einlagen, Fußpflege.
- Fußbeschwerden sind häufig auch durch neurologische, rheumatische, angiologische oder dermatologische Erkrankungen bedingt, ganz abgesehen von den sog. „Fußreflexzonen".

Klinische Untersuchung

- Im Stehen, am besten auf dem Podoskop (Glasplatte und Spiegel).
- Achse der Ferse zum Unterschenkel: Plantigrad = 0–5° Valgus. Bei Kindern ist die Valgusstellung von 10–20° physiologisch. Varusstellung dagegen immer pathologisch.
- *Längswölbung* des Fußes auf der Innenseite am höchsten unter dem Navikulare, an der Außenseite vollständig abgeflacht.
- Im Zehenstand vestärkt sich die Längswölbung, die Ferse kippt in Supination durch den Zug der Achillessehne.
- *Querwölbung,* gebildet durch die Reihe der Metatarsaleköpfchen, bei Belastung normalerweise völlig abgeflacht.
- Beim Gehen: Abrollen des Fußes in der Standphase. Vorfuß wird vor Rückfuß aufgesetzt: Steppergang. In der Standphase wird der Fuß 15–25° zur Gehrichtung außenrotiert gehalten. Bei Kleinkindern ist dieser Winkel oft kleiner (vgl. S. 18).
- Fußsohle, Zehen: Die Beschwielung gibt objektiv Auskunft über den Grad der Belastung (Abb. 31), bei pathologischer Fußform entsprechend verändert (Abb. 32).
- Im gleichen Sinne Untersuchung der Abnützung von Schuhwerk innen und außen und von Einlagen (= Summe der Belastungen).
- Gelenkbeweglichkeit: oberes Sprunggelenk: Dorsoplantarflexion 20–0–40°, unteres Sprunggelenk: Prosupination 10–0–30°. Beweglichkeit abhängig von der Stellung des Knies (vgl. S. 169).

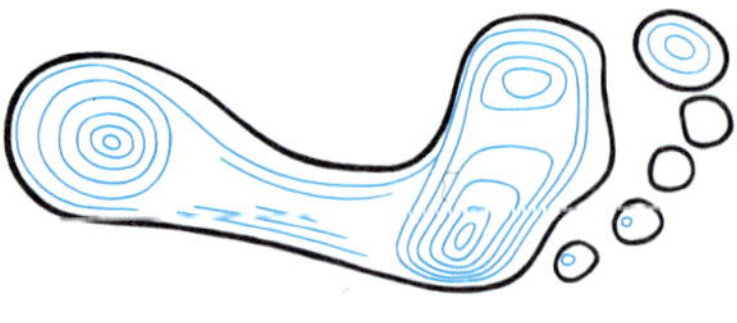

Abb. 31 Je nach Belastung verschieden starke Beschwielung der Sohle beim normalen Fuß

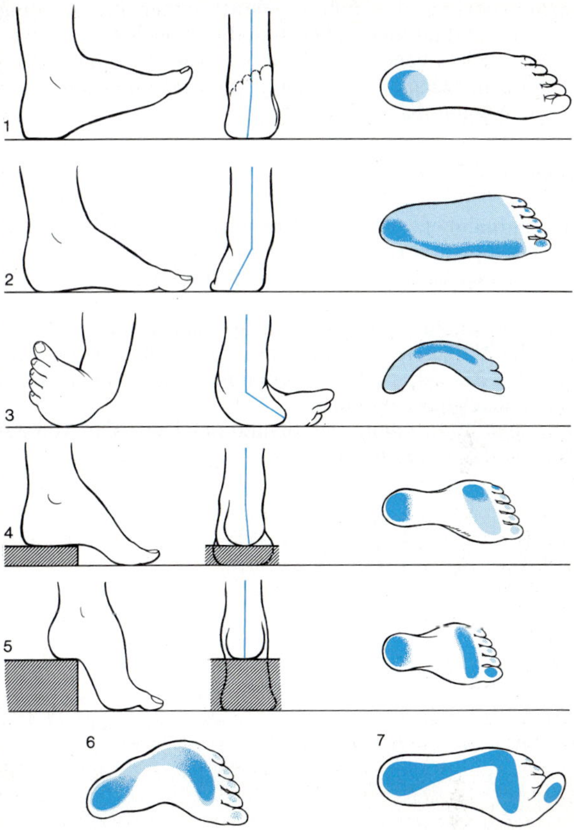

Abb. 32 Pathologische Fußformen: 1 Hackenfuß, 2 Knick-Platt-Fuß, 3 Klumpfuß, 4 Hohlfuß, 5 Spitzfuß, 6 Sichelfuß, 7 Spreizfuß mit Hallux valgus

- Vorfuß: Inversion/Eversion bei fixiertem Rückfuß 40–60°/10–20°.
- Im Stehen berühren alle Zehenkuppen den Boden. Eine Valgusstellung der Großzehe und Varusstellung der Kleinzehe von je 10° sind physiologisch. Beurteilung der Zehen auf Form, Farbe, Schwielen und Stellung.

- Zur Untersuchung des Fußes gehört immer die Prüfung der Motorik, Sensibilität, des Achilles- und Babinski-Reflexes wie auch die der arteriellen, venösen und lymphatischen Zirkulation.
- Haut: Varizen, Ödeme, dermatologische Erkrankungen: Mykosen, Warzen, Klavi, Narben.

Röntgen

- Standardaufnahmen: oberes Sprunggelenk a.-p- und seitlich. Ganzer Fuß dorsoplantar (d.p.), schräg und seitlich im Stehen.
- Kalkaneus axial bei Frakturen oder Erkrankungen des Fersenbeines.
- Gehaltene Aufnahmen des oberen Sprunggelenkes in maximaler Varus- oder Valgusstellung oder in der Frontalebene bei Subluxation (Abb. 33, 34). Diese Aufnahmen auch in Lokal- oder Allgemeinanaesthesie möglich.
- Vorfuß axial: Beurteilung der plantaren Fläche der Metatarsaleköpfchen und der Sesambeine.

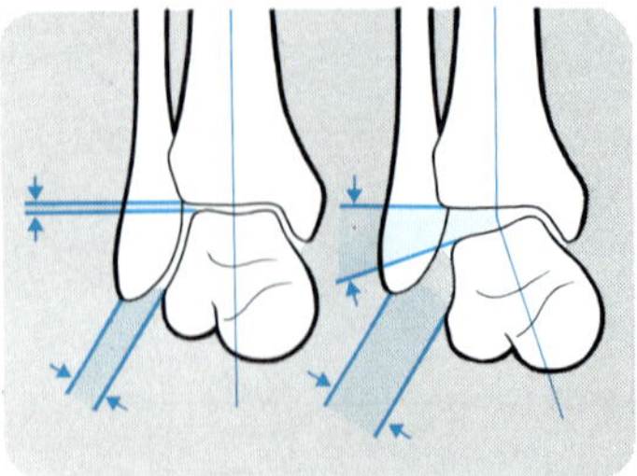

Abb. 33 Aufklappbarkeit des oberen Sprunggelenkes in der Frontalebene

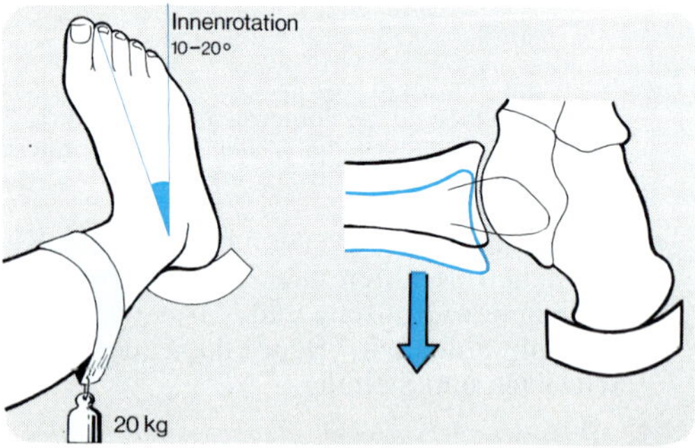

Abb. 34 Subluxation des oberen Sprunggelenkes in der Sagittalebene

- Zehen a.-p., seitlich und schräg.
- Tomographie a.-p. und seitlich zur Beurteilung der Gelenke. Osteochondrosis dissecans, Tumoren.
- Xeroradiographie: Darstellung der Weichteile der Fußsohle.
- Achillessehne seitlich: Diagnostik der Achillessehnenruptur. Alternative: Ultrasonographie.
- Computertomographie, Kernspintomographie: Beurteilung von komplexen Frakturen, Weichteilpathologie.
- Elektromyographie: N. tibialis bei Tarsaltunnelsyndrom.

Angeborene Fehlbildungen der Extremitäten

Allgemeines

- Vielfältige mögliche Ursachen, z.B.: hereditär durch rezessive Einzelgene oder Chromosomenanomalien, Sauerstoffmangel, Vergiftungen, ionisierende Strahlen, Virus- und Stoffwechselerkrankungen, Blutgruppeninkompatibilität, Abschnürungen durch Amnionstränge. Am häufigsten Defektmißbildungen, bei denen an den Extremitäten jeweils transversale (Abb. 35) und longitudinale (Abb. 36) Defekte unterschieden werden. Seltener Überschußbildungen nach Zahl (Polydaktylie) oder Größe (Riesenfinger, -zehen).
- Kamptodaktylie: Beugekontraktur. Klinodaktylie: seitliche Achsabweichungen der Finger.
- Spalthand(-fuß): Hand (Fuß) bis zur Wurzel in zwei Teile gespalten, Strahlen zum Teil fehlend, rudimentär oder miteinander verschmolzen.
- Klumphand: Hand in Radialabduktion und Supination, meist mit Hypo- oder Aplasie des Radius mit oder ohne Synostose.

Untersuchungen

- Abklärung der Ätiologie, gelingt meist nicht.
- Suche nach weiteren angeborenen Fehlbildungen: Wirbelsäule, Herz, Urogenitalapparat.
- Klinisch: von Anfang an praktische Tests, insbesondere der täglichen Verrichtungen, angepaßt dem psychomotorischen Entwicklungsstand des Patienten.
- Fotodokumentation, Röntgen in regelmäßigen Abständen während des Wachstums.

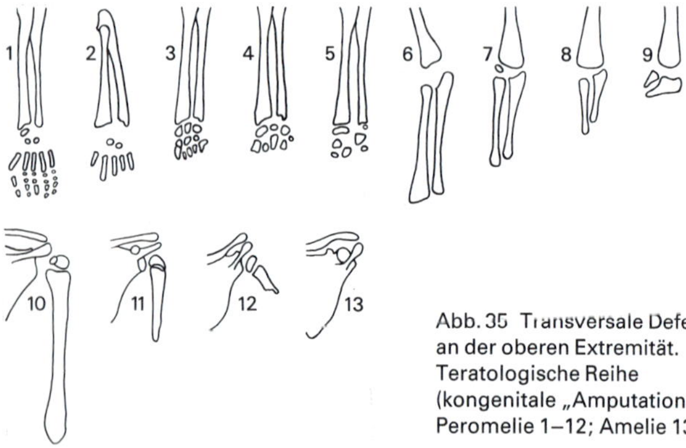

Abb. 35 Transversale Defekte an der oberen Extremität. Teratologische Reihe (kongenitale „Amputation" 1–13; Peromelie 1–12; Amelie 13)

Konservative Therapie

- Zunächst sind die Eltern die Patienten, nicht das Kind! Daher Beratung der Eltern, bei denen praktisch immer Schuld- und Minderwertigkeitsgefühle sowie übertriebene Hoffnungen bestehen, die moderne Transplantationschirurgie oder zumindest die Orthopädietechnik vermögen die Fehlbildung zu beseitigen. Ausnahme: Polydaktylie. Dem psychomotorisch unauffälligen Kind dagegen macht die Fehlbildung anfänglich nicht den geringsten Eindruck. Spätestens in der Pubertät wird sich das gründlich ändern. Die altersgemäße, umfassende und sachliche Information des Patienten ist eine anspruchsvolle Aufgabe des Arztes (gemeinsam mit dem Rehabilitationsteam) und nicht der Medien.
- Bei normaler psychomotorischer Entwicklung sind die Patienten aber selbst mit schweren Fehlbildungen meist viel leistungsfähiger als erwartet. Den Eltern daher sofort ältere, ähnlich behinderte Patienten vorstellen, mit denen sie sich unter vier Augen aussprechen können.
- Funktionelle und kosmetische Aspekte sind von Anfang an gegeneinander abzuwägen.

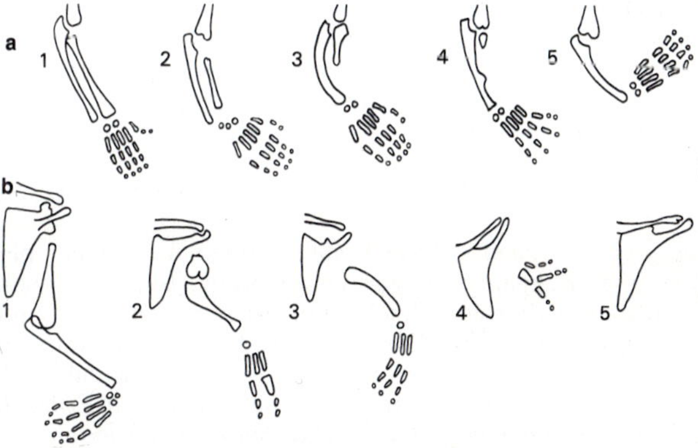

Abb. 36a Longitudinale distale Defekte an der radialen Seite der oberen Extremität. Teratologische Reihe (Ektromelie, distale Form 1–5, mit Daumenhypoplasie 1; Radiushypoplasie 2; partielle, subtotale, totale Radiusaplasie mit Hand- und Fingerstrahldefekten 3–5)

Abb. 36b Longitudinale kombinierte Defekte an der radialen Seite der oberen Extremität unter Einbeziehung des Humerus. Teratologische Reihe (Ektromelie, axiale Form mit partieller, subtotaler, totaler Humerusaplasie, totaler Radiusaplasie, Hand- und Fingerstrahldefekten 1–3, Phokomelie mit Fehlen aller langen Röhrenknochen, die Reste der Hand liegen am Rumpf an 4; Amelie 5) nach Henkel

- Die orthopädische Versorgung ist der psychomotorischen Entwicklung anzupassen. Die Indikation ist klar zu stellen, Übertherapie und Überversorgungen sind zu vermeiden! Wünsche der Eltern sind aber nicht ohne Bedeutung für die Indikationsstellung! Abgesehen von den Kosten können auch negative Erfahrungen mit Hilfsmitteln später indizierte Behandlungen verhindern.
- Obere Extremität: Für die Eltern ist der kosmetische Aspekt zuerst wichtiger als der funktionelle: passive Handprothesen. Aktive nicht zu früh verordnen, nur wenn sie auch dem Kind etwas bringen! Beginn bei 2–6 Jahren, oft erst später. Bei doppelseitigen Defekten, bei denen sich die Stumpfenden nicht berühren können, sind die Füße als Hände einzusetzen. Hilfsmittel zum Essen, Schreiben, Toilette wichtiger als Prothesen. Abklärung durch Rehabilitationsteam: Arzt, Ergotherapeut usw.
- Untere Extremität: Prothesen ab Stehbeginn: Verkürzungsausgleich, Stabilisierung (siehe auch S. 137, 178ff.).

Operative Therapie

- Funktion hat Vorrang vor Kosmetik! Vor dem 2. Lebensjahr: Entfernen überzähliger Finger/Zehen.
- Nach dem 2. Lebensjahr bis nach Abschluß der Pubertät Indikation restriktiv stellen.
- Zu frühe operative Therapie kann zu Rezidiven und sekundären Fehlstellungen infolge von Narbenkontrakturen führen. Prognose besser bei Anwendung mikrochirurgischer Techniken.
- Vor Abschluß des Wachstums sind Schnürfurchen durch multiple Z-Plastiken zu resezieren.
- Zu späte Korrektur: Gefahr ungenügender funktioneller Gewöhnung.
- *Cave amputationem:* Rudimentäre Stummel können plötzlich Bedeutung erlangen, z.B. zur Verankerung, Bedienung von Prothesen. Am häufigsten indiziert sind Achsenkorrekturen und Verlängerungsosteotomien. Die Häufigkeit von Amputationen ist umgekehrt proportional zum Stand der Prothesentechnik!
- Zur Verbesserung der Handfunktion, sehr selten zur Erleichterung der Prothesenversorgung oder aus kosmetischen Gründen.

Allgemeines

- Ältere Bezeichnung: Chondrodystrophie, Autosomale, dominant erbliche Störung des enchondralen Knochenwachstums. 2–3: 100 000 Geburten.
- Längenwachstum gehemmt bei normalem Dickenwachstum.
- Diaphysen verkrümmt, verkürzt, an den Enden kolbig aufgetrieben. Varusfehlstellung von Armen und Beinen, Coxae varae. Wirbelsäule mit kurzbogiger Kyphose am thorakolumbalen Übergang, mit verstärkter Lendenlordose. Becken nach vorn gekippt (Abb. 37).

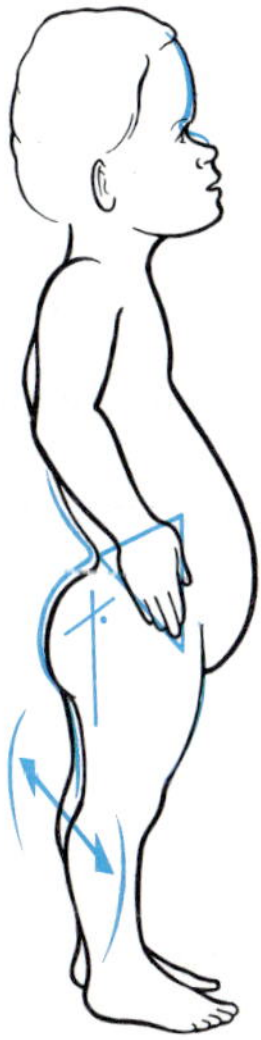

Abb. 37 Achondroplasie, Sattelnase, Dreiecksform der Hand, Becken stark nach vorn gekippt, Hyperlordose der Lendenwirbelsäule, tiefe Brustkyphose, Genua vara

- Gesichtsschädel klein, Nasenwurzel eingezogen, Hirnschädel relativ vergrößert. Intelligenz nicht beeinträchtigt.
- Haut faltig, gewulstet. Dreizackform der Hand.
- Körperlänge 100–120 cm. Beine stärker verkürzt als Wirbelsäule und Schädel.
- Röntgen: Röhrenknochen kurz, dick, plump, Metaphysen trompetenförmig. Hüfte und Knie in Varusstellung. Enges Becken, Sakrum fast horinzontal.
- Im Erwachsenenalter Arthrosis deformans, enger Spinalkanal, Diskushernien mit neurologischen Ausfällen (Paraparese).

Differentialdiagnose

- Dystropher Zwergwuchs, Chondrodystrophia calcificans, enchondrale Dysostose, hypophysärer Zwergwuchs, Rachitis, Hypothyreose.

Konservative Therapie

- Rein symptomatisch. Orthese zur Extension des Rumpfes, Hilfsmittel zum Sitzen, Krankengymnastik, Anpassen des Motorfahrzeuges.
- Orthesen zur Korrektur der Genua vara sind zwecklos.
- Beratung und Betreuung von Eltern und Patient. Berufliche Möglichkeiten einzig von der Körpergröße her eingeschränkt.

Operative Therapie

- Osteotomien bei Achsenfehlstellung an Knien und Hüften (S. 125, 308, 311), kombinierbar mit:
  - Verlängerungsosteotomien mit Zuwachs von 10–15 cm an Armen und Beinen (S. 302, 305),
  - Laminektomie und Dekompression mit oder ohne Spondylodese bei engem Spinalkanal bzw. Diskushernie und drohender Paraparese oder Paraplegie (S. 82, 227, 229).

Allgemeines

- *Frühform:* Osteogenesis imperfecta congenita *Vrolik.* Multiple Frakturen schon intrauterin, Schädelknochen mit Lücken und scharfkantigen Rändern. Totgeburten oder Tod nach wenigen Monaten. Autosomal rezessiver Erbgang.
- *Spätform:* Osteogenesis imperfecta tarda oder Osteopsathyrosis *Lobstein* (Glasknochenkrankheit). 1:2000 Geburten, autosomal dominanter Erbgang. Hier beginnt die Knochenbrüchigkeit erst beim Kleinkind und verschwindet meist nach Eintritt der Pubertät. Lange Röhrenknochen verbogen, Gelenke überstreckbar, aber selten luxierend, chronische Distorsionen durch Belastung und Muskelzug. Skoliose der Wirbelsäule, Beckenasymmetrie. Zwergwuchs durch Minderwachstum, Verbiegung und Verkürzung von Extremitäten und Rumpf.
  Gesichtsschädel klein, Hirnschädel groß, mit Stirnhöckern.
- Störung der periostalen und endostalen Knochenneubildung, während die enchondrale fast normal verläuft.
- Haut blaß, zart, vermehrt schwitzend. Haare und Nägel glatt, Hände schmal. Blaue Skleren, Innenohrschwerhörigkeit.
- Intelligenz nicht beeinträchtigt. Meist aufgeweckter, schlagfertiger Charakter.
- Röntgen: Kortikalis der Röhrenknochen hauchdünn, mit Kallus und Pseudarthrosen als Folge der Frakturen. Becken kartenherzförmig. Varusdeformität der langen Röhrenknochen.

Konservative Therapie

- Entlastung und Schutz von Wirbelsäule und Extremitäten durch Orthesen, Sitz- und Liegeschalen. Gehfähigkeit mit Schienen und Krücken im Wachstumsalter anstreben, jedoch meist stark eingeschränkt. Ab Pubertät weiter abnehmend: meist Rollstuhl mit Elektroantrieb und mit elektrisch verstellbarer Sitzhöhe.
- Frakturbehandlung im Wachstumsalter primär konservativ, da Heilung eher beschleunigt als verzögert. Es kann jedoch auch zur Ausbildung von Pseudarthrosen kommen.

Operative Therapie

- Korrektur der säbelförmigen Röhrenknochen (Femur, Tibia, Humerus) durch meist multiple Osteotomien mit Marknagelung mit speziellen „mitwachsenden“ Teleskopnägeln (Baily-Nägel). Trotzdem gleiche Eingriffe, im Laufe des Wachstums oft mehrmals am gleichen Knochen notwendig.

Morbus Paget

Allgemeines

- Synonyme: Ostitis deformans, Osteodystrophia deformans.
- Am häufigsten bei Männern ab dem 40. Lebensjahr. Viruserkrankung?
- Verlauf schleichend, beschränkt auf einen oder mehrere Knochen. Bevorzugt sind Lendenwirbel, Sakrum, Becken, Schädel, Femur und Tibia.
- Schnell ablaufender, unkoordinierter und der mechanischen Beanspruchung nicht angepaßter Knochenanbau mit Verdickung und Verbiegung. Führt zu Coxa vara, Tibia vara et antecurvata. Kyphose der BWS/LWS. Belastungsfähigkeit vermindert. Verdikkung der Schädelkalotte.

Untersuchungen

- 30 % sind beschwerdefrei, oft Zufallsdiagnose.
- Klinisch: ziehende Schmerzen, meist symmetrische Deformierung der Röhrenknochen. Lokal: Überwärmung und Klopfempfindlichkeit; Infraktionen, Spontanfrakturen, krumme Beine und Rücken. Kopfschmerzen, Hör- und Sehstörungen, Hirndrucksymptome, Hut paßt nicht mehr (Abb. 38).
- Röntgen: an Tibia Antekurvation und Varus bei nicht deformierter Fibula (Abb. 39). Am Femur Coxa vara und Protrusionscoxarthrose. Skelettverdichtungen am Becken.

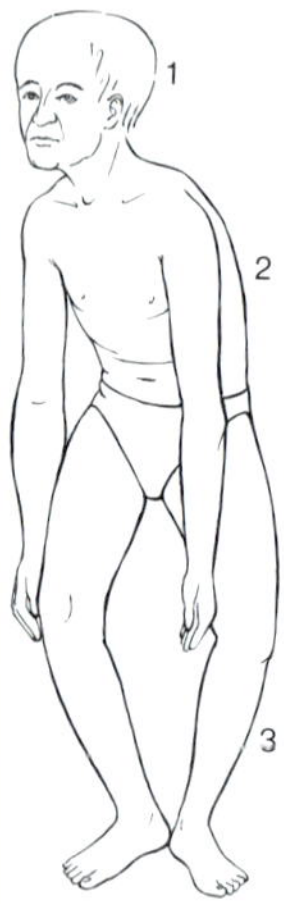

◄ Abb. 38 Typische Symptome des Morbus Paget: 1 Schädel vergrößert, 2 Wirbelsäule verkürzt durch Wirbeleinbrüche und Kyphosierung, 3 Genua vara

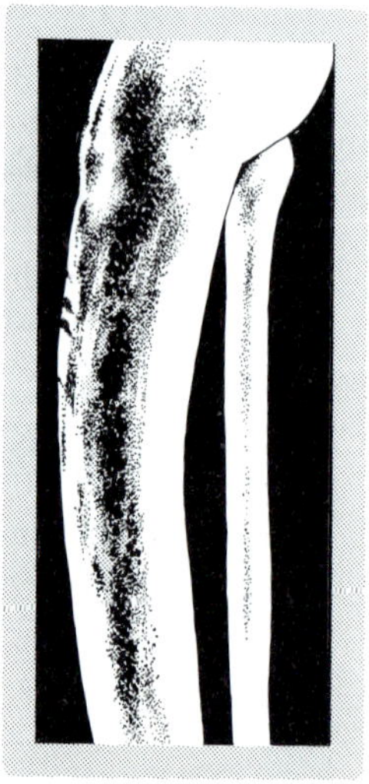

► Abb. 39 Seitliche Röntgenskizze des Unterschenkels. Befallen ist die Tibia: Kortikalis verdickt, unscharf von der Markhöhle abgegrenzt, mit Infraktionen an der Konkavseite. Grobe Trabekelzeichnung. Verbiegung mit Antekurvation (und Varus). Fibula nicht betroffen

- Spongiosa und Markhöhle grobsträhnig, mosaikartig, gitterförmig mit zystischen Aufhellungen. Kortikalis verdickt mit knöchernen Appositionen, später zunehmende Sklerose.
- Labor: Bei polyostotischem Befall ist die alkalische Phosphatase erhöht, ebenso Hydroxyprolinausscheidung im Urin. Die übrigen Werte sind unauffällig.
- Histologie: Mosaikstrukturen mit massiv gesteigertem Knochenumbau.
- Knochenszintigraphie: vermehrte Aktivität im befallenen Gebiet. Ganzkörperszintigraphie zur Abklärung weiterer Herde.

Differentialdiagnose

- Tumormetastasen, chronische Osteomyelitis, Sarkom, Knochenlues, Osteodystrophia fibrosa generalisata Recklinghausen.

Konservative Therapie

- Orthesen als Schutz der befallenen Knochen und zum Ausgleich von Beinlängenunterschieden.
- Calcitonin und Diphosphonate bei Aktivität und primären Schmerzen.
- Antirheumatika bei sekundären Schmerzen.
- Natriumfluorid verstärkt die osteomalazische Komponente und ist daher kontraindiziert.

Operative Indikationen

- Bei groben Deformierungen Korrekturosteotomien, evtl. Osteosynthesen bei Frakturen. Sekundäre Behandlung der Arthrosen. Dekompression bei engem Spinalkanal mit neurologischen Symptomen.
- Vorsicht wegen Blutungsgefahr! Knochenheilung nicht verzögert.
- Calcitoninschutz 3 Monate vor bis 6–12 Monate nach Operation empfohlen.

Prognose

- Langsame Progredienz, spontaner Stillstand möglich. Sarkomatöse Entartung in 1%. Prognose schlecht, da rasche Metastasierung.

Pseudarthrosen – Verzögerte Knochenheilung

Allgemeines

- Verzögerte Knochenheilung: Kein zeitgerechtes Erreichen einer knöchernen Frakturheilung. Ein Zuwarten ohne Re-Intervention kann – wenn auch stark verlangsamt – vielleicht noch zum Durchbau führen. Die verstrichene Zeit ist mit der Lokalisation und dem Frakturtyp in Beziehung zu setzen.
- Pseudarthrose (Falschgelenk): Eine knöcherne Konsolidation ist ohne zusätzliche Maßnahmen nicht mehr zu erwarten. Wir unterscheiden:
  - Hypertrophe, oder Elefantenfußpseudarthrosen (Abb. 40a): entstehen bei partieller Kraftübertragung vorwiegend an der unteren Extremität bei erhaltener Vitalität der Fragmente. Überschießende Kallusbildung durch stetigen mechanischen Reiz. Straffe Pseudarthrose.
  - Atrophe Pseudarthrosen (Abb. 40b): entstehen vorwiegend an der oberen Extremität. Bei fehlender Kraftübertragung werden die vitalen Knochenstümpfe atrophisch. Mobile oder lockere Pseudarthrose.
  - Avitale Pseudarthrosen (Abb. 40c): entstehen vorwiegend nach Trümmerbrüchen. Nach teilweisem Durchbau bleibt zwischen den avitalen Fragmenten eine Pseudarthrosespalte mit avitalen Rändern bestehen.
  - Defektpseudarthrosen: Knochenverlust nach Fraktur, oft in Kombination mit avitaler Pseudarthrosesituation.

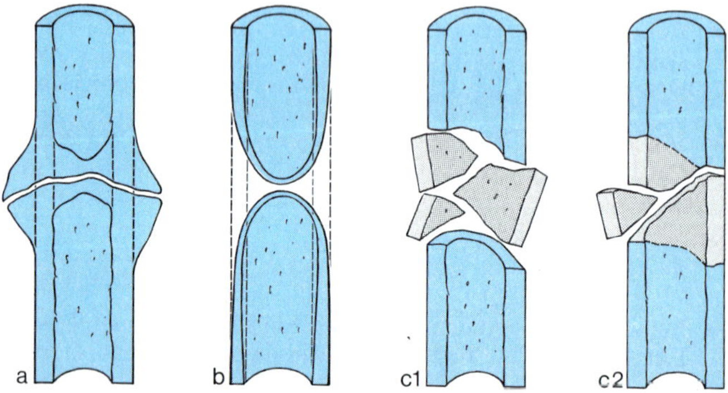

Abb. 40 Pseudarthroseformen. a) hypertrophe Pseudarthrose, b) atrophe Pseudarthrose, c) avitale Pseudarthrose: c1) bei der Fraktur, c2) nach partieller Ausheilung mit residueller Pseudarthrose. Blau: vital; schraffiert: avital; punktiert: vergleichsweise normale Knochenkonturen

Untersuchungen

- Weichteilmantel: Trophik, Narben, Sensibilität, Durchblutung.
- Röntgenverlauf: Studium des gesamten Röntgendossiers zur Beurteilung der Vitalität der einzelnen Knochenabschnitte.
- Funktion der benachbarten Gelenke, Muskelatrophien.
- Röntgen: Standard (anteroposterior und lateral) sowie Schrägaufnahmen.
- Szintigraphie (ausnahmsweise): Einströmungsphase (Durchblutung), Spätphase (Knochenumbau).

Konservative Therapie

- Keine Therapie, falls funktionell nicht störend.
- Orthese bei Verweigerung einer Operation.
- Elektromagnetische Behandlungen jeder Art sind keine echte Alternative zur operativen Therapie.

Operative Therapie

- Eine Stabilisierung muß immer, eine knochenplastische Maßnahme von Fall zu Fall durchgeführt werden.
- Hypertrophe Pseudarthrose: Zuggurtungsosteosynthese mit Platte, evtl. mit Dekortikation (S. 200) bzw. Marknagelung, Fibulaosteotomie und Gehgips.
- Atrophe Pseudarthrose: Zuggurtungsosteosynthese mit Platte und Knochenspan oder Dekortikation inkl. Spongiosaunterfütterung (S. 198).
- Avitale Pseudarthrose: Zuggurtungsosteosynthese mit Platte und Dekortikation (S. 200) inkl. Spongiosaunterfütterung (S. 198), evtl. Marknagelung.
  Wichtig: Eine Knochenanlagerung muß sich von vitalem bis wieder zu vitalem Knochen erstrecken.

Prognose

- Volle Belastbarkeit ist in aller Regel in 4–6 Monaten erreichbar.
- Je nach Zustand des Weichteilmantels braucht die Erholung vorbestehender trophischer Störungen länger.

Säuglingsosteomyelitis

Allgemeines

- Akute Phase meist vor Ablauf des 2. Lebensmonates beginnend (Frühgeburten, kranke Säuglinge). Erreger: Staphylococcus aureus, Strepto- und Pneumokokken u.a.m. In 20% kein Erregernachweis. Nach Häufigkeit befallen sind: Hüfte, Knie, Schulter, Ellbogen, oberes Sprunggelenk.
- Grundlage für die Ausbreitung in Gelenk, Epi- und Metaphyse sind wahrscheinlich die beim Säugling noch bestehenden epi-/metaphysären Gefäßverbindungen.

Untersuchungen

- Klinisch: Akute Phase: Fieber nicht obligat; Gelenkschwellungen, Instabilität, Luxationstendenz bei verpaßter Frühdiagnose.
  Folgezustände: Minderwuchs, Beinverkürzung, Hüftluxation, instabile Knieachsabweichungen.
- Radiologisch: Frühphase: Ergußschatten. Später Lysezonen der Metaphyse nahe der Epiphysenfuge, verspätetes, unregelmäßiges oder fehlendes Auftreten von Epiphysenkernen.
- Szintigraphie: Erkennung zusätzlicher Herde.

Konservative Therapie

- Akut: sofortige, evtl. wiederholte Punktion der betroffenen Gelenke (Bakteriologie) und parenterale Antibiotikatherapie sind entscheidend. Bei Gelenkinstabilität, Luxationstendenz: Ruhigstellung mit Gipsschienen (Knie) bzw. Gipsschale in Abduktionsstellung (Hüfte).
- Folgezustände: Orthesen bei Beinverkürzung, Instabilität.

Operative Therapie

- (Mehrfach) Korrektur von Achsfehlstellungen, Beinverlängerungen nur bei stabilen angrenzenden Gelenken.
- Während der Wachstumsphase: Achskorrekturen bei gefährdeter Gehfähigkeit, gelenksichernde Maßnahmen bei drohender Luxation.
- Bei Wachstumsabschluß: definitive Beinachskorrektur und Beinlängenausgleich (Cave: Luxationstendenz!).

Prognose

- Bei frühem Therapiebeginn der akuten Phase geringe Folgen, gelegentlich aber groteske Schädigungsmuster.
- Spätere Osteomyelitisschübe sind nicht zu erwarten.

Allgemeines

- Entsteht meist im Zusammenhang mit einem Fokalinfekt des Kindes oder Jugendlichen.
- Bevorzugte Lokalisationen: Metaphysen langer Röhrenknochen. Epiphysenfuge wird kaum überschritten. Gelenkbeteiligung bei intraartikulären Metaphysen (Hüfte) möglich.
- Akute Osteomyelitis: Septisches Krankheitsbild mit oft extremem Fieber. Schmerzen. Der Lokalbefund kann wegen der allgemeinen Krankheit subjektiv im Hintergrund sein. Mehrfachlokalisationen möglich. Chronische Restfolgen heute selten. Fast immer Erreger nachweisbar.
- Subakute Osteomyelitis – plasmazelluläre Osteomyelitis – Brodieabszeß kann metaphysär, selten epiphysär oder epi-/metaphysär auftreten. Schmerzhaft, aber nicht bedrohlich, lokalisiert, ein Erregernachweis gelingt nur teilweise.
- Osteomyelitis sclerosans (Garré) sehr selten, kein Erregernachweis; DD: Osteomyelitis.

Untersuchungen

- Akute Osteomyelitis:
  - klinisch: Untersuchung aller Gelenke, Schmerzlokalisationen, Schwellungen, Fluktuationen;
  - Labor: Blutkulturen bei septischen Temperaturen, Blutsenkungsreaktion, C-reaktives Protein, Blutbild, Hb, Urinstatus;
  - Röntgen: Weichteilaufnahmen, Szintigraphie nach 4–6 Tagen zur Suche nach anderen Lokalisationen.
- Chronische Formen:
  - Zur Diagnosesicherung oft Biopsie notwendig: Erregernachweis fakultativ, entscheidend ist die Histologie (s. unten);
  - heute sehr selten.

Konservative Therapie

- Akute Osteomyelitis:
  - Antibiotika parenteral hochdosiert, gezielt für 6 Wochen nach Entnahme von Blutkulturen oder lokaler Eitergewinnung;
  - Ruhigstellung, Hochlagerung, Kälte, intermittierend Bewegungstherapie zur Verhinderung von Kontrakturen;
  - Kontrolle des Verlaufes (C-reaktives Protein).
- Chronische Formen:
  - Antibiotikaschub nach bioptischer Sicherung, keine Ruhigstellung.

Operative Therapie

- Akute Formen:
  1. Falls Bakteriologie nicht aus Blutkulturen gesichert, lokale Revision: Periostspaltung, Entnehmen subperiostalen Eiters, Spülen, Gewebeproben, Eröffnen der Markhöhle mit mehreren Bohrlöchern, evtl. Entlastung eines Markhöhlenabszesses, Drainage, Verschluß.
  2. Falls bei verspäteter Diagnose bereits subperiostale Knochenumbildungen, evtl. eine Epiphysenlösung vorhanden sind: Vorgehen wie bei 1., aber zusätzlich Spüldrainage, anschließend Ruhigstellen der betroffenen Extremität mit Gipsschiene oder externe Fixation. Nach Besserung der Sepsis ist der Zeitpunkt weitergehender radiologischer Abklärung gekommen, allfällig Behebung von Restzuständen.
- Chronische Formen:
  1. Freier Sequester, Fistelgang: Exzision des Fistelganges, Entfernung von Sequestern (freie oder nichtblutende Knochenteile), Eröffnen der Markhöhle, evtl. Einlagen von Gentamicinzementkugeln (S. 205 ff.), feuchte, offene Wundbehandlung. Bei großen Höhlen sekundär offene Spongiosaplastik (S. 213).
  2. Fistel, massive Sklerose nach Marknagelung (zentrale Osteitis): Aufbohren mit Markraumbohrer (S. 207 ff.), Spüldrainage (S. 210 ff.).
  3. Schmerzhaftes Gelenk, Kontraktur, Fehlstellung: Arthrodese.
  4. Zweifelhafte Stabilität: Fixateur externe (S. 201 ff.), Gips.

Prognose

- Akute Osteomyelitis:
  - Wird das Krankheitsbild akut erfaßt, kommt es meist nicht zur Sequesterbildung. Eine Restitutio ad integrum ist zu erwarten, vor allem bei konsequenter hochdosierter Antibiotikatherapie;
  - Heilungsdauer abhängig vom Ausmaß der Knochenschädigung. Häufig resultiert eine leichte Überlänge der betroffenen Extremität.
  - bei Spätdiagnose ist die Prognose zweifelhaft. In Entwicklungsländern ohne adäquate Antibiotika sind noch heute extreme Restzustände häufig.
- Chronische Osteomyelitis:
  - Ohne operative Maßnahmen Dauerheilung unwahrscheinlich;
  - Fistelkarzinome sehr selten;
  - operative Maßnahmen mindestens mittelfristig oft erfolgreich.

Allgemeines

- Wegen der Vielfältigkeit des Krankheitsbildes ist eine Gliederung in nur ein Einteilungsschema nicht möglich.
- Grundlage zur Entstehung: Traumatische Schädigung von Weichteilen und Knochen, Keimbesiedelung (offene Fraktur bzw. Operationswunde), intraoperative Knochendevitalisierung.
- Ätiologie: Fortgeleitete Osteomyelitis (direkt über die Wunde ausgelöst), Marknagelosteomyelitis (vor allem zentral in der Diaphyse), Plattenosteomyelitis (vor allem im Bereich des Plattenbettes), Bohrlochosteomyelitis (bei transkutanen Fixationen – externe Fixation S. 201 ff.), u. a. m.
- Manifestationszeitpunkt entscheidend für das Vorgehen:
  - frühe Erstmanifestation (erste 2 Wochen): Symptomatologie meist deutlich: Schmerz, Schwellung, Fieber am 4.–7. Tag, Leukozytose, erhöhte Blutsenkungsreaktion (BSR). Energische Maßnahmen geeignet zur Erreichung der Fraktur- und Infektausheilung in üblicher Zeit;
  - verzögerte Erstmanifestation (3.–10. Woche): meist nach Spitalentlassung auftretend, Schmerz möglich, Fieber fakultativ, Leukozytose unsicher, erhöhte BSR, bleibend sezernierende Wunde oder Fistelauftritt. Schwierigste Gruppe. Gelegentlich großer Aufwand zur Ausheilung nötig;
  - späte Erstmanifestation (später): In der Regel zunächst unauffälliger Verlauf, oft schon knöcherne Konsolidation bei Infektbehandlungsnotwendigkeit. Gelegentlicher Überraschungsbefund bei Metallentfernung.
- Formen: Akute Osteomyelitis bei früher Erstmanifestation, subakut schleichende Osteomyelitis (Regelfall bei Auftritt später als 2 Wochen), chronische Formen (oft über Jahre/Jahrzehnte verlaufend, sequesterproduzierend, langsame subperiostale Knochenverdickung, intra- und extraossäre Fistelbildung, Obliteration der Markhöhle, intraossärer Senkungsabszeß).

Untersuchungen

- Klinik: Weichteilzustand, Fistel, Knochenstabilität (Infektpseudarthrose S. 47 f.), Funktion der Extremität, Fieber.
- Labor: Leukozyten, Blutbild, Blutsenkungsreaktion, C-reaktives Protein.
- Bakteriologie: frühere und aktuelle Keime, Resistenzen, Antibiotika-Allergien.
- Radiologie: akute Formen: wenig ergiebig. Chronische Formen: gesamte Röntgenbildserie analysieren, neue Standard- und Schrägaufnahmen (Sequester, Fremdkörper, Frakturdurchbau).

- Computertomographie bei chronischen Formen ohne Metallimplantat: Sequester, Fisteln, Narbenzonen, Abszesse, Fremdkörper.
- MRI bei unklarer Ausdehnung der Weichteilbeteiligung.

Konservative Therapie

- Nur gemeinsam mit operativer Therapie sinnvoll.
- Bei chronischen Fisteln tägliches Anspülen zur Verhinderung eines vorzeitigen Verschlusses (Retention, Fieber, Schmerz).

Operative Therapie

1. Akute Formen – frühe Erstmanifestation:
   Sofortige Revision, Hämatomausräumung, Kontrolle der Osteosynthesestabilität. Je nach Infektbefund und Weichteilmantel ausgebreitete Drainage, Spüldrainage (S. 210 ff.) oder offene Wundbehandlung, evtl. mit offen liegendem Osteosynthesematerial. Nach Ausheilen der Fraktur frühe Metallentfernung, evtl. Restinfektsanierung. Bei Infektpseudarthrose s. S. 47 f.
2. Subakute – schleichende Formen (verzögerte – späte Erstmanifestation):
   Lokale Revision, bei verzögerter Knochenheilung knochenplastische Maßnahmen (s. S. 198 ff.), bei instabiler Osteosynthese Systemwechsel auf externe Fixation (S. 201 ff.). Zur Sicherung des Sekretabflusses bzw. Hämatomverhinderung Spüldrainage (S. 210 ff.), offene Wundbehandlung mit Antiseptika (S. 205) oder allenfalls Einbringen eines Antibiotikaträgers (z. B. Gentamicinzementketten S. 205).
3. Chronische Formen:
   Lokale Revision (S. 204 ff.), bei Markhöhlenobliteration, zentraler Fistel Markhöhlenaufbohrung (S. 207 ff.), allenfalls weichteilplastische Maßnahmen.

Allgemeines

- Bei einer akuten septischen Arthritis kommt es ohne Therapie schon nach 2 Tagen zu nachweisbaren und nach einer Woche zu schweren Dauerschäden des Gelenkknorpels. Die septische Arthritis bedarf einer Notfalltherapie.
- Ätiologie: Septische Arthritiden:
  1. Posttraumatisch/iatrogen nach: Gelenkpunktionen, intra- und periartikulären Infiltrationen, Arthroskopien, Arthrotomien, Osteosynthesen von Gelenkfrakturen. Trotz abnehmendem Prozentsatz der Komplikationen zunehmende Zahl der Patienten wegen zunehmender Eingriffshäufigkeit.
  2. Hämatogen: Selten als gesondertes Krankheitsbild (Gonorrhö), zunehmend auch mit blander Symptomatik bei Drogenabhängigen.
  3. Tuberkulose.
  4. Im Rahmen der Säuglingsosteomyelitis (S. 40) und selten als Begleitarthritis der Hüfte bei hämatogener Osteomyelitis.

Untersuchungen

- Klinisch: Üblicherweise Fieber, Schwellung, heftige Schmerzen; gelegentlich aber auch diskrete Beschwerden.
- Gelenkpunktat: Eitrig, wenn auch gelegentlich wässerig, notfallmäßiger Ausstrich, (Bakterien, Leukozyten), Resistenz, Kristallsuche.
- Labor: BSR, C-reaktives Protein (CRP), Hb, Leukozyten, Blutbild.
- Biopsie: Anläßlich arthroskopischer Spülung (s. u.).
- Röntgen: Weichteilschatten. Arthrotischer Vorzustand, spätere Gelenkspaltverschmälerung als Arthritisfolge. Bei konsequenter Therapie sollten keine anderen Zeichen auftreten.

Differentialdiagnose

- Rheumatische Arthritis (S. 52ff.), Kristallarthritis, Gicht, „Hüftschnupfen" der Kinder und Jugendlichen.

Konservative Therapie

- Immer mit operativen Maßnahmen verbinden.
- Parenteral Antibiotika hochdosiert erreichen die Gelenkflüssigkeit in adäquater Menge. Dauer ca. 6 Wochen, Überwachungsparameter: CRP.
- Dauernde passive Bewegung auf Motorschiene zum besseren Erhalt des Gelenkknorpels und zur Verhinderung von Bewegungseinschränkungen.
- Entlastung, anfänglich Bettruhe.

Operative Therapie

1. Frischer Infekt (1–2 Tage):
   - Knie, Schulter, oberes Sprunggelenk: Arthroskopische Spülung mit Ringerlösung, Standortbestimmung (Synovialmembran, Fibrinbeläge, Gelenkknorpel) und Biopsie, keine Instillation von Antibiotika oder Antiseptika.
   - Hüfte: Offene Revision und Spüldrainage (S. 210ff.).
2. Verzögerte Diagnose: Arthroskopische Befunderhebung. Bei zerfallender, massiv geschwollener Synovialmembran offene Synovektomie, anschließend gleiche Behandlung wie akuter Infekt.
3. Chronischer Gelenkinfekt: Synovektomie und Versuch, trotz gleichzeitiger arthrotischer Veränderungen, mit passiver Bewegungstherapie eine annehmbare, schmerzarme Bewegung zu erreichen. Bei Mißerfolg Arthrodese, je nach Gelenk.

Prognose

- Früh erfaßte Infekte können – aggressiv behandelt – zur vollen Ausheilung kommen.
- Die passive Bewegungsschiene hat geholfen, Arthrolysen seltene Eingriffe werden zu lassen.
- Auch bei vorbestehenden Arthrosen und teils chronischem Infekt ist das bewegliche Ausheilungsresultat oft besser als das, welches eine Arthrodese erhoffen lassen würde.
- Prognostisch ungünstig sind Gelenkinfekte nach Osteosynthese intraartikulärer Trümmerbrüche.

Allgemeines

- Infekt im Bereiche einer Knochenunterbrechung. Häufig sind Teile des begrenzenden Knochens nekrotisch. Sequesterbildung.
- Ätiologie: Infekt gepaart mit ungenügender Stabilität bei offenen Frakturen, Osteosynthesen, Osteotomien, Arthrodesen, Totalprothesen Knie. Selten, aber besonders schlimm sind Folgezustände nach Gasgangrän.
- Besonders bei schlechten Weichteilen und Knochendefekten dauert die Ausheilung mehrere Monate bis über 1 Jahr. Meist sind mehrere Eingriffe nötig.
- Voraussetzungen für eine sinnvolle Rekonstruktion sind:
  - funktionstüchtiger Fuß (Hand): (Innervation, Trophik, Beweglichkeit),
  - akzeptable Beinverkürzung,
  - genügende Durchblutung des Pseudarthrosegebietes.
- Schritte der Sanierung sind: Die Eindämmung purulenter Infekte, falls akut, das Erreichen des knöchernen Durchbaues und gelegentlich auch Jahre später die Sanierung eines Restinfektes. Der Zeitpunkt für evtl. Weichteilsanierungen ist in diesem Behandlungsablauf nicht fest fixierbar.
- Mit dem Patienten ist Ablauf, Ziel und Aufwand der Behandlung genau zu besprechen. Zukünftige Berufsmöglichkeiten sind frühzeitig abzuklären.

Untersuchungen

- Anamnese: Bisheriger Behandlungsablauf, bisherige Bakteriologie, Spongiosareserven.
- Untersuchungen: Beinverkürzung, Durchblutung, Innervation, Zustand der angrenzenden Gelenke, Fehlstellungen.
- Labor: BSR, C-reaktives Protein, Hb, Blutbild, Abstrich.
- Röntgen: Gesamte bisherige Röntgenserie durchsehen, Standard- und Zielaufnahmen, Computertomogramm, falls kein Metall (S. 4).

Konservative Therapie

- Erhalt der noch vorhandenen Beweglichkeit, Spitzfußprophylaxe.
- Antibiotische Therapie während ca. 6 Wochen ab erstem operativem Sanierungsschritt.
- Orthesen führen nur ausnahmsweise zum Durchbau.
- Infekt verschwindet selten vor erreichter knöcherner Stabilität.

Operative Therapie

1. Eindämmen des purulenten Infektes, falls deutliche allgemeine Infektparameter vorhanden sind. Decken großer Wundflächen mit Spalthautlappen („Mesh graft"). Abszeßinzision.
2. Erreichen des knöchernen Durchbaues:
   - Lokale Knochenrevision zur Beseitigung der Knochen- und Weichteilschäden (S. 204 ff.).
   - Stabilisierung in der Regel mit externer Fixation (S. 201 ff.).
   - Nach einer Ruheperiode von ca. 2 Wochen, nur ausnahmsweise gleichzeitig mit der Revision, gedeckte Knochenplastik (Dekortikation, S. 199 f., geschlossene Spongiosaplastik S. 198) oder offene Spongiosaplastik (S. 213) durchführen. Im Unterschenkel kann möglicherweise die Fibula gestielt nach medial zur Defektüberbrückung verschoben werden.
   - Durch zeitgerecht aufbauende Belastung ist eine entscheidende Förderung des knöchernen Durchbaues zu erreichen.
3. Weichteilsanierung. Probleme vor allem am Unterschenkel, selten am (distalen) Oberschenkel. Am häufigsten nötig sind Spalthautlappen („Mesh graft"), lokale Muskel- oder Hautlappen. Selten sind gefäßgestielte Lappen oder (vor allem im distalen Unterschenkel) freie Haut-Muskel-Lappen mit Gefäßanastomose notwendig.
4. Bei sehr großen Knochendefekten mit schlechten Weichteilen kann in Frage kommen:
   - Knochenverschiebeplastik nach Ilisarov (S. 305 ff.). Gleichzeitig mit der Knochenverschiebung kommt es zur Verschiebung gesunder Hautareale, was das Schrumpfen eventueller Narbengebiete ermöglicht.
   - Gefäßgestielte Knochentransplantate, evtl. mit Muskel und Haut (Fibula, Beckenkamm), verursachen einen großen Operationsaufwand und sind eingeschränkt wegen des kleinen Volumens der Knochentransplantate.

Prognose

- Gelingt es, die Psyche des Patienten zu unterstützen, sind günstige Resultate zu erwarten. Die Weichteiltrophik kann noch über Jahre Probleme bereiten.
- Ist die Qualität der Extremität stark gestört (s. Allgemeines), ist eine Amputation zu erwägen (S. 365 ff.).

Allgemeines

- Unter günstigen Voraussetzungen wird nach Primärimplantationen in Hüfte oder Knie über eine Infektrate von 0,5–2 % berichtet. Nach Mehrfacheingriffen steigt der Prozentsatz. Die Infektrate nach Knieprothesen liegt höher.
- Wir unterscheiden akut purulente Infekte, Infekte mit chronischen Fisteln und chronische Infekte mit wenig ausgeprägtem Granulationsgewebe. Alle lang bestehenden Infekte führen zur Prothesenlockerung.
- Frühinfekte zeigen gegenüber Spätinfekten deutlich akutere Verläufe. Die Prothese ist aber nicht gelockert.
- Bei Infekten reduziert sich die postoperativ immer deutlich erhöhte BSR nicht innerhalb von 2–3 Monaten auf normale Werte oder steigt sekundär wieder an.

Untersuchungen

- Anamnese: erneut Schmerzen nach beschwerdefreiem Intervall, teils auch nachts, evtl. leichtes Kürzerwerden des Beines, subfebrile Temperaturen, Rötung, Aufbruch einer Fistel.
- Klinisch: schmerzhafte Beweglichkeit, schmerzbedingte Kontrakturen, Fluktuation.
- Labor: BSR, C-reaktives Protein, Blutbild, Hb, bei Fisteln Resistenzprüfung.
- Röntgen: Standardaufnahmen (Osteolysesaum meist um beide Prothesenkompenten, Einsacken oder Standwechsel der Prothesenteile, Kortikalisauflagerungen), Arthrographie kombiniert mit Gelenkaspiration. Bei negativer Aspiration Einspritzen physiologischer Kochsalzlösung und Aspiration derselben zur Resistenzprüfung. Evtl. Szintigraphie, Fistulographie.

Differentialdiagnose

- Mechanische Prothesenlockerung: bei Frühlockerung ist der Patient häufig von Beginn an nicht beschwerdefrei, BSR normal, meist nur ein Prothesenteil locker, auf dem Röntgenbild häufig Implantationsfehler als wahrscheinliche Ursache erkennbar.

Operative Therapie

1. Massives, fraglich infiziertes Hämatom, keine Abszeßbildung: Notfall! Hämatomausräumung, Débridement, ausgedehnte Wunddrainage, massive Antibiotikagabe, primär gegen die üblichen Hospitalismuskeime gerichtet, sekundär gemäß Resistenz. Bei eindeutigem purulentem Infekt ausgiebiges Débridement, Spüldrainage, Antibiotika für 2–3 Monate.
2. Infizierte Totalendoprothesen mit wenig Granulationsgewebe, ohne Eiter, aber auch eitrige Infekte mit Staphylococcus aureus: Antibiotika für 6–12 Wochen und an:

- Hüftgelenk: gleiches Vorgehen wie unter 2., oder direkte Implantation eines neuen Gelenkes unter Verwendung von Antibiotikazement (S. 296ff.).
- Knie: Arthrodese oder Reimplantation eines Kunstgelenkes unter Verwendung von Antibiotikazement.

3. Infizierte Totalendoprothese mit großer Höhlenbildung oder Fistelbildung, gramnegative Mischflora: Antibiotika für 4–6 Wochen und an:

- Hüfte: Prothesenentfernung (S. 296ff.), Spüldrainage (S. 210ff.), evtl. sekundär nach 6–12 Monaten Reimplantation einer Prothese, wenn Patient ungenügend mobilisiert werden kann.
- Schulter, Ellbogen, Knie: Prothesenentfernung und Arthrodesierung des betroffenen Gelenkes. Die Verhältnisse sind einer Infektpseudarthrose vergleichbar (S. 47f.).
- Kleine Gelenke der Hand, Großzehengrundgelenk, Ellbogen: Prothesenentfernung, Kürettage, Abwarten des funktionellen Resultates.

Prognose

- Bei Reimplantation nach infizierter Totalendoprothese ist innerhalb von 2–3 Monaten das Endresultat erreichbar. Die Erfolgsquote ist aber wesentlich schlechter als bei der Erstimplantation. Der Allgemeinzustand des Patienten muß eine weitere Totalendoprothesenentfernung zulassen!
- Bei Totalendoprothesenentfernung der Hüfte muß sich der Patient an den instabilen Zustand gewöhnen. Er bleibt auf 1–2 Stöcke angewiesen. Das Endresultat wird erst nach 3–6 Monaten erreicht. Weitere Operationen sind nicht zu erwarten.
- Arthrodesen nach Totalendoprothesenentfernung im Knie heilen je nach Prothesentyp schwer und mit deutlicher Verkürzung. Oft Orthese notwendig.
- Stark eiternde, fistelnde Infekte, Infekte mit gramnegativer Mischflora sind prognostisch ungünstiger als die anderen Formen.

Allgemeines

- In Entwicklungsländern noch weit verbreitet, bei uns selten geworden, jedoch keineswegs ausgerottet. Gehäuft bei Gastarbeitern im Gastgewerbe zwischen 25 und 40 Jahren und in der Geriatrie. Knochen- und Gelenktuberkulose: Latenzzeit 0–5 Jahre nach Primärkomplex. Lokalisationen: Kleinkind: Finger, Zehen. Jugendliche: Wirbel. Adoleszenten, Erwachsene: große Gelenke. Jugendliche, ältere Erwachsene: Fuß- und Handwurzelknochen.
- Allgemeinzustand oft nicht oder nur wenig gestört, außer bei Kindern.

Untersuchungen

- Klinisch: lokalisierter Klopf- und Stauchungsschmerz. Gelenke lokal infiltriert, ohne Rötung. Fistel bzw. Senkungsabszeß.
- Suche nach weiteren Herden: Lunge und Urogenitalsystem.
- Labor: Bazillen in Sputum, Magensaft, Urin, Wundabstrich.
- Röntgen: Keilwirbel, Gibbus, Zwischenwirbelraum verschmälert oder aufgehoben. Knochen und Gelenke: herdförmige Osteoporose, Knochenkaverne, Herdsequester, kaum Knochenneubildung.
- CT, NMR (MRI): Beurteilung von Knochen und Weichteilen (Abszesse).

Differentialdiagnose

- Unspezifische Spondylitis oder Osteomyelitis, Tumoren, Metastasen, Schmorlscher Knoten (S. 89), Lues.

Konservative Therapie

- Tuberkulostatika, Ruhigstellung, Lagerung, isometrische Bewegungsübungen.
- Orthesen: Wirbelsäule: Sitzkissen zum Ausgleich der Rumpfhöhe oder bei Hüftankylose. Beinlängenausgleich.

Operative Therapie

- Spondylotomie nur zur Differentialdiagnose an den Gelenken, Herdsanierung, Arthrodese intra- oder extraartikulär (S. 287, 330).

Prognose

- Wirbelsäule: Gibbus, Paraparese bis Paraplegie, vor allem bei Superinfektion durch Fisteln.
- Gelenke: Ankylose mit Zerstörung der Epiphysenfugen: Beinverkürzung.

Chronische Polyarthritis (cP)

Allgemeines

- Synonyme: rheumatoide Arthritis, chronisch entzündlicher Gelenkrheumatismus, primär chronische Polyarthritis.
- Ursache ungeklärt. Autosensibilisierungsprozeß? Hereditär konstitutionelle Reaktionsweise, endokrine Faktoren, Klima, körperlicher und psychischer Streß sind mögliche auslösende Faktoren. Ca. 1 % der Bevölkerung betroffen.
- Frauen erkranken dreimal häufiger als Männer. Auftreten gehäuft in der Pubertät, zwischen 25. und 35. Lebensjahr, im Alter als sog. Pfropf-cP. Familiäre Häufung.
- Im Gegensatz zum Rheumatismus verus primärer Befall der kleinen Gelenke die Regel.
- Vermehrte Schweißneigung, rasche geistige und körperliche Ermüdbarkeit, Appetitlosigkeit, Gewichtsabnahme ohne Grund.
- Lokale Steifigkeit am Morgen länger als 15 Minuten, Spannungsgefühl, Schwellung, Druck- und Bewegungsschmerz der betroffenen Gelenke, schmerzhafte Empfindung in kaltem Wasser, Akrozyanose, Cutis marmorata, Rheumaknoten.
- In 45 % der Fälle sind Zehen-, Fingergrund- und Mittelgelenke bilateral symmetrisch betroffen, in 25 % der Fälle asymmetrische Symptomatik mit Befall auch der großen Gelenke (Knie, Hüfte, Sprunggelenke, Ellbogen, Schulter).
- Verlauf schubweise in vier Stadien:

Stadium I:	Gelenkkapsel verdickt, Gelenk geschwollen, schmerzhaft, Funktion erhalten. Labor: BSR und C-reaktives Protein erhöht, Serumeisen leicht vermindert. Röntgen: gelenknahe Osteoporose.
Stadium II:	Beweglichkeit eingeschränkt, Muskelatrophie, Sehnenscheiden entzündet. Labor: BSR und C-reaktives Protein erhöht, Serumeisen erniedrigt, leichte Anämie, Rheumaserologie evtl. positiv. Röntgen: gelenknahe Osteoporose, Gelenkspalt verschmälert, marginale Usuren und Zysten.
Stadium III:	Beweglichkeit der Gelenke stärker eingeschränkt. Achsenabweichungen und Subluxation, Sehnenscheiden entzündet, Rheumaknoten, Muskelatrophie, Patient erheblich behindert. Labor: wie Stadium II. Röntgen: fortschreitende Knochendestruktionen in Gelenknähe.
Stadium IV:	Schmerzhafte Versteifung oder knöcherne Ankylose, starke Achsenabweichungen, z.B. an Fingergrundgelenken und Knie. Labor: wie Stadium II. Röntgen: wie Stadium III, zusätzlich stärkere Deformierung, Achsenabweichungen, Ankylose.

- Hand nach radial, Finger nach ulnar abweichend: „Handskoliose“. Handgelenk im Schub geschwollen, Sehnenrupturen, Knopfloch- und Schwanenhalsdeformität der Langfinger (Abb. 41). Karpaltunnelsyndrom (S. 117).
- Fuß: kontrakter Knick-, Senk- und Spreizfuß, Überlastung des Vorfußes. Hammerzehen und Hallux valgus. Haut und Sohlenpolster stark atrophisch.
- Knie: Valgusgonarthrose.
- Hüfte: Protrusio acetabuli, Koxarthrose.
- Schulter: Subluxation. Ellbogen: Fehlstellung, Ankylose.
- Innere Organe: Episkleritis, Hepatitis, Fettleber, Pleuritis, Lungenfibrose, periphere Gefäßerkrankungen (Vaskulitis), Perikarditis, Endomyokardiopathien, Neuropathien, Amyloidose.
- Haut: atrophisch, papierdünn, äußerst verletzlich, subkutane Ödeme.
- Folgen der Steroidbehandlung: Vollmondgesicht, Atrophie von Haut und Subkutis, Osteoporose (S. 101), Femurkopfnekrose (S. 130), Magen- und Duodenalulzera.

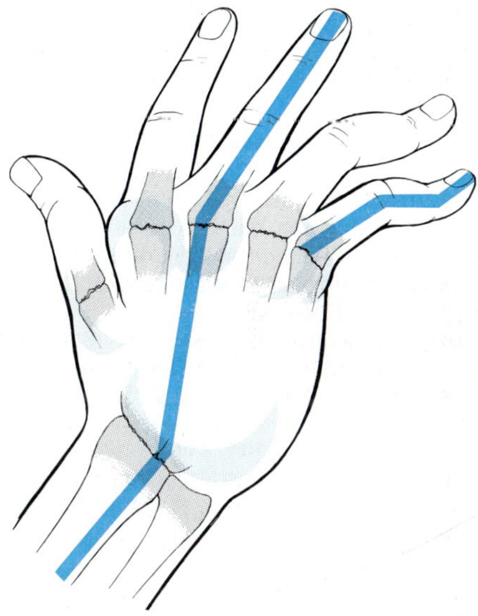

Abb. 41 Chronische Polyarthritis Stadium IV. Zerstörung der Gelenke, Schwellung der Synovia, Ruptur der Strecksehnen. Fehlstellung der Handwurzel in Radial- und der Langfinger in Ulnarabduktion, nach ulnar hin zunehmend („Handskoliose“). Schwanenhalsdeformität der Finger 4 und 5

Chronische Polyarthritis (cP)

Differentialdiagnose

- Rheumatismus verus: primär große Gelenke befallen. Infektarthritis, Arthritis urica (S. 57), Psoriasis, Spondylitis ankylopoetica Bechterew (S. 55), Polyarthrose, Morbus Reiter, Kollagenosen.

Konservative Therapie

- Medikamentöse Basistherapie zur Einschränkung der Entzündungsaktivität, Antirheumatika. Steroide im allgemeinen oral, möglichst nur als Stoßtherapie, lokal peri- und intraartikulär.
- Physikalische Therapie:
  im Schub: Bettruhe, kalte Wickel, aktive und passive Bewegung der nicht oder wenig befallenen Gelenke zur Mobilisation und Kontrakturverhütung. Hand: Lagerungsorthesen (S. 185).
  Nach Abklingen des Schubs:
  Lauwarme Wickel steigernd bis warme Wickel (z. B. Heublumen), aktiv assistierte Bewegungstherapie aller Gelenke, Kräftigung, Gelenkschutztraining.
- Orthopädietechnische Versorgung: Schuhe mit Fußbettung, Abrollhilfen, cP-Stöcke mit Handgriff nach Maß.
- Hilfsmittel zum Sitzen, Essen, für die Toilette, Arbeit.

Operative Therapie

- Synovektomie an Gelenken und Sehnenscheiden (Stadium I, II), am Ellbogen mit Ulnarisverlagerung (S. 253) bei Nichtansprechen auf medikamentöse Therapie.
- Resektionsarthroplastiken, z. B. im Bereich der Zehengrundgelenke, Ellbogen.
- Korrekturosteotomien zur Behebung von Achsenfehlstellungen und Entlastung betroffener Gelenkabschnitte (S. 308, 311).
- Endoprothetische Versorgung zerstörter, schmerzhafter, instabiler Gelenke (besonders Hüfte, Knie, Fingergrundgelenke, seltener Ellbogen) (S. 290, 332).
- Arthrodesen (besonders Sprunggelenke, Handgelenk, Fingermittel- und -endgelenke) (S. 339, 262, 260).
- Sehnenrekonstruktionen im Handbereich.

Allgemeines

- Synonyme: Morbus Bechterew, Morbus Pierre-Marie-Strümpell.
- Gehört zum „rheumatischen Formenkreis". Langsam zunehmende Einsteifung der Längsbänder der Wirbelsäule, in schweren Fällen auch der großen und später der kleineren Extremitätengelenke. Männer viermal häufiger betroffen als Frauen zwischen 20 und 40 Jahren. Schubweiser Verlauf, meist beginnend an den Iliosakralgelenken und den Wirbelbogengelenken.
- Prodrome: Schmerzen an Fersen, an Sternoklavikulargelenk, Knien und Hüften, Iridozyklitis, zunehmende Steifhaltung der Wirbelsäule, beginnend am thorakolumbalen Übergang. Kreuzschmerzen am frühen Morgen.
- Sekundäre Folgen: Einsteifung der Wirbelsäule in starker Kyphose: der Patient kann nicht mehr geradeaus blicken. Abdominalatmung, teils Ateminsuffizienz, selten Aorteninsuffizienz. Bei Ankylose der großen Extremitätengelenke schwerste Körperbehinderung. Erblindung, Schwerhörigkeit.

Untersuchungen

- Klinisch: Prodrome s.o. Kreuzschmerzen, Beweglichkeit der Wirbelsäule, Thoraxexkursionen und Vitalkapazität vermindert.
- Labor: BSR erhöht, Rheumaserologie meist negativ. HLA-B 27 in 90 % der Fälle positiv.
- Röntgen: oft jahrelange Latenzzeit zwischen röntgenologischen Veränderungen und klinischen Symptomen. Zuerst Iliosakralgelenkfugen unregelmäßig begrenzt: Aufnahme nach Barsony, Sklerosierung, dann zunehmende symmetrische Ankylose der Ileosakralgelenke, Zwischenwirbel- und Kostotransversalgelenke. Spondylarthritis (Schrägaufnahmen). Verknöcherung des Anulus fibrosus, Syndesmophyten, „Bambusstab". Kyphose der Brustwirbelsäule, Kastenwirbel, Spondylitis anterior.

Differentialdiagnose

- Morbus Scheuermann (S. 89), Diskushernie (S. 105), Spondylitiden (S. 99), Ileitis condensans, Spondylarthritiden bei Morbus Reiter, Psoriasis, Colitis ulcerosa und Morbus Crohn (sog. seronegative Spondylarthritiden), hyperostotische Form der Spondylose (Morbus Forestier).

Konservative Therapie

- Im Rahmen von Selbsthilfegruppen regelmäßige mobilisierende Bewegungsübungen (Bechterew-Gymnastik), Schwimmen, Atemtherapie, Wärme, Massage, Ultraschall, Antirheumatika.
- Keine Orthesen außer weicher Fußbettung mit Pufferabsätzen evtl. Abrollrampe. Rumpforthese vermag Kyphosierung nicht aufzuhalten.
- Medikamente: vor allem Indometacin. Steroide weniger systemisch als intraartikulär.
- Röntgenbestrahlung.

Operative Therapie

- Gelenkprothesen (S 290, 332), Kolumnotomie zur Korrektur einer extremen Kyphose.

Prognose

- Prophylaxe und kausale Behandlung sind nicht möglich. Ein komplexes, konsequent und frühzeitig durchgeführtes Behandlungsprogramm, am besten in sog. Bechterew-Gruppen, vermag dem schicksalhaften Einsteifungsprozeß wirksam zu begegnen.
- Nach Jahren spontan Stillstand, oft erst nach schwerer Invalidisierung.

Allgemeines

- Synonyme: Gicht, Chiragra (Hand), Podagra (Fuß).
- Störung des Harnsäurestoffwechsels.
- *Primäre* Form: Störung der Bildung und/oder Ausscheidung der Harnsäure.
- *Sekundäre* Form: Harnsäure erhöht durch Überangebot an Purinen (Wohlstandsleiden), Krankheiten mit raschem Zelluntergang oder renalen Exkretionsstörungen (Diuretika!).
- Befall monoartikulär, am Großzehengrundgelenk, an den anderen Zehen- oder an den Fingergelenken, Knie und Hüfte extraartikulär.
- Beginn mit Gichtanfall: plötzlich auftretende, akute Entzündung mit heftigsten Schmerzen über Stunden und Tage eines oder mehrerer Gelenke.
- Ablagerung von Uraten (Tophi): Gelenkkapsel, Ohrläppchen.
- Nach Jahren: Uratnephropathie, Bluthochdruck.

Differentialdiagnose

- Chondrokalzinose, Gelenkrheumatismus verschiedenster Prägung, akute reaktive Arthritiden (Gonorrhö), Pseudogicht.

Untersuchungen

- Klinisch: im Anfall Gelenk gerötet, überwärmt, äußerst starker Ruheschmerz. Im chronischen Stadium unspezifisch, Gichtknoten.
- Röntgen: erst in der chronischen Form positiv: zystische, scharf abgegrenzte Defekte in den Gelenkenden subchondral, Einbrüche der gelenknahen Spongiosa. Evtl. periartikuläre Verkalkungen.
- Labor: oft Leukozytose und erhöhte BSR, Serumharnsäure im Anfall häufig normal! Nur Harnsäurekristalle im Gelenkpunktat sichern die Diagnose.

Konservative Therapie

- Im Anfall Ruhigstellen, Hochlagern, Eiswickel. Phenylbutazon, Indometacin hochdosiert. Prolixan. Colchicin obsolet!
- Im chronischen Stadium, bei Hyperurikämie: Gewichtsreduktion, purinarme Diät (verboten: Innereien, Hülsenfrüchte, Alkohol). Hemmung der Harnsäurebildung (Allopurinol) oder Förderung der Harnsäureausscheidung (Anturan, Benzbromaron).

Operative Therapie

- Im chronischen Stadium Eingriffe zur Verbesserung der Gelenkfunktion und zur Abtragung störender Tophi.

Sudecksche Dystrophie

Allgemeines

- Synonyme: neurovegetative Dystonie, Algodystrophie.
- Ätiologie und Pathogenese unklar, wahrscheinlich Funktionsstörung des vegetativen Nervensystems und Folge von Traumen (Distorsion, Fraktur, Nervenläsion), Infekt, gestörte Durchblutung (z.B. durch zu engen Verband), inadäquate Physiotherapie (passive Mobilisation, Massage).

Untersuchungen

- Stadium I (Entzündung): Ruheschmerzen, verstärkt bei Belastung und Bewegung, Haut geschwollen, überwärmt, glänzend, vermehrte Schweißsekretion, Gelenkbeweglichkeit eingeschränkt, Blutbild unauffällig, keine Lymphadenitis.
  Röntgen: kleinfleckige Osteoporose zuerst in den kleinen Knochen und in den Enden der kurzen Röhrenknochen. Der Röntgenbefund hinkt dem klinischen nach, zur Frühdiagnose daher nicht geeignet.
- Stadium II (Dystrophie): 2–4 Monate nach Stadium I: Schmerzen, beginnende Einsteifung und Kontrakturen der Gelenke, Muskelatrophie, Ödem und Überwärmung verschwunden, Temperatur herabgesetzt, Haut livide/blaß. Fleckig-diffuse Osteoporose.
  Röntgen: Kompakta verdünnt, Markraum erweitert, „Osteoporose“.
- Stadium III (Atrophie), Endstadium: Funktion bis zur Unbrauchbarkeit eingeschränkt, Fuß nicht oder vermindert belastbar, Hand mit unmöglichem Faustschluß und stark reduzierter Kraft. Schmerzen nicht obligat, starke Atrophie der Weichteile, Haut blaß und zart, keine Ödeme. Allgemeine Osteoporose. Spongiosastruktur grobmaschig, Gelenkspalt verschmälert.
  Röntgen: „Glasknochen“: Kompakta erscheint wie mit Bleistift nachgezogen. Gelenkspalt verschmälert.

Differentialdiagnose

- Chronische Polyarthritis (S. 52ff.), postthrombotisches Syndrom, Lymphödem, beginnender akuter Infekt.

Konservative Therapie

- Stadium I: Kälte (Fango, Eis), isometrische Spannungsübungen, Stoffwechselgymnastik. Hochlagerung, Ruhigstellung, keine einschnürenden Verbände. Lymphdrainage.
  Sedativa, Analgetika, Sympathikolytika, Calcitonin. Kontraindiziert sind passive Mobilisation der Gelenke, Wärme, operative Behandlung.
- Stadium II: milde Wärme, überwiegend aktive Bewegungsübungen bis zur Schmerzgrenze, aufsteigende Hauffsche Bäder, Hochvolttherapie, Bindegewebsmassage. Ergotherapie. Gepolstertes Schuhwerk mit weicher Fußbettung. Vasodilatatoren, Analgetika.
- Stadium III: aktive und passive Bewegungstherapie bis zur Schmerzgrenze, dynamische Orthesen (Quengel), Bindegewebsmassage. Badekur. Ergotherapie.
- Stadium III und IV: Lagerungsschienen, orthopädisches Schuhwerk, Kälteschutz.

Operative Therapie

- Korrektur von Fehlstellungen und Funktionsstörungen im Stadium III: Osteotomien, Arthrodesen, Lösen von bindegewebigen Kontrakturen.

Knochentumoren und tumorvortäuschende Läsionen

Allgemeines

- Knochentumoren sind selten (5 % aller Tumoren). Maligne Knochentumoren enden besonders bei Spätdiagnose meist fatal. Letztere finden sich zu 30 % im Knie-, zu 20 % im Hüft- und zu 10 % im Schulterbereich. Stammskelett und Schädel sind in 30 % der Fälle betroffen. Für das gesamte übrige Skelett bleiben nur noch 10 %. Diffuse Schmerzen, vor allem in der Knie-, aber auch in der Hüft- und Schulterregion, sollten nach etwa 2 Monaten Beschwerdedauer Anlaß für eine seitenvergleichende Röntgenkontrolle sein.
- Wegen der Tragweite der Entscheidungen (Amputation, extreme Chemotherapie bzw. reines Beobachten einer Veränderung), sollte ein Zentrum konsultiert werden.

Klassifikation

- Maligne Knochentumoren:
  - Osteosarkom: maligne entartetes Knochengewebe, frühe Metastasierung, bedingt ansprechend auf Chemotherapie.
  - Chondrosarkom: maligne entartetes Knorpelgewebe, späte Metastasierung, lokal aggressiv, nur chirurgisch behandelbar.
  - Ewing-Sarkom: extrem maligne, meist beim Kind, teils foudroyante Metastasierung, der Chemotherapie zugänglich.
  - Multiples Myelom: beim älteren Patienten, oft diffus verteilt, Paraproteine, Chemotherapie möglich.
  - Selten: Fibrosarkom, Retikulumzellsarkom, malignes Histiozytom, maligne Gefäßtumoren.
  - Einteilung nach lokaler Ausbreitung (Abb. 42):
- Benigne Knochentumoren
  - Osteoidosteom: klein, diaphysär, Sklerose, Nachtschmerz.
  - Osteochondrom: Knochenhöcker mit Knorpelkappe (S. 64 ff.).
  - Enchondrom: metaphysär, zentrale Verkalkungen.
  - Riesenzelltumor: epiphysär, lokal aggressiv, oft Rezidive.
  - Selten: Osteoblastom, Chondromyxoidfibrom, Chondroblastom (epiphysär), Hämangiom (Wirbelsäule) u. a.
- Tumorvortäuschende Knochenläsionen:
  - Solitäre Knochenzysten: vor allem proximaler Humerus/Femur. Weitere Größenzunahme zu erwarten, wenn an Epiphysenfuge angrenzend, später evtl. spontane Rückbildung, pathologische Frakturen häufig.
  - Kortikalisdefekte bzw. nicht ossifizierende Fibrome: metaphysär meist distales Femur, proximale Tibia.
  - Selten: aneurysmatische Knochenzyste, fibröse Dysplasie, eosinophiles Knochengranulom.

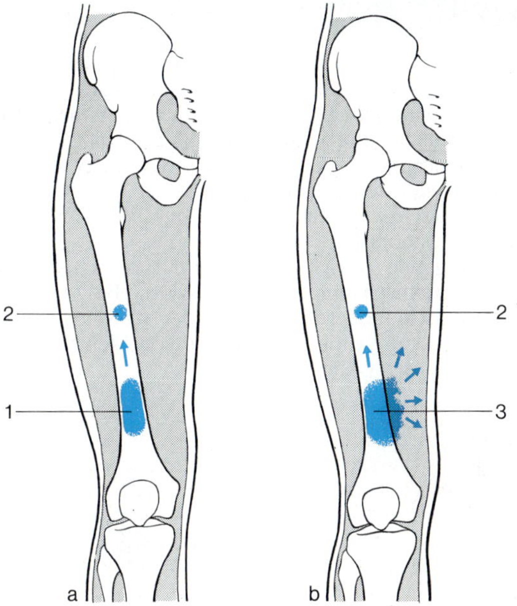

Abb. 42 a) Intrakompartimenteller Knochentumor (1) mit Ablage einer Skip-Metastase (2) innerhalb seines Kompartimentes; b) sein Kompartiment verlassender Tumor (3) mit lokaler Ausbreitung im zweiten Kompartiment und Skip-Metastase (2)

Ein Knochentumor gilt als intrakompartimentell, wenn er die Grenzen seines Ursprungsknochens nicht überschreitet (Abb. 42a). Seltene Skip-Metastasen sind möglich. Lokale Metastasen außerhalb der Knochengrenzen sind unwahrscheinlich. Das Kompartiment verlassende Tumoren finden ihre nächste taugliche Barriere an den neuen Kompartimentsgrenzen (Abb. 42b). Die Wahrscheinlichkeit einer Ausbreitung in den Weichteilen von mehr als 5 cm über die palpable Tumorgrenze hinaus ist verhältnismäßig gering.

Untersuchungen

- Anamnese: Dauer, Schmerzcharakter, Bewegungseinschränkung, Gewichtsverlust, pathologische Frakturen, angebliches Trauma.
- Röntgen (Standardaufnahmen, Thorax a.-p. und seitlich, Zielaufnahmen): Suchen nach Kriterien der Dignität (Abb. 43, 44) und der Artdiagnostik (amorphe Verkalkungen bei Knorpelgewebe, Knochenneubildung bei osteoblastischen Tumoren, epiphysäre Lage bei Chondroblastom bzw. Riesenzelltumoren, diaphysäre Sklerosezonen bei Osteoidosteom).
- Szintigraphie: fehlende Aktivität spricht für eine zystische Höhle oder ruhendes, praktisch immer benignes Gewebe. Ausdehnung über die radiologisch faßbaren Grenzen der Abweichung hinaus spricht für eine Osteomyelitis. Aufspürung von Mehrfachlokalisationen, Skip-Metastasen (Abb. 42).

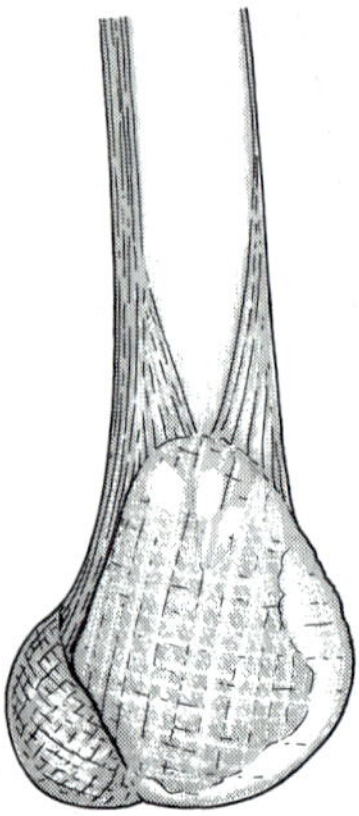

Abb. 43 Radiologische Kriterien eines benignen Tumors (Beispiel: Riesenzelltumor). Scharfe Begrenzung, Verdrängung der Kortikalis, kein extraossales Wachstum

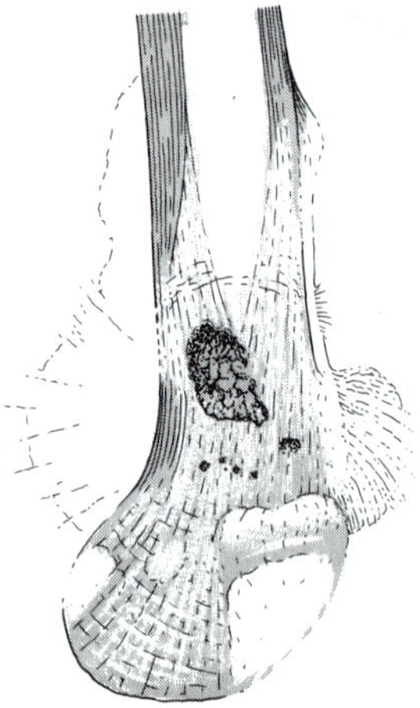

Abb. 44 Radiologische Kriterien eines malignen Tumors (Beispiel: Osteosarkom). Unscharfe Begrenzung, die Kortikalis durchdringendes Wachstum, wobei die ursprünglichen Kortikaliskonturen sichtbar bleiben. Zentrale Verkalkungen als Hinweis auf chondromatöse Anteile (kein Malignitätskriterium)

- Laboruntersuchungen: BSR, alkalische Phosphatase, Ca, P, Eiweißelektrophorese, Bence-Jones-Eiweiße im Urin.
- Computertomographie: Ausdehnung in Weichteile und Markhöhle, Abgrenzung, Tumorgefäße. Biopsie (S. 214f.) bzw. Wirbelpunktion liefert über 90 % korrekte Diagnosen. Verzicht nur, wenn bei vorläufig nicht geplanter Therapie ein Fachmann engmaschige Patientenkontrollen persönlich übernimmt oder bei der Operation ein speziell geschultes Pathologenteam die Verantwortung zur Schnellschnittdiagnostik intraoperativ tragen kann. Keine Bestrahlung vor der Biopsie!

Differentialdiagnose

- Osteomyelitis (S. 40ff.), Knochenmetastasen (S. 67ff.) (ca. 90 % aller Wirbelsäulentumoren), Hyperparathyreoidismus, Morbus Paget (S. 63f.), multiple kartilaginäre Exostosen (S. 65f.), Enchondromatose (S. 66).

Konservative Therapie

1. Nicht ossifizierende Fibrome und Kortikalisdefekte heilen beim Wachstumsabschluß oft spontan aus.
2. Herde fibröser Dysplasien ohne Zeichen von Progression, Verformung und pathologischen Frakturen können abwartend kontrolliert werden. Entwicklung stoppt meistens bei Wachstumsende.
3. Pathologische Frakturen essentieller Knochenzysten können konservativ behandelt werden, besonders wenn sie sich in Regression befinden.
4. Bei gewissen malignen Tumoren muß Radiotherapie und/oder Chemotherapie diskutiert werden. Als adjuvante Therapie zur operativen Behandlung bei Osteosarkom; als kurative bzw. palliative Therapie beim Myelom, Ewing-Sarkom, Retikulumzellsarkom, Osteosarkom, besonders an der oberen Extremität und bei operativ nicht radikal erreichbarer Lokalisation.

Operative Therapie

- Eingehende Besprechung mit dem Patienten wegen folgenschwerer Entscheidung mit Erläutern der Alternativen unbedingt notwendig.
- Maligne Tumoren: Radikale Behandlung und vollständige Funktionserhaltung widersprechen sich oft. Besteht eine Chance durch Radikalität, so ist in der Regel eine Funktionseinbuße in Kauf zu nehmen.
  - Eine radikale Operation im engen Sinne ist die Tumorentfernung mitsamt aller befallenen Kompartimente und deren begrenzenden Membranen (Abb. 42).

- Als weite Resektion wird bei fehlenden Skip-Metastasen (Abb. 42) eine Resektion in einem Abstand von 5 cm oder unter Mitnahme der Kompartimentsbegrenzung bezeichnet. Amputationen gehören ebenfalls zu diesen Maßnahmen, da sie das Knochenkompartiment nicht intakt lassen. Trotzdem gelten sie bei den meisten Tumorarten als relativ sicher.
- Eine marginale Resektion unter Mitnahme einer dünnen Gewebsschicht außerhalb der Turmorkapsel ist inadäquat. Die Tumorkapsel wird in der Regel durch malignes Tumorgewebe durchwachsen.

- Benigne Tumoren: Bei benignen Tumoren ist es im Gelenkbereich erlaubt, in erster Sitzung zur Erhaltung der Gelenkfunktion eine möglicherweise nicht radikale Therapie zu planen. Bradytrophe Knorpelzellen, aber auch Zellen von Riesenzelltumoren können bei der Tumoröffnung allerdings ausgeschwemmt werden und zu lokalen Rezidiven führen. Gelenkfern ist deshalb auch bei benignen Abweichungen eine großzügige Therapie indiziert.
  - Eine weite Resektion ist nur bei sog. semimalignen Tumoren (stammnahe Chondrome, Riesenzelltumorrezidive) zu erwägen.
  - Eine marginale Resektion oder Blockresektion ist in der Regel ausreichend. Bei Resektion des gesamten Tumorrandes kann sofort zur Knochenrekonstruktion geschritten werden. Geeignet sind Chondromyoidfibrome, parossale Chondrome, Osteoidosteome, Riesenzelltumoren mit genügend Gelenkabstand.
  - Eine Curettage ist erlaubt bei geringer Aggressivität und als Kompromiß eher stammfern und in Gelenknähe. Günstig sind Chondroblastome, periphere Chondrome, Stabilität bedrohende, nicht ossifizierende Knochenfibrome, das eosinophile Granulom. Bei großem Tumorbett lohnt sich oft ein provisorischer Aufbau mit Knochenzement, um ein evtl. Rezidiv früh und ohne Verlust eines Knochentransplantates erkennen zu können.
  - Eine Resektion im Gesunden ist unter Mitnahme der den Knorpel bedeckenden Kapsel üblich bei Osteochondromen.

Prognose

- Maligne Knochentumoren: in allen Fällen zweifelhaft. Prognostisch günstig ist eine Frühdiagnose, periphere Lage (z. B. Phalangen), parossale Formen und konsequente Therapie.
- Benigne Knochentumoren: ungünstige Faktoren für die volle Genesung sind große Ausdehnung bei der Diagnosestellung, Gelenknähe, Rezidive. In diesen Fällen werden häufig ausgedehnte, langwierige Rekonstruktionen, Arthrodesen, Kunstgelenke oder selten Amputationen notwendig. Benigne Knochentumoren können z. B. durch Verdrängung vitaler Strukturen auch unheilbare Schäden verursachen (Wirbelsäule-Rückenmark).

Allgemeines

- Synonyme: Exostosenkrankheit, chondrale Osteome, Osteochondrome.
- Familiäres Auftreten: dominant bei wechselnder Penetranz.
- Die Erkrankung tritt paraepiphysär auf: Störung der Wachstumsfuge und dadurch Achsenfehler, Gelenkdeformitäten und sekundäre Funktionsstörungen. Nerven- und Gefäßkompressionen selten.
- Lokalisation nach Häufigkeit: Femur distal, Tibia (Abb. 45), Fibula, Ulna distal, Humerus, Femur proximal (Abb. 46), Becken, Schulterblatt, Radius, Fuß, Rippen.
- Nach Abschluß des Wachstums normalerweise keine Größenzunahme mehr. Bei rascher Vergrößerung vor allem an Becken und Schultergürtel nach Wachstumsabschluß: Verdacht auf maligne Entartung, wenn die Knorpelkappe dicker ist als 1 cm (selten).

Untersuchungen

- Klinisch: gut begrenzter, höckeriger Tumor. Sekundäre Gelenkdeformitäten, Bewegungseinschränkungen. Beim Jugendlichen erscheinen die Exostosen größer als radiologisch vermutet (Knorpelkappe). Ulnarabweichung der Hand (Ulnaverkürzung), evtl. Sehnenschnappen im Kniebereich. Nur geringe oder keine Beinlängendifferenzen. Relativer Kleinwuchs.

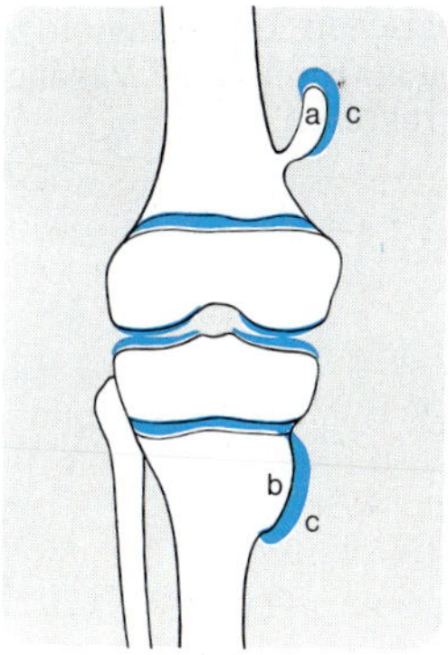

Abb. 45 Knienahe Osteochondrome: a) gestielt, b) breitbasig, c) Knorpelkappe

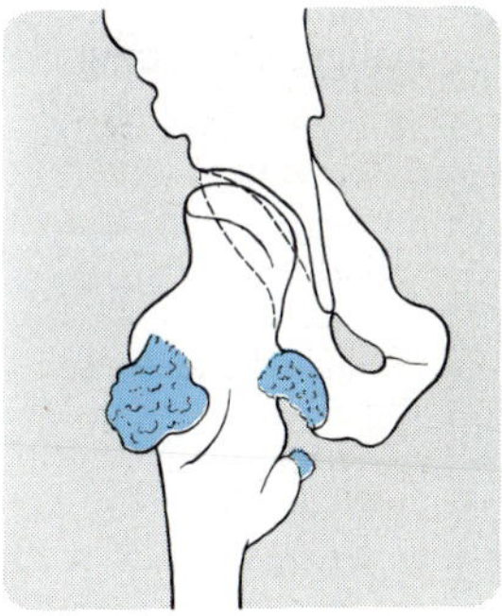

Abb. 46 Osteochondrom proximales Femur. Aufgetriebene Metaphyse, Valgusstellung, funktionelle Hüftdysplasie

- Röntgen: breitbasige oder gestielte knollige Tumoren (Abb. 45), Metaphyse plump (Abb. 46), sekundäre Fehlstellungen und Gelenkdeformitäten.
- Szintigraphie: beim Ausgewachsenen bei Verdacht auf maligne Entartung.

Differentialdiagnose

- Enchondromatose, Morbus Ollier: Tumoren aus Knorpelgewebe vorwiegend metaphysär. Sehr unregelmäßiges Verteilungsmuster: Halbseitenbefall, Befall nur der Hände und Füße, Befall nur einzelner Knochen möglich. Massive Beinlängenunterschiede und Achsenabweichungen sind nicht ungewöhnlich. Gelegentlich Kombination mit multiplen Hämangiomen (Mafucci-Kast-Syndrom). Maligne Entartungen nicht so selten.
- Morbus Recklinghausen, fibröse Dysplasie, maligner Tumor (unscharfe Begrenzung, rasches Wachstum), Knochenzysten.
- Solitäre Exostose: häufigster benigner Knochentumor, vor allem knienah, praktisch immer harmlos.

Konservative Therapie

- Orthopädische Maßschuhe oder Längenausgleich bei Fehlstellungen und Beinlängenunterschieden.

Operative Therapie

- Bei funktionellen, seltener neurologischen oder angiologischen Störungen radikal breitbasiges Entfernen. Biopsie bei Verdacht auf maligne Entartung. Selten Achsenkorrekturen.

Allgemeines

- Knochenmetastasen (Abb. 47) machen über 90 % der malignen Knochentumoren aus.
- Die Primärtumoren sind vor allem in Lunge, Prostata, Mamma, Niere und Schilddrüse zu suchen.
- Eine Evaluation der Prognose ist Grundlage für den Behandlungsplan. Eine etwa 3monatige Lebenserwartung und ein Allgemeinzustand, der einen größeren Eingriff zuläßt, sind Voraussetzungen für eine operative Sanierung. Prognostisch günstiger sind solitäre Metastasen, auf medikamentöse oder Radiotherapie gut ansprechende Metastasen, Spätmetastasen.

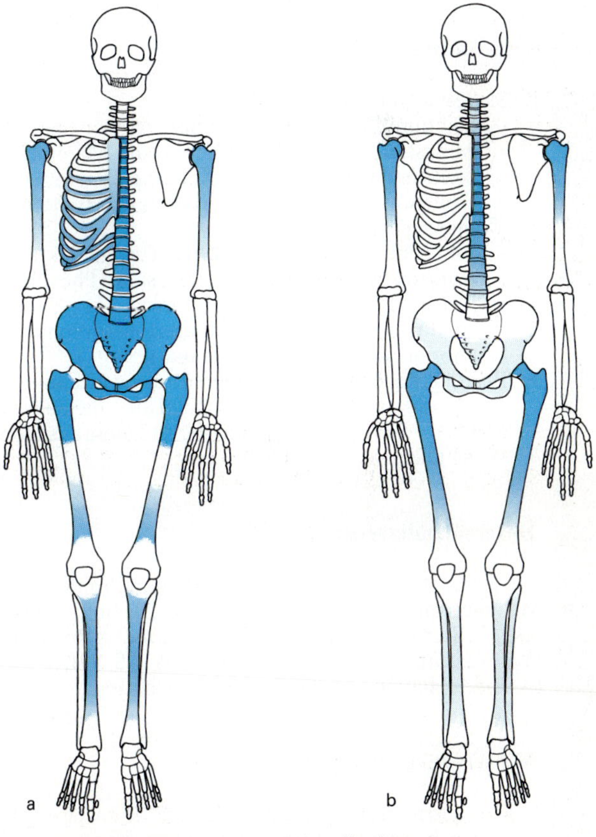

Abb. 47
a) Verteilungsschema der Skelettmetastasen von Karzinomen
b) Metastasenlokalisationen, die am häufigsten zu operativen Eingriffen führen

Knochenmetastasen

- Prognosestellung oft schwierig, dank verbesserter Therapiemöglichkeiten der Grundkrankheit oft besser als erwartet. Der Therapieplan soll die Möglichkeit eines längeren Überlebens von Anfang an berücksichtigen.
- Möglichst kurze Hospitalisationen vorsehen.
- Mögliche operative Behandlungsziele sind:
  1. Verhinderung einer Paraplegie bei Wirbelmetastasen.
  2. Wiederherstellen der Gehfähigkeit bei (drohender) Fraktur langer Röhrenknochen.
  3. Schmerzfreie Pflege bettlägeriger Patienten.
- Der orthopädische Chirurg ist in der Regel nicht Behandlungskoordinator, sondern Teammitarbeiter.

Untersuchung

1. Skelett allgemein:
   - Szintigraphie (Lokalisationen, cave: bei osteolytischen Metastasen, z.B. Hypernephrom, Mammakarzinom, Myelom sind gewisse Herde szintigraphisch oft negativ).
   - Röntgenuntersuchung: Wirbelsäule, Humerus, Becken, Femur.
   - Laboruntersuchungen: BSR, Eiweißelektrophorese, Calciumstoffwechsel, Nierenwerte, saure Phosphatase.
2. Wirbelsäule: neurologische Untersuchung. Evtl. Tomographie (Stabilitätsbeurteilung), Computertomographie, Myelographie (Tumorausdehnung im Spinalkanal).
3. Röhrenknochen: Zielaufnahmen zur Feststellung des Ausmaßes der Kortikalisdestruktion (4 Bereiche: medial, lateral, vorne, hinten), Computertomographie (Tumorausdehnung in die Weichteile).

Differentialdiagnose

- Die Frage stellt sich nur bei unbekanntem Primärtumor.
- Maligne Knochentumoren, besonders Myelom (Eiweißelektrophorese, Sternalpunktion), Fibrosarkom, Retikulumzellsarkom, Hyperparathyreoidismus, Spondylitis (S. 99f.), Morbus Paget (S. 36f.), Hämangiom (WS), Melorheostose.

Konservative Therapie

1. Rumpforthesen (S. 183f.); leichte Bauweise, da Patient oft schwach, können schmerzlindernd wirken, aber ein Einsacken der Wirbelsäule nicht verhindern. Evtl. Achselstützen.

2. Radiotherapie:
   - Extremitäten: primär nicht frakturgefährdete Läsionen; (3 oder mehr Kortikalisbereiche erhalten) Nachbehandlung bei Verbundosteosynthesen; ineffiziente medikamentöse Therapie. Metallimplantate erschweren die Planung (Strahlenschatten, Streustrahlen).
   - Wirbelsäule: stabile Frakturen ohne neurologische Erkrankung (Schmerzstillung); ineffiziente medikamentöse Therapie.
   - Stoppen rezidivierenden Wachstums nach Palliativoperationen.
   - Im Hinblick auf spätere Operationen entsteht dosisabhängig eine schlechtere Infektabwehr, eine Blutungsneigung, bei hohen Dosen Osteonekrose und Unmöglichkeiten des Einbaus von Knochentransplantaten. Die Implantation von Totalendoprothesen nach Bestrahlung ist deutlich infektgefährdet.
3. Medikamentöse Therapie: schädigt die Gewebstrophik im Operationsgebiet nicht, verschlechtert aber die Infektabwehrlage. Durch die heutige medikamentöse Therapie ist die Lebenserwartung oft deutlich verlängert, weswegen viel höhere Ansprüche an die Stabilität von Verbundosteosynthesen gestellt werden.

Operative Therapie

1. Allgemeines: Stabilität der Montage so planen, daß auch eine mehrjährige Belastbarkeit möglich wird. Die Erhaltung wichtiger Knochenabschnitte (Muskelansatzpunkte) ist oft entscheidender als Radikalität (Ausnahme: solitäre Metastasen).
2. (Drohende) Frakturen langer Röhrenknochen. Eine Fraktur droht, wenn mehr als ein Kortikalisbereich (weitgehend) zerstört ist (s. oben):
   - Schaftdefekte: Verbundosteosynthese (Kombination von Platte mit metallarmiertem Knochenzement [S. 218 ff.] oder Marknagel mit Knochenzement)
   - Gelenknahe Defekte: Endoprothesen.
3. Stabile Wirbelfrakturen mit neurologischer Symptomatik: Laminektomie plus dorsale Fusionsoperationen mit Cerclage und Zement oder Platte.
4. Instabile Wirbelfrakturen, evtl. mit neurologischer Komplikation: Tumorausräumung und Dekompression des Spinalkanals von vorn, Stabilisierung mit Knochenspan, Zement, Platte.

Maligne Weichteiltumoren

Allgemeines

- Maligne Weichteiltumoren sind Tumoren nicht-epithelialen Ursprunges, die weder dem retikuloendothelialen System, noch der Glia und den Stützgeweben der Eingeweide verwandt sind. Weichteiltumoren (Muskel, Sehne, Synovia) sind noch seltener als Knochentumoren. Sie werden in ihrer Bedeutung primär häufig unterschätzt. Bei Entwicklung in der Tiefe werden sie wegen fehlender funktioneller Störungen und Schmerzen zu spät diagnostiziert.
- Bis heute beeinflußt die Gradeinteilung die Prognose mehr als die lokale Behandlungsmethode. Für die Gradierung günstig sind die 3 Kriterien: epifasziale Lage, größter Durchmesser unter 5 cm, histologische Charakteristik eines „Low-grade"-Sarkoms. Im Grad 0 sind alle 3 Kriterien günstig, im Grad I deren 2, im Grad III finden sich nur negative Kriterien. Größtes Problem der Lokalbehandlung ist die Rezidivneigung. Die makroskopisch sichtbare „Tumorkapsel" kann nicht als Tumorgrenze betrachtet werden. Sie ist mit großer Wahrscheinlichkeit von Tumor durchwachsen.

Untersuchungen

- Anamnese: Zeitpunkt, an welchem die Schwellung beobachtet wird, Beschwerdedauer.
- Untersuchung: Lokalausdehnung, Gradierung (s. o.), Verschieblichkeit gegenüber dem Skelett, Lymphknoten, Durchblutung und Innervation der Extremitäten.
- Röntgen: Standardaufnahmen, Weichteilaufnahmen, Thorax in 2 Ebenen.
- Ultraschalluntersuchung.
- MRI: wichtigste Hilfsuntersuchung zur Festlegung der Beziehungen zu den übrigen Weichteilen (Faszie, Muskelloge, Gefäßnervenstrang, Skelett). Als Ersatz kommt die Computertomographie in Frage.
- Biopsie: Zugang und Drain so legen, daß diese bei der endgültigen Operation insgesamt mit dem Tumor exzidiert werden können. Bei kleinen Tumoren als Blockexzision zu planen. Biopsie verdächtiger Lymphknoten.

Konservative Therapie

- Chemotherapieschemata zur adjuvanten Behandlung als Begleitung der chirurgischen Sanierung und palliativen Behandlung beim Auftreten von Metastasen sind in Prüfung, aber nicht sicher wirksam.
- Prä- oder postoperative lokale Strahlentherapie wird vorgeschlagen. Es wird eine Verminderung der Lokalrezidive, aber keine Prognoseverbesserung erwartet.

Operative Indikationen

- Die Therapie der malignen Weichteiltumoren ist prinzipiell eine operative, sofern eine Radikalität noch erwartet werden kann.
- Monoblockresektion: Einzige radikale Operationsmethode, beinhaltet die Entfernung der angetasteten Muskelloge mit den angrenzenden, nicht durchwachsenen Faszien. Dies entspricht der Resektion des betroffenen Kompartimentes (Abb. 42 a). Sind Gefäße, Knochen, Gelenke mit dem Tumor in Kontakt, kann nur durch Segmentresektion auch dieser Gewebe Radikalität erreicht werden. Das Desmoid der Weichteile macht eine ebenso radikale Resektion notwendig.
- Amputation: indiziert bei malignen Weichteiltumoren und nicht durchführbarer Monoblockresektion (S. 365 ff.).
- Resektion von regionalen Lymphknoten: praktisch nur von palliativem Wert.

Prognose

- Quoad vitam in erster Linie abhängig vom Malignitätsgrad. Lokal sind die chirurgischen Eingriffe oft verstümmelnd, Rezidive sind häufig. Die Prognose verschlechtert sich mit der Größe des Tumors (über 5 cm Durchmesser), mit der tiefen Lage, dem Durchbruch in andere Kompartimente, der Anzahl der Rezidive.

Arthromyogryposis multiplex congenita

Allgemeines

- Wahrscheinlich hereditäre Anlagestörung.
- Teilweise oder vollständige Versteifung der Gelenke, die meist sehr unterschiedlich betroffen sind (Abb. 48).
- Obere Extremitäten: Klumphand mit Opposition von Daumen-und Kleinfingerballen, Strecksteife des Ellbogens, Schultersteife.
- Untere Extremitäten: kontrakter Klump-, Spitz- oder Plattfuß, Strecksteife des Knies, hypoplastische oder fehlende Patella, Subluxation oder Luxation der Hüfte.
- Wirbelsäule: Frühskoliose mit starrem Rippenbuckel. Atemvolumen entsprechend eingeschränkt.
- Weitere Mißbildungen an Herz und Kreislauf, Lippen- und Gaumenspalten, Kiefergelenk, „Puppengesicht".
- Multiple Hypo- oder Aplasien der Muskulatur.
- Psychomotorische Entwicklung nicht gestört.

Untersuchungen

- Klinisch: Deformitäten von Händen und Füßen (s. oben), Einsteifung der Extremitätengelenke: Gelenkstatus.
- Hochgradige Atrophie der Muskulatur: Muskelstatus.
- Funktionelle Untersuchung: Sitz-, Steh- und Gehfähigkeit. Funktionstests der oberen Extremitäten: Schreiben, Essen, Toilette.
- Fotodokumentation.

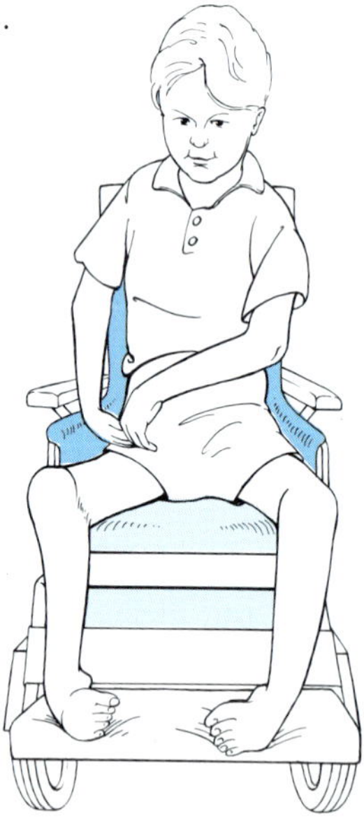

Abb. 48 Arthrogryposis multiplex

- Röntgen: Knochenwachstum nicht gestört, wegen Inaktivität jedoch können Knochenkerne verspätet auftreten: Wachstumsrückstand. Inaktivitätsosteoporose, Subluxation und Luxation der Gelenke, Skoliose.

Differentialdiagnose

- Myopathie (S. 74f.), zerebrale Bewegungsstörungen (S. 76f.), Larsen-Syndrom: multiple angeborene Luxationen von Hüfte, Knie und Ellbogen.

Konservative Therapie

- Vom Säuglingsalter an systematisch alle Gelenke passiv-assistiv durchbewegen durch Krankengymnastik und Eltern.
- Aktive Kräftigung der Bauch- und Rückenmuskulatur.
- Steh- und Gehschulung, meist mit Hilfe von Orthesen und/oder orthopädischem Schuhwerk von möglichst geringem Gewicht.
- Stabilisierung der Hand mit funktionellen Handschienen, kombiniert mit Schreib- und Eßhilfen. Toilettenhilfen.
- Technische Hilfen am Arbeitsplatz: Adaptation von elektrischer Schreibmaschine, Telefon.
- Bei stark reduzierter oder aufgehobener Gehfähigkeit elektrisch angetriebener Rollstuhl, Sitzschale nach Maß.
- Förderung der Schulbildung. Von der Intelligenz her benötigen diese Kinder keine Sonderschulung.
- Berufliche und soziale Eingliederung.

Operative Therapie

- Mobilisation von Gelenken durch Arthrolyse, später auch Gelenkprothesen (Hüfte, Knie), frühzeitig Osteotomien zur Korrektur von Fehlstellungen, vor allem zum Erhalten der Steh- und Gehfähigkeit. Keine oder nur sehr kurze Ruhigstellung, lange konsequente physikalische Nachbehandlung. Trotzdem häufig Rezidive, besonders bei Hüftluxationen.

Prognose

- Je nach Befall mehr odere weniger starke, dauernde Behinderung. Sind alle vier Extremitäten und die Wirbelsäule betroffen, bleiben die Patienten von fremder Hilfe abhängig und sind nicht gehfähig. Lebenserwartung nicht vermindert. Leistungsfähigkeit in der zweiten Lebenshälfte jedoch absinkend (Ateminsuffizienz, Übergewicht).

Progressive Muskeldystrophie

Allgemeines

- Wichtigste Muskelerkrankung (Myopathie).
- Primär hereditäres Leiden. Verschiedene Typen mit unterschiedlich raschem Verlauf und Prognose.
  1. Gesichts-Schultergürtel-Form: Beginn im Jugend- oder frühen Erwachsenenalter. Mühe beim Sprechen, Pfeifen, Heben der Arme. Später Ausdehnung auf Beckengürtel und untere Extremitäten möglich. Verlauf langsam. Schwere Behinderung erst im mittleren oder späteren Alter. Dominanter Erbgang.
  2. Rumpfgürtelform: Typus Duchenne. Beginn meist im Vorschulalter am Schulter- und Beckengürtel. Behinderung um so größer, je stärker Beckengürtel betroffen.
     Rezessiver Erbgang. ♂ $\gg$ ♀.
  3. Beckengürtelform: Typus Becker. Zuerst betroffen sind Beckengürtel und Rumpf, untere Extremitäten und viel später die oberen. Geschlechtsgebundene Vererbung: betroffen sind Männer, Frauen können gesunde Überträgerinnen sein.
  4. Weitere seltene erbliche Formen.
- Anamnese: zunehmende Muskelschwäche, beginnend im Kindesalter. Mühe beim Aufrichten des Körpers. Die Kinder klettern mit den Händen am Oberschenkel hoch. Sekundäre Spitz- und Klumpfußstellung, Fußdistorsionen. Skoliose der Wirbelsäule. Gestörte Mimik. Schluck-, Atem- und Kreislaufbeschwerden.

Untersuchungen

- Klinisch: Muskel- und Gelenkstatus, Gehleistung, Funktionstests der oberen Extremitäten. Wirbelsäule, Atmung und Kreislauf.
- Foto- und Röntgendokumentation.
- Muskelbiopsie, Elektromyographie.

Differentialdiagnose

- Myotone Dystrophie: befällt zuerst periphere Muskeln. Trübung der Augenlinse. Bei frühem Beginn Prognose ungünstig.
- Myasthenia gravis: Störung der Reizübermittlung vom Nerv zum Muskel. Gesteigerte Ermüdbarkeit, Erholung nach kurzfristigen Ruhepausen. Gesichts- und Schluckmuskulatur zuerst betroffen.
- Neurogene Muskelatrophien. Führen zu sekundären Muskellähmungen:
  - Spinale Muskelatrophie: Degeneration der motorischen Neuronen im Rückenmark. Prognose ungünstig bei Beginn im frühen Kindesalter.

- Amyotrophische Lateralsklerose: Degeneration verschiedener Nervenbahnen im Rückenmark. Symptome ähnlich wie spinale Muskelatrophie. Beginn meist nach 40 Jahren. Verlauf sehr unterschiedlich.

- Zerebrale Bewegungsstörung (S. 76f.).

Konservative Therapie

- Nur symptomatisch: Atemtherapie. Gelenkkontrakturen verhüten oder korrigieren durch aktive und passive Mobilisation. Redressionsgipse, Quengel- und Lagerungsschienen. Cave: Druckstellen!
- Beinorthesen, Schuhwerk: wegen der Muskelschwäche minimal an Größe und Gewicht und daher technisch sehr schwierig.
- Skolioseorthesen, Sitzschalen ohne Beeinträchtigung der Atmung. Wird das Gehen zu anstrengend, rechtzeitig Rollstuhl, zuerst von Hand, später elektrisch angetrieben. Hilfen zum Essen, Schreiben, Toilette, elektrisch verstellbares Bett mit Rufanlage.
- Bewegungstherapie, wegen rascher Ermüdbarkeit in kleinen Portionen mehrmals täglich.
- Wegen Bewegungsarmut Neigung zu Übergewicht: leichte, eiweiß- und vitaminreiche Diät. Einschränkung der Kalorienzufuhr.

Operative Therapie

- Muskelbiopsie zur Sicherung der Diagnose.
- Frühzeitig kontrakturlösende Weichteileingriffe.
- Stabilisierung und Korrektur von Fehlstellungen: Doublearthrodese bei Spitz-Klump-Fuß (S. 342), Skolioseoperationen (S. 221).
- Immer sofortige Mobilisation entscheidend, da jede Ruhigstellung die Progredienz fördert und sich die Inaktivitätsatrophie auf das Grundleiden aufpfropft.

Prognose

- Eine eigentliche Heilung ist nicht möglich. Die Prognose ist abhängig vom Typus der Dystrophie, vom Alter des Auftretens und der Progredienz. Der Verlauf kann durch gezielte konsequente Therapie gebremst und die Lebensqualität erhöht werden.
- Berufswahl: Im Hinblick auf den Verlauf ist von Anfang an ein körperlich wenig anstrengender Beruf zu wählen: EDV, Büroarbeit, Administration, Lehramt.
- Früher oder später meist hochgradige Invalidisierung. Lebenserwartung unter dem Durchschnitt. Der häufige maligne Typus Duchenne führt in der Regel vor dem 20. Lebensjahr zum Exitus meist an Insuffizienz von Kreislauf und Atmung: Infekte der Luftwege, Aspiration.

Zerebrale Bewegungsstörungen

Allgemeines

- Synonyme: zerebrale Kinderlähmung, infantile Zerebralparese (IZP), Cerebral palsy (CP).
- Angeborener oder meist im Wachstumsalter durch Unfall oder Krankheit entstandener irreversibler Hirnschaden.
- Je nach Lokalisation und Ausdehnung Störung nicht nur der Motorik, sondern auch anderer Hirnfunktionen: Sensibilität, Seh- und Hörorgane, Saug-, Schluck- und Sprachstörungen, psychomotorische Entwicklung. Epilepsie.
- Prä- und perinatal: Mikrozephalie, Hydrozephalus, Embryopathien, Rhesusunverträglichkeit, Strahlenschäden, Lues, Toxoplasmose, Sauerstoffmangel. Blutungen, Asphyxie.
- Postnatal: Hirnblutungen, Embolien, Thrombose. Enzephalitis, Meningitis, Schädel-Hirn-Verletzungen, Tumoren.
- Die Bewegungsstörung manifestiert sich als:
  1. Spastische Lähmung: am häufigsten. Reflexe gesteigert, Klonus, Zahnradphänomen bei passiver Bewegung der Gelenke.
  2. Athetotisch: Zwangsbewegungen, Hyperkinesien.
  3. Ataktisch.
  4. Mischtypen.
- Topographische Einteilung:
  1. Hemiplegie: Halbseitenlähmung oft inkl. Rumpf. Skoliose. Obere Extremitäten meist schwerer betroffen als untere.
  2. Diplegie, Paraplegie: beide Beine (Morbus Little) oder seltener beide Arme.
  3. Tetraplegie: alle vier Extremitäten, meist inklusive Rumpf.
  4. Monoplegie: nur eine Extremität betroffen.

Differentialdiagnose

- Arthromyogryposis multiplex congenita (S. 72f.), progressive Muskeldystrophie (S. 74f.), Spina bifida (S. 79f.).

Untersuchungen

- Klinisch: neurologischer und psychomotorischer Status. Orthopädischer Status: besonders Hüftgelenke, Wirbelsäule, Füße, Hände, Funktionstests der oberen Extremitäten.
- Röntgen: sekundäre Skelett- und Gelenkdeformitäten je nach Lähmungsbild. Fotodokumentation.
- Ausführlicher Status ein- bis zweimal jährlich während des Wachstums wiederholen und mit den früheren Befunden vergleichen. Bei Erwachsenen genügen längere Abstände.

Konservative Therapie

- Immer ist der ganze Bewegungsapparat in die Therapie einzubeziehen, Hemmung der tonischen Reflexaktivität und Anbahnung der automatischen Reaktionen nach *Bobath, Vojta* u.a. Beim Säugling Beginn mit Stell- und Gleichgewichtsreaktionen. Unterdrücken pathologischer Reflexmuster und Induktion sinnvoller Bewegungsabläufe. Förderung intakt gebliebener Hirnfunktionen, Ausbildung von Ausgleichs- und Ersatzfunktionen.
- Ergotherapie, Heilpädagogik, Sonderschulung, Elternberatung.
- Kontrakturen durch Gipsverbände und Orthesen korrigieren und halten. Cave: Druckstellen bei starker Spastizität oder Krampfneigung (Epilepsie) und bei herabgesetzter Sensibilität.
- Die Immobilisation von Hand und Fuß in bestimmten Stellungen durch Orthesen bzw. Schuhwerk ermöglicht es, die Spastizität in vielen Fällen wesentlich zu reduzieren.
- Injektion von Phenol intraneural: N. obturatorius, Gastroknemiusäste zur Unterbrechung der Nervenleitung.
- Koordination mit nicht orthopädischer Therapie: Seh-, Hör- und Sprachschulung, Sonderschulung.

Operative Therapie

- Bei konservativ therapieresistenten Kontrakturen Durchtrennung, Verlängerung oder Verlagerung von Sehnen. Cave: Überkorrektur! Postoperativ lange und konsequente physikalische Nachbehandlung.
- Spitzfuß-Gastroknemius-Rezession (S. 168ff.), Achillessehnenverlängerung Cave: Hackenfuß!
- Knie: Verlagerung der Kniebeuger nach Eggers.
- Hüften: subkutane oder offene Durchtrennung der langen Adduktorensehnen, Verlagerung der Adduktoren auf das Sitzbein, Durchtrennung des N. obturatorius. Bei Luxationstendenz zusätzlich Varisations- und Derotationsosteotomie (S. 279ff.).
- Wirbelsäule: Skoliose (S. 92ff., 222).

Prognose

- Je nach Lähmungsbild, Beginn, Dauer und Qualität der Therapie sehr unterschiedlich.
- Säuglingsreflexe verschwinden verspätet, Gehbeginn verzögert.
- Weniger die Lähmungen als psychomotorische Entwicklungsstörungen bestimmen die Grenzen der schulischen, beruflichen und sozialen Rehabilitation.

Poliomyelitisfolgen

Allgemeines

- Synonyme: spinale Kinderlähmung, Morbus Heine-Medin.
- Virusinfekt mit selektiver Schädigung der grauen Vorderhornzellen im Rückenmark. Eindringen durch den Darmkanal, selten durch den Nasen-Rachen-Raum. Dank Impfung seit über 30 Jahren keine frischen Fälle mehr, aber noch zahlreiche Patienten aus früheren Epidemien. In Entwicklungsländern nach wie vor epidemisches Auftreten.
- Prodromales, paralytisches, Reparations- und Endstadium.
- Im Alter: Osteoporose, Frakturgefahr, Durchblutungsstörungen.

Untersuchungen

- Nicht orthopädische Probleme s. Lehrbücher für Pädiatrie.
- Klinisch: Muskelstatus, Gelenkbeweglichkeit, Achsenfehlstellungen, Bein- und Fußlängenunterschiede, Skoliose der Wirbelsäule, Funktionstests, Lungenfunktion.
- Foto- und Röntgendokumentation.
- Diese Untersuchungen sind im Laufe des Wachstums mindestens einmal jährlich zu wiederholen als Grundlage für den Behandlungsplan, später in längeren Abständen.

Konservative Therapie

- Aktive und passive Bewegung, Atemtherapie, Sport.
- Orthesen und Lagerungsschienen zur Mobilisation und Stabilisation, Verhinderung von Kontrakturen, Beinlängenausgleich, Skoliosebehandlung (S. 94ff.).

Operative Therapie

- Eingriffe am Knochen vor Abschluß des Wachstums beschränkt möglich wegen offener Wachstumsfugen.
- Fuß: Achillessehnenverlängerung (S. 345f.), Gastroknemiusfensterung, Verlagerung des Tibialis anterior nach lateral (S. 352f.), Operation nach Görres (S. 354f.), Durchtrennung der Plantaraponeurose nach Steindler (S. 351), subtalare Arthrodese nach Grice. Nach Abschluß des Wachstums Doublearthrodese (S. 342ff.).
- Untere Extremitäten: Achsenkorrekturen durch infra- oder suprakondyläre Osteotomie (S. 308ff., 311ff.), Verlängerungs- und Verkürzungsosteotomie (S. 285f., 302ff.), Hüfteingriffe selbst bei Subluxation selten indiziert.
- Obere Extremität: Arthrodese von Schulter- und Handgelenk (S. 245f., 262f.). Opponensplastik: Stabilisierung des Daumens.
- Wirbelsäule: Spondylodese der redressierten Skoliose (S. 95f.).

Spina bifida und Myelomeningozele

Allgemeines

- Entwicklungsstörung von Rückenmark und Wirbel. Das fehlgebildete Mark und seine Hüllen treten durch einen Wirbelbogendefekt (Spina bifida) als Sack nach außen (Myelomeningozele, MMC).
- Je nach Sitz der Läsion lumbale, thorakolumbale oder thorakale Spina bifida cystica. Alle Übergänge von der harmlosen Spina bifida occulta bis zur Spina bifida cystica mit Mißbildungen der Wirbel und des Rückenmarkkanals.
- Trotz sofortiger operativer Versorgung der Myelomeningozele bleiben Störungen der Motorik, Sensibilität und der Blasen- und Mastdarmfunktion bestehen. Lähmungsbild nie streng symmetrisch, von der Höhe der Läsion abhängig (vgl. S. 83).
- Meist ist die Myelomeningozele mit einem Hydrozephalus vergesellschaftet, der erst etwas später entsteht und Eingriffe zur Druckentlastung notwendig macht.
- Die primäre Behandlung ist interdisziplinär. Das Schwergewicht liegt zuerst auf der Kinderchirurgie bzw. Neurochirurgie und Pädiatrie. Spätestens in den ersten Wochen und Monaten treten aber auch orthopädische, urologische und oft auch ophthalmologische Probleme hinzu; im Hinblick auf die Lebenserwartung sind die urologischen wichtiger als die orthopädischen, auf die wir uns hier zu beschränken haben.

Untersuchungen

- Klinisch: im Bereich der Mißbildung Myelomeningozele oder Operationsnarbe mit tastbarer Spina bifida und Gibbus.
- Neurologischer Status von Motorik und Sensibilität, Blasen- und Darmfunktion (vgl. Querschnittslähmung S. 82 ff.).
- Lähmungsbedingter Wachstumsrückstand. Kontrakturen, Luxationen und Deformitäten an den unteren Extremitäten.
- Durch die gestörte Sensibilität Spontanfrakturen, trophische Ulzera, später periphere Durchblutungsstörungen.
- Psychomotorischer Entwicklungsstand.
- Bis zum Abschluß des Wachstums sind diese Untersuchungen mindestens einmal jährlich zu wiederholen.

Konservative Therapie

- Der Therapieplan richtet sich nach den Ergebnissen der verschiedenen spezialärztlichen Untersuchungen, insbesondere nach der psychomotorischen Entwicklung und den Lähmungen.
- Ziel der orthopädischen Behandlung: Steh- und, wenn möglich, Gehfähigkeit zur Förderung der psychomotorischen Entwicklung, zur Bekämpfung der Inaktivitätsosteoporose und der Harnwegsinfekte.

- Krankengymnastik, Ergotherapie: aktive und passive Mobilisation der Gelenke, Muskelkräftigung.
- Orthesen: Wirkungsgrad sinkend mit zunehmender Höhe der Lähmung. Anpassung nur unter stationären Bedingungen und nicht um jeden Preis! Wegen der großen Gefahr von Druckstellen Orthese zuerst nach 5, dann 10, 20 usw. Minuten entfernen und Haut auf Druckstellen und Strangulationen absuchen.
- Die Versorgung mit Bein-Becken-Orthesen ist auf das absolut notwendige Minimum zu beschränken. Überversorgung führt zu Atrophien funktionierender Muskelgruppen und hemmt die psychomotorische Entwicklung, abgesehen von den sehr hohen Kosten, dem starken Kleiderverschleiß und dem Zeitaufwand.
- Technische Hilfen: Sitzschalen, Rollstuhl, Stehhilfen, Stöcke.
- Anpassungen von Arbeitstisch, Schreibgelegenheit, Toilette, PKW.
- Schulische, berufliche und soziale Eingliederung. Bei gestörter psychomotorischer Entwicklung häufig Sonderschulung.

Operative Therapie

- Im Behandlungsplan interdisziplinär zu koordinieren! Z.B. evtl. gleichzeitig Schieloperation, urologischer Eingriff.
- Prinzip: möglichst viel auf einmal. Rasche Mobilisation zur Vermeidung von Knochen- und Muskelatrophie und von Harnwegsinfekten. Cave: Druckstellen.
- An Hüften, unteren Extremitäten und Füßen Korrektur von Fehlstellungen primär am Knochen. Die Weichteile ertragen keine Spannung!
- Korrektur des Gibbus mit Spondylodese.
- Neurogene Arthropathie s. S. 81.

Prognose

- Primär abhängig von der Funktion der Harnwege, der psychomotorischen Entwicklung und der Höhe der Lähmung.
- Bei thorakalen und thorakolumbalen Lähmungen verschlechtert sich die Gehfähigkeit nach Abschluß des Wachstums: Umstellen auf Rollstuhl (S. 83).
- Lumbale Läsionen: Gehfähigkeit bleibt erhalten mit Fuß- und Unterschenkelorthesen, evtl. orthopädischen Maßschuhen und Stockhilfe.
- Im mittleren Lebensalter zunehmend arterielle Durchblutungsstörungen mit trophischen Ulzera, meist nur mit möglichst peripheren Amputationen zu sanieren (S. 365 ff.).

Allgemeines

- *Angeboren:* kongenitale Analgesie: Verminderung oder Fehlen der Schmerzempfindung: hyperlaxe Gelenke, Zungenbiß, nicht erkannte Frakturen.
- Syringomyelie: Schultergürtel und Hände meist, untere Extremitäten seltener betroffen. Dissoziierte Sensibilität.
- *Erworben:* Tabes dorsalis: vor allem untere Extremitäten betroffen, ataktischer Gang, Patellarreflexe fehlen, Seroreaktionen positiv.
- Diabetische Neuropathie: beginnend am Fuß distal peripher, später nach proximal fortschreitend mit Angiopathie und weiteren Sekundärwirkungen des Grundleidens.
- Lepra: Anamnese, Verlauf. Bakteriologie schwierig.
- Weitere seltenere neurogene Arthropathien.

Untersuchungen

- Klinisch: neurologischer Status: Motorik und Sensibilität, Reflexbild. Gelenkbeweglichkeit eingeschränkt, erhöht, Gelenk geschwollen, überwärmt, aber schmerzfrei.
- Röntgen: Gelenke: oft massive Zerstörungen bei geringem klinischem Befund, Osteoarthropathie, Luxationen, paraartikuläre Verkalkungen (Charcot-Gelenk). Nicht erkannte Spontanfrakturen der Röhrenknochen, Resorption der Diaphyse („Zuckerstengel").

Konservative Therapie

- Wenn möglich Grundleiden behandeln, siehe Lehrbücher der inneren Medizin und Neurologie.
- Aktive und passive Bewegungstherapie.
- Orthesen und orthopädisches Schuhwerk (S. 186, 190) als Stütze und Schutz der Gelenke und Weichteile. Stationäre Anpassung wegen großer Gefahr von Druckstellen infolge gestörter Sensibilität.
- Handstöcke, bei Befall der oberen Extremitäten mit Handgriffen oder Achselpolstern nach Maß.
- Die Orthesenversorgung ist bei den meist progredienten Erkrankungen in regelmäßigen Abständen zu überprüfen.

Operative Therapie

- Indikation restriktiv wegen verzögerten Durchbaus bei Arthrodesen oder Osteotomien und stark erhöhten Infektrisikos. Daher möglichst einfache Eingriffe, z. B. Kopf-Hals-Resektion an der Hüfte. Hüftgelenkprothesen ungeeignet wegen Luxationsgefahr.
- Fuß: Gelenkresektionen zur Verbesserung der Belastbarkeit der Sohle. Stabilisierung durch orthopäd. Schuhwerk.

Querschnittslähmungen

Allgemeines

- Durch Kompression des Rückenmarks verursachte Lähmung jenseits der Läsion (Abb. 49).
- Paraplegie: Lähmung der unteren Extremitäten.
- Tetraplegie: Lähmung aller Extremitäten und des Rumpfes.
- Unvollständige Lähmung: Para-, Tetra*parese*.
- Meist Unfallfolge durch Sturz, Einklemmung, aber auch nach Erkrankung: Tumor, Spondylitis (S. 99), lokale arterielle Durchblutungsstörungen, Aneurysma der Bauchaorta.
- Im Anfangsstadium zuerst schlaffe Lähmung. Nach Abklingen des spinalen Schocks zunehmende Spastizität.
- Oberflächen- und Tiefensensibilität betroffen, ebenso Blasen- und Darmfunktion, Gefäßtonus und Wärmeregulation.

Untersuchungen

- Im akuten Stadium alle Untersuchungen im Bett. Lagerung auf Antidekubitusmatratze. Sofortige Überführung in spezialisiertes Zentrum. Weitere Maßnahmen s. Checkliste Traumatologie.
- Neurologischer und orthopädischer Status, Untersuchung von Atmung, Kreislauf, Blasen- und Darmfunktion.
- Röntgen: Zielaufnahme der Wirbelsäule an der Stelle der Läsion, evtl. seitliche Tomographie. Myelogramm: Liquorstop. Computertomographie, Kernspintomographie.
- Im chronischen Stadium Funktionsaufnahmen bei Verdacht auf Instabilität der Läsion.

Konservative Therapie

- Akutes Stadium: Behandlung des spinalen Schocks, Wechsellagerung und passive Mobilisation der Gelenke mehrmals täglich. Blasentraining mit Katheterismus, jedoch kein Dauerkatheter. Dekubitusprophylaxe.
- Chronisches Stadium: Krankengymnastik, Ergotherapie, Orthesen, Hilfsmittel (Abb. 49). Behandlung von Druckulzera. Computergesteuerte Elektrostimulation mit Orthesen (Hybridversorgung): aufwendig und sehr anstrengend. Ergebnisse von Dauer daher selten.
- Berufliche und soziale Eingliederung.

Operative Therapie

- Urologische Eingriffe haben den Vorrang vor Operationen am Bewegungsapparat zur Prophylaxe oder Therapie chronischer Harnwegsinfekte und sekundärer Niereninsuffizienz: Entfernen von Nieren- und Blasensteinen, Operationen bei Reflux und Hydronephrose, bei Urethrastrikturen.

Querschnittslähmungen

Rehabilitationsmöglichkeiten nach vollständiger Querschnittslähmung auf Höhe:

C1-4
Atemlähmung. Völlig abhängig von Respirator oder Schrittmacher für den N. phrenicus bei C1/2-Läsion. Atemvolumen vermindert. Praktisch vollständig von Drittpersonen abhängig. Rollstuhl mit verstellbarer Lehne und Kopfstütze zur passiven Fortbewegung oder mit Elektroantrieb, gesteuert durch Unterkiefer, Mund oder Atemluft.

C5/C6
Atemvolumen vermindert. Weitgehend von Drittpersonen abhängig. Greifmöglichkeit der Hände durch elektrisch oder pneumatisch angetriebene, durch die erhaltene Kopf- und Halsmuskulatur gesteuerte Orthesen. Rollstuhl mit verstellbarer Lehne, evtl. Kopfstütze zur passiven Fortbewegung. Selbständige Fortbewegung im elektrisch angetriebenen Rollstuhl möglich. In günstigen Fällen auch Autofahren mit Handbedienung möglich.

C6/C7
Atemvolumen vermindert. Weitgehend unabhängig. Einfacher Faltrollstuhl für kurze, elektrisch angetriebener für größere Distanzen. Halterungen und kleinere Hilfsmittel für Vorderarme und Hände. Autofahren mit Handbedienung möglich.

C8-Th1
Atemvolumen vermindert. Für persönliche Bedürfnisse geringfügig von Drittpersonen abhängig. Für kurze Distanzen Rollstuhl ohne, für längere mit elektrischem Antrieb. Stehfähig mit Beinorthesen oder besser fixierter oder mobiler Stehhilfe. Nicht gehfähig. Autofahren mit Handbedienung möglich.

Th1-Th2
Atemvolumen vermindert. Vollständig unabhängig. Rollstuhl ohne Elektroantrieb. Stehfähig mit Beinorthesen oder besser fixierter oder mobiler Stehhilfe. In seltenen Fällen gehfähig auf ebenem Boden über kurze Distanzen mit zwei Beinorthesen und Krückstöcken. Autofahren mit Handbedienung möglich.

Th3-Th11
Atemvolumen nur geringfügig oder nicht vermindert. Vollständig unabhängig. Rollstuhl ohne Elektroantrieb. Stehfähig mit Beinorthesen oder besser fixierter oder mobiler Stehhilfe. In seltenen Fällen gehfähig auf ebenem Boden über kurze Distanzen mit zwei Beinorthesen und Krückstöcken. Autofahren mit Handbedienung möglich.

Th12-L1
Vollständig unabhängig. Rollstuhl. Mit Beinapparaten und Krückstöcken ausnahmsweise Pendelgang möglich. Autofahren mit Handbedienung.

L2-L4
Vollständige Unabhängigkeit in und außer Haus. Rollstuhl entbehrlich. Gehfähig mit Unterschenkelorthesen und Krückstöcken. Autofahren mit Handbedienung.

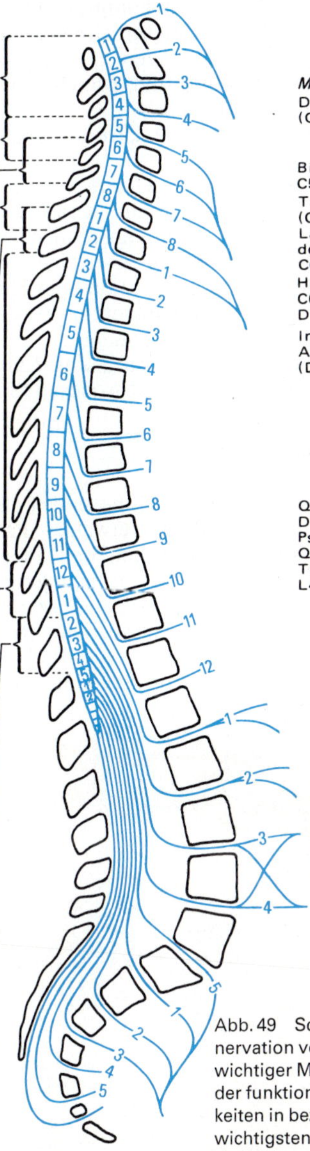

Muskeln
Diaphragma
(C2)-C3-C4

Biceps brachii
C5-C6
Triceps brachii
(C6)-C7-C8
Latissimus dorsi
C6-C7-C8
Handmuskeln
C6-C7-C8
D1
Intercostales D1-D11
Abdomini
(D6)-D7-D12-(L1)

Quadratus lumborum
D12-L1-(L2)
Psoas L2-L3
Quadriceps L2-L3-L4
Tibialis anterior
L4-L5-S1

Autofahren mit Handbedienung =
automatische Kupplung
Servobremse
assistierte Lenkung

Abb. 49 Schema der Innervation verschiedener wichtiger Muskeln sowie der funktionellen Möglichkeiten in bezug auf die wichtigsten Lokalisationen der Läsionen

- Instabilität der Fraktur: dorsale Spondylodese, möglichst auf die Fraktur beschränkt. Dekompression von Rückenmark und austretenden Nerven. Elektrostimulation bei anderweitig nicht beherrschbaren Schmerzen.
- Dekubitalgeschwüre sind primär Folge mangelnder Pflege und Disziplin des Patienten.
  Kleinere oberflächliche Ulzera: Nekrosen abtragen, Heilung per secundam.
  Größere oberflächliche Ulzera, tiefe Geschwüre mit Osteomyelitis: ausgedehntes Débridement. Knochen großzügig abtragen. Weichteildefekt absolut spannungsfrei decken durch Vollhaut- oder Muskel-Haut-Verschiebelappen. Keine Spaltlappen! Nach Rezidiven oft nur noch Gelenksresektion oder Hüftexartikulation möglich.
- Paraartikuläre Verkalkungen: großzügig entfernen, peinliche Blutstillung, starke Rezidivneigung.
- Bei Tetraplegie handchirurgische Eingriffe zur Verbesserung der Funktion (Tenodesen, Arthrodesen [S. 260, 262]).

Prognose

- Abhängigkeit von der Höhe und Vollständigkeit der Läsion, bei Erkrankungen von einer etwaigen Progredienz, jedoch auch von einer rechtzeitigen konsequenten Therapie und den Möglichkeiten beruflicher und sozialer Eingliederung, die vom Patienten ein überdurchschnittliches Maß an Disziplin erfordert.
  Die verständliche Hoffnung vieler Patienten, die Querschnittslähmung mit computergesteuerter Elektrostimulation überwinden zu können, wird sich trotz spektakulärer Forschungsberichte nicht erfüllen.

Allgemeines

- Synonyme: Torticollis congenitus, Caput obstipum.
- Angeborene Verkürzung des M. sternocleidomastoideus. Gehäuft nach Steißgeburt. Meist ein-, selten doppelseitig.

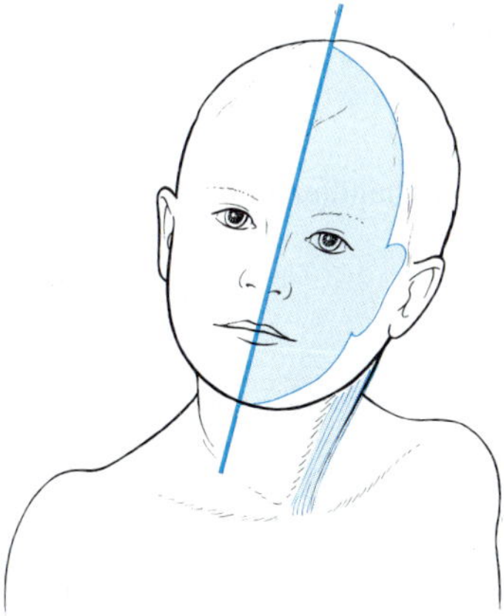

Abb. 50 Schiefhals mit Kontraktur des M. sternocleidomastoideus und sekundärer Asymmetrie des Gesichtes. Der Kopf ist zur kontrakten Seite geneigt und zur gesunden gedreht

Untersuchungen

- Klinisch: In Ruhe wird der Kopf immer schief gehalten. Asymmetrische Beweglichkeit der Halswirbelsäule (S. 9f.). Gesichtsasymmetrie. Stark gespannter Sternokleidomastoideus
- Röntgen: Halswirbelsäule bis mittlere Brustwirbelsäule: a.-p. und seitlich.

Differentialdiagnose

- Klippel-Feil-Syndrom: multiple Mißbildungen der Halswirbelsäule und Rippen mit Asymmetrie von Hals, Schultergürtel und Gesicht (Röntgenbild!). Zerebrale Bewegungsstörung (s. S. 76f.), thorakale Skoliose. Okulärer oder otologischer Schiefhals, angeborener Schulterhochstand, otologisches oder ophthalmologisches Leiden.

Konservative Therapie

- Krankengymnastik. Lagerung: Der Patient blickt auf das distale Ende seines kontrakten Halsmuskels. In der Praxis kaum durchführbar.
- Orthesen: Kopf-Schulter-Gips (Minervagips) oder Orthesen in maximaler Korrekturstellung; Wirkung fraglich, außer zur postoperativen Behandlung, psychische Belastung erheblich.

Operative Therapie

- Wenn keine Besserung nach dem ersten Lebensjahr: vollständiges Ablösen von Ursprung und Ansatz des M. sternocleidomastoideus. Cave N. facialis, V. jugularis und kosmetisch unschöne Hautnarbe! Postoperativ: s. konservative Therapie.

Prognose

- Bei konsequenter frühzeitiger Behandlung gut. Die Gesichtsasymmetrie bleibt jedoch bestehen.

Allgemeines

- Abweichung der physiologischen Krümmungen der Wirbelsäule von der Norm bei Jugendlichen und Adoleszenten: verstärkt oder abgeflacht, verlängert oder verkürzt (Abb. 51).
- Rundrücken: Brustkyphose verstärkt, verlängert. Oberkörper nach vorn geneigt.
- Hohlrundrücken: Brustkyphose verstärkt und verkürzt, Lendenlordose kompensatorisch verstärkt. Beckenkippung nach vorn.
- Flachrücken: physiologische Krümmungen mehr oder weniger stark abgeflacht, Beckenkippung vermindert.
- Enger Zusammenhang zwischen körperlicher und geistiger Haltung, jedoch nicht notwendigerweise zwischen Haltungsinsuffizienz und Morbus Scheuermann (S. 89f.).
- Negative Faktoren: familiäre Belastung, früher Beginn, Einsteifung, schlechter Trainingszustand der Muskulatur, ungünstige psychische Motivation.

Untersuchungen

- Neurologischer Status
- Haltungstest nach *Matthiaß:* beide Arme für 30 Sekunden nach vorne halten. Bei Haltungsschwäche kann diese Stellung nicht so lange beibehalten werden: Schultergürtel rutscht nach vorn, Oberkörper verlagert sich nach hinten, Bauch wird vorgestreckt, Lendenlordose verstärkt.
- Wirbelsäulenstatus (S. 5ff.).
- Röntgen: LWS, BWS a.-p. und seitlich zur Differentialdiagnose und zur Dokumentation.

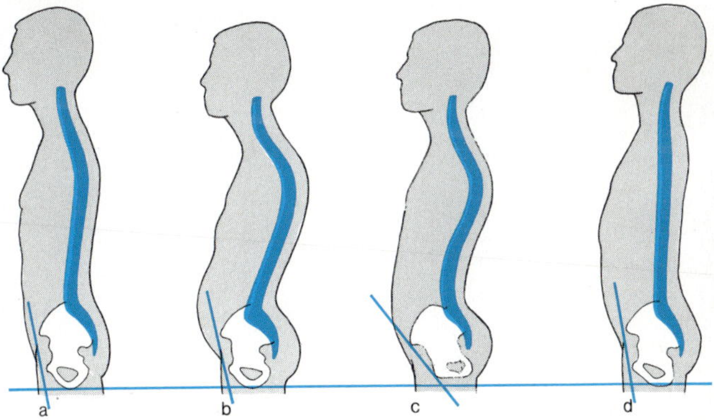

Abb. 51 Haltungsinsuffizienzen: a) normale Haltung, b) Rundrücken, c) Hohlrundrücken, d) Flachrücken. Unterschiedliche Beckenkippung

Differentialdiagnose

- Morbus Scheuermann (S. 89f.).
- Progressive Muskeldystrophie (S. 74f.).
- Zerebrale Bewegungsstörung (S. 76f.).
- Spondylitis ankylopoetica (S. 55f.) beim jungen Erwachsenen
- Skoliose (S. 92ff.).

Konservative Therapie

- Aktive Bewegungstherapie über Monate und Jahre, zuerst als Krankengymnastik, bald aber als Sport aus eigener Initiative. Keine Monotonie, keine Übertherapie!
- In schweren Fällen Aufrichtegips und Orthesenbehandlung, immer kombiniert mit aktiver Gymnastik bis zum Abschluß des Wachstums. Die Orthesenbehandlung ist nach abgeschlossenem Wachstum abzusetzen, nicht aber die aktive Gymnastik.
- Berufsberatung: körperlich schwere Berufe nicht günstig, besonders beim Flachrücken.

Prognose

- Bei konsequenter Therapie lassen sich die Fehlformen weitgehend auskorrigieren oder mindestens muskulär kompensieren. Form und Funktion der Wirbelsäule sind aber weitgehend auch hereditär geprägt. Rund- und Hohlrundrücken haben eine bessere Prognose als Flachrücken.

Allgemeines

- Aseptische Osteochondronekrose der Wirbeldeckplatten.
- Chronische Mikrotraumen führen zur Überbelastung der BWS bei Landjugend und der LWS bei Stadtjugend (fraglich).
- Unregelmäßig dominanter Erbgang.
- Stadium 0: Haltungsinsuffizienz (S. 87f.).
- Stadium 1: 10–13 Jahre: Bewegungseinschränkung, Müdigkeit, selten Schmerzen. Im seitlichen Röntgenbild mindestens 3 Keilwirbel.
- Stadium 2: 13–18 Jahre: florides Stadium. Schmerzen beim Gehen und Sitzen, Muskulatur überdehnt und insuffizient. Fehlformen, aktiv und auch passiv nicht korrigierbar.
- Stadium 3: nach 18 Jahren: Residualstadium. Fehlform bleibt fixiert. Ungünstige Statik. Tendenz zu degenerativen Wirbelsäulenveränderungen.

Differentialdiagnose

- Skoliose, Spondylodiszitis/Spondylitis (nur 1 Segment betroffen), enchondrale Dysostose.

Untersuchungen

- Klinisch: Wirbelsäulenstatus (S. 5ff.), Körpergröße, Gewicht.
- Röntgen: Stadium 1: selten beginnende Keilwirbel.
Stadium 2: Keilwirbel am Kyphosenscheitel, Tonnenform der benachbarten Wirbelkörper. Deckplatten unruhig und wellig, später intrakorporelle Diskushernie (Schmorlsche Knoten [Abb. 52]). Apophysen treten verspätet auf, Bandscheiben verschmälert.

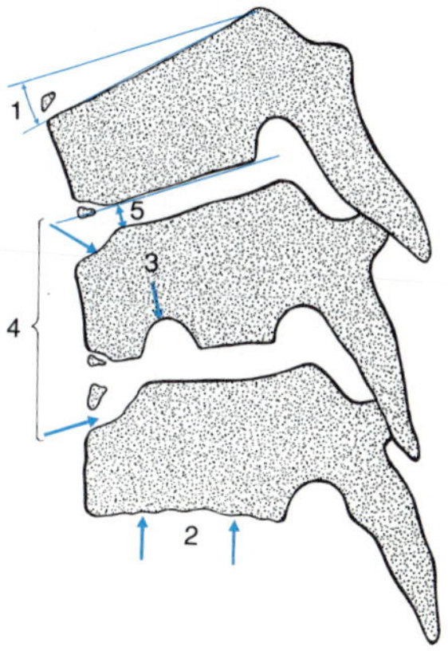

Abb. 52 Typische Veränderungen der Brustwirbel durch Morbus Scheuermann
1 Keilwirbel, 2 unregelmäßige Kontur der Deckplatte, 3 intraspongiöse Diskushernie (Schmorlscher Knoten), 4 vorderer Kantenabbruch, 5 Intervertebralraum verschmälert

Stadium 3: Keilwirbel, verstärkte Brustkyphose, sklerosierte Deckplatten, Schmorlsche Knötchen, Osteochondrose, Spondylose (S. 99ff.).

- Labor: unauffällige Blutwerte.

Konservative Therapie

- Aktive, korrigierende Krankengymnastik über Monate und Jahre, bei schwerer fixierter Kyphose kombiniert mit Aufrichtegips, dann abnehmbarer Orthese bis zum Abschluß des Skelettwachstums.
- Gleichzeitig geeignete Sportart durch den Patienten selbst. Verboten: Leistungssport, Tragen und Heben schwerer Lasten.
- Rückendisziplin: lesen und schreiben in Bauchlage, Betten, Stuhl und Tisch der Körpergröße anpassen. Harte Unterlage beim Liegen.
- Berufswahl: möglichst kein körperlich schwerer Beruf.

Operative Therapie

- Umstritten zur Korrektur einer massiven Brustkyphose.

Prognose

- Bei konsequenter Therapie und Rückenhygiene günstig.
- Weniger günstig bei:
  - lumbaler Form,
  - Flachrücken,
  - Kombination mit Skoliose oder Wirbelmißbildung,
  - belasteter Familienanamnese,
  - ungeeigneter Berufswahl.

Säuglingsskoliose

Allgemeines

- Teilfixierte Haltungsinsuffizienz. Großbogige, C-förmige Skoliose der gesamten Wirbelsäule mit minimaler oder fehlender Rotation.
- Das Kind liegt mit Vorliebe immer auf der gleichen Seite.

Untersuchungen

- Asymmetrische seitliche Beweglichkeit der Wirbelsäule.
- Asymmetrie des Schädels möglich.
- Suche nach weiteren Fehlbildungen, besonders der inneren Organe.
- Röntgen: Wirbelsäule a.-p. in maximaler Links- und Rechtsneigung (Abb. 53).

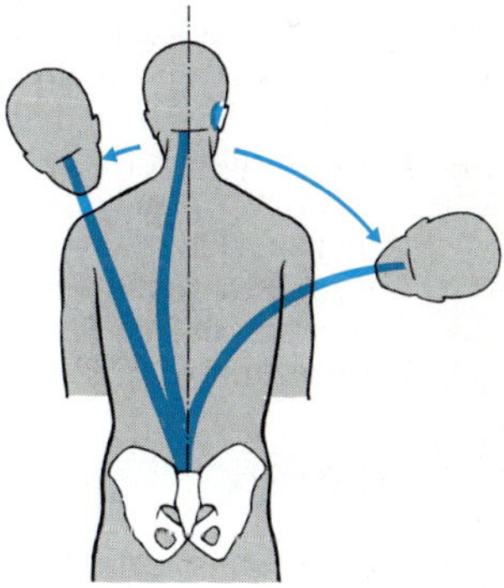

Abb. 53 Klinisch und röntgenologisch (Bending-Test) asymmetrische Beweglichkeit der Wirbelsäule bei C-förmiger Skoliose

Differentialdiagnose

- Skoliose infolge angeborener Fehlbildungen: Keil-, Spalt-, Blockwirbel, Systemerkrankung, zerebrale Parese (S. 92).

Konservative Therapie

- Lagerung des Säuglings so, daß seine Aktivität in Richtung der Konvexität gelenkt wird. Spielzeug seitlich am Bett befestigen.
- Die passive Mobilisation und insbesondere redressierende Schalen und Orthesen sind unnötig, gefährden die psychomotorische Entwicklung des Kindes und verängstigen die Eltern.
- Wichtig ist eine Verlaufskontrolle zum definitiven Ausschließen einer progredienten schwereren Form der Skoliose (S. 92). Im Anfang genügen Kontrollen alle 6–8 Wochen. Vergleichende gehaltene Röntgenaufnahmen in maximaler Rechts- und Linksneigung alle 3 Monate (Abb. 53).

Prognose

- Gut.

Skoliose

Allgemeines

- Dauernde seitliche S- oder C-förmige Verkrümmung der Wirbelsäule, verbunden mit mehr oder weniger starker Rotation der Wirbelkörper (Abb. 54), aktiv und passiv nicht korrigierbar.
- Ursachen, Formen, Verlauf und Prognose sehr unterschiedlich.
- *Angeboren:* Fehlbildungen der Wirbelsäule: Keil-, Spalt-, Blockwirbel, überzählige, fehlende oder verschmolzene Rippen. Säuglingsskoliose (S. 91). Systemerkrankungen: enchondrale Dysostose, Klippel-Feil-, Marfan-, Ollier-Syndrom, Osteogenesis imperfecta, Morbus Recklinghausen, Arthromyogryposis (S. 72).
  Angeborene Lähmungen: zerebrale Parese, Myelomeningozele.
- *Erworben:* Idiopathische Skoliose: heute häufigste Ursache (90 %). Mädchen zwei- bis dreimal häufiger befallen als Knaben. Beginnt mit der Pubertät. Lähmungen: Poliomyelitis, zerebrale Bewegungsstörungen (S. 76). Myopathien (S. 74). Trauma: nach Wirbelfrakturen. Spondylitis (S. 99). Wirbeltumoren, Narbenkontrakturen: nach Pleuraempyem, Rippenresektion, Thorakotomie. Aktinogen: Schädigung der Wachstumsfugen.
- Einteilung nach Form und Höhe: C-, S-förmig, thorakal, thorakolumbal, lumbal.

Anamnese

- Beginn meist schleichend, lange unerkannt. Sekundäre Zeichen werden zuerst bemerkt (S. 6).

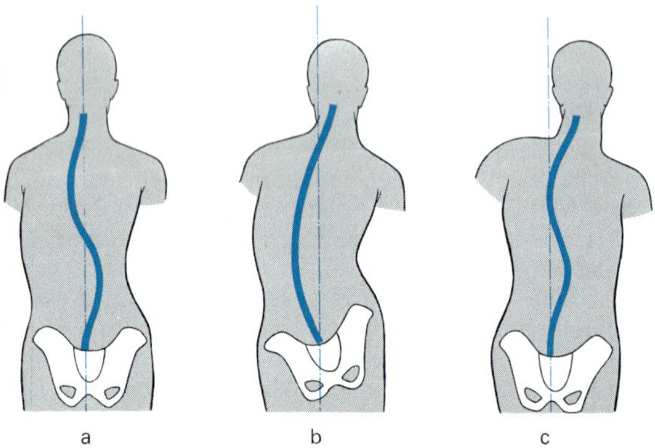

Abb. 54 Verschiedene Formen der Skoliose: a) S-förmig, die Krümmungen heben sich gegenseitig auf, der Körper steht im Lot, b) C-förmige Skoliose bei Beckenschiefstand. c) S-förmige Skoliose mit seitlichem Überhang des Oberkörpers

- Schmerzen im Wachstumsalter sehr selten, später häufiger wegen sekundärer Spondylose, Muskelinsuffizienz, Aufstützen des Rippenbogens am Beckenkamm.
- Zunahme der Skoliose während des Wachstums, besonders in der Pubertät. Die idopathische Skoliose als häufigste Form beginnt erst in dieser Phase.
- Nach abgeschlossenem Wachstum weitere Zunahme 1–3° pro Jahr. Besonders gefährdet sind lumbale Skoliosen über 30° und thorakale über 50°, ferner Skoliosen bei progredientem Grundleiden. Auch die Altersosteoporose vermag eine Skoliose zu verschlimmern.
- Untersuchungen während des Wachstums mindestens einmal, während der Pubertät zweimal jährlich. Klinische und röntgenologische Untersuchung (S. 4ff.), Lungenfunktionsprüfung.
- Röntgen: Standardaufnahmen: gesamte Wirbelsäule im Stehen bei horizontal eingestelltem Becken a.-p. und seitlich. Funktions-(Bending-)Aufnahmen a.-p. in maximaler Rechts-links-Neigung. Wirbelsäule a.-p. im Liegen mit Extension.
- Messen der Skoliosewinkel nach Cobb (Abb. 7, S. 8). Beurteilung der Höhe von Scheitel- und Neutralwirbel, Grad der Rotation, Verdrängung der Thoraxorgane.
- Darmbeinkamm a.-p. zur indirekten Beurteilung der Wachstumsprognose der Wirbelsäule nach Risser (Abb. 56, S. 94).
- Fotodokumentation: standardisierte Aufnahmen a.-p., p.-a. und seitlich. Raster-Stereo-Fotographie.

Differentialdiagnose

- Funktionelle Skoliose: Die Verkrümmung verschwindet spontan, sobald die äußere Ursache behoben ist: Beckenschiefstand wegen Beinlängendifferenz und Stehen auf unebenem Boden, Lumbalgie (antalgische Skoliose), Säuglingsskoliose (S. 91).
- Amputationen und Defektmißbildungen an den oberen Extremitäten haben keine Skoliose zur Folge, sondern einen physiologischen Ausgleich der Asymmetrie durch Überhang des Oberkörpers zur Seite. Eine Prothesenversorgung vermag daran nichts zu ändern.

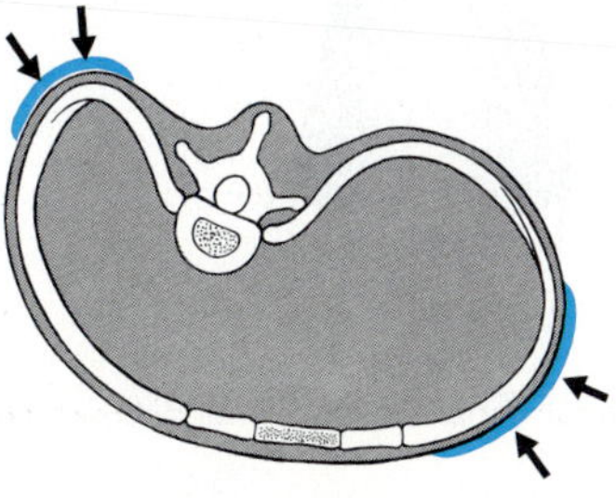

Abb. 55 Die Rotation der Wirbelsäule führt zu einer entsprechenden Asymmetrie des Brustkorbes. Die Pfeile zeigen die Druckrichtung der in der Höhe versetzt angelegten Pelotten

Abb. 56 Risser-Zeichen zur Beurteilung der Skelettreife. Die Darmbeinkamm-apophyse verknöchert sich von lateral her. Stadium 1–4: Einteilung in Prozenten, Stadium 5: Fuge vollständig verschlossen

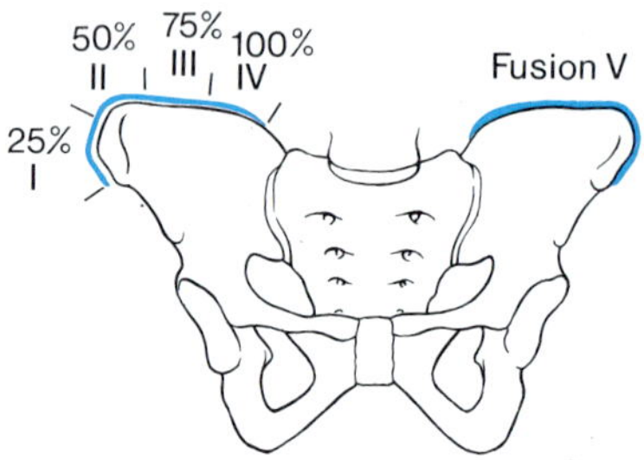

Konservative Therapie

- Prinzip: Möglichst vollständige Korrektur anstreben bis Abschluß des Wachstums oder kurz danach. Spätere Korrekturen viel aufwendiger oder unmöglich.
- Rezidivgefahr bis 1–2 Jahre nach Abschluß des Wachstums: Nachkontrolle und Nachbehandlung nicht frühzeitig abbrechen!
- Therapieplan: meist Kombination von Krankengymnastik, Orthesen und operativer Therapie.
- Krankengymnastik: mindestens einmal wöchentlich, wenn möglich Gruppentherapie. Zusätzlich „Hausaufgaben" und geeigneter Sport. Ziel: Mobilisierung, Kräftigung, Atemtherapie ohne und vor allem gleichzeitig mit Orthesenbehandlung.

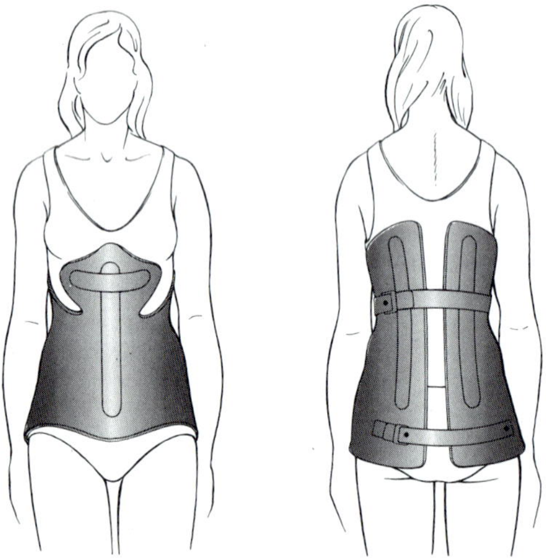

Abb. 57 Orthese vom Typ Boston zur Korrektur lumbaler und thorakolumbaler Skoliosen (s. auch Abb. 55)

- Orthesen: Korrekturprinzip: Extension (evtl. Halo-Extension S. 221), Derotation, Flexion. Korrektur möglich bei lumbalen und thorakolumbalen Skoliosen durch Orthese von Typ Boston (Abb. 57), thorakale Krümmung unter 40° durch Orthese Typ Chêneau, CBW (Abb. 58). Bei thorakozervikalen Formen Milwaukee-Orthese mit Beckenkorb und Kinnpelotte.
- Orthesenbehandlung bis 1 Jahr nach Abschluß des Wachstums oder bis zur Spondylodese (S. 222).
- In jedem Fall lebenslänglich aktive Rückengymnastik.
- Orthese permanent nur in schweren irreversiblen Fällen.
- Wichtig: Wahl eines Berufes, der die Wirbelsäule nicht übermäßig belastet.

Operative Therapie

- Richtwerte: Krümmungswinkel nach Cobb größer als 50° thorakal bzw. 30° lumbal. Diese Werte können sich ändern je nach Ätiologie und Lokalisation. Kontraindikation: erhöhtes Operationsrisiko, infauste Prognose.
- Durch Spondylodese Wachstumsstop, daher möglichst spät operieren: Knochenalter 15 Jahre bei Mädchen, 17 bei Knaben. Früher operieren nur bei anders nicht beeinflußbarer Progredienz der Skoliose.

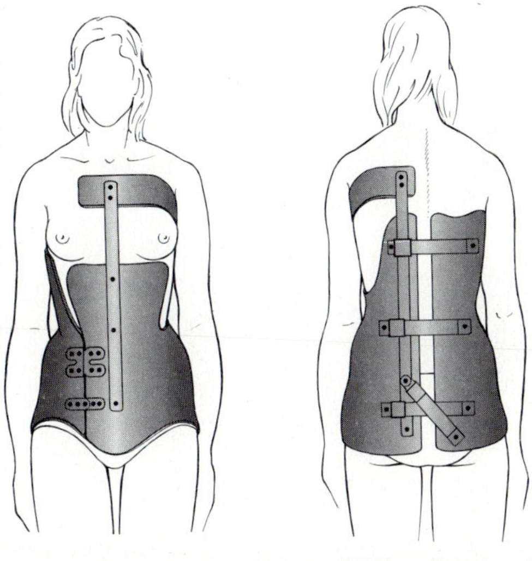

Abb. 58 Orthese vom Typ Chêneau (CBW) zur Korrektur thorakaler Skoliosen

- Hintere Spondylodese und Osteosynthese nach Harrington bzw. Cotrel-Dubousset (S. 222).
- Vordere Spondylodese und Zuggurtung nach Dwyer-Ziehlke: bei kurzbogigen lumbalen und thorakolumbalen Skoliosen. Gute Korrektur der Derotation, technisch aber aufwendig.

Prognose

- Abhängig von Grundleiden, Alter, Progredienz und Therapieergebnis nach Abschluß des Wachstums. Eine Skoliose über 25° nimmt ohne Therapie bis zum Abschluß des Wachstums zu, in der Pubertät mit doppelter Geschwindigkeit. Bei konservativ korrigierten Krümmungen starke Rezidivneigung nach Absetzen der Orthesenbehandlung. Im Erwachsenenalter weiter langsame Progredienz, abhängig von Krümmungswinkel und Ätiologie, im Mittel 1° pro Jahr, beschleunigt durch Osteoporose nach Menopause.
- Spätkomplikationen: sekundäre Spondylose, Reiten des Rippenbogens auf dem Beckenkamm, Atem- und Kreislaufbeschwerden, Rechtsinsuffizienz.

Allgemeines

- Spondylolyse: Unterbruch bzw. Elongation der Interartikularportion des Wirbelbogens, ein- oder doppelseitig, meist an L5, weniger häufig L4, selten L3 oder mehrere Etagen zugleich.
- Spondylolisthesis: Ventralgleiten des Wirbelkörpers (mit kranialen Gelenkfortsätzen und Querfortsätzen), als Folge einer Spondylolyse (s. oben). Gleiten auch ohne Lyse möglich: Pseudospondylolisthesis.
- Ätiologie unsicher. Nie kongenital, jedoch Anlage zur Bogendysplasie. Begünstigend wirken Muskelinsuffizienz, häufige extreme Hyperlordosierungen (Leistungssportler, Artisten), evtl. Schwangerschaft.
- Spondylolyse bei 5–7 % der weißen Bevölkerung, Spondylolisthesis bei Männern zweimal häufiger klinisch manifest als bei Frauen.
- Spondylolyse oft asymptomatisch, Spondylolisthesis: bei 10 % Lumbalgie mit Ausstrahlung seitlich in Gesäß und Oberschenkel. Selten echte radikuläre Symptome: Cauda-equina-Syndrom, Diskushernie, enger Spinalkanal.
- Vollständiges Abgleiten von L5 über dem Sakrum: Spondyloptose (Abb. 59).

Untersuchungen

- Klinisch: Dornfortsätze druck- und rüttelempfindlich, Wirbelgleiten sichtbar durch Stufe der Dornfortsätze eine Etage höher bei Vorneigen.
- Verstärkte lumbale Lordose bei aufgerichtetem Becken, evtl. verkürzter Rumpf mit querer Abdominalfalte.
- Neurologische Untersuchung der unteren Extremitäten (radikuläre Zeichen 6 %).
- Röntgen: LWS seitlich: Lyse hier nicht immer sichtbar, dagegen Grad des Gleitens. Wird in Prozenten angegeben (Abb. 59).
- LWS schräg: typischer Befund: Hündchen mit Halsband (Abb. 8).
- LWS a.-p.: Bei massivem Gleiten von L5 stellt sich der Wirbelkörper als „umgekehrter Napoleonshut“ dar (Abb. 59).
- Cave: Eine röntgenologisch gesicherte Spondylolyse muß nicht die Ursache der Beschwerden bilden.

Differentialdiagnose

- Haltungsinsuffizienz (S. 87f.), Diskushernie (S. 105f.), Spondylitis (S. 99f.), Tumor, Osteoporose (S. 101), Pseudospondylolisthesis, Retrolisthesis, enger lumbaler Spinalkanal (S. 106), Übergangsstörungen, Frakturen (Bogengelenkfortsätze, Luxationen).

Spondylolyse, Spondylolisthesis

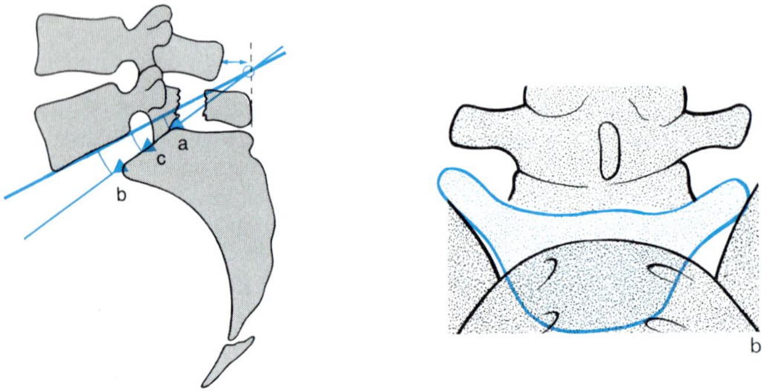

Abb. 59 Spondylolisthesis und Spondyloptose
a) Abgleiten des 5. Lendenwirbels über dem Sacrum um 60 %. b) Bei totalem Abgleiten imponiert der 5. Lendenwirbel auf der a.p. Aufnahme als „umgekehrter Napoleonshut"

Konservative Therapie

- Stabilisierende Gymnastik, Wärme, Massage.
- Im akuten Stadium Ruhigstellung im Gipskorsett, anschließend Lendenmieder mit stabilisierender Gymnastik kombiniert.
- Rückendisziplin, Berufswahl!

Operative Therapie

- Wenn konservative Maßnahmen inklusive Umschulung ohne Erfolg.
- Progredientes Gleiten, neurologische Symptome.
- Lumbosakrale Spondylodese (S. 229f., 231f.), ggfs. nach offener Reposition (fixateur interne).

Allgemeines

- Entzündung eines oder mehrerer benachbarter Wirbelkörper.
- Zwischenwirbelscheibe praktisch immer mitbetroffen, im Gegensatz zu Wirbeltumoren und Wirbelmetastasen.
- Unspezifische Entzündung (Staphylo-, Streptokokken, Morbus Bang, Typhus, plasmazelluläre Osteomyelitis) heute häufiger als Tuberkulose.
- Plötzlich auftretende lokalisierte Nachtschmerzen. Allgemeinzustand nicht immer reduziert. Am häufigsten nur ein Bewegungssegment betroffen.
- Auf Höhe der Spondylitis Kyphosierung der Wirbelsäule bis Gibbusbildung, sekundär radikuläre Ausstrahlungen bis zur Querschnittslähmung.

Untersuchungen

- Klinisch: Druck-, Klopf- und Rütteldolenz der Dornfortsätze. Achsenstoßschmerz, Fersenfallschmerz. Lokale Bewegungseinschränkung, Kyphosierung, Gibbus, Abszedierung evtl. bis in die Leiste (gebeugt gehaltenes Hüftgelenk).
- Röntgen: Übersichts- und Zielaufnahmen a.-p.: Verschmälerung der Bandscheibe, paravertebraler Abszeß, Senkungsabszeß entlang des Psoas. Seitlich: Deckplatten aufgelockert bis aufgelöst, Wirbelkörper verschmälert, zerstört, Blockwirbel. Gibbus, seltener Skoliose.
- Myelographie bei neurologischen Störungen.
- Evtl. Szintigraphie zur Differentialdiagnose degenerativer Erkrankungen.
- Computertomographie zur Beurteilung der Wirbelkörperstruktur, MRI zur Beurteilung der paravertebralen Weichteile.
- Labor: Blutsenkungsgeschwindigkeit, C-reaktives Protein meist erhöht. Serologie, Elektrophorese. Bei Verdacht auf Tuberkulose s. S. 51.
- Wirbelpunktion von dorsolateral (erhöhtes Risiko tiefthorakal) zur Erhärtung der Diagnose, Bakteriologie, Resistenz.
- Spondylotomie.

Differentialdiagnose

- Spondylodiszitis, vor allem im Anschluß an Diskushernienoperationen. Tumor, Morbus Scheuermann (S. 89f.), Osteochondrose (S. 102f.).

Spondylitis

Konservative Therapie

- Anders als in Diaphysen von langen Röhrenknochen hat im spongiös gebauten Wirbelkörper bei fehlender Neurologie, fehlenden Fisteln und Abwesenheit eines deutlichen Gibbus auch die konservative Therapie eine Chance.
- Liegekur, meist mit Liegeschale aus Gips oder Kunststoff.
- Medikamentöse Therapie, in der Regel parenteral, mit hochdosierten Antibiotika nach Möglichkeit gemäß Resistenz (Wirbelpunktion) bis zur Normalisierung der Entzündungsparameter (Blutsenkungsreaktion, C-reaktives Protein) und der akuten Schmerzen. Im allgemeinen etwa 6 Wochen. Anschließend Mobilisation mit Gipskorsett für 3–6 Monate bis zur Erreichung einer Wirbelblockbildung (knöcherne Überbrückung der betroffenen Zwischenwirbelscheibe). Anpassen eines Lendenmieders und isometrische Rückengymnastik. Schwimmen. Keine Lasten tragen, Rückenhygiene.

Operative Therapie

- Spondylotomie, je nach Befund kombiniert mit Spongiosaplastik, Spülung, dorsaler oder ventraler Stabilisierung bei:
  - anhaltender diagnostischer Unsicherheit,
  - paravertebralem Abszeß,
  - neurologischen Symptomen,
  - sehr massiven oder chronisch anhaltenden Beschwerden,
  - progressiver Kyphosierung.

Prognose

- Günstig in Bezug auf das Ausheilen des Infektes. Rezidive sind seltener als bei der chronischen Osteomyelitis. Langwierig bei fistelnder tuberkulöser Spondylitis. Sekundäre Beschwerden durch Änderung der Statik (muskulär/degenerativ bedingte Lumbalgie).

Allgemeines

- Sammelbegriff für Skeletterkrankungen mit verminderter Knochensubstanz im Vergleich zur altersentsprechenden Norm.
- Ätiologie: primäre Osteoporose: Menopause, Senium; sekundäre Osteoporose: Steroide, Ruhigstellung, Hypogonadismus, Alkohol- und Nikotinabusus, rheumatische Erkrankungen, Hyperthyreose, Lactoseintoleranz, Diabetes mellitus, Malabsorption, Maldigestion, Tuberkulose (S. 51), Plasmozytom.
- Primär: sekundär = 4:1, bei 25 % aller ♀ > 60. Diffuse Rückenbeschwerden, ohne oder nach Bagatelltrauma.
- Frakturen an thorakaler und lumbaler Wirbelsäule, aber auch an Schenkelhals, Tibiakopf und Pilon, distalem Radius, Fuß.

Untersuchungen

- Klinisch: Dornfortsätze druck- und klopfempfindlich. Sitzhöhe vermindert, Zunahme der Brustkyphose, Annäherung der Rippenbögen an die Darmbeinkämme. Körpergröße nimmt ab.
- Röntgen: Knochen vermehrt transparent: Kortikalis verdünnt, Spongiosabälkchen rarefiziert. Keil-, Fisch-, Plattwirbel. Alte und frische Frakturen. Oft gleichzeitig sichtbar.
- Labor: zur Differentialdiagnose. Laborwerte bei primärer Osteoporose uncharakteristisch.

Differentialdiagnose

- Osteomalazie (Hypokalzämie und -phosphatämie), multiples Myelom, Knochenmetastasen, Hyperparathyreoidismus, Leukämien.

Konservative Therapie

- Akute Phase: kurzfristige Ruhigstellung, Analgetika.
- Chronische Phase: Rückendisziplin, passive Physiotherapie, Gymnastik (Cave: Frakturen). Lendenmieder, Stahlspangenkorsett mit Achselstützen nur in schweren Fällen bei gleichzeitiger Gymnastik. Gepolsterte Einlagen nach Fußbettung, Pufferabsätze, Ballenrolle (S. 188).
- Medikamentös: z. Zt. in Diskussion: Natriumfluorid 40–80 mg/Tag für 2–3 Jahre. Calcitonin für 3–5 Wochen in akuter Phase. Anabolika bei akuter Osteoporose.
- Substitutionstherapie durch Östrogene (s. Checkliste Endokrinologie und Stoffwechsel).
- Prognose: schubweiser Verlauf mit schmerzhaften Episoden. Verringerung der Körpergröße durch Wirbeleinbrüche und Kyphose der BWS.

Spondylose, Spondylarthrose, Osteochondrose

Allgemeines

- Degenerative Erkrankung der Wirbelkörper (Spondylose), Wirbelgelenke (Spondylarthrose) und Bandscheibe (Chondrose).
- Grundleiden: Morbus Scheuermann, Übergangsstörungen, Spondylolyse und -listhesis, Fraktur, Skoliose, rheumatische Erkrankung.
- Belastungsabhängige Bewegungs- und Belastungsschmerzen, Bewegungseinschränkung.
- Akute, oft rezidivierende Beschwerdeschübe, dazwischen mehr oder weniger schmerzfreie Intervalle.
- Auslösende Ursachen: Verhebetrauma, längeres Verharren in gebückter oder auch stehender und sitzender Stellung.
- Beweglichkeit massiv eingeschränkt.
- Dornfortsätze stoß-, druck- und klopfempfindlich.
- Muskulatur verspannt, Zwangshaltung, oft Ausweichskoliose.
- Schonhinken.
- Nach Abklingen des akuten Stadiums Verhärtung der Muskulatur: Myogelosen.

Untersuchungen

- Klinisch: S. 5ff. Radikuläre Ausfälle ausschließen!
- Röntgen: spondylotische Randzacken der Wirbelkörper, besonders ventral und lateral. Papageienschnäbel, Blockbildung.
- Bandscheiben verschmälert, mit Kalkeinlagerungen (Abb. 60).
- Intervertebrale Gelenke verschmälert, mit arthrotischen Randzacken.

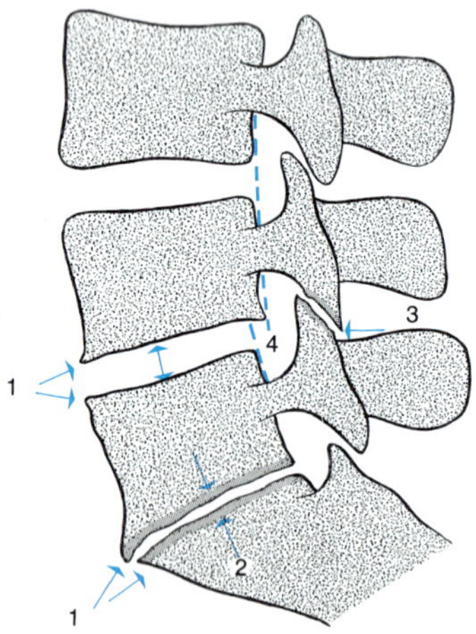

Abb. 60 Spondylose, Spondylarthrose: 1 vordere und hintere Randzacken der Wirbelkörper, 2 Bandscheibe verschmälert und sklerosiert, 3 intervertebrale Gelenke verschmälert, 4 Retroposition

- Häufig Dorsalverschiebung des höheren Wirbels um 1–3 mm (Retroposition oder auch Pseudospondylolisthesis).
- Einengung der Foramina intervertebralia: Sanduhrform.
- Funktionelle Röntgenaufnahmen in maximaler Inklination und Reklination: mehr oder weniger starke Einsteifung des betroffenen Segmentes (Abb. 60), gelegentlich auch Instabilität.
- Labor: Blutbild unauffällig.

Differentialdiagnose

- Diskushernie S. 105, Spondylitis ankylopoetica S. 55, Spondylosis hyperostotica Forestier, lumbale Spinalstenose.

Konservative Therapie

- Akutes Stadium: Ruhigstellung, Kälte, Relaxantia, Analgetika, manipulative Behandlung.
- Chronisches Stadium: Kräftigung der Rückenmuskulatur, vorwiegend durch isometrische Übungen, Wärme.
- Rückendisziplin.
- Orthese: nur für das betroffene Segment und bei gleichzeitiger Rückengymnastik.
- Badekur.
- Übergewicht vermeiden.
- Entlastung durch 2 Krückstöcke.
- Axiale Stoßwellen dämpfen: Pufferabsätze, Schuhwerk (S. 188).

Operative Therapie

- Lumbosakrale Spondylodese ggfs. nach Diskusrevision (S. 227, 229).

Prognose

- Auf lange Sicht gut, sofern der Patient auf Rückendisziplin achtet und seine Muskulatur regelmäßig trainiert.
- Rezidive lassen sich allerdings nicht mit Sicherheit ausschließen, selbst bei jahrelangem beschwerdefreiem Intervall.

Zervikobrachialgie

Allgemeines

- Sammelbegriff für Beschwerden, ausgehend von der Halswirbelsäule, in die Arme ausstrahlend.
- Meist degenerative Veränderungen, primär oder sekundär, nach Erkrankung oder Trauma.
- Plötzlich oder langsam auftretende Schmerzen und Steifigkeit an der Halswirbelsäule. Muskulatur verspannt, Zwangshaltung des Kopfes, Dornfortsätze druckdolent.
- Ausstrahlung der Schmerzen in Hinterhaupt, in Schultergürtel und Arme. Schulter-Arm-Syndrom, ausgehend von der HWS ohne lokale Beschwerden.
- Am häufigsten C5-C7 betroffen.

Untersuchungen

- Klinisch: (S. 9).
- Röntgen: Spondylose (S. 102), Unkovertebralarthrose. Schrägaufnahmen: Foramina intervertebralia verengt, sanduhrförmig. Funktionsaufnahmen seitlich in maximaler Flexion und Extension: blockierte Segmente.
- Computertomographie und Kernspintomographie zur Differentialdiagnose und präoperativen Abklärung.

Differentialdiagnose

- Diskushernie, Spondylitis, Tumor, Morbus Paget, chronische Polyarthritis (S. 52), Skalenussyndrom, Kompression der A. vertebralis, periphere Nervenkompression, Periarthropathia humeroscapularis.

Konservative Therapie

- Analgetika, Relaxantia, Sedativa. Im akuten Stadium Ruhigstellung der irritierten und Mobilisation der benachbarten Segmente, Kälteapplikationen. Evtl. manipulative Behandlung und/oder Glission-Extension (Abb. 100, S. 184).
- Subakutes und chronisches Stadium: Wärme, Manualtherapie, absteigende Zellenbäder. Halsorthese, Lagerung in Entlastungsstellung, Spezialkissen.

Operative Therapie

- Bei neurologischen Ausfällen und/oder Instabilität: Spondylodese (S. 234, 236).

Allgemeines

- Protrusion bzw. Luxation des Nucleus pulposus der Bandscheibe mit Druck auf Nervenwurzel im Foramen intervertebrale als Folge degenerativer Vorgänge (Abb. 61).
- Die Hernie kann reponibel, stationär oder progredient sein.
- Am häufigsten auf Höhe L5/S1, dann L4/L5, seltener obere LWS. Mehrere Bandscheiben können gleichzeitig oder nacheinander betroffen sein.
- Oft plötzlich auftretende, stärkste Schmerzen, vom Kreuz ausstrahlend in das vom komprimierten Nerv versorgte Gebiet.
- Motorische, sensible und Reflexausfälle. Fehlender Achillessehnenreflex weist auf Kompression L5/S1 hin, fehlender Patellarsehnenreflex auf Höhe L4/L5.

Untersuchungen

- Klinisch: antalgische, skoliotische Haltung der Lendenwirbelsäule.
- Paravertebralmuskulatur stark verspannt.
- Neurologische Untersuchung: motorische und sensible Störungen, Blasen- und Darmfunktion. Lasèguesches Phänomen positiv, evtl. gekreuzt positiv. Reflexe s. o.
- Röntgen: Bandscheibe verschmälert, Retrolisthesis. Hinteres „Klaffen". Übersichtsaufnahmen aber oft negativ. Zur Abklärung Myelogramm und/oder Computertomographie (laterales Foramen), Kernspintomogramm, Diskographie.
- Lumbalpunktion: Liquordruck und Gesamteiweiß erhöht bei chronischem Befund.

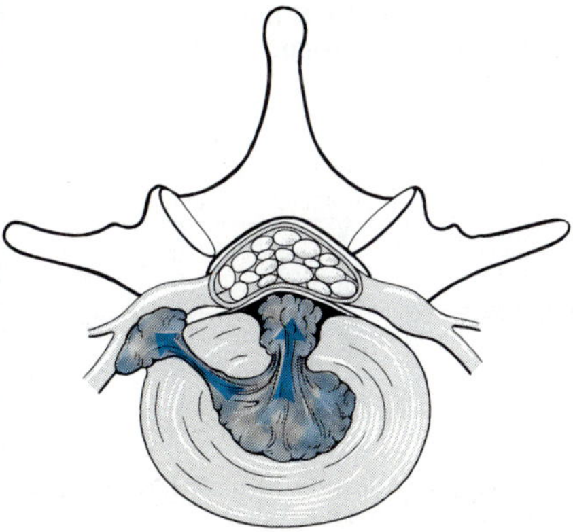

Abb. 61 Lumbale Diskushernie lateral und medial mit Nervenkompression

Lumbale Diskushernie

Differentialdiagnose

- Spondylolisthesis (S. 97), Spondylitis (S. 99), enger Spinalkanal: neurogene Claudicatio intermittens, Tumor.

Konservative Therapie

- Bettruhe, Analgetika, Sedativa, Relaxantia. Lagerung in Kyphose. Lokal Eis, Quergalvanisation, evtl. manipulative Behandlung, Durchhang in Narkose, Gipskorsett.
- Chemonukleolyse: Injektion von Chymopapain in den Diskus. Indiziert bei neuroradikulärer Symptomatik, Ischialgie stärker als Lumbalgie, Lasègue unter 60° positiv und bei korrelierender Höhenlokalisation bei neurologischen Ausfällen und gesicherter Protrusion oder Vorfall im CT, NMR/MRI oder Myelogramm.
- Chronisches Stadium: Wärme, Massage, Gymnastik: betroffenes Segment stabilisieren, benachbarte mobilisieren. Lendenmieder, Rückendisziplin.

Operative Therapie

- Bei akut auftretenden konservativ nicht beeinflußbaren neurologischen Störungen.
- Reine Ischialgie: Hemilaminektomie (S. 227), bei vertebralem Syndrom zusätzlich Spondylodese (S. 229).
- Alternative: perkutane lumbale Diskotomie bei Protrusionen und bei nicht sequestrierten Hernien.

Prognose

- Ischialgie geht weg, Lumbalgie und Lähmungen bleiben oft bestehen, ebenso lumbale Instabilität. Prognose ungünstiger mit jeder weiteren Operation.

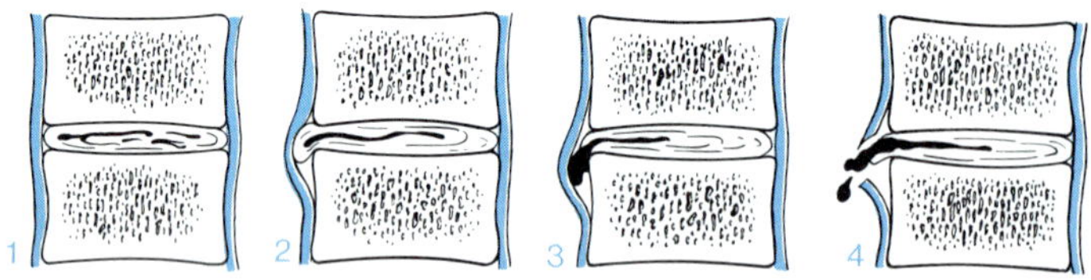

Abb. 62 1 Degenerierter Diskus; 2 Protrusion, reversibel; 3 Prolaps, irreversibel; 4 Prolaps mit Sequester, perforiert (nach Krämer)

Allgemeines

- Rezidivierende Schulterluxationen haben ihren Ursprung meist in einem ersten kräftigen Trauma bei jüngeren Patienten (s. Checkliste Traumatologie, 3. Aufl., S. 58ff.). Auslösung später auch bei geringen Traumen, evtl. Anfallsleiden.
- Habituelle Schulterluxationen treten typischerweise bei Bagatellereignissen auf: An- und Auskleiden, Schwimmen, Drehen im Schlaf. Oft fehlt jeglicher Schmerz. Reposition leicht, oft spontan.
- Willkürliche Schulterluxationen gehen meist nach hinten. Die Luxation ist durch willentlichen Muskelzug auslösbar.
- Grundlage: angeborenes kleines Glenoid oder traumatisch verkleinertes Glenoid (Bankart-Läsion, Abbruch der ventrodistalen Glenoidkante). Traumatisch geschädigter Humeruskopf (Hill-Sachs-Defekt, durch Luxationen verursachte dorsokraniale Kerbe im Collum anatomicum, Abb. 63). Laxe Rotatorenmanschette.
- Bei der schlaffen Schulter ist eine vermehrte Beweglichkeit in alle Richtungen zu verzeichnen (multidirektionelle Instabilität).

Untersuchungen

- Anamnese: Festlegen des Luxationsmechanismus anhand der Erstluxation.

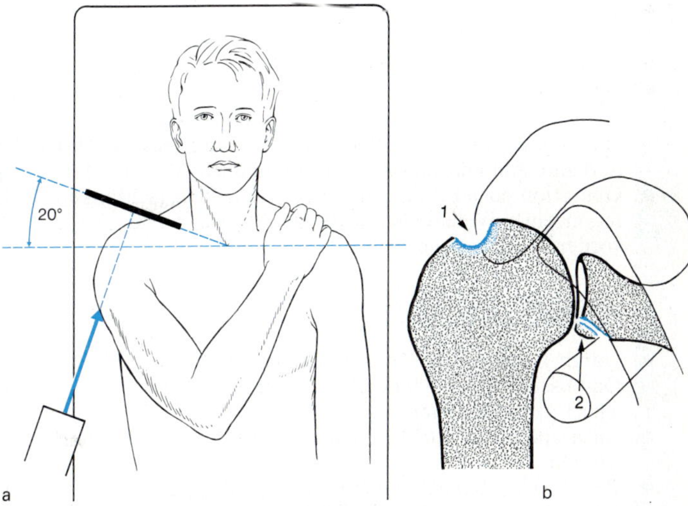

Abb. 63 a u. b Aufnahme nach Hermodsson (modifiziert). Hand auf gegenseitige Schulter, Röntgenplatte auf Akromion, Röntgenstrahl von distal ventral nach kranial dorsal. 1 Hill-Sachs-Defekt, 2 Bankart-Läsion

Habituelle vordere Schulterluxation

- Klinisch: Schulterbeweglichkeit, Verschiebbarkeit des Humeruskopfes gegenüber dem Akromion. Neurologische Untersuchung (N. axillaris).
- Röntgen: Schulter a.-p. und axial nach Hermodsson. Suche nach Hill-Sachs-Defekt und Bankart-Läsion (Abb. 63).
- Allenfalls Arthroskopie bei unklarer Instabilität (dorsal?, ventral?).

Differentialdiagnose

- Dorsale Schulterluxation: Analyse des Luxationsmechanismus, klinische Beweglichkeitsprüfung. Prognose der operativen Therapie (von dorsal) deutlich ungünstiger.
- Multidirektionelle Instabilität.

Konservative Therapie

- Wo operative Therapie nicht erwünscht oder möglich: Bandage zur Einschränkung der Abduktion und Außenrotation.
- Gymnastik zur Stabilisierung und Kräftigung der Schultermuskulatur. Gleichzeitig bewußt Bewegungen vermeiden, die zur Luxation führen können.

Operative Therapie

- Bei subjektiver Behinderung nach zwei oder mehreren Rezidiven.
- Operation nach Eden-Lange-Hybinette (S. 240ff.). Schränkt Außenrotation ein, kosmetisch befriedigende Narbe möglich.
- Subkapitale Rotationsosteotomie des Humerus (S. 243f.). Garantiert gute Außenrotation, Narbe oft häßlich, Metallentfernung nötig.
- Operation nach Bankart und nach Putti-Platt (schränken Außenrotation ein): Weichteileingriffe zur Straffung und Verstärkung der vorderen Gelenkkapsel und des M. subscapularis.

Prognose

- Durch konservative Therapie ist keine Rezidivfreiheit erreichbar. Das Risiko einer schmerzhaften Omarthrose ist auch bei zahlreichen Luxationen eher gering.
- Nach operativer Revision kann meist mit Rezidivfreiheit gerechnet werden.
- Rezidive auch nach Operationen sind gehäuft bei willkürlichen Luxationen, bekannten Anfallsleiden und Schulterlähmung.

Periarthritis humeroscapularis

Allgemeines

- Im Engpaßbereich zwischen Tuberculum majus und Acromion kommt es über die Jahre hinweg zu trophischen Schädigungen der Rotatorenmanschette.
- Erscheinungsformen der Periarthritis humeroscapularis:
  - schleichende Ruptur der Rotatorenmanschette. Kleine Defekte mit verdickten, ausgefransten Rändern bis vollständige Ruptur. Oft auslösendes Bagatelltrauma. Selten heftiges Trauma mit frischer Ruptur des gesunden Gewebes. „Painful arc" (Abb. 12) oder Pseudoparalyse.
  - sukzessive Auffaserung des intraartikulären Teiles der langen Bizepssehne. Sehnenruptur, tennisballartige Retraktion des langen Bizepskopfes vorne am Oberarm.
  - Kalkeinlagerungen in die trophisch geschädigte Manschette, („Painful arc"), periodisch (Teil-)Verflüssigung von Kalkdepots der Rotatorenmanschette möglich mit Durchbruch in die Bursa subacromialis. Akutes Schmerzsyndrom bei Bursitis calcarea.
  - „Frozen shoulder" – Schultersteife als Folge einer Schulterschonung im Rahmen massiver Schmerzen: Aktive und passive Bewegungseinschränkung bei Retraktion der Gelenkkapsel.

Untersuchungen

- Druckschmerz: Tuberculum majus, Sulcus intertubercularis.
- Beweglichkeit: Unterschied zwischen aktiver und passiver Beweglichkeit festlegen, Schmerzhaftigkeit bei Elevation in verschiedenen Rotationsstellungen prüfen zur Abschätzung von Lage und Größe des Manschettendefektes.
- Röntgen: (Schwedenstatus S. 12): Subluxation des Humerus nach cranial, subakromiale Schleifspuren, Verkalkungen.
- Sonographie.
- Arthrographie: Kontrastmitteldurchtritt aus Gelenk in Bursa subacromialis bei Ruptur der Rotatorenmanschette.
- Arthroskopie in Narkose (S. 238f.): Detaillierte Analyse Limbus, lange Bizepssehne, Rotatorenmanschette, etc. möglich.

Differentialdiagnose

- Rein traumatische Rotatorenmanschettenläsion.
- Zervikobrachialgie S. 104.
- Ulnariskompressionssyndrom S. 114, Karpaltunnelsyndrom S. 117f.

Konservative Therapie

- Rotatorenmanschettenruptur: Bei Pseudoparalyse aktiv-assistive Gymnastik zum Erhalt der vollen Beweglichkeit. Suche nach schmerzlosen Bewegungssegmenten.
- Schmerzen bei Kalkeinlagerungen: Analog wie bei Rotatorenmanschettenruptur. Bei Bursitis calcarea Eis, Abduktionslagerung, Punktion und Aspiration von Kalkdepots in Lokalanaesthesie unter Bildwandlerkontrolle, anschließend Kortikosteroid-Infiltration.
- Schultersteife bei mehrmonatiger Therapieresistenz: Aufblähen der Adhaesionen anläßlich einer Arthroskopie in Narkose durch Aufblähen der Gelenkkapsel mit Flüssigkeit. Anschließend 3 × täglich aktiv-assistive Schultergymnastik. Dämpfung der Schmerzen mit Analgetika/Antirheumatika.
- Chronische Schmerzzustände: Wärme, Bewegungstherapie, lokale Infiltration mit Depot-Steroiden.

Operative Therapie

- Rotatorenmanschettenruptur:
  - Naht bzw. Plastik bei kleinerem bzw. mittlerem Defekt (S. 247 ff.).
  - Akromioplastik als Ergänzung zur Naht oder bei großen Defekten (S. 247 ff.).
- Therapieresistente Kalkdepots: Operative Entfernung selten nötig.
- Arthroskopische Operationen: Entfernen des Sehnenstumpfes der langen Bizepssehne, von Limbuslappen, von freien Gelenkkörpern (S. 238).

Prognose

- Schmerzen rezidivieren oft, Schultersteife bildet sich meist im Laufe der Zeit praktisch vollständig zurück. Sekundäre Arthrose eher selten.
- Auch nach operativer Therapie ist oft mit vielwöchiger Nachbehandlung zu rechnen.

Veraltete akromioklavikulare Luxation

Allgemeines

- Hypermobiles laterales Klavikulaende als Restzustand nach Zerreißung des Kapselbandapparates des Akromioklavikulargelenkes. Bei zusätzlich durchtrenntem Lig. coracoclaviculare steigt das laterale Klavikulaende hoch.
- Schmerzen bei über die Horizontale erhobenem Arm (Maler, Elektriker, Gipser etc.).

Untersuchungen

- Stufe zwischen dem distalen Ende der Klavikula und dem Akromion, die bei Druck auf die Klavikula verschwindet, sich beim Loslassen wieder bildet: Klaviertastenphänomen. Stufe auch bei Zug am hängenden Arm.
- Schultergelenk passiv frei beweglich, aktiv schmerzhaft bei starker Elevation.
- Röntgen: beide Schultern a.-p. mit je 10 kg Gewicht in den Händen. Stufenbildung und Klaffen des luxierten Gelenkes im Vergleich zur Gegenseite.

Differentialdiagnose

- Laterale Klavikulapseudarthrose mit Zerreißung des Lig. coracoclaviculare.
- Arthrose des Akromioklavikulargelenkes, Gicht: Dauerschmerz.

Konservative Therapie

- Zwecklos. Insbesondere führen Bandagen aller Art nicht zum Ziel. Nur vorübergehend Erleichterung mit Medikamenten inklusive Steroiden loco dolenti.

Operative Therapie

- Bei erheblicher Beeinträchtigung im täglichen Leben: Kraftlosigkeit, Instabilität, Schmerzen im Beruf.
- Rekonstruktion des Bandapparates: Säbelschnitt zwischen Akromion und Korakoid. Ersatz des Lig. coracoclaviculare mit Plantarissehne, Reposition, temporäre Spickung und Kapselraffung des Akromioklavikulargelenkes. Temporäre Schienung des Lig. coracoclaviculare mit Cerclage oder Schraube. Metallentfernung nach 10–12 Wochen (s. a. Checkliste Traumatologie).
- Aktive Zügelung des lateralen Klavikulaendes: Versetzen der Spitze des Korakoids mit Muskelursprüngen auf die Klavikula.

Freie Gelenkkörper

Allgemeines

- Ätiologie
  1. Osteochondrosis dissecans, vorwiegend am Capitulum humeri. Meist freies Dissekat.
  2. Nach intraartikulären Frakturen, besonders am Radiusköpfchen und Capitulum humeri.
  3. Abgebrochene Osteophyten bei Arthrose.
  4. Chondromatose mit zahlreichen Fragmenten (bis 50 und mehr).
- Teilsteife des Ellbogens, oft posttraumatisch, mit belastungsabhängigen Beschwerden, Schwellung, Blockaden.

Untersuchungen

- Klinisch: Bewegungseinschränkung, Dissekat(e) oft tastbar. Muskelatrophie, Erguß, Reibegeräusch, lokale Druckdolenz.
- Röntgen: a.-p. und seitlich beiderseits zum Vergleich. Aufnahme präoperativ wiederholen. Lufttomographie seitlich zur Lokalisation rein knorpeliger Fragmente.

Differentialdiagnose

- Myositis, angeborene oder erworbene radioulnare Synostose.

Konservative Therapie

- Ruhigstellung, Abschwellung, Röntgenbestrahlung, Diphosphonate.

Operative Therapie

- Bei rezidivierenden Schmerzen, störender Bewegungseinschränkung und Blockierungen.
- Entfernen der freien Gelenkkörper durch radialen Zugang (S. 251) oder nach Kashiwagi: Ablösen der Trizepssehne und Fenestration der Fossa olecrani. Ausnahmsweise ulnarer Zugang mit gleichzeitiger Ventralverlagerung des N. ulnaris (S. 252).
- Bei ausschließlichen Beschwerden am Humeroradialgelenk mit eingeschränkter Pro- und Supination zusätzlich Resektion des Radiusköpfchens.
- Cave: operative Trennung bei radioulnarer Synostose. Immer erfolglos.

Prognose

- Bei Chondromatose starke Rezidivgefahr.

Allgemeines

- Synonyme: Epicondylopathia humeri, Tennisellbogen.
- Tendoperiostose am Ursprung der langen Extensoren am Epicondylus humeri radialis und am Lig. anulare, seltener am Epicondylus ulnaris (lange Flexoren).
- Oftmals gleichzeitig (ursächlich?) Engpaßsyndrom des N. radialis beim Eintritt in den M. supinator (Arkade von Frohse).
- Nach chronischer übermäßiger Beanspruchung, meist zwischen 30 und 50 Jahren in Sport und Beruf: Tennis, Golf, Werfen, Musikinstrumente, Schreibmaschine, Schraubenzieher, Bügeln.

Untersuchungen

- Klinisch: Druck- und auch Ruheschmerzen nach Dauerbewegungen oder bei Kraftanstrengungen am Epicondylus radialis, seltener ulnaris und leicht distal davon. Rohe Kraft der Hand abgeschwächt. Extension von Handgelenk und Mittelfinger gegen Widerstand stark schmerzhaft. Bei Radialiskompression im Supinator: Druckschmerz ca. 5 cm distal des Epikondylus in der Rille radial des M. ext. carpi radialis longus. Selten Druckparese.
- Röntgen: gelegentlich stark vorstehender Epikondylus.
- Elektromyographie: Nervenleitgeschwindigkeit des N. radialis.

Differentialdiagnose

- Zervikobrachialgie (S. 104), Kompression durch Skalenus, Halsrippen, freie Gelenkkörper (S. 112), periphere Nervenkompression.

Konservative Therapie

- Ruhigstellung mit Oberarm-Hand-Schiene inklusive Fingern für 2–3 Wochen. Später Epikondylitisbandage.
- Lokalinfiltrationen mit wasserlöslichen Steroiden fächerförmig in den Extensorenursprung. Cave: Hautatrophie und lokale Nekrosen.
- Diadynamische Ströme, Ultraschall, Iontophorese.
- Exogene Ursachen vermeiden durch schonendere Bewegungsabläufe.

Operative Therapie

- Wenn konservative Therapie erfolglos: Ablösung der Muskelursprünge nach Hohmann (S. 254). Zusätzlich evtl. Denervation nach Wilhelm.
- Bei der Epicondylitis ulnaris noch Denervation des kollateralen Seitenbandes. Ergebnisse schlechter als bei Epicondylitis radialis.

Ulnariskompressionssyndrom

Allgemeines

- Ursachen: 1. Subluxation oder Luxation des Nervs aus dem zu flachen Sulcus n. ulnaris. 2. Posttraumatische Irritation. 3. Kompression durch Ganglion oder Osteophyten. 4. Einengung durch Septum intermusculare, oft doppelseitig.
- Nächtliche Schmerzen, Taubheit, Trockenheit, leichte bis vollständige Parese des Nervs.

Untersuchungen

- Klinisch lokaler Druckschmerz. Nerv evtl. luxierbar. Motorische und sensible Ausfälle. Fromentsches Zeichen positiv (Abb. 64). Atrophie der kleinen Handmuskeln.
- EMG: Nervenleitgeschwindigkeit herabgesetzt, Ninhydrintest pos.

Differentialdiagnose

- Zervikalsyndrom S. 104.
- Ulnariskompression in der Loge de Guyon: EMG.
- Polyneuropathie, Syringomyelie.

Operative Therapie

- Subkutane oder submuskuläre Verlagerung des N. ulnaris nach ventral vor den Epicondylus humeri ulnaris S. 253.

Prognose

- Die Schmerzen verschwinden meist sofort, die motorischen und sensiblen Ausfälle benötigen zur vollständigen Erholung bis zu 1½ Jahren.

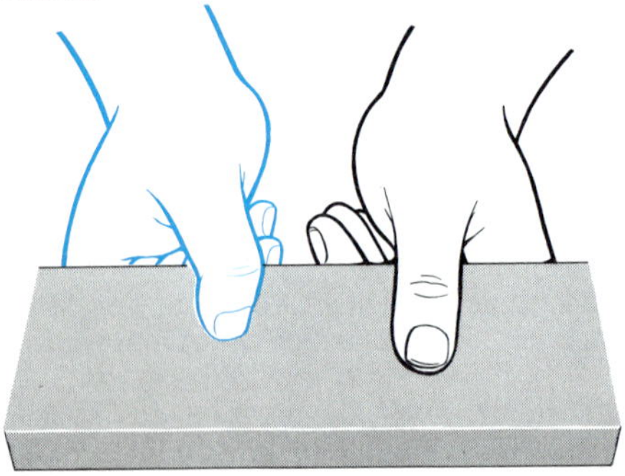

Abb. 64 Fromentsches Zeichen bei Ulnarisparese. Beim Ausfall des N. ulnaris kann wegen Parese des M. adductor pollicis ein Buch nicht zwischen Daumen und Zeigefinger eingeklemmt werden

Arthrosen des Handgelenks und der Handwurzel

Allgemeines

- Handgelenk: Inkongruenz der proximalen Gelenkfläche nach Radiusfraktur loco classico mit nicht anatomischer Reposition (s. Checkliste Traumatologie).
- Inkongruenz der distalen Handgelenksfläche nach
  1. Skaphoidfraktur mit Pseudarthrose, häufig verkannt (s. Checkliste Traumatologie).
  2. Bandrupturen im Karpusbereich, v.a. übersehene Skapholunäre Dissoziationen.
  3. Lunatummalazie, nach traumatischer Luxation oder häufiger nach chronischen Mikrotraumen (Preßluftbohrer) bei Männern zwischen 20 und 30 Jahren. Ätiologie oft unklar.
- Handwurzel: Daumensattelgelenk am häufigsten arthrotisch verändert: Rhizarthrose. Posttraumatisch, rheumatisch.

Differentialdiagnose

- Karpaltunnelsyndrom (S. 117) oft zusätzlich zur Arthrose.
- Synovitis im Handgelenk, Tendosynovitis.

Untersuchungen

- Klinisch: Handgelenk- und Handanamnese inkl. Gelenkbeweglichkeit S. 14.
- Skaphoidpseudarthrose: Processus styloideus radii und Tabatière druckdolent. Axiale Kompression des Zeigefingers schmerzhaft am Skaphoid.
- Rhizarthrose: Gelenkbeweglichkeit eingeschränkt, Stauchschmerz Daumen.
- Lunatummalazie: Druckdolenz Mitte Handgelenk, volar stärker als dorsal, Stauchschmerz III. und IV. Finger.
- Sensibilität des N. medianus und ulnaris prüfen, Messen der Nervenleitgeschwindigkeit des Medianus im Elektromyogramm.
- Röntgen: Übersichtsaufnahmen des Handgelenkes a.-p. und seitlich, Spezialaufnahmen schräg für Skaphoid. Bei Pseudarthrose evtl. a.-p. Tomogramme, Knochenszintigramm.

Arthrosen des Handgelenks und der Handwurzel

Konservative Therapie

- Handgelenksarthrose: Kraftband, volare Handschiene (S. 185). Physikalische und medikamentöse Therapie.
- Skaphoidpseudarthrose: nach distaler Fraktur: Versuch mit Skaphoidgips mindestens 12 Wochen. In allen Fällen Ruhigstellung durch Kraftband oder besser Skaphoidschiene nach Maß nicht zum Durchbau der Pseudarthrose, jedoch zur Schmerzbekämpfung und zur Verbesserung der Handfunktion.
- Rhizarthrose: Daumenschiene in Oppositionsstellung.

Operative Therapie

- Skaphoidpseudarthrose. Bei jüngeren Patienten immer indiziert, da nach Jahren meist mit arthrotischen Veränderungen zu rechnen ist. Später, wenn konservative Therapie ohne Erfolg, vor allem bei mittleren und proximalen Pseudarthrosen (S. 257).
- Ulnavorschub nach Radiusfraktur loco classico: subkapitale Verkürzungsosteotomie der Ulna, Resektion des Ulnaköpfchens.
- Lunatummalazie: subkapitale Verkürzungsosteotomie des Radius. Revaskularisierungseingriffe, Arthrodese zwischen Skaphoid, Trapezium und Trapezoid (= multangulum maius und minus). Prothetischer Ersatz, Palmarissehnenplastik.
- Bei fortgeschrittener posttraumatischer oder rheumatischer Arthrose des Handgelenkes: Arthrodese (S. 262). Bei schwerer chronischer Polyarthritis mit geringer Belastbarkeit der Hand: Handgelenksprothese.
- Rhizarthrose: Arthrodese des Daumensattelgelenkes (S. 260). Resektion des Trapeziums (S. 259) und Bandplastik nach Epping.
- Kompression des N. medianus, elektromyographisch nachgewiesen: Kapaltunnelsyndrom (S. 117), Spaltung des Lig. carpi transversum (S. 255).

Allgemeines

- Kompression des N. medianus im Karpaltunnel (Abb. 65): 20 % aller Nervenkompressionssyndrome.
- Ein Karpaltunnelsyndrom kann entstehen durch:
  1. Einengung des Tunnels von *außen:* posttraumatische Knochen- und Weichteilveränderungen, perilunäre Luxation, Knochentumor.
  2. Vermehrung des *Tunnelinhaltes:* Tenosynovitiden bei Polyarthritis, Tuberkulose, nach Verletzungen, durch Verbrennungsnarben.

  Häufigkeit: ♀ : ♂ = 10 : 1, bevorzugt zwischen dem 50. und 60. Lebensjahr. Oft doppelseitig.
- Heftige Schmerzen, vor allem nachts im Versorgungsbereich des Medianus an der Hand, aber auch auf die Beugeseite von Hand und Arm ausstrahlend.
- Neurologische Ausfälle: Atrophie des seitlichen Daumenballens, Sensibilitätsstörungen volar 1–3 und radial 4.

Untersuchungen

- Druck- und Klopfschmerz über dem Karpaltunnel. Proximal des Tunneleinganges Schwellung bei Tenosynovitis.
- Handgelenkbeugetest: bei aufgestütztem Ellbogen, senkrecht gehaltenem Unterarm und maximaler Dorsalflexion der Hände treten Parästhesien in den Fingern des Medianusgebietes in 75 % der Fälle auf.
- Gleichzeitig möglich: Morbus Dupuytren, schnellende Fingerbeugesehne.
- Röntgen: Handgelenk a.-p. und seitlich, Karpaltunnel tangential: zur Diagnose von Skelettveränderungen.
- Computertomographie, Kernspintomographie: Weichteilveränderungen.

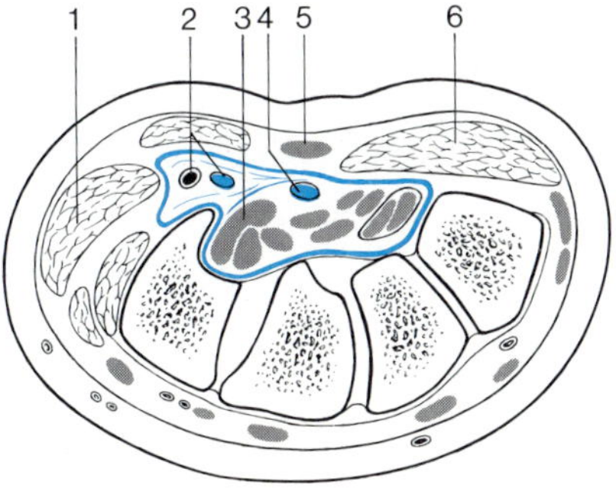

Abb. 65 1 Hypothenarmuskulatur,
2 A.+N. ulnaris,
3 Flexorsehnen,
4 N. medianus,
5 Sehne des M. palmaris longus,
6 Thenarmuskulatur

- Elektromyographie: motorische und sensible Leitungsgeschwindigkeit verlängert. Der Befund hinkt den subjektiven Beschwerden in der Regel nach. EMG: unerläßlich prä- und postoperativ. Seitenvergleiche!

Differentialdiagnose

- Zervikobrachialsyndrom (S. 104), Läsionen des Plexus brachialis, Syringomyelie, neurologische Systemerkrankungen, Neuropathien (Diabetes). Seltene Frakturfolge: Pronatorlogensyndrom.

Konservative Therapie

- Noxe ausschalten, z. B. ungeeignete Stockgriffe. Ruhigstellung durch Lagerungsschienen (S. 185).
- Injektion von wasserlöslichen Steroiden in die *Umgebung* des Nerven bei entzündlichen Veränderungen. Das Volumen der injizierten Flüssigkeit vergrößert aber den Druck im Tunnel.

Operative Therapie

- Wenn konservative Therapie erfolglos und bei elektromyographisch gesicherten neurologischen Ausfällen: Spalten des Lig. carpi transversum (S. 255).

Allgemeines

- Synonym: sogenannte kongenitale Hüftluxation.
- Angeborene Dysplasie der Hüfte mit Luxation in 10 % der Fälle im Laufe der ersten Monate. Oft doppelseitig, ♀ : ♂ = 4 : 1, oft Geburt in Beckenendlage. Familiäre und geographische Häufung.
- Die Frühdiagnose ist entscheidend für den Erfolg der Therapie.

Untersuchungen

- In den ersten Lebensmonaten klinische und ultrasonographische Untersuchungen wichtiger als röntgen:
- Abspreizhemmung: Das Bein kann bei gebeugtem Knie und Hüfte nicht mehr als 30–50° abduziert werden, und in maximaler Abduktion bleibt ein Abstand zwischen Knie und Unterlage von über 3 Querfingern.
- Bei einseitiger Störung: Asymmetrie der Gesäßfalten, Beinverkürzung von 1–3 cm im Oberschenkel. Trochanterhochstand, Palpation der leeren Hüftpfanne.
- Ortolanisches Schnappphänomen: Aus- und Einschnappen des luxierten Kopfes in die Pfanne. Gefahr der Traumatisierung der Hüfte. Falsch positive und negative Befunde möglich.
- Nach meist verspätetem Gehbeginn: Beckenschiefstand, Trendelenburg-Phänomen positiv (S. 16). Becken nach vorn gekippt, Hyperlordose der LWS. Bei doppelseitiger Luxation: Entengang.
- Ultrasonographie: nicht invasive Methode zur Beurteilung des Hüftreifungsstandes in den ersten Lebensmonaten. Einteilung nach Graf:
  I a: ausgereifte Hüfte,
  I b: Übergangsform,
  II a: Verknöcherung verzögert *vor,*
  II b: *nach* 3. Lebensmonat,
  II „g" oder „c": gefährdete Hüfte,
  D: Hüfte am Dezentrieren,
  III a, b: dezentrierte Hüfte
  IV: Luxation.
- Röntgen: Becken a.-p. mit hängenden Unterschenkeln vor 3 Monaten wenig aussagekräftig wegen fehlendem Femurkopfkern. Besser: Ultrasonographie. Bei Luxation Femurschaft nach kranial und lateral verschoben (Abb. 66).
- Nach 6 Monaten: Femurkern und Pfannenerker dysplastisch. Pfannendachwinkel über 30°, CE-Winkel nach Wiberg unter 15°. Ménardsche Linie unterbrochen.
- Sekundärpfanne bei veralteter Luxation (Abb. 67).
- Aufnahme nach Dunn-Rippstein zur Bestimmung der Antetorsion (Abb. 26).
- Arthrographie zur Beurteilung von Weichteilinterpositionen bei erschwerter Reposition.

Angeborene Hüftdysplasie

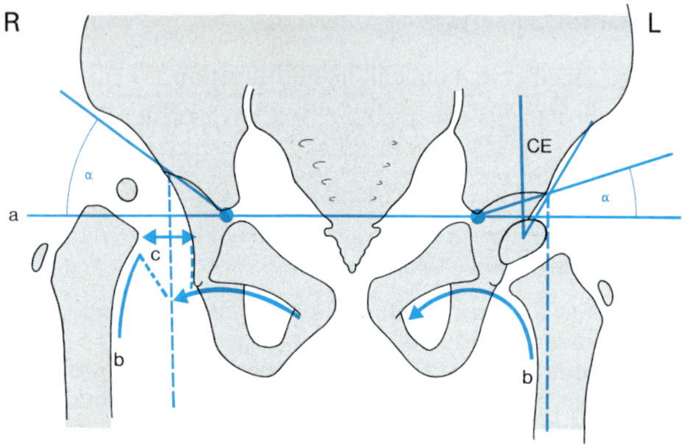

Abb. 66 Beckenaufnahme bei 6–12 Monate altem Säugling. Rechts Luxation, links normale Hüfte. a) Hilgenreinersche Linie, b) Ménardsche Linie, c) Femurschaft lateralisiert und höhergetreten. α-Pfannendachwinkel (AC-Winkel), CE-Centrum-Ecken-Winkel

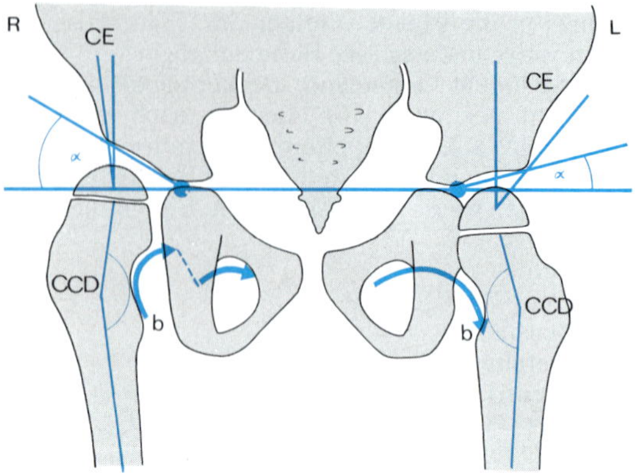

Abb. 67 Beckenaufnahme beim Kleinkind: Rechts Subluxation, links normale Hüfte, CCD-Centrum-Collum-Diaphysenwinkel. Legende wie Abb. 66. Siehe auch Abb. 108f., S. 192f.

Differentialdiagnose

- Lähmungshüfte infolge Myelomeningozele (S. 79), Poliomyelitis (S. 78), zerebrale Bewegungsstörung (S. 76), Arthromyogryposis (S. 72), Coxa vara congenita (S. 76), Säuglingskoxitis (S. 40), teratologische Luxation: multiple Mißbildungen, geburtstraumatische Epiphysenlösung des Femurkopfes: Geburtsanamnese, Schmerzen, Hämatom, Kallus.

Konservative Therapie

- Beste Ergebnisse bei Diagnose und adäquater Therapie in den ersten Lebenstagen: Reposition und Retention über genügend lange Zeit. Cave Femurkopfnekrose („Luxationsperthes")!
- Säugling und Kleinkind: Bei Dysplasie und Subluxation: Orthese zur Retention in Hocksitzstellung (Abb. 68b), bei Luxation Orthesen zur sukzessiven und schonenden Reposition: Bandage nach Pavlik (Abb. 68a), Hanausek-Apparat (Abb. 68c) u.v.a. Bei Mißerfolg Längs- oder Overhead-Extension.
- Nach Reposition Halten des Ergebnisses mit Orthesen in Hocksitzstellung. Bei instabiler Hüfte Becken-Bein-Gips in gleicher Stellung (Abb. 68).
- Kontrollen bis zum Abschluß des Wachstums wegen Rezidivgefahr.

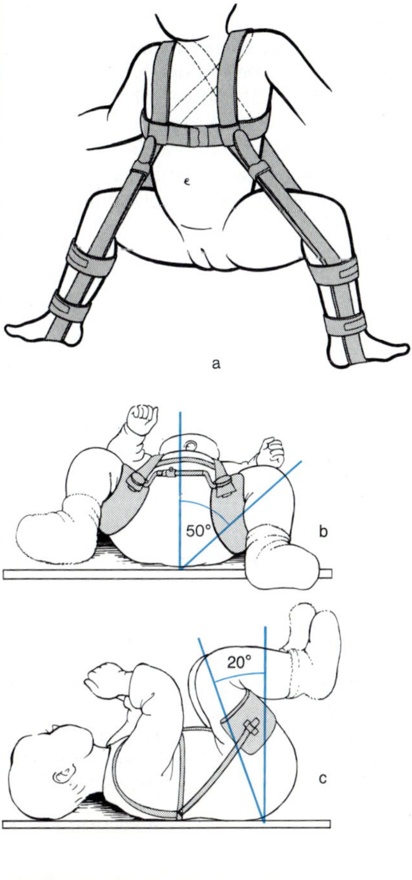

Abb. 68 a) Pavlik-Bandage, b) Orthese für Hocksitzstellung der Hüften, c) Hanausek-Apparat nach Bähler zur Reposition und Retention bei instabiler Hüfte

Angeborene Hüftdysplasie

Operative Therapie

- Bis ca. 3 Jahre: Wenn konservativ Reposition nicht möglich, offene Reposition (S. 267). Bei Tendenz zur Reluxation Stellungskorrektur durch hüftnahe intertrochantäre Osteotomie (S. 276). Bei Pfannendysplasie Beckenosteotomie nach Salter mit 1–5 Jahren (S. 269), nach Abschluß des Wachstums Beckenosteotomie nach Chiari (S. 272) oder Triple-Osteotomie nach Tönnis, Wagner.
- Bei Diagnose erst nach 3–5 Jahren und bei doppelseitiger Luxation: Verzichten auf Reposition. Später evtl. hochdiaphysäre Valgisations-Derotations-Osteotomie nach Schanz.

Prognose

- Restitutio ad integrum möglich bei frühester Diagnose und konsequenter Therapie. Schwere Formen von Früharthrose bei Spätdiagnose und inadäquater Behandlung, besonders der Subluxation.
- Während des ganzen Wachstums Rezidivgefahr, besonders bei veralteten Fällen und bei neurologischen Störungen.
- Permanente Luxation: Bildung einer Sekundärpfanne mit instabiler Hüfte, Watschelgang. Becken stark nach vorn gekippt mit Hyperlordose der LWS. Starke Beinverkürzung. Trotzdem oft jahrelang beschwerdefrei.
- Berufswahl: Bei nicht optimalem Ergebnis körperlich leichter Beruf ohne Gehleistung zur Prophylaxe der Früharthrose. Sport: Bewegung ohne übermäßige Belastung: Schwimmen, Radfahren.

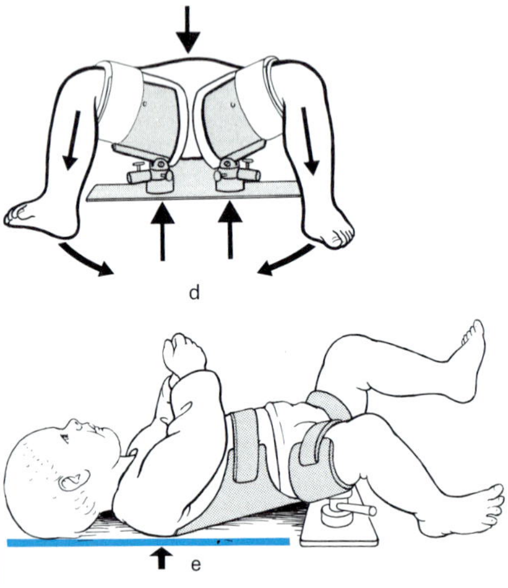

Abb. 68
Hanausek-Apparat zur funktionellen Behandlung der Hüfdysplasie

Allgemeines

- Sammelbegriff für lähmungsbedingte Folgen am Hüftgelenk. Ursachen:
  1. Myelomeningozele (S. 79). Lähmungsbild abhängig von der Höhe der Läsion, die meist asymmetrisch ist. Oft Hüftmuskulatur völlig gelähmt, ausgenommen Iliopsoas: Luxation durch verstärkte Adduktion, Außenrotation und Flexion.
  2. Zerebrale Parese, Morbus Little: S. 76. Luxationstendenz wiederum wegen des gestörten Muskelgleichgewichts infolge Spastizität der Adduktoren und Flexoren. Überkreuzen der Beine: Scherengang. Hüften in Flexion und Innenrotation.
  3. Arthromyogryposis (S. 72): Subluxation und Luxation durch Lähmung und Verkürzung einzelner Hüftmuskeln.
  4. Poliomyelitis: schlaffe Lähmung, Luxationsgefahr entsprechend gering. Muskelgleichgewicht je nach Lähmungsbild gestört. Hypoplasie des Gelenkes. Häufiges Lähmungsbild: vollständige Lähmung der Hüftmuskulatur bis auf Restfunktionen des Tensor fasciae latae und der Adduktoren führt zu Adduktions- und Flexionskontraktur mit Tendenz zur Subluxation (S. 78).
  5. Erworbene zerebrale Lähmungen: Hemiplegie.
  6. Querschnittslähmung (Paraplegie, Paraparese): Lähmungsbild ähnlich wie bei Myelomeningozele, Abb. 49.
  7. Periphere Nervenläsionen: Trauma, iatrogen (Spritzen, Hüftoperationen).
  8. Neurologische Erkrankungen, Myopathien.
- Je nach Ursache, Ausdehnung, Art, Verlauf und Alter verschiedene mögliche Folgen:
  1. Störung des Muskelgleichgewichtes: Kontraktur der Hüfte, meist in Flexion, Adduktion und Innenrotation.
  2. Subluxations- und Luxationsfehlstellung.
  3. Fehlbelastung, Instabilität.
  4. Beckenschiefstand im Stehen und im Sitzen.
  5. Dysplasie von Becken und Hüftgelenk.
  6. Dekubitusgefahr infolge Muskelatrophie und Störungen der Sensibilität, insbesondere am Tuber ossis ischii, Trochanter major, Spina iliaca anterior, Sakrum.
  7. Gefahr der Früharthrose selbst bei schwerer Inkongruenz viel geringer als bei der angeborenen Hüftdysplasie (S. 119ff.).

Lähmungshüfte

Untersuchungen

- Klinisch: Untersuchung der Hüften (S. 20). Gangbild: Hüfthinken, ein- und doppelseitig, Trendelenburg- und Duchenne-Zeichen immer positiv. Schmerzen nur ausnahmsweise.
- Röntgen: Becken a.-p. und nach Dunn zur Beurteilung der Achsen und Gelenkkongruenz (S. 22).
- Gesamtbeurteilung der weiteren Lähmungsfolgen: Geh- und Sitzfähigkeit, Erwartung des Patienten und seiner Angehörigen.

Konservative Therapie

- Aktive und passive Mobilisation zur Kontrakturverhütung. Beste Therapie ist die Gehschulung und Behindertensport. Bauchlagerung, Sitzkissen, -schalen, bei spastischen Lähmungen mit Spreizkeil. Steh- und Gehhilfen.

Operative Therapie

- Adduktorenkontraktur: Adduktorotomie, Verlagerung der Adduktoren auf Sitzbein, Durchtrennung oder Phenolinjektion in N. obturatorius.
- Flexionskontraktur: Durchtrennung oder Verlängerung des Tensor fasciae latae, evtl. auch der Rectus-femoris-Sehne und der ventralen Hüftgelenkskapsel. Bei Spina bifida Transposition der Psoassehne oder eines Teils des M. obliquus abdominis auf Trochanter major. Solche Eingriffe sind aber nur sinnvoll, wenn weitere Voraussetzungen zum Erreichen der Steh- und Gehfähigkeit erfüllt sind: Lähmungsbild, psychomotorischer Entwicklungsstand.
- Bei Luxationstendenz: Korrektureingriffe an Femur und Becken.
- Bei luxierter Hüfte: Kopf-Hals-Resektion nach Girdlestone, evtl. zusätzlich Derotations-Angulations-Osteotomie nach Milch-Batchelor, hochdiaphysäre Osteotomie nach Schanz.
- Operationen bei Koxarthrose S. 132ff.

Allgemeines

- Angeborene Varusfehlstellung des Schenkelhalses mit CCD-Winkel unter 120° (Abb. 69). Verkleinerung des Winkels im Laufe des Wachstums, Hochstand des Trochanter major, Entwicklung einer Schenkelhalspseudarthrose mit Femurhypoplasie.

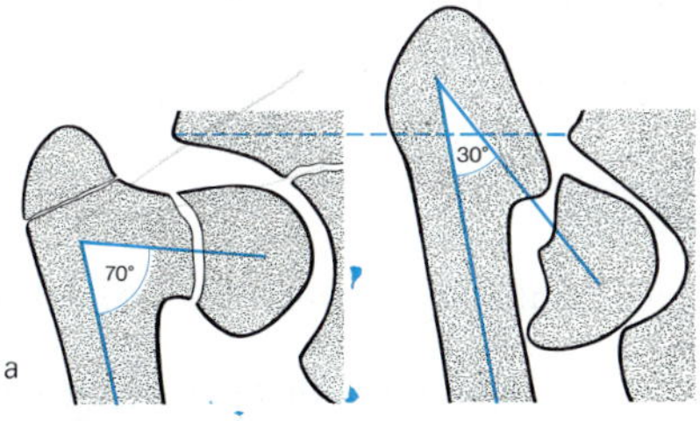

Abb. 69 Entwicklung der Coxa vara congenita. Derselbe Patient (a) mit 10 und (b) mit 30 Jahren

Untersuchungen

- Klinisch: einseitig: starke Beinverkürzung und Adduktion der Hüfte, Trendelenburg- und Duchenne-Hinken, Vorspringen und Hochstand des Trochanter major, Abduktion und Innenrotation eingeschränkt, meist auch Extension. Doppelseitig: Watschelgang, Beckenkippung und Lendenlordose verstärkt.
- Röntgen: Becken a.-p.: Schenkelhalswinkel unter 120–130°. Hochstand des Trochanters, „Hirtenstab". Gute Kongruenz der Gelenkflächen, Kopfkern tritt verspätet auf. Sekundär steiler Pfannendachwinkel, ungenügende Überdachung, Schenkelhalspseudarthrose, Koxarthrose. Ultrasonographie zur Abklärung einer Interposition des Limbus.

Konservative Therapie

- Beinlängenausgleich mit orthopädischem Schuhwerk oder Verkürzungsorthese. Auftrittsfläche nach lateral verbreitern.

Operative Indikationen

- Frühzeitige sub- oder intertrochantäre Valgisations- und Umstellungsosteotomie (S. 279), evtl. mit Verlagerung des großen Trochanters nach distal. Beinlängenausgleich.

Prognose

- Gut bei frühzeitiger operativer Therapie. Es bleibt jedoch eine Beinverkürzung und Einschränkung v. a. der Abduktion.
- Veraltete Fälle: sekundäre Koxarthrose (S. 132).

Morbus Perthes

Allgemeines

- Synonym: Morbus Legg-Calvé-Perthes.
- Aseptische Osteochondronekrose des Femurkopfes. Beginn mit 3–9 Jahren, häufiger bei Knaben. Meist einseitig. Doppelseitig: Verdacht auf enchondrale Dysostose.
- Oft stark verzögert spontane Hüft- und Knieschmerzen, belastungsabhängig. Rasche Ermüdbarkeit, evtl. Schonhinken und Bewegungseinschränkung. Kein Fieber, Blutbild unauffällig.

Untersuchungen

- Klinisch: Abduktion und Rotation eingeschränkt, Trendelenburgsches Phänomen meist positiv.
- Röntgen: Becken a.-p. und Hüfte axial. Stadien: I. Gelenkspalt verbreitert, Rand der Femurepiphyse usuriert. II. Femurkern fragmentiert, verdichtet, abgeflacht. III. Scholliger-Zerfall des Femurkopfkernes. IV. Regeneration mit Wiederaufbau des Kopfkernes, evtl. unter Defektbildung: Femurkopf und -hals verbreitert, plump, verkürzt (Abb. 70). Risikogruppen Abb. 71.

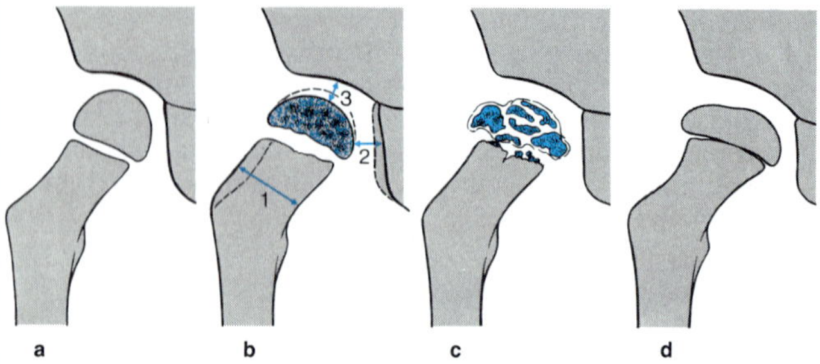

Abb. 70 a) Normale Hüfte im „Perthes-Alter"; b) Initialstadium: 1 Schenkelhals verdickt, 2 Gelenkspalt scheinbar verbreitert, 3 Abstand zwischen Kopf und Pfanne vergrößert, Kopfkern abgeflacht; c) Fragmentationsstadium: scholliger Zerfall des Femurkopfkernes; d) Endstadium: Kopf (und Pfanne) abgeflacht, Präarthrose

Differentialdiagnose

- Enchondrale Dysostose, Luxations-Perthes (S. 121), Koxitis.

Konservative Therapie

- Ruhigstellung durch Extension in Abduktion und Innenrotation nach dem Prinzip des „Containment". Beweglichkeit durch Physiotherapie erhalten, Bettruhe für 3 Monate oder länger, je nach Verlauf. Der Thomas-Bügel (s. S. 186) entlastet die Hüfte nur um ca 30%. Besser: entlastende Orthese mit abduzierter und innenrotierter Hüfte für 1–2 Jahre oder mehr. Die lange Dauer des Umbauprozesses bei geringfügigen oder überhaupt keinen Beschwerden erfordert viel Geduld von allen Beteiligten. Zweimonatliche Kontrolle zur Überwachung der Therapie und Anpassen der entlastenden Orthese an das Wachstum. Röntgenkontrollen 3–6monatlich.

Operative Therapie

- Bei Subluxationstendenz intertrochantäre Varisationsosteotomie (S. 276).

Prognose

- Günstiger bei frühem Beginn, Fehlen von Subluxation, genügend langer Entlastung, Epiphyse wenig befallen.
- Ungünstig bei spätem Beginn, walzenförmigem, asymmetrischem Femurkopf und mangelhafter Überdachung. Koxarthrose trotzdem relativ spät und symptomarm.
- Risikogruppen (nach Catterall):
  1, 2: auch ohne Therapie gute Prognose.
  3, 4: Konservative Therapie oder Varisationsosteotomie. Spätprognose reserviert.

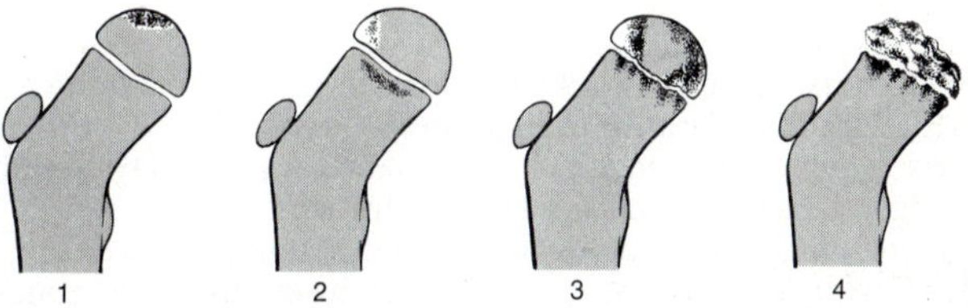

Abb. 71 Risikogruppen nach Catterall: 1 Nur vorderer Abschnitt des Femurkopfes befallen, nicht abgeflacht. 2 Auch Metaphyse und Epiphysenfuge geringgradig betroffen. 3 Femurkopf lateral und medial befallen, ebenso Epiphysenlinie. 4 Gesamter Femurkopf und Epiphysenfuge befallen. Ungünstigere Spätergebnisse bei Gruppe 3 und 4

Epiphysiolysis capitis femoris

Allgemeines

- Synonyme: Hüftkopfepiphysenlösung, Coxa vara adolescentium.
- Im präpubertären Wachstumsschub Erweichungsprozeß in der Metaphyse. Lockerung und schließlich Verschiebung zwischen Femurkopf und -hals: Dislokation des Halses nach vorn, oben, außen, bzw. des Kopfes nach hinten, unten, innen (Abb. 72)
- Der Gleitvorgang spielt sich meist langsam ab. : Epiphysiolysis c.f. *lenta*. Durch inadäquate kleine Traumen kann es aber zu einem akuten Gleiten kommen (Epiphysiolysis c.f. *acuta*). Nach Stillstand Neuverwachsen von Kopf und Hals möglich in jedem Stadium des Gleitprozesses, bei stärkerem Abgleiten zunehmend Gefahr einer Femurkopfnekrose (S. 130f.).

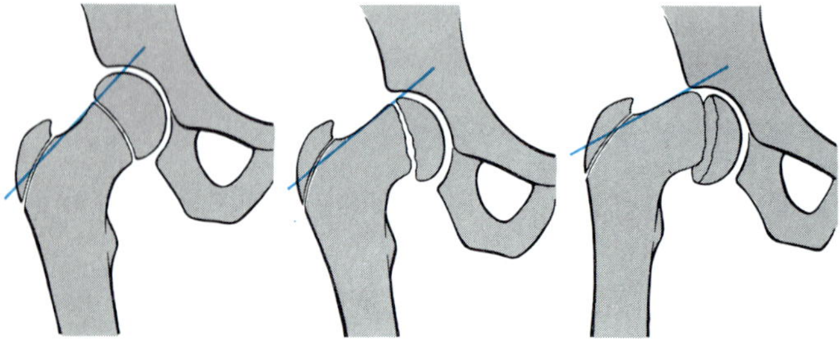

Abb. 72 Röntgenskizzen einer altersgemäßen Hüfte a.-p. (und zusätzlich analog nach Lauenstein)
a) Normale Hüfte: die Tangente am proximalen Rand des Schenkelhalses schneidet ein Segment der Kopfkalotte weg, b) leichtes Abgleiten: Tangente berührt knapp den Femurkopf, sein Mittelpunkt wandert nach distal, c) völliges Abgleiten: Kopfkalotte wird schmäler projiziert: „untergehender Mond". Nur bei langsamem Gleitprozeß: Verdickung des Schenkelhalses

- Die Unterscheidung zwischen Epiphysiolysis c.f. lenta und acuta ist wichtig für die operative Indikationsstellung und für die Prognose.
- Meist doppelseitig, häufiger bei Knaben und bei Dystrophia adiposogenitalis oder eunuchoidem Hochwuchs.
- Schmerzen in Hüfte oder Knie, intermittierendes Hinken.
- Bei Beginn des Gleitens oft völlig beschwerdefrei. Mit zunehmendem Gleiten Beinverkürzung und Außenrotationsfehlstellung. Schmerzen oft erst beim Auftreten der sekundären Koxarthrose (S. 132).

Untersuchungen

- Klinisch: Innenrotation und Abduktion eingeschränkt, Beinverkürzung bei einseitigem Befund. Bei Flexion der Hüfte zwangsläufige Außenrotation (Drehmann-Zeichen). Scherenzeichen: Bei rechtwinkelig gebeugten Knien und adduzierten Oberschenkeln kreuzen sich die Unterschenkel.
- Röntgen: Becken a.-p. (Abb. 72) und nach Lauenstein.

Differentialdiagnose

- Koxitis: Anamnese, Blutbild. Schenkelhalsfraktur: Anamnese, Röntgen. Morbus Perthes: tritt meist früher auf (S. 126f.).

Konservative Therapie

- *Unzulässig,* selbst in leichten Fällen, wegen der Gefahr eines weiteren Abrutschens.

Operative Therapie

- *Orthopädischer Notfall!* Auch Gegenseite behandeln, selbst wenn klinisch und röntgenologisch unauffällig.
- Gleitwinkel 0–20°: Epiphysennagelung S. 274.
- Gleitwinkel 20–50°: Epiphysennagelung und intertrochantäre Korrekturosteotomie nach Imhäuser (S. 279).
- Gleitwinkel über 50° im Röntgenbild nach Lauenstein: offene Reposition nach akutem Gleiten, subkapitale Osteotomie nach langsamem Gleiten mit Verschraubung.

Prognose

- Abhängig vom Grad des Abgleitens und von Zeitpunkt und Qualität der operativen Behandlung.
- Allgemein: gut bei sofortiger und konsequenter operativer Behandlung: Nach Imhäuser-Osteotomie und Nagelung bei weniger als 5 % Femurkopfnekrosen, nach offener Reposition bei 10–20 %, nach subkapitaler Osteotomie bei 50 %. Sekundär Coxite laminaire. Frühe sekundäre Koxarthrose ab 20–30 Jahren mit ungünstiger Prognose.

Femurkopfnekrose

Allgemeines

- Aseptische, avaskuläre fortschreitende Nekrose mit Zusammensintern des Femurkopfes in der Belastungszone beim Erwachsenen. Anders als beim Jugendlichen (z. B. bei Morbus Perthes, S. 126f.) Revaskularisation nicht möglich.
- Pfannendach und Gelenkknorpel zuerst nicht betroffen, später sekundäre Arthrose als Folge der Inkongruenz der Gelenkflächen.
- ♂ : ♀ = 4 : 1, in 50 % doppelseitig, häufigstes Alter 20–50 Jahre.
- Belastungs-, später auch Ruheschmerzen in Hüfte, Oberschenkel und Knie.
- Ursachen: 1. Traumatische Hüftluxation, 2. „idiopathisch", 3. Stoffwechselstörungen: Gicht, Hyperlipämie, Hypercholesterinämie, Lipoidose, Morbus Gaucher, Äthylismus. 4. Blutkrankheiten: Sichelzellanämie, Thalassämie. 5. Kollagenosen: disseminierter Lupus erythematodes. 6. Kortikosteroide: Morbus Cushing, Steroidbehandlung, immunsuppressive Therapie, z. B. nach Nierentransplantation. 7. Caissonkrankheit. 8. Ionisierende Strahlen (z. B. nach Röntgenbestrahlung von Leistendrüsen wegen Tumorerkrankung).

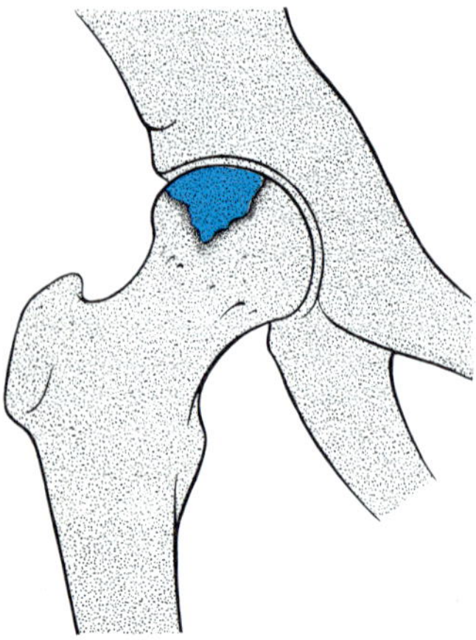

Abb. 73 Segmentale Femurkopfnekrose im Frühstadium. Kopf noch nicht kollabiert, keine sekundären Veränderungen der Pfanne

Differentialdiagnose

- Tumoren, Osteochondrosis dissecans, Neuroarthropathien (S. 81).
- Bei Jugendlichen: Folge von Epiphysenlösung (S. 128f.).

Untersuchungen

- Klinisch: Ab-/Adduktion und Rotation der Hüfte eingeschränkt, leichte Beinverkürzung, Trendelenburgsches Zeichen positiv (S. 20).
- Röntgen: Becken a.-p. und axial, evtl. Tomographie a.-p.: Spaltbildung zwischen Knorpelkappe und nekrotischem Herd.
  Szintigraphie zur Frühdiagnose z.B. bei Verdacht auf Befall der Gegenseite. Verlaufskontrolle.

Konservative Therapie

- Behandlung des Grundleidens, falls möglich.
- Entlastung durch Krückstöcke, Thomas-Bügel (S. 186), Koxarthrosestuhl.
- Aktive und assistive Bewegungstherapie unterhalb der Schmerzgrenze, Gehschulung unter Entlastung. Badekur.
- Allenfalls Umschulung auf körperlich leichten Beruf.
- Axiale Stoßwellen dämpfen oder vermeiden: Schuhwerk (S. 188), keine Springsportart, Gehleistung einschränken.

Operative Therapie

- Kleine Defekte: intertrochantäre Umstellungsosteotomie (S. 279ff.), um den Defekt aus der Belastungszone zu bringen.
- Bei größeren Defekten Totalendoprothese unter Berücksichtigung der Lebenserwartung (S. 290ff.).
- Einseitig: Arthrodese (S. 287), mit erheblicher Beinverkürzung verbunden. Erhöhte Gefahr von verzögerter Heilung oder Pseudarthrose.
- Doppelseitig: bei Kontraindikation für Endoprothese: Femurkopf-Hals-Resektion mit oder ohne Angulationsosteotomie.

Prognose

- Abhängig vom Grundleiden und Verlauf. Im allgemeinen rasch invalidisierend durch Schmerzen und Funktionsbehinderung.
- Invalidisierung oft noch größer durch das die Nekrose verursachende Grundleiden.

Koxarthrose

Allgemeines

- Verschleiß des Gelenkes, meist sekundär, seltener „idiopathisch".
- Ursachen vielfältig und mit sehr unterschiedlichem Einfluß auf Beginn, Verlauf und Prognose:
  Angeborene Hüftdysplasie (S. 119f.), Morbus Perthes (S. 126f.), Epiphysiolysis capitis femoris (S. 128f.), Osteochondrosis dissecans, Koxitis, Femurkopfnekrose (S. 130f.), posttraumatisch nach Pfannendach- und Schenkelhalsfrakturen und traumatischer Hüftluxation.
- Schmerzen beim Anlaufen, beim Gehen auf unebenem Gelände, besonders aufwärts und beim Treppensteigen. Die Schmerzen werden lokalisiert in der Leiste, am Trochanter major, vorn im Oberschenkel, am Knie und im Kreuz. Verkürzungs- und Schonhinken.

Untersuchungen

- Klinisch: Hüfthinken mit positiven Trendelenburg- und Duchenne-Zeichen, Hüftbeweglichkeit eingeschränkt in der Reihenfolge Innenrotation, Abduktion, Extension (S. 20f.). Bei Flexionskontraktur vermehrte Beckenkippung und kompensatorisch verstärkte Lendenlordose bzw. einseitiger Beckenhochstand. Quadrizepsatrophie.
- Röntgen: Becken a.-p.: Gelenkspalt in der Belastungszone verschmälert, Tendenz zur Lateralisierung, Kopf und Pfanne inkongruent, entrundet. Sklerosierung und Zystenbildung an Kopf und Pfanne (Geröllzysten) (Abb. 74). Randosteophyten. Sklerosierung des Kapselansatzes. Präoperativ evtl. funktionelle Aufnahmen in Ab- oder Adduktion.

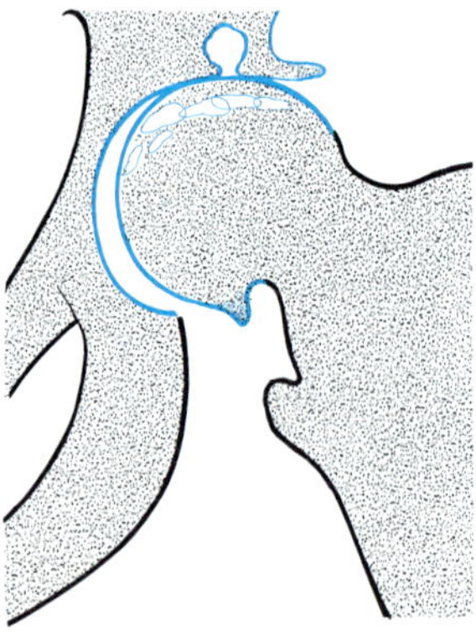

Abb. 74 Koxarthrose. Femur und Pfanne in der Belastungszone abgeflacht, Gelenkspalt verschmälert, Geröllzysten in Kopf und Pfanne, Randosteophyten

Konservative Therapie

- Belastung reduzieren: Berufswechsel, Handstock auf Gegenseite, Gewichtsabnahme. Pufferabsatz, Abrollrampe, Verkürzungsausgleich an Absatz *und Sohle* (S. 188). Treppengeländer beidseits.
- Aktive Bewegungstherapie, trocken und naß. Evtl. sorgfältige Dehnung der verkürzten Muskulatur, Wärme, Elektrotherapie (Vorsicht bei Metallimplantaten!).
- Medikamentös: Antiphlogistika, Analgetika. Intraartikuläre Injektionen von Steroiden vorübergehend wirksam, jedoch kontraindiziert wegen Gefahr der Femurkopfnekrose und Infektionsrisiko bei späteren Eingriffen.
- In inoperablen Fällen evtl. Röntgenbestrahlung.
- Ruhigstellung der Hüfte innerhalb des schmerzlosen Bewegungsbereiches durch Hohmann-Bandage (Lendenmieder mit beweglich oder fest verbundenem Oberschenkelteil).
- Hilfsmittel: Koxarthrosestuhl, Keilkissen, Toilettenaufsatz, Haltegriff, Gleitschutz in Badewanne, An- und Ausziehhilfen für Strümpfe und Schuhe.

Operative Therapie

1. Gelenkerhaltende Eingriffe: intertrochantäre Femurosteotomie: Varisieren bei Coxa valga, valgisieren bei Coxa vara (S. 279). Die bestmögliche Einstellung ist durch präoperative Funktions-Röntgenaufnahmen zu dokumentieren. Nicht indiziert bei chronischer Polyarthritis und Koxitis.
2. Gelenkzerstörende Eingriffe: Arthrodese bei großer körperlicher Aktivität unter 50 Jahren bei gut beweglicher Gegenseite, Wirbelsäule und Knie (S. 287). Femurkopf-Hals-Resektion mit oder ohne Derotations-Angulations-Osteotomie oder nach Totalprothesenentfernung: instabile Hüfte mit starker Beinverkürzung. Die Gehfähigkeit mit Stockhilfe bleibt jedoch meist erhalten.
3. Gelenkersetzende Eingriffe: Totalendoprothese (S. 290 ff.). Biologisches Alter über 60 Jahre, kein lokaler Infekt. Bei jüngeren Patienten spezielle Indikationen bei chronischer Polyarthritis, Kopfnekrose nach Nierentransplantation, Tumoren, schwerer Körperbehinderung, geringer körperlicher Aktivität; begrenzte Lebenserwartung.

Schnellende Hüfte

Allgemeines

- Synonyme: schnappende Hüfte, Coxa saltans.
- Schnellendes, ruckartiges Gleiten des seitlichen Sehnenspiegels über den großen Trochanter, besonders bei Flexion und Rotation der Hüfte am belasteten Bein.
- Ursachen: prominenter Trochanter major, z.B. bei Coxa vara, Osteosynthesematerial.
- Verstärkte Spannung des Tractus iliotibialis, z.B. durch narbige Verwachsungen.
- Entzündete Bursa zwischen Trochanter und Sehnenstrang.

Untersuchungen

- Klinisch: Schnellen der Sehne und lokale Schmerzen bei bestimmten Bewegungen, z.B. beim Wiederaufrichten aus der Kniebeuge oder auch beim Gehen.
- Das Schnellen der Sehnen ist meist tastbar und oft auch hörbar.
- Röntgen: Becken a.-p.: stärkeres Vorstehen des Trochanter major. Verkalkungen in der Bursa.

Differentialdiagnose

- Schnappen durch Hindernis an Gelenkkapsel oder im Gelenk selbst: Subluxation, Arthrose, Frakturfolgen, Rektussehne.

Konservative Therapie

- Akute Bursitis: Ruhigstellung, Antiphlogistika.
- Entlastende Maßnahmen: Stöcke; axiale Stöße dämpfen (S. 188), ungeeignete Sportarten vermeiden.

Operative Therapie

- Nur bei Beschwerden und bei chronischem Verlauf: Glätten des Trochanters, Entfernen der verkalkten Bursa, Spalten oder Verlängern des Sehnenspiegels. Osteosynthesematerial entfernen.
- Evtl. Traktopexie.

Prognose

- Chronischer Verlauf: Meist Spontanheilung innerhalb von Monaten.

Coxa valga et antetorta

Allgemeines

- Schenkelhals-(CCD-)Winkel und Antetorsions-(AT-)Winkel (S. 22) sind beim Kleinkind immer verstärkt, verringern sich jedoch in der Regel spontan im Laufe des Wachstums und gelten nicht als pathologisch. Große Streubreite!
- Im Vergleich zur Norm vergrößert bei: angeborener Hüftdysplasie, zerebraler Parese, Myelomeningozele, Poliomyelitis.

Untersuchungen

- Klinisch: Gang mit einwärts gedrehten Knien (Kniebohrgang). Hüfte: Abduktion eingeschränkt, Innenrotation verstärkt. Sitzen im umgekehrten Schneidersitz. Trendelenburgsches Phänomen meist negativ
- Neurologische Untersuchung.
- Röntgen: Becken a.-p. und nach Dunn: Errechnen der reellen Winkelwerte gemäß Umrechnungstabelle nach Dunn-Rippstein. Becken a.-p. im Stehen zur Beurteilung der Luxationstendenz.

Differentialdiagnose

- Neuropathie, Myopathie, Pes adductus (S. 136).

Konservative Therapie

- Verschiedene Orthesen werden empfohlen, doch ist deren Wirkung sehr fraglich, abgesehen von der Belastung für Kind und Eltern. Absätze mit Außentorsionswirkung bei Belastung, Einlagen mit Schrägschnitt, asymmetrische Abrollrampe, Becken-Fuß-Orthese mit seitlichen Rotationsstäben.
- Bei Lähmungen Krankengymnastik entsprechend der Grundkrankheit.

Operative Therapie

- Intertrochantäre Varisations-Derotations-Osteotomie (S. 276) nur bei ungenügender Kongruenz zwischen Kopf und Pfanne und bei Hüftdysplasie, ferner bei gesicherter Steh- und Gehfähigkeit.

Prognose

- Bei neurologisch negativem Befund meist spontane Normalisierung der Winkel. Cave: voreilige operative Stellungskorrektur. Die Bedeutung der Coxa valga et antetorta als Präarthrose ist bei einwandfreier Kongruenz von Kopf und Pfanne zweifelhaft.

Beinlängenunterschied

Allgemeines

- Fast die Hälfte der Erwachsenen haben Beinlängenunterschiede von 5 mm bis mehreren cm. Ursache meist „idiopathisch".
- Ein *reeller* Beinlängenunterschied kann entstehen durch:
  Wachstumsrückstand: angeboren: Hemiatrophie, Extremitätenfehlbildung, Exostosenkrankheit, Hüftdysplasie, Klumpfuß. *Erworben:* nach Hüfterkrankungen im Wachstumsalter: Morbus Perthes, Epiphysenlösung des Femurkopfes. Zustand nach Lähmungen (Poliomyelitis), nach Schädigung der Wachstumsfugen durch Infekt und Trauma.
  Wachstumsstimulation: angeboren: Riesenwuchs, Klippel-Trénaunay-Syndrom, Lymphödem, arteriovenöse Anastomosen. *Erworben* durch: rezidivierendes Hämarthros (bei Hämophilie), Osteomyelitis der Diaphysen, Tuberkulose der Metaphysen, Arthritis purulenta, Gefäßtumoren, nach Osteosynthese von Dia- und Metaphysenfrakturen an Femur und Tibia, nach Periostablösung zur Spanentnahme im Wachstumsalter.
- *Wachstumsunabhängig:* Beinlängenunterschiede, meist Verkürzungen, seltener Verlängerungen nach Frakturen von Becken bis Rückfuß, bei Arthrose von Sprunggelenk, Knie und Hüfte, nach Gelenkoperationen: Arthrodese, Umstellungsosteotomie, Einsetzen/Entfernen von Gelenkprothesen.
- *Funktionelle* Beinlängendifferenz als Folge eingeschränkter Gelenkbeweglichkeit bei Kontrakturen führen zu *Verkürzung* bei: Hüfte in Adduktion und Flexion, Knie in Rekurvation, Flexion oder in Varus/Valgus. *Verlängerung* bei: Hüfte in Abduktion, Spitzfuß, Pes varus.

Untersuchungen

- Klinisch: S. 16.
- Röntgen: Becken a.-p. im Stehen mit Röntgenmeßgerät mit und ohne Beinlängenausgleich. Bezugspunkte: Beckenkamm, distaler Rand der Iliosakralgelenke, Hüftpfannen, Foramina obturatoria.
- Knie a.-p. im Einbeinstand. Präoperativ Ganzaufnahme beider Beine mit approximativem Längenausgleich.
- Linke Hand a.-p. zur Wachstumsprognose und Verlaufskontrolle während des Wachstums.
- Fotodokumentation mit Lot ab C7 und Markierung des Beckenkammes.

Konservative Therapie

- Bei weitem nicht jede Beinlängendifferenz ist auszugleichen und, wenn ja, nicht immer vollständig. Die Verordnung des notwendigen Ausgleiches an Absatz und Sohle ist Sache des Arztes und nicht des Schuhmachers oder Schneiders.
- Im Stehen Probe mit Unterlegen von Brettchen, dann immer auch dynamischer Gehversuch mit Sohlen verschiedener Dicke, mit Klettenverschlüssen an die Schuhe befestigt.
- Bei Rückenbeschwerden Differenz schrittweise ausgleichen. Begleittherapie!
- Vollständiger Ausgleich kontraindiziert bei Lähmungen, Arthrodese und bei Beschwerdefreiheit.
- Erhöhung des Absatzes allein höchstens 10 mm, auf der längeren Seite Absatzverkürzung bis 5 mm. Bei stärkeren Ausgleichen Sohle in Form einer Abrollrampe entsprechend erhöhen. Bei Instabilität in Knie oder Hüfte Absatz und Sohle gleichmäßig erhöhen! Weitere Ausgleiche möglich durch Ferseneinlage bis 5 mm an Halbschuhen, bis 10 mm an Stiefeln. An Serienschuhen Verkürzungsausgleich möglich bis 3–5 cm (S. 188). Differenz 3–15 cm: orthopädischer Maßschuh, Innenschuh (S. 190). Mehr als 15 cm: Verkürzungsprothese (Orthoprothese).

Operative Therapie

- Nur bei Differenzen über 2–3 cm. Ausgleiche möglich bis 20 cm. Funktionelle, ästhetische und psychologische Faktoren, ferner Zeitbedarf möglichst genau abklären, inklusive Komplikationen!
- Vor Abschluß des Wachstums: Ausschalten der potenten knienahen Epiphysenfuge. Temporäre Überbrückung durch Metallklammern: ungenaue Methode, kann zu Achsenfehlstellungen und Kniedeformitäten führen. Definitiv: zirkuläres Auskratzen der Epiphysenfugen, Ausfüllen mit Knochen, überbrückende Knochenspäne. Genaue Wachstumsprognose!
- Ab Abschluß des Wachstums: Verkürzungsosteotomie: Femur subtrochantär bis 5 cm (S. 285), Unterschenkel infrakondylär bis 3 cm. Vorteile: einfache Technik, Komplikationen selten. Nachteil: Eingriff am gesunden Bein. Verlust an Körpergröße.
- Verlängerungsosteotomie ab Schulbeginn bis max. 30 Jahre, wiederholbar an Ober- und Unterschenkel (S. 302, S. 305). Verlängerung möglich pro Etappe bis 20 % der Knochenlänge. Vorteile: kein Verlust an Körpergröße, Eingriff am verkürzten Bein. Nachteile: monatelange Heilungsdauer, hohe Komplikationsrate, nach Wachstumsabschluß zunehmend besonders am Femur. Komplikationen: verzögerter Knochendurchbau, Pseudarthrose, Refraktur, Infekt, Kontrakturen. Oft sekundäre Eingriffe notwendig.

Achsenfehlstellungen im Kniebereich

Allgemeines

- Abweichungen von der Belastungslinie in der Frontalebene, die durch das Zentrum von Hüft-, Knie- und oberem Sprunggelenk führt bzw. in der Sagittal- und Transversalebene.
- Jede Fehlstellung ändert die Statik und Dynamik und führt damit zu einer unphysiologischen Belastung der Gelenke.
- Die Knieachsen ändern sich im Laufe des Wachstums. Beim Säugling sind O-Beine, beim Kleinkind X-Beine physiologisch und bedürfen keiner Behandlung. Familienbeine! Auch Rassenmerkmal: Genua vara et recurvata bei Japanerinnen.
- Achsenfehlstellungen in der *Frontalebene:* Genu varum, O-Bein: im Stehen Interkondylendistanz größer als 1 cm. Überlastung des medialen Kniegelenkes. Kompensatorische Pronationsstellung des unteren Sprunggelenkes, Überlastung des äußeren Fußrandes.
- Genu valgum, X-Bein: gegenteilige Wirkung wie beim Genu varum, Überlastung des inneren Fußrandes, Tendenz zu Knick-Platt-Fuß.
- Achsenfehlstellungen in der *Sagittalebene:* Genu recurvatum: Überstreckung mehr als 5° bzw. Fersen-Unterlage-Abstand im Liegen über 3 cm (Abb. 27). Bei Rekurvation über 10° zunehmend Instabilität des Knies und Tendenz zu Genu varum.
- Genu flexum: Streckausfall über 5°. Erhöhung des Drucks auf das Patellagleitlager, Überbeanspruchung und Überdehnung des Quadrizeps. Funktionelle Beinverkürzung.
- Ursachen: Systemerkrankungen, Rachitis, Marfan-Syndrom, enchondrale Dysostosen, Achondroplasie, Osteogenesis imperfecta, kartilaginäre Exostosen, Säuglingsosteomyelitis. Lähmungen: Poliomyelitis, Tibia vara, Neuropathie. Posttraumatisch: Tibiakopffrakturen, Status nach Meniskektomie mit einseitiger Verschmälerung des Gelenkspaltes.

Untersuchungen

- Klinisch: S. 23ff.
- Röntgen: immer Vergleichsaufnahmen beider Knie a.-p. und seitlich bis Mitte Ober- und Unterschenkel. Ganzaufnahmen beider Beine im Stehen. Bei einseitigem Befund Aufnahme im Einbeinstand.
- Bei Kindern: linke Hand a.-p. zur Bestimmung des Knochenalters und Beurteilung der Epiphysenfugen (Rachitis, Systemerkrankung) und der Wachstumsprognose.

Konservative Therapie

- Im Wachstumsalter Spontanverlauf über mehrere Jahre verfolgen. Bei Rachitis Spontankorrektur nach kausaler Therapie möglich.
- Orthesen und Nachtschienen, Korrekturgipse: zweifelhafte Wirkung, Gefahr der Überdehnung des Bandapparates, unverhältnismäßig große psychische Belastung.
- Zurichtungen am Schuhwerk: Verbreiterung und/oder Erhöhung des lateralen (Genu varum) oder medialen (Genu valgum) Schuhrandes. Flache oder negative Absätze, Zehenrolle bei Genu flexum (S. 188).
- Orthese bei Genu recurvatum und bei lateraler Instabilität.

Operative Therapie

- Wenn keine spontane Korrektur zu erwarten, bei Gehbehinderung und Beschwerden, besonders bei Einseitigkeit: Korrekturosteotomie wenn immer möglich auf Höhe der Fehlstellung, damit die Kniegelenkfläche horizontal eingestellt bleibt oder wird. Suprakondyläre (S. 308 f.) bzw. infrakondyläre (S. 311 f.) Osteotomie. Kombination mit Verkürzungs- oder Verlängerungsosteotomie möglich.
- In gleicher Weise Korrektur von Rotationsfehlstellungen. Außenrotation: relativ geringe Behinderung. Innenrotation: schwerere Behinderung durch Überlastung des äußeren Fußrandes und fehlender Knieschlußrotation. In der Standphase daher Stabilisierung des Knies nicht möglich, der Patient stolpert über seinen Fuß.
- Blockierung der Epiphysenfugen durch Klammerung oder Resektion: unsichere Ergebnisse, Gefahr von sekundären Kniedeformitäten (S. 151).

Crus varum congenitum, kongenitale Tibiapseudarthrose

Allgemeines

- Angeborene Varus- und Antekurvation mit und ohne Pseudarthrose der Tibia im mittleren bis distalen Drittel, meist einseitig. Fibula hypoplastisch, oft extrem verdünnt und verkrümmt.
- Fuß in Fehlstellung, aber ohne Fehlbildung. Kein Infekt.
- Zusammenhang mit Neurofibromatose (Morbus Recklinghausen)?

Untersuchungen

- Anamnese: Angeboren oder nach Fissur oder Fraktur nach Bagatelltrauma. Zunehmende spindelige Verjüngung des Knochens, Verkürzung, Fehlstellung.
- Klinisch: Antekurvation und Varus, Verkürzung, bei Pseudarthrose oft starke pathologische Beweglichkeit. Sekundärer Pes equinovarus mit Überlastung des seitlichen Fußrandes.
- Röntgen: Kortikalis kegelförmig verdickt auf der Konkavseite der Krümmung. Bei Pseudarthrose sklerotische, sanduhrförmige Tibiaenden, Fibula verschmächtigt. Inaktivitätsosteoporose.

Konservative Therapie

- Bei Crus varum mit starkem Kortikaliskegel und voll erhaltener Kontinuität Unterschenkel-Fuß-Hülsenorthese mit Lot- und Beinlängenausgleich und mit voller Endbelastung. Spontankorrektur möglich. Entwicklung des Kortikaliskegels beobachten.

Operative Therapie

- Tibia-Verlängerungsosteotomie im proximalen Drittel (evtl. in Wachstumsfuge) und Fibulotomie mit Resektion von 2–3 cm nach Ilisarov. Durch die Verlängerung im proximalen gesunden Teil der Tibia werden die Enden der Pseudarthrose ohne Schädigung der Gefäße einander angenähert und komprimiert → Durchbau.
- Postoperativ Unterschenkel-Fußorthese mit voller Endbelastung.
- Plattenosteosynthese unter Achsenkorrektur und Anlagerung von Knochenspänen: Rezidivgefahr!

Prognose

- Bei erhaltener Kontinuität und guter Aufrichtetendenz Spontanheilung möglich.
- Bei Pseudarthrose Heilung nur durch konsequente operative Therapie zu erzielen. Ergebnis besser mit zunehmendem Alter bis Pubertät. Ausgleich der Beinlängendifferenz S. 136f.

Allgemeines

- Ischämische Drucknekrose der Antikusloge infolge posttraumatischem oder postoperativem Ödem und Hämatom. Rasch progredient. Druckerhöhung oft auch in der benachbarten Peroneal- und Postikusloge. Parese des N. peronaeus profundus.

Untersuchungen

- Klinisch: Haut gespannt, später Spannungsblasen, Hautnekrosen. Äußerst schmerzhaft, ebenso Plantarflexion der Großzehe. Später teilweiser oder vollständiger Ausfall der Fußheber. Sensibilität interdigital zwischen der I. und II. Zehe am Fußrücken gestört. Puls der A. dorsalis pedis abgeschwächt. Häufig Fieber, BSR beschleunigt, CPK erhöht (Muskelnekrose). Siehe auch Checkliste Traumatologie.

Differentialdiagnose

- Wundinfekt, Peronaeus (Fibularis-)parese (S. 142).
- Tibialis-*posterior*-Syndrom, z.B. nach distaler Unterschenkelfraktur.

Konservative Therapie

- Aktue Phase: Bei *Verdacht* evtl. Steroide und Diuretika intravenos. *Bei gesicherter Diagnose konservative Therapie streng kontraindiziert.*
- Postoperative Phase: Lagerung, aktive und passive Mobilisation, Spitzfußprophylaxe, Später Fußhebeorthesen.

Operative Therapie

- *Notfall!* Sofort Entlastung der Weichteile durch großzügiges Spalten und Drainage der Muskellogen. Wunde offenlassen. *Später* Abtragen etwaiger nekrotischer Weichteile, Deckung des Hautdefektes mit Verschiebelappen oder Spaltlappen. Wiederherstellung zerstörter Sehnen zwischen intakt gebliebenen Muskelbäuchen und Sehnenstümpfen durch Sehnenplastiken.

Prognose

- Bei sofortigem Eingreifen Restitutio ad integrum. Andernfalls mehr oder weniger starker Ausfall der Fußheber: sekundärer Spitzfuß, Krallenzehen. Sekundäre Korrekturen: Sehnenplastik, Doublearthrodese nach Lambrinudi (S. 342).

Peronäusparese

Allgemeines

- Durch äußeren Druck auf den Peronäus-(Fibularis-)Nerv auf Höhe des Fibulaköpfchens verursachte Lähmung der Peronäusmuskulatur. Ursachen: Lagerung im Bett, auf Schiene oder auch auf Operationstisch, Gipsverbände, Orthesen. Ferner Läsion durch direkte Verletzungen.
- Fallfuß, Hängefuß oder paralytischer Spitzfuß durch Ausfall der Fußheber. Muskelgleichgewicht gestört, daher Fehlstellung in Spitzfuß und Supination durch übermäßigen Zug der Wadenmuskeln. Steppergang. Belastung nur auf dem Ballen. Fersenhochstand, Fersengang nicht mehr möglich. Der Fuß knickt um in Supination auf unebenem Boden, bleibt hängen an Türschwellen, Treppenstufen: funktionelle Beinverlängerung, Stolpergefahr.
- Sensibilitätsausfall an der Außenseite des Unterschenkels bis zum Fußrücken.

Untersuchungen

- Schwäche der Peronäalmuskulatur. Rasche Ermüdung bis zur Lähmung, Wadenatrophie, Sensibilitätsausfall.
- Elektromyographische Untersuchung der Nervenleitgeschwindigkeit zur Lokalisation der Läsion und Beurteilung des Verlaufes.

Differentialdiagnose

- Hemiplegie, Diskopathie, Ischiasläsion (posttraumatisch, postoperativ oder nach intraglutealen Injektionen).
- Neuropathie: Diabetes, Tabes (S. 81), Äthylismus.

Konservative Therapie

- Sofort Druckentlastung!
- Aktive und passive Mobilisation sowie Elektrostimulation der Fußheber. Orthesen zur Stabilisierung und Korrektur der Fußfehlstellung. Absatz nach außen und vorne verbreitern (Flügel-, Thomas-, Keilabsatz S. 188), Fersenkappe seitlich verstärken. Auf der Gegenseite Absatzerhöhung zum Ausgleich der funktionellen Beinverlängerung.

Operative Therapie

- Bei primärer Läsion Nervennaht oder Neurolyse entsprechend dem klinischen und dem EMG-Befund.
- Bei irreversiblen Lähmungen Stabilisierung des Fußes durch Doublearthrodese nach Lambrinudi, S. 342.

Prognose

- Gut bis zur vollständigen Wiederherstellung bei Regenerationsbeginn innerhalb von Tagen. Andernfalls mehr oder weniger ausgeprägte Restparese.

Habituelle Patellaluxation

Allgemeines

- Bei Beugung des Knies entstehende, leicht reponierbare Luxation der Patella meist nach lateral, selten nach medial. Selten initiales, gelegentlich adäquates direktes Trauma.
- Prädisposition durch Dysplasie von Patella und Gleitlager, durch Hochstand und Lateralisation der Patella, Genu valgum et recurvatum, vermehrte Außentorsion des distalen Femurs. Meist doppelseitig. ♀ : ♂ = 2 : 1.
- Sonderform: willkürliche und permanente Luxation.
- Systemerkrankungen: Arthrogryposis multiplex congenita (S. 72), Ehlers-Danlos-Syndrom, Patella-Nagel-Syndrom u. a.

Untersuchungen

- Klinisch: Patella passiv und auch aktiv in der Frontalebene vermehrt verschiebbar nach kranial, medial und vor allem lateral bis zur Luxation. Rezidivierende Ergüsse. Dysplasie der Patella und des lateralen Femurkondylus.
- Röntgen: Knie a.-p. und seitlich in 30°-Flexion: Beurteilung von Patellahochstand und Subluxationsstellung. Patella axial in 60°-Flexion: Hypoplasie des Gleitlagers und der Femurkondylen, Einteilung nach Wiberg.
  Nebenbefunde: Patella bipartita, sekundäre Arthrose.

Konservative Therapie

- Bei Erstluxation Reposition und Ruhigstellung in 10°-Flexion durch Gipshülse oder andere nicht abnehmbare Orthese für 4–6 Wochen. Gleichzeitig isometrisches Quadrizepstraining. Zunehmend aktive Mobilisation. Zur Rezidivprophylaxe Kniebandage mit seitlicher Verstärkung und Patellaöffnung, bei starker Beanspruchung Tape-Verband.

Operative Therapie

- Bei rezidivierenden Luxationen Bandplastik. Nach Verschluß der Tibiaapophyse auch Transposition der Tuberositas tibiae nach medial nach Roux, partiell nach Goldtwaith (S. 318).
- Bei Erstluxationen mit adäquatem Trauma und Gefahr einer habituellen Luxation: primäre Naht von Retinaculum und Kapsel.

Prognose

- Günstig, wenn noch keine sekundäre Arthrose. Je nach Grad der Dysplasie Rezidivgefahr.

Allgemeines

- Lokalisierte aseptische Nekrose von subchondralem Knochen, bis mandelgroß, oft fragmentiert, von vitalem Knorpel überdeckt.
- Ätiologie ungeklärt. Gehäuft bei jugendlichen männlichen Patienten und meist am lateralen Rand des medialen Femurkondylus. Oft beidseitig.
- Verläßt das Dissekat sein Bett, wird es zum freien Gelenkkörper (Gelenkmaus) und kann so äußerst schmerzhafte Blockaden verursachen.

Untersuchungen

- Klinisch: Kniestatus S. 23. Beweglichkeit des Knies nicht eingeschränkt, außer bei Blockierungen. Druckdolenz an der Stelle des Dissekates. Rezidivierende Gelenkergüsse. Gelenkmaus oft tastbar. Atrophie des Vastus medialis.
- Röntgen: *Beide* Knie a.-p. und seitlich, Tunnelaufnahme: Dissekat mit umschriebener sklerotischer Randzone. Freie Gelenkkörper: bei altem Dissekat abgerundet, Mausbett in Spätfällen kaum noch zu erkennen.

Differentialdiagnose

- Meniskusverletzung (S. 147). Scheibenmeniskus bei Beschwerden am lateralen Kondylus, Chondromatose, Synovitis, Chondropathia patellae (S. 150), Tumor.

Konservative Therapie

- Ruhigstellung über Monate führt selten zur Einheilung. Gefahr der Gelenkmausbildung.

Operative Therapie

- Dissekat in situ: Verschraubung (S. 321).
- Gelenkmaus: Entfernen bei klinischen Symptomen, gleichzeitig Becksche Bohrung des Mausbettes. Unmittelbar präoperativ Röntgenkontrolle zur Lokalisation der Gelenkmaus. Dissekate lassen sich transarthroskopisch entfernen und auch verschrauben.

Prognose

- Günstig bei vollständiger Einheilung. Bei Dissekatentfernung Spätarthrose möglich.
- Berufswahl: schwere körperliche Arbeit oder überdurchschnittliche Gehleistung vermeiden.

Morbus Osgood-Schlatter

Allgemeines

- Aseptische Nekrose bzw. Osteochondrose der Apophyse der Tuberositas tibiae.
- Meist bei Knaben zwischen 8 und 15 Jahren, oft beidseitig.
- Tritt bei 10–15 % aller Jugendlichen auf, häufiger bei sportlich Aktiven.
- In der Regel Spontanheilung mit knöchernem „Buckel".

Untersuchungen

- Klinisch: Schmerzen und Schwellung der Tuberositas tibiae.
- Die Beschwerden verstärken sich beim Zug auf das Lig. patellae.
- Röntgen: Knie seitlich: Apophysenkern aufgelockert, fragmentiert, verdichtet. Epiphysenfugen weit offen (Abb. 75).

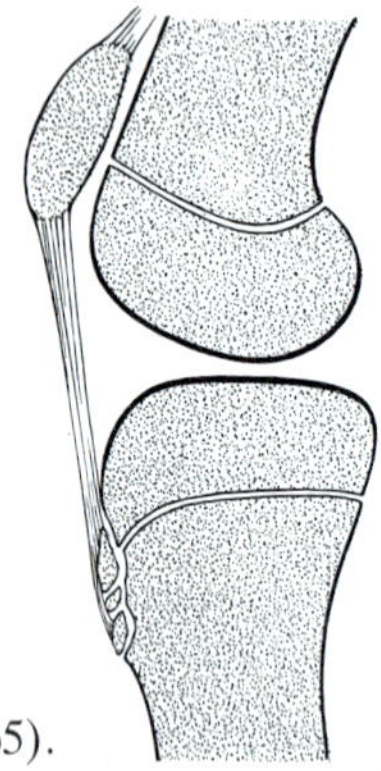

Abb. 75 Nekrose der Tuberositas tibiae bei Morbus Schlatter. Fragmentierter Kern der Tibiaapophyse

Differentialdiagnose

- Bursitis praepatellaris, Exostosenkrankheit (S. 65).

Konservative Therapie

- Im Schmerzschub Gipshülse für Wochen bis einige Monate. Gleichzeitig Quadricepstraining. Elektrotherapie, Ultraschall. Bei genügender Geduld meist Ausheilung, gelegentlich mit übergroßer, störender Tuberositas tibiae.

Operative Therapie

- *Vor* Abschluß des Wachstums kontraindiziert wegen der Gefahr einer Schädigung der Wachstumsfugen.
- *Nach* Abschluß des Wachstums Abtragen einer störenden übergroßen Tuberositas unter Schonung der Insertion des Lig. patellae, das längs gespalten wird.

Allgemeines

- *Primäre* Meniskusläsion s. Checkliste Traumatologie. Diagnostisch ist sie abzugrenzen von der *sekundären* Meniskusdegeneration als Folge einer Gonarthrose. Medialer Meniskus weniger beweglich und daher viel häufiger lädiert als lateraler.
- Anamnese: häufig auch geringfügiges Rotationstrauma: Schwellung, Blockierungen, Streckausfall, Schmerzen über Gelenkspalt.

Untersuchungen

- Klinisch: s. S. 23ff. Gelenkspalt druckdolent im Bereich der Läsion. Rezidivierender Erguß. Atrophie des M. vastus medialis.
- Röntgen: zum Ausschluß von knöchernen Läsionen. Auf der Übersichtsaufnahme negativ außer bei sekundären arthrotischen Veränderungen. Bei Scheibenmeniskus Gelenkspalt verbreitert.
- Arthroskopie zur Diagnose und Therapie (S. 314, S. 317).

Differentialdiagnose

- Osteochondrosis dissecans (S. 145), Bandläsionen, Chondropathia patellae (S. 150), Chondrokalzinose, Gonarthrose (S. 151), Gonitis, Tumor (S. 60ff.).

Konservative Therapie

- Meniskusläsion ohne Blockade und ohne große Beschwerden: Quadrizepsgymnastik, Kniekappe, physikalische Maßnahmen.

Operative Therapie

- Bei rezidivierenden Einklemmungen ist grundsätzlich eine Operation indiziert.
- Meniskusnaht: randständiger Riß im äußeren durchbluteten Drittel des Meniskus.
- Teilmeniskektomie, arthroskopisch (S. 314), evtl. offen: Korbhenkel- oder Lappenriß.
- Meniskektomie arthroskopisch (S. 314) od. offen: vollständiger Querriß oder zusätzliche Zerstörungen.

Prognose

- Totale Meniskektomie führt immer zu Spätgonarthrose, geringere Schädigung nach Teilmeniskektomie. Restitutio ad integrum nur möglich bei Meniskusnaht.

Chronische Knieinstabilität

Allgemeines

- Nach ungenügender Versorgung einer primär nicht oder ungenügend versorgten Bandverletzung des Knies kommt es zu komplexen Bandinstabilitäten, die auch primär nicht verletzte Randstrukturen in Mitleidenschaft ziehen können. Einige Grundtypen s. Abb. 26.
- Durch kräftige Muskulatur ist eine mindestens teilweise Korrektur möglich. Ohne kräftige Muskulatur ist eine Wiederherstellung praktisch ausgeschlossen. Ein starker Genesungswille, verbunden mit Bereitschaft zu selbständigem Muskeltraining, ist Voraussetzung für eine operative Rekonstruktion.

Untersuchungen

- Anamnese: Giving way, Pseudoblockaden, Unfallmechanismus.
- Klinik: s. S. 25, spezifisch zusätzlich Rekurvationstest (hinteres Kreuzband), Lachmanntest (vorderes Kreuzband), Rotationsschublade, Pivot-shift.
- Röntgen: gehaltene Aufnahme a.-p. in 30°-Beugung und seitlich in 90°-Beugung von sekundärer Bedeutung, da nur bedingt reproduzierbar.
- Präoperativ Untersuchung in Narkose und Arthroskopie (S. 314 ff.) zur Standortbestimmung.

Konservative Therapie

- Quadrizepstraining, aktives Stabilisierungstraining, auch als Operations-Vorbereitung.
- Zur Läsion passende Knieorthese zur externen Stabilisierung.

Operative Therapie

- Erfolg beim Quadrizepstraining, keine wesentliche Arthrose, Beruf oder Alltag deutlich beeinträchtigende Instabilität: Kniebandplastik (S. 323).
- Mehr Arthrose als Instabilität: Osteotomie, Arthrodese, bei geeignetem Alter Totalendoprothese (S. 308 ff., 330, 332).

Prognose

- Auch bei gutem Resultat einer Bandplastik ist sportliche Leistung nur noch zeitlich begrenzt oder auf einem bescheideneren Niveau zu erwarten. Leistungsrückgang auch nach Maßgabe der Muskelvernachlässigung.
- Vordere Instabilitäten haben eine wesentlich bessere Prognose als hintere.

Allgemeines

- Ausstülpung der Kniegelenksynovialmembran in die Kniekehle in Form eines haselnuß- bis faustgroßen Tumors mit direkt gestielter Verbindung zum Kniegelenk. Praktisch immer ein Hinweis auf eine Kniebinnenläsion oder eine chronische Polyarthritis. Beschwerden oft minimal, gelegentlich schubweise, bei maximaler Extension am stärksten; Schwellungsgefühl in der Kniekehle.

Untersuchungen

- Klinisch: bei vollständiger Extension tastbare und prallgefüllte, gut begrenzte Zyste. Sie liegt in der Regel an der hinteren Kapsel auf Höhe des Hinterhornes und meist auf der medialen Seite.
- Sonographie.
- Arthroskopie als Ergänzung der Kniebinnenabklärung (S. 314).
- Röntgen: Arthrographie mit Doppelkontrast zur Sicherung der Diagnose und Suche nach einer verursachenden Meniskusläsion.

Differentialdiagnose

- Tumor, Semimembranosuszyste entwickelt aus der Bursa der Semimembranosussehne, Thrombose der V. poplitea, Varixknoten.

Konservative Therapie

- Punktion und Bandage zur *temporären* Entlastung.

Operative Therapie

- Zystenentfernung nur bei Beschwerden (S. 327).
- Zur Rezidivverhinderung gleichzeitig bei Meniskusläsionen Meniskusrevision arthroskopisch (S. 314) oder offen (S. 317), bei chronischer Polyarthritis Synovektomie.

Chondropathia patellae

Allgemeines

- Insuffizienz des Gelenkknorpels im femoropatellaren Gleitlager bei angeborener Dysplasie der Patella, Hoch- oder Tiefstand der Patella. Wiberg-Zeichen III–IV. Inkongruenz zwischen Patella und Femur.
- Gehäuft bei jugendlichen weiblichen Patienten, meist beidseitig.
- Bei forcierter aktiver oder passiver Bewegung Blockierungen der Patella, besonders der Extension unter Belastung aus maximaler Flexion (Aufstehen aus der Hocke). Schmerzen am medialen Rand der Kniescheibe, vor allem beim Abwärtsgehen.

Untersuchungen

- Klinisch: Laterialisierungstendenz bei Genu valgum. Insuffizienz des Vastus medialis. Reibegeräusche und Klopfschmerzen retropatellar, Streckschmerz. Mediale Patellagelenkfläche schmerzhaft.
- Röntgen: Die Chondropathia selbst ist im Röntgenbild nicht darzustellen, dagegen indirekte Zeichen wie Dysplasie, Fehlstellung, Hoch- oder Tiefstand der Patella und sekundäre Veränderungen: Arthrose.
- Arthroskopie (S. 314) Knorpel weich, unregelmäßig begrenzt, ausgefranst.

Differentialdiagnose

- Meniskusläsion S. 147, habituelle Patellaluxation S. 144, Patella bipartita, Osteochondrosis dissecans S. 145.

Konservative Therapie

- Ruhigstellung durch Gipshülse oder Orthese, Quadrizepstraining, Sportabstinenz. Antalgische Elektrotherapie, Tape-Verband, Kniebandage mit Patellaöffnung. Medikamentös: Antiphlogistika. Flache bis negative Schuhabsätze mit Stoßdämpfung (S. 188).

Operative Therapie

- Bei Resistenz auf lege artis durchgeführte konservative Therapie: Spaltung der lateralen Retinacula, Transposition des Lig. patellae nach distal und medial nach Maquet-Roux. V-förmige Längsosteotomie der Patella nach Morscher. Eingriffe am Knorpel (Abrasio, Becksche Bohrung) ergeben keine guten Langzeitergebnisse. Alloplastischer Ersatz und Patellektomie (S. 328) nur bei schwersten Knorpelveränderungen.

Prognose

- Gut bei Spontanverlauf und Schonung.

Allgemeines

- Verschleiß des Kniegelenkes im femorotibialen und femoropatellaren Abschnitt. Oft auf ein Kompartiment begrenzt. Beschwerdebild und Röntgenbefund gehen nicht immer parallel.
- Ursachen: Achsenfehlstellung S. 138, rheumatische Arthritis, Gonitis, posttraumatische oder postoperative Gelenkinkongruenz, Läsion des Binnenapparates S. 23ff., Osteochondrosis dissecans S. 145, Hämophilie, Neuropathie (Charcot-Gelenk) (S. 81).
- Anamnese: Anlaufschmerzen, Nachtschmerz, Gehleistung vermindert. Beschwerden vor allem beim Abwärtsgehen. Bei asymmetrischem Befall Varus- oder Valgusfehlstellung, oft Genu flexum.

Untersuchungen

- Klinisch: oft chronischer Erguß, leichte Überwärmung, Achsenfehlstellung, Quadrizepsatrophie, Flexionskontraktur.
- Röntgen: a.-p. und seitlich in 30°-Flexion, a.-p. unter Belastung im Einbeinstand: Gelenkspalt verschmälert, Tibiaplateau und Eminentiae intercondylicae ausgezogen. Osteophyten an Femur und Tibia und zwischen Patella und Femur.

Konservative Therapie

- Entlastung und trotzdem aktive Bewegung, z.B. Schwimmen, Bergaufgehen. Berufswechsel auf vorwiegend sitzenden Beruf.
- Quadrizepstraining, Wärme, antalgische und resorbierende Elektrotherapie, Gehbad, Schwefelbäder.
- Handstock auf der Gegenseite, weiche Sohlen, niedrige Absätze. Bei Varusgonarthrose Schuhrand nach lateral, bei Valgus nach medial verbreitern. Kniebandage mit freier Patella, Knieführungsorthese bei aktiven jüngeren Patienten.
- Analgetika, Antiphlogistika, intraartikulär Steroide, Knorpelextrakte (umstritten).
- Erhöhter Sitz mit seitlichen Lehnen, Anziehhilfen für Schuhe und Strümpfe.

Operative Therapie

- Korrektur von Achsenfehlstellungen S. 308 und 311, Patellektomie S. 328, schwerer einseitiger Befall unter 60 Jahren: Arthrodese S. 330, Gelenkprothese bei schwerer Deformation, bei rheumatischer Genese, bei doppelseitiger schwerer Invalidisierung und beschränkter Lebenserwartung und Gehleistung (S. 332). Indikation zur Prothese ist am Knie restriktiver zu stellen als an der Hüfte.

Aseptische Knochennekrosen

Allgemeines

- Während des Wachstums entstehende, lokal begrenzte aseptische Knochennekrosen.
- Morbus Köhler I: Nekrose des Os naviculare pedis. Prädilektionsalter 3–8 Jahre, häufiger bei Knaben, bei ⅓ doppelseitig (Abb. 76). Belastungsabhängige Schmerzen am Fußrücken, Schonhinken.
- Morbus Köhler II: Nekrose der Mittelfußköpfchen II, seltener III und IV. Prädilektionsalter 10–18 Jahre, häufiger bei weiblichen Patienten (Abb. 76).

Untersuchungen

- Klinisch: Köhler I: Druckdolenz über Os naviculare, in Eversion schmerzhaft.
  Köhler II: selten Beschwerden im akuten Stadium, häufiger sekundär wegen Arthrose.
- Röntgen: I: Navikulare verschmälert, sklerosiert. II: Metatarsaleköpfchen abgeflacht, verkürzt und verbreitert.

Differentialdiagnose

- Fraktur, Infekt.
- Entwicklungsvariante des Os naviculare.

Konservative Therapie

- Bei Beschwerden Ruhigstellung im Gehgips, später Entlastung durch Einlage, Abrollrampe (S. 188).

Operative Therapie

- Köhler I: nihil.
- Köhler II: Bei sekundärer Arthrose Debasierung (S. 358) und/oder Modellieren des Metatarsaleköpfchens durch Entfernen störender Randzacken.

Akzessorische Fußknochen, Exostosen

Allgemeines

- Skelettvarietäten des Fußes sind sehr häufig. Hier sind nur die häufigsten erwähnt, die klinisch von Bedeutung sind.
- Peripher gelegene akzessorische Knochen oder Exostosen beanspruchen Platz, der im Schuh nicht vorgesehen ist. Daraus können sich Schwielen, Druckstellen und Bursitiden entwickeln.
- Die Kenntnis der akzessorischen Knochen ist wichtig zur *Differentialdiagnose von Frakturen* (Abb. 76).

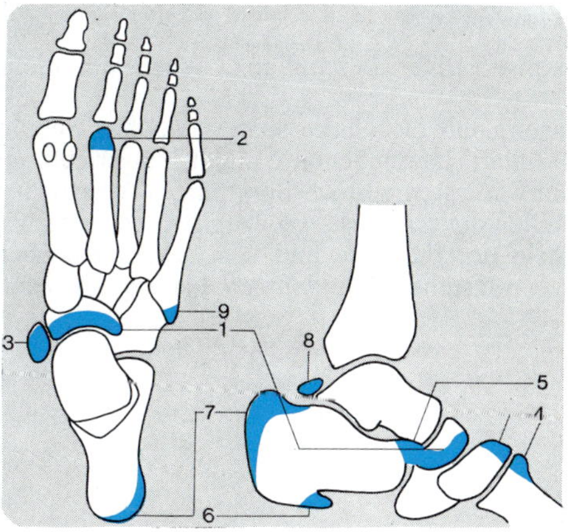

Abb. 76 Aseptische Knochennekrosen und Skelettvarietäten am Fuß: 1 Morbus Köhler I. 2 Morbus Köhler II. 3 Os tibiale externum. 4 Silfverskiöld-Exostose. 5 Coalitio calcaneonavicularis. 6 Fersensporn. 7 Haglund-Exostose. 8 Os trigonum, 9 Os Vesalianum

- Os tibiale externum oder naviculare cornutum: Kahnbein nach medial verlängert, am Scheitel der Längswölbung vorstehend, besonders bei gleichzeitigem Knick-Platt-Fuß.
- Os Vesalianum: akzessorischer Knochen an der Basis Metatarsale V, gelegentlich etwas vorstehend. Differentialdiagnose: Abrißfraktur.
- Os trigonum: erbsengroßer, akzessorischer Knochen im dorsalen Winkel zwischen Talus und Kalkaneus.
- Haglund-Exostose: bis pflaumengroße Formvariante des Fersenbeines an dessen hinterer oberer Kante. Durch Schuhdruck lokale Schwiele und Bursa.
- Silfverskiöld-Exostose: Bis kirschengroßer Höcker am Fußrücken, meist sekundär durch Verwerfung der kleinen Mittelfußknochen beim Einsinken der Längswölbung.

Akzessorische Fußknochen, Exostosen

Konservative Therapie

- Bei Beschwerden orthopädietechnische Maßnahmen am Schuh zur Entlastung von Druckstellen (S. 187f.).
- Os tibiale externum: Stützen der Längswölbung durch Einlage mit Anmodellierung des vorstehenden Navikulare.
- Bei Silfverskiöld-Exostose Polstern der Lasche, Schuhwerk ohne Riemen über der Exostose.
- Haglund-Exostose: Polstern der Fersenkappe.

Operative Therapie

- Bei erfolgloser konservativer Behandlung. Wachstum möglichst abgeschlossen.
- Hautschnitt so legen, daß die Narbe später mit dem Schuhwerk nicht in Konflikt kommt. Durch Schnitte in der Längsrichtung wird die Zirkulation am wenigsten gestört. Sorgfältiges Abschieben der Weichteile, Darstellen der Exostose, großzügiges, eher etwas überdosiertes Abmeißeln der Exostose und Glätten der Knochenränder. Postoperativ entlastende Maßnahmen bis zur vollständigen Heilung.

Instabilität im oberen Sprunggelenk

Allgemeines

- Durch Kapsel- und Bandläsion, seltener durch Gabelsprengung verursachte falsche Beweglichkeit in Supination, seltener in Pronation. Subluxation auch in der Sagittalebene: nach distal, seltener nach dorsal.
- Meist posttraumatisch. Häufig Kombination frischer Risse mit Folgen alter Läsionen. Seltener Instabilität durch entzündliche Prozesse und Osteoarthropathie (S. 81).
- Prädilektion durch Varusstellung der Ferse bei Genu varum, Spitzfuß, Hohlfuß oder Status nach Epiphysenfraktur mit posttraumatischer Varusfehlstellung im obern Sprunggelenk.

Untersuchungen

- Klinisch: frische Ruptur: s. Checkliste Traumatologie.
- Veraltete Ruptur: keine Schwellung, keine oder geringe Druckdolenz. Häufiges Übertreten des Fußes in Supination.
- Vergleichender Status besonders wichtig, da Instabilität oft bilateral.
- Röntgen: Übersichtsaufnahme des oberen Sprunggelenkes bei Verdacht auf knöcherne Läsionen oder sekundäre arthrotische Veränderungen. Gehaltene Aufnahmen a.-p. und seitlich, gegebenenfalls in Lokalanästhesie oder Allgemeinnarkose (s. S. 28).

Konservative Therapie

- Über den Knöchel reichendes Schuhwerk, seitlich verstärkt mit Walkkappe, breite flache Absätze, nach lateral verbreitert, evtl. Schuhrand lateral erhöht. Pronierende Einlage. In schweren Fällen Innenschuh oder Sprunggelenksorthese. Krankengymnastik zur Kräftigung der pronierenden Muskeln.

Operative Therapie

- Frische Ruptur: laterale Bandnaht, s. Checkliste Traumatologie.
- Veraltete Insuffizienz: laterale Bandplastik (S. 337).
- Varusfehlstellung des oberen Sprunggelenkes: supramalleoläre Korrekturosteotomie (S. 348).
- Rekonstruktion nicht indiziert nach infizierter Bandplastik: Arthrodese des oberen Sprunggelenkes (S. 339).

Arthrose der Sprunggelenke

Allgemeines

- Verschleiß der Gelenke wegen Inkongruenz nach Frakturen oder Osteochondrosis dissecans medial oder lateral an der Talusrolle. Auch Destruktion des Gelenkknorpels und der Kapsel durch Entzündung oder Osteoarthropathie (S. 81).
- Beweglichkeit eingeschränkt, Knöchel geschwollen, besonders nach Behandlung. Anlaufschmerzen, dann ab- und später wieder zunehmend. Sekundäre Fehlstellung des Rückfußes. Durch Einsinken der Gelenkflächen Tiefstand der Malleolen: Schuhprobleme.

Untersuchungen

- Klinisch: Konturen verstrichen, Schonhinken. Der Fuß wird nicht oder nur kurz abgerollt. Beweglichkeit eingeschränkt, meist endgradig schmerzhaft. Bänder, Taluskante, Kapsel durckempfindlich.
- Röntgen: Gelenkkongruenz gestört. Gelenkspalt verschmälert, arthrotische Zacken, Talusrolle abgeflacht, unteres Sprunggelenk im vorderen Abschnitt häufiger betroffen mit Beteiligung des Chopart-Gelenkes: arthrotische Zacken am Fußrücken.

Konservative Therapie

- Schonung, Handstock, Bandage, hohes Schuhwerk, Innenschuh oder Unterschenkelorthese. Bei Höhertreten des Talus Ausgleich durch Fersenpolster. Gepufferter Absatz, Abrollrampe (Abb. 77). Absatz- und Sohlenerhöhung von 5–10 mm auf der Gegenseite zum Ausgleich der funktionellen Beinverlängerung.

Operative Therapie

- Arthrodese (S. 339 und S. 342). Die Totalprothese bei chronischer Polyarthritis hat sich nicht bewährt.

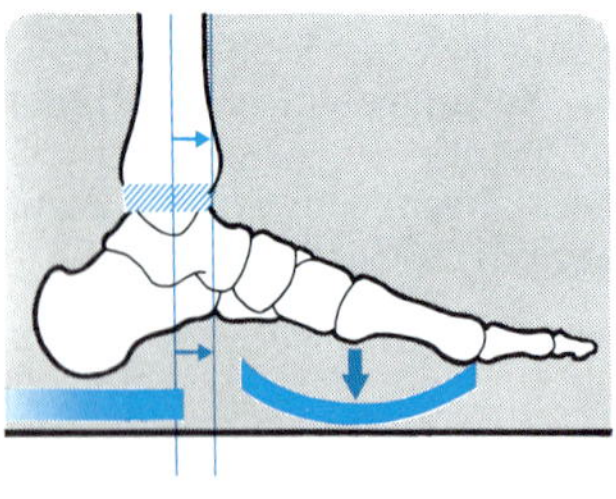

Abb. 77 Operative und konservative Maßnahmen bei Arthrodese des oberen Sprunggelenkes: Einstellung im rechten Winkel unter Berücksichtigung der Außentorsion zwischen Fuß und Knieachse und Verlagerung der Tibia um halbe Schaftbreite nach ventral. Pufferabsatz, Ballenrolle

Folgezustand nach Kalkaneusfraktur

Allgemeines

- Häufige und irreversible Formveränderungen des Kalkaneus nach Trümmerfraktur (Abb. 78).
  1. *Verlust an Höhe* von 1–2 cm. Dies führt zu einer relativen Hackenfußstellung und Überlastung der Mittelfußgelenke am Fußrücken.
  2. *Verlust an Länge,* ausschließlich im Fersenbereich, um 5–10 mm.
  3. *Varusfehlstellung* von 5–10°, nicht korrigierbar, weil der tiefer stehende Malleolus fibularis den Aufprall abgefangen hat.
  4. *Verbreiterung* um 5–10 mm. Dadurch verstreicht die Fersenkontur, Halbschuhe haben keinen genügenden Halt mehr.
  5. Einzelne *vorstehende Fragmente* können druckempfindlich sein und seitlich und plantar die Belastbarkeit einschränken.
  6. Durch Fragmente *Kompression der Sehnenlogen* des M. tibialis post. und der langen Flexoren, des *N. tibialis* und seiner kleinen Äste.
  7. *Unteres Sprunggelenk blockiert,* mit schmerzhaften Wackelbewegungen. Indirekt betroffen auch Kalkaneokuboidgelenk und hinterer Abschnitt des oberen Sprunggelenkes.
  8. Traumatisierung der *Weichteile:* chronisches, venöses und lymphatisches Ödem, erhöhte Gefahr von Druck- und Scheuerstellen.

Untersuchungen

- Beweglichkeit der Fußgelenke, besonders Dorsal-plantar-Flexion und Inversion des Vorfußes.
- Neurologische Untersuchung, Elektromyographie.
- Röntgen: beide Füße im Stehen d.-p. und seitlich, Kalkaneus axial. Bei einseitiger Fraktur Konturen beider Seiten übereinander auf Papier zeichnen zur genauen Bestimmung der Formveränderungen.
- Tomographie seitlich, CT, NMR/MRI: zur präoperativen Diagnostik.

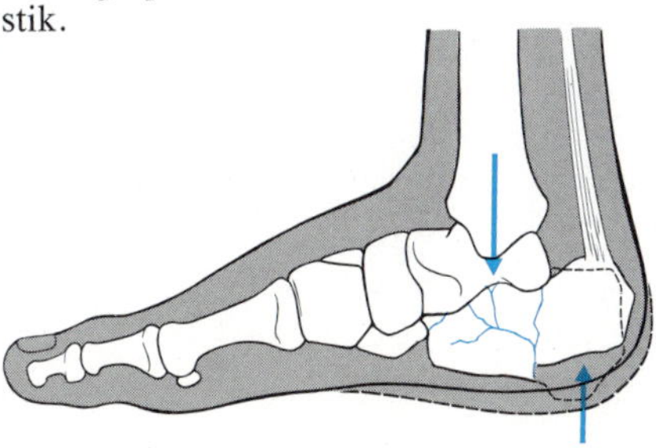

Abb. 78 Folgen der Kalkaneustrümmerfraktur (siehe Text)

Folgezustand nach Kalkaneusfraktur

Konservative Therapie

- Einlage nach Fußbettung, gepolstert zur axialen Stoßdämpfung, Fersenpolster zum Ausgleich des Höhenverlustes. Keine Stellungskorrektur!
- Schuhwerk: Pufferabsatz, Abrollrampe, Fersenkappe hinten gepolstert, seitlich ausgeweitet. Bei schwerer Deformität hohe orthopädische Maßschuhe (S. 190).

Operative Therapie

- Bei schmerzhafter Kontraktur Doublearthrodese S. 342.
- Abtragen von vorstehenden Fragmenten, Dekompression der Sehnen- und Nervenlogen. Inzisionen nie von plantar her!

Prognose

- Restitutio ad integrum nicht möglich, Belastbarkeit dauernd vermindert. Trotzdem weitgehende Beschwerdefreiheit erreichbar, oft erst nach Jahren.

Fersensporn

Allgemeines

- Belastungsabhängige punktförmige Schmerzen am Ansatz der Plantaraponeurose, oft mit Bildung eines 1–5 mm langen Knochenspornes. Die Beschwerden sind aber nicht proportional zur Größe dieses Spornes.
- Analoge Veränderungen finden sich seltener am Ansatz der Achillessehne: hinterer Fersensporn.
- Die Beschwerden entstehen oft spontan, oft nach chronischer Überlastung, selten nach Trauma. Häufig am Anfang einer generalisierten rheumatischen Erkrankung (Spondylitis ankylopoetica S. 55).

Untersuchungen

- Klinisch: umschriebene Druckempfindlichkeit über dem Ansatz der Aponeurose.
- Röntgen: Kalkaneus seitlich: Knochensporn von 1–7 mm Länge in Richtung der Aponeurose.

Differentialdiagnose

- Beginnende Spondylarthritis ankylopoetica.
- Ermüdungsfraktur des Kalkaneus, Kalkaneuszyste, Coalitio talonavicularis, Fasciitis plantaris (Morbus Ledderhose).
- Tarsaltunnelsyndrom, Kompression des R. plantaris.

Konservative Therapie

- Die nie kreisrunde, eher tropfenförmige druckempfindliche Stelle ist mit Fettstift zu markieren, damit eine Einlage genau an dieser Stelle den Fersensporn mit einer Delle entlasten kann. Zusätzliche Entlastung durch Stütze der Längswölbung, die jedoch nicht zu hoch sein darf. Die Versorgung ist technisch sehr anspruchsvoll. Zusätzliche Dämpfung der axialen Stöße durch Pufferabsatz (Abb. 104, S. 188).
- Hinterer Fersensporn: Fersenkappe mit Entlasten der Kalkaneusapophyse.
- Infiltration von Lokalanästhetikum und/oder Steroiden loco dolenti von lateral her.

Operative Therapie

- Niemals von plantar, sondern von medial her Ablösen der Plantaraponeurose ohne Resektion des Spornes. Sehr selten indiziert. Gefahr von Rezidiven und sekundären Narbenbeschwerden.

Klumpfuß

Allgemeines

- Synonym: Pes equinovarus adductus.
- Der Klumpfuß setzt sich aus 5 Komponenten zusammen: Spitzfuß, Varus des Rückfußes, Supination und Adduktion des Vorfußes, Wadenatrophie, oft Innentorsion der Tibia.
- Häufigste Form: *angeboren* bei 1‰ der Neugeborenen. ♂ : ♀ = 2 : 1. Bei einseitiger Heredität in 3 %, bei doppelter in 25 % der Nachkommen.
- Ein- und doppelseitig. In 10 % der Fälle weitere angeborene Fehlbildungen (z. B. Hüftdysplasie) (S. 119).
- *Erworbener* Klumpfuß: neuropathisch: Poliomyelitis, zerebrale Parese, Myelomeningozele. Artikulär: Arthromyogryposis, teratologischer Klumpfuß nach ossären und muskulären Defektmißbildungen, z. B. Tibiaaplasie. Posttraumatisch, durch direktes Trauma oder indirekt durch Peroneuslähmung (S. 142).

Untersuchungen

- Klinisch: Rückfuß kontrakt in Spitzfuß bis 90° und Varus bis 60°. Inversion und Adduktion des Vorfußes (Abb. 32, 79, 80). In schweren Fällen Fußsohle nach innen und oben gekippt. Unbehandelt steht der Patient auf dem äußeren Fußrand und dem Fußrükken, die Füße rechtwinklig nach innen gedreht. Stellungskorrektur passiv ohne Kraftaufwendung möglich: leichter Fall. Korrektur nicht oder nicht vollständig möglich: rebellischer Klumpfuß.
- Röntgen: Achsenwinkel zwischen Talus und Kalkaneus im seitlichen und a.-p. Röntgenbild von 30–40° auf 0–20° verkleinert.

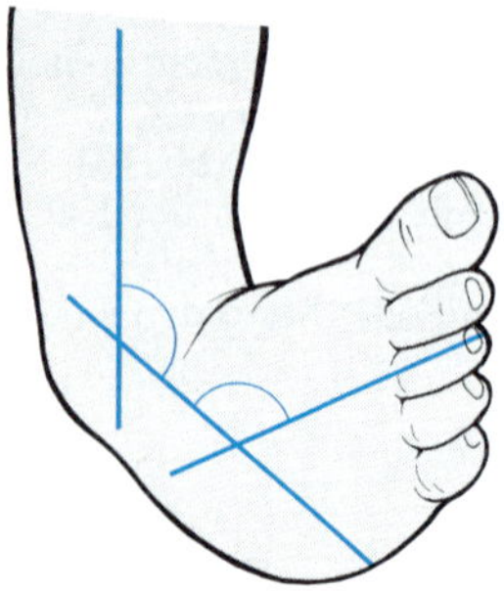

Abb. 79 Angeborener Säuglingsklumpfuß. Fehlstellung in Spitzfuß, Varusstellung der Ferse und Adduktion des Vorfußes

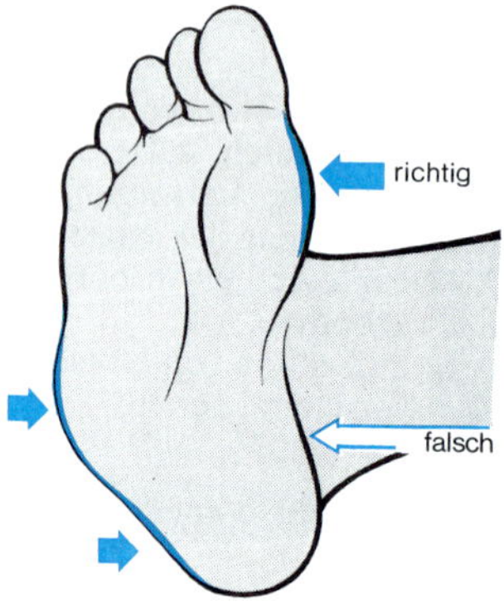

Abb. 80 Angriffspunkte zur Redression des Säuglingsklumpfußes nach Boesch

- Beim angeborenen Klumpfuß Suche nach weiteren Entwicklungsstörungen: lumbosakral und an den Hüften.
- Fotodokumentation, Fußabdruck (Abb. 32).

Konservative Therapie

- Angeborener Klumpfuß: ab sofort schonende passive Redression mehrmals täglich. Ab 10. Tag sukzessive Stellungskorrektur durch Oberschenkelgipse, die alle 1–2 Wochen zu wechseln sind (Abb. 81). Alternative: dynamische Redressionsschiene (Abb. 82). Reihenfolge der Korrektur: Adduktion des Vorfußes, dann Rück-

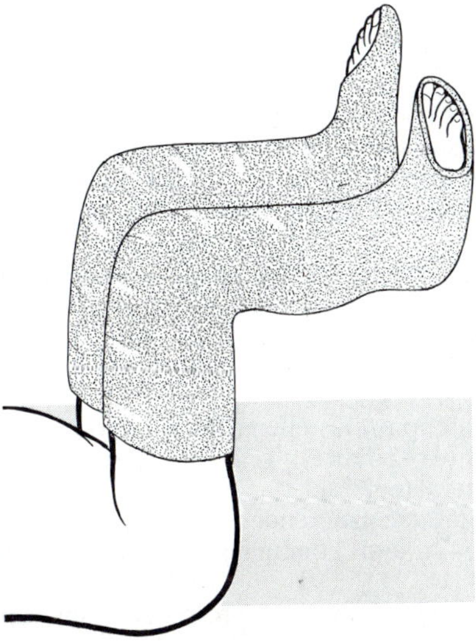

Abb. 81 Redressionsgipse in maximaler Korrekturstellung des Fußes und rechtswinklig gebeugtem Knie

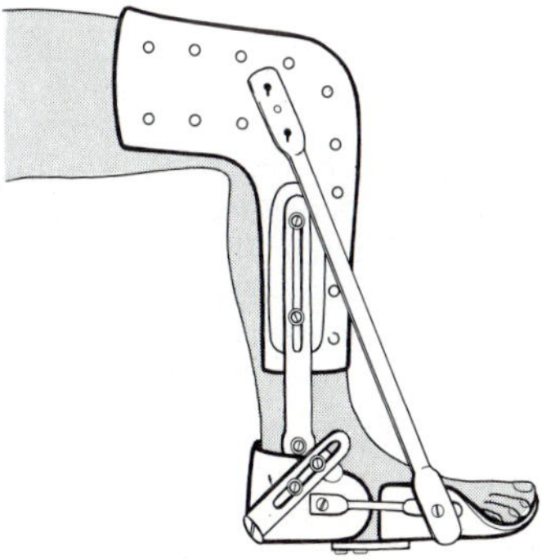

Abb. 82 Dynamische Redressionsschiene für Säuglinge. Individuell einstellbare Korrektur von Spitzfuß, Rückfußvarus und Pes adductus

fußvarus und zuletzt Spitzfuß. Vollständige Korrektur des Spitzfußes besser operativ wegen Gefahr der Talusschädigung mit Bildung eines Schaukelfußes. Nach Stellungskorrektur Rezidivgefahr bis zum Abschluß des Wachstums. Zur Rezidivprophylaxe Orthesenversorgung mit Dreilappeneinlagen gegen Vorfußadduktion und Varusfehlstellung, Unterschenkelorthese gegen Spitzfuß. Nachtschienen im Säuglings- und Kleinkindesalter. Orthopädische Maßschuhe erst nach Abschluß des Wachstums bei erheblicher, operativ nicht korrigierbarer Restdeformität.
- Erworbener Klumpfuß: Konservative Korrekturmöglichkeiten stark eingeschränkt. Bei gestörter Sensibilität Gefahr von (schlecht heilenden) Druckstellen!

Operative Therapie

- Korrektur des Restspitzfußes ab 4. Monat: Achillessehnenverlängerung und hintere Kapsulotomie (S. 345), evtl. mit Medial release. Wichtig: Vollständige Reposition nach offener Beseitigung der Weichteilhindernisse: Gelenkkapseln, Bänder durchtrennen, Sehnen verlängern.
- Bei ungenügend korrigierbarer Vorfußadduktion und Supination (2–8 Jahre): posteromediales Release nach Turco (Kapselspaltung, Sehnenverlängerung) (S. 347).
- Vorfußadduktion mit 4–12 Jahren: Kuboidotomie mit lateraler Keilentnahme.
- Supinations- und Adduktionsfehlstellung beim angeborenen und erworbenen Klumpfuß (4–12 Jahre): Teilverlagerung der Tibialis-anterior-Sehne nach lateral (S. 352).
- Nach Wachstumsabschluß persistierende Fehlstellung im Rückfuß: Doublearthrodese (S. 342), evtl. kombiniert mit erneuter Achillessehnenverlängerung
- Zusatzeingriff bei Fehlstellung wegen verkürzter Plantaraponeurose: Durchtrennung nach Steindler (S. 351).

Prognose

- Gut, wenn nach Abschluß des Wachstums die Winkelstellung zwischen Talus und Kalkaneus in beiden Ebenen im Bereich der Norm liegt und der Fuß sich aktiv kräftig pronieren läßt.
- Nach Korrektur funktionell leistungsfähige Füße, jedoch verkürzt und plump. Eine gewisse Wadenatrophie bleibt bestehen. Diese ist besonders auffällig bei Einseitigkeit.
- Berufswahl: vorwiegend sitzende Tätigkeit.

Sichelfuß

Allgemeines

- Synonyme: Pes adductus, Pes metatarsus varus, angeborener Metatarsus varus.
- Vorfuß in Adduktionsfehlstellung, die sich an den einzelnen Strahlen von lateral nach medial hin verstärkt. Längswölbung abgeflacht. Im Gegensatz zum angeborenen Klumpfuß steht der Rückfuß in Mittelstellung oder in ausgeprägtem *Valgus*. Fußrücken im Bereich der Metarsalgelenke überhöht.
- Ätiologie unklar. Heredität nicht nachgewiesen. Platzmangel, Fehlhaltung im Uterus? Bauchlagerung des Säuglings?

Untersuchungen

- Klinisch: Rückfuß in Mittelstellung oder Valgus, Vorfuß in Adduktionsfehlstellung, ohne oder nur mit leichter Inversion. Vorspringen der Basis von Metatarsale V.
- Röntgen: Fuß d.-p. und seitlich. Der Medialknick ist am stärksten am 1., am geringsten am 5. Strahl. Die Festehlstellung liegt entweder im Cuneiforme-Metatarsalgelenk oder an der Basis der Metatarsalia.
- Neurologische Untersuchung: Reflexe, zerebrale Bewegungsstörung? (S. 76).

Differentialdiagnose

- Anbehandelter Klumpfuß, funktioneller Metatarsus varus bei Coxa valga et antetorta.

Konservative Therapie

- Leichte Fälle korrigieren sich von selbst. Bauchlage vermeiden. Zusätzlich manuelle Redression.
- In schweren Fällen korrigierende Gipse analog zur Klumpfußbehandlung beim Säugling. Zu starke Korrektur kann zu Knick-Plattfuß führen.
- Nach Abschluß der Redressionsbehandlung im Gehalter 3-Lappeneinlagen, Anti-Varus-Schuhe, Nachtschienen.

Operative Therapie

- Mediale Kapsulotomie aller tarsometatarsalen Gelenke von 2 Längsschnitten aus. Verlängerung der Sehne des M. abductor hallucis. Basisosteotomie der Metatarsalia ab dem 3. Lebensjahr.

Knick-Platt-Fuß

Allgemeines

- Synonyme: Pes planovalgus, Talus verticalis
- Bei Belastung knickt die Ferse in eine Valgusstellung von über 20° ab, die Längswölbung des Fußes ist mehr oder weniger stark abgeflacht, und der Vorfuß weicht ab in Abduktion. „Der Patient steht neben seinen Füßen“.
- Ein schlaffer Knick-Platt-Fuß ist physiologisch beim Säugling und Kleinkind. Mit dem Wachstum in der Regel spontanes Aufrichten der Ferse in die spätere physiologische Valgusstellung von 0–10° und Entwicklung der Längswölbung.
- Überwiegt die eine oder andere Komponente, liegt ein Knickfuß oder Plattfuß allein vor.
- Kontrakter Plattfuß: Skelettfehlstellung mit Talus verticalis.

Untersuchungen

- Klinisch: Differenzierung zwischen schlaffem und kontraktem Knick-Platt-Fuß. Der schlaffe Knick-Platt-Fuß korrigiert sich aktiv im Zehenstand, nicht jedoch der kontrakte. Sohlenbeschwielung im Bereich der Längswölbung verbreitert. Entsprechend verbreiterter Fußabdruck und vermehrte Schuhabnützung auf der Innenseite (S. 27).
- Neurologische Untersuchung: Schlaffe oder spastische Lähmung.
- Röntgen: Fuß dorsoplantar und seitlich im Stehen: Längsachse zwischen Talus und Kalkaneus in beiden Ebenen 40° und mehr. „Talus verticalis“. Talus über dem Kalkaneus nach medial abgerutscht und tiefer stehend. Abduktion des Vorfußes. Angeborene Fehlbildungen der Fußwurzel: Coalitio calcaneonavicularis, posttraumatische Fehlstellung, destruierende Prozesse.
- Knieachsen: durch Genu valgum Überlastung des Fußes medial, durch Genu varum kompensatorische Knickfußstellung.
- Statische Insuffizienz bei Übergewicht, schlecht trainierter Muskulatur.

Differentialdiagnose

- Entzündungen (chronische Polyarthritis, S. 52), Neuropathie, Osteoarthropathie (S. 81).
- Posttraumatische Zustände.

Konservative Therapie

- Nur in schweren Fällen fersenumfassende Einlage mit Supination.
- Schlaffer kindlicher Knick-Platt-Fuß: Fußgymnastik, viel Bewegung. Wachstumskontrolle, auch zur Überprüfung der Ätiologie.
- Kontrakturen: Ruhigstellung mit Unterschenkelgehgipsen, möglichst in Korrekturstellung. Nach Korrektur Orthese zum Halten des Korrekturergebnisses. Cave Druckstellen bei spastischen Lähmungen und bei gestörter Sensibilität!
- Gutes Schuhwerk mit flachem, nach medial und distal verbreitertem Absatz und starker Fersenkappe. Hohes Schuhwerk (Stiefel) besser als Halbschuhe.

Operative Therapie

- Schlaffer, schwerer Knick-Senk-Fuß beim 7- bis 12jährigen: Navikulareumschlingung.
- Talus verticalis: Achillessehnenverlängerung und hintere Kapsulotomie, offene Reposition von Talus und Navikulare im Kindergarten- und ersten Schulalter.
- Kontrakter Knick-Platt-Fuß nach Abschluß des Wachstums: Doublearthrodese in Korrekturstellung (S. 342).

Prognose

- Schlaffe Form: günstig, solange muskulär gut kompensiert.
- Kontrakte Form: mögliche Präarthrose.

Hohlfuß

Allgemeines

- Synonyme: Pes cavus, Pes excavatus.
- Längswölbung verstärkt, verkürzt, aktiv und passiv nicht korrigierbar.
- Querwölbung verbreitert, meist abgeflacht, tiefer stehend als der Rückfuß, Inflexion des 1. Strahles: Ballenhohlfuß.
- Fußbeschwielung reduziert auf Ferse und Ballen mit Überlastung des Vorfußes (Abb. 32), besonders des Großzehenballens.
- Spitzfuß- und Varustendenz des Rückfußes: Tendenz zum Umkippen nach außen, gelegentlich auch nach innen.
- Kontrakte Krallenzehen mit Klavi über den Mittelgelenken.
- Der Hohlfuß gilt allgemein als Ausdruck eines gestörten Muskelgleichgewichtes. Er entwickelt sich erst in der zweiten Hälfte des Wachstums oder später, oft als Folge von Lähmungen oder Muskelkrankheiten: Poliomyelitis, Friedreichsche Krankheit, Syringomyelie, zerebrale Bewegungsstörung, Myopathie. Selten erworbene Formen: nach Sudeckscher Dystrophie, Verbrennungen, Trauma.

Untersuchungen

- Klinisch: Längswölbung im Stehen auch auf den lateralen Fußrand ausgedehnt. Dorsalflexion und Pronation des Rückfußes eingeschränkt. Sprengung erhöht, Ballen verbreitert, übermäßig beschwielt. Krallenzehen.
- Vermehrter Schuhverschleiß am Ballen und am äußeren Schuhrand.
- Neurologische Untersuchung: Achillessehnenreflexe, Wadenatrophie, Ataxie.
- Röntgen: Winkel zwischen Ferse und Unterlage im seitlichen Bild steiler als 30°. Sekundäre arthrotische Veränderungen der kleinen Fußgelenke.
  Becken a.-p.: zur Abklärung einer Spina bifida.

Konservative Therapie

- Leichte Fälle: Stufeneinlage zur Entlastung des Ballens (Abb. 83). Cave: Eine zu starke retrokapitale Abstützung drückt die Krallenzehen an die Vorderkappe und führt vermehrt zu Druckstellen.
- Absatzhöhe der Sprengung des Fußes anpassen, nach außen verbreitern und puffern, Ballenrolle.
- In Serienschuhen meist zuwenig Platz für Fußrücken und Vorfuß. Daher in Erwachsenenalter meist orthopädische Maßschuhe indiziert.

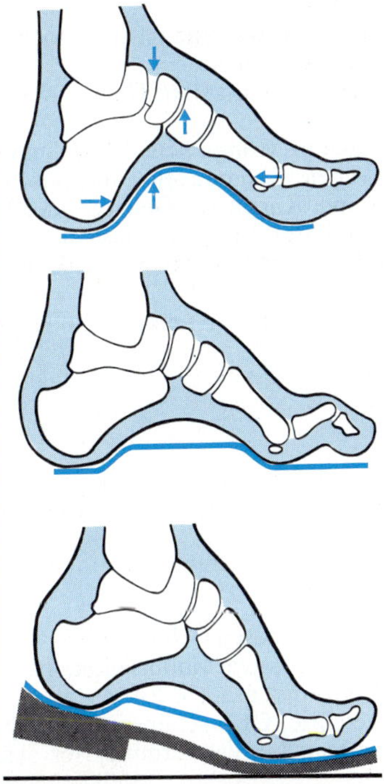

Abb. 83 Hohlfuß:
1 Die vollständige Stützung der Längswölbung durch eine Einlage verstärkt den Hohlfuß und ist daher kontraindiziert.
2 Die stufenförmige Bettung treibt den Hohlfuß wie ein Keil auseinander.
3 Mit der stufenförmigen Bettung wird die Ferse bei der Abwicklung in der Schuhkappe gehalten

Operative Therapie

- Durchtrennung der Plantaraponeurose nach Steindler (S. 351) vermag die Längswölbung abzuflachen, verstärkt jedoch die Krallenzehen durch die relative Verkürzung der Beugesehnen.
- Osteotomie des Kalkaneus nach Dwyer (S. 350) ergibt gute Korrekturmöglichkeiten ohne Schädigung der Gelenke. Evtl. Kombination mit Steindler.
- Keilosteotomie des Mittelfußes nach Abschluß des Wachstums: Gefahr sekundärer Arthrosen. Besser: Doublearthrodese mit dorsalem Keil im Chopart-Gelenk (S. 342).
- Basisosteotomie Metatarsale I bei Inflexion des 1. Strahles (S. 354).
- Zehenkorrekturen s. S. 358 und S. 361.

Spitzfuß

Allgemeines

- Synonyme: Pes equinus, Hängefuß.
- Fixierte Plantarflexion des Fußes. Aktive und passive Dorsalextension über die Neutralstellung nicht möglich.
- Nur passive, jedoch nicht aktive Dorsalflexion: Hängefuß bei Lähmungen der Fußheber.
- Spitzfuß selten angeboren, außer als Komponente des Klumpfußes. Häufig jedoch nach spastischen Lähmungen, angeboren oder erworben. Posttraumatisch durch Knochen-, Gelenk- oder Weichteilverletzungen. Nach protrahierter Immobilisation durch Lagerung oder Gipsverband in Spitzfußstellung. Nach Schonhaltung bei Entzündung, Sudeckscher Dystrophie.
- Auch ein geringer Spitzfuß verursacht eine funktionelle Überlänge des Beines.

Untersuchungen

- Klinisch: s. S. 26f. Bei Kontraktur der Wadenmuskeln Dorsalflexion stärker bei gebeugtem als bei gestrecktem Knie (Abb. 84).

Konservative Therapie

- Hängefuß: Dynamische Fußheberorthesen (Abb. 85)
- Kontrakter Spitzfuß: aktive und passive Mobilisation, bei spastischen Lähmungen nach Bobath, Vojta u. a. (S. 76).
- Redressierende Unterschenkelgipse, Quengelgipse. Cave: Spastizität kann sich verstärken, Druckstellen bei verminderter Sensibilität.
- Bei unvollständiger Korrektur Ausgleich durch Absatzerhöhung beiderseits zur Kompensation des Spitzfußes. Ausnahme: Spitzfuß mit gleichseitiger Beinverkürzung. Absatz nach außen verbreitern. Fußheberorthese, angepaßt in maximaler Dorsalextension bei gestrecktem Knie (Abb. 84).
- Alternative: Funktionelle Elektrostimulation (FES) bei zerebralen Läsionen, z. B. Hemiplegie. Ein tragbares Stimulationsgerät wird durch Fersenschalter bei Fersenauftritt gesteuert und stimuliert mit zeitlicher Verzögerung die Peroneusmuskulatur (Fußheber) über Hautelektroden. Besser geeignet als Therapiegerät als zur Dauerversorgung.

Operative Therapie

- Achillessehnenverlängerung (S. 345) oder selektive Rezession des Gastroknemius, Cave: Überkorrektur in Hackenfuß bei spastischen Lähmungen. Ein leichter Spitzfuß ist notwendig zur Stabilisierung des Knies bei Quadrizepsschwäche.
- Doublearthrodese nach Lambrinudi (S. 342) bei anderweitig nicht korrigierbarem Spitzfuß oder schmerzhaften Arthrosen.
- Bei kontraktem Spitzfuß über 60° zusätzlich Achillessehnenverlängerung, evtl. vollständige Resektion des Talus und tibiokalkaneare Arthrodese.

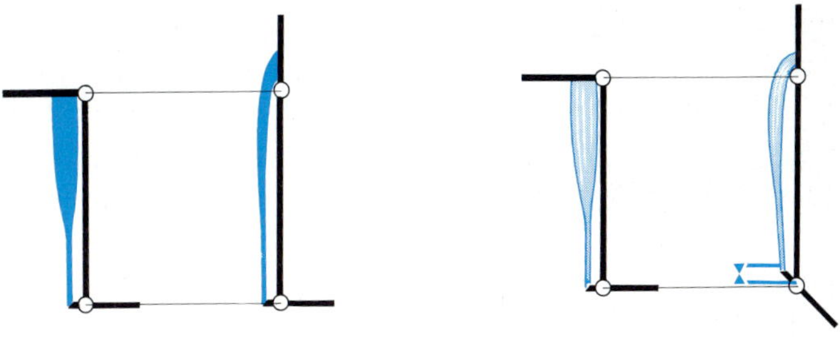

Abb. 84 Unterschiedliche Spannung der Gastroknemien bei gebeugtem und gestrecktem Knie. Beim Gesunden wird bei gestrecktem Knie die Dorsalflexion des Fußes nur wenig eingeschränkt (oben). Eine Kontraktur dieser Muskeln hat bei gestrecktem Knie eine Spitzfußstellung zur Folge (unten)

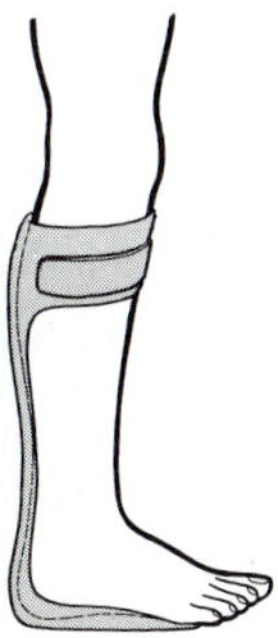

Abb. 85 Fußheberorthese bei schlaffem Spitzfuß. Gefahr der Drucklähmung auf den N. peronaeus bei ungenügender Anpassung. Bei kontraktem Spitzfuß hebelt sich die Ferse aus der Orthese: Scheuerstelle!

Spreizfuß

Allgemeines

- Synonym: Pes transversus planus.
- Querwölbung abgeflacht oder durchgedrückt, Ballen verbreitert. Überlastung mit übermäßiger Beschwielung der Mittelfußköpfchen II–IV, relative Minderbelastung I und V.
- Sekundäre Zehendeformitäten: Hallux valgus, Krallen- und Hammerzehen (S. 173).
- Muskuläre und ligamentäre Insuffizienz, chronische Überlastung durch Deformität im Rückfuß: Hohlfuß, Spitzfuß, Knick-Platt-Fuß.
- Familiäre Disposition, gefördert durch hohe Absätze. Frauen in Menopause besonders gefährdet.
- Schwere Formen bei neurologischen Störungen und chronischer Polyarthritis (S. 52).

Untersuchungen

- Klinisch: Querwölbung unbelastet bereits völlig abgeflacht oder durchgedrückt, passiv meist nicht vollständig redressierbar, übermäßige, oft schmerzhafte Schwielen unter den Köpfchen Metatarsale II–IV.
- Röntgen: Vorfuß dorsoplantar, schräg und axial: Abstände zwischen den Metatarsalia vergrößert. Sesambeine nach lateral subluxiert. Zehendeformitäten mit frühzeitiger Arthrose besonders im Großzehengrundgelenk.

Konservative Therapie

- Wiederherstellung der Querwölbung durch aktive Bewegung, unterstützt durch retrokapitale Entlastung. Herzförmige Pelotte für Metatarsale II–IV, quere Pelotte zur Entlastung aller Köpfchen, zu kombinieren mit Ballen- oder Schmetterlingsrolle (S. 188f.).
- Kontrakter Spreizfuß: Einlage mit Fußbettung ohne Korrektur, z. B. bei chronischer Polyarthritis.

Operative Therapie

- Schlaffer Spreizfuß: subkapitale Osteotomie Metatarsale II–IV nach Helal (S. 362).
- Kontrakter Spreizfuß: Alignement der Metatarsaleköpfchen und Debasierung der Zehen nach Clayton bei schweren rheumatischen Deformitäten. Entspricht funktionell einer Vorfußamputation.
  Cave: Die Exzision plantarer Schwielen führt zu schmerzhaften Narben in der Belastungszone.
- Korrektur der Zehendeformitäten S. 354ff.

Allgemeines

- Achsenfehlstellung der Großzehe in Valgusstellung über 10° durch Störung des muskulären Gleichgewichtes durch Verbreitung der Querwölbung beim Spreizfuß, zu enges Schuhwerk oder Zerstörung des Grundgelenkes durch Entzündung (Polyarthritis), seltener paralytisch oder posttraumatisch (Abb. 86).

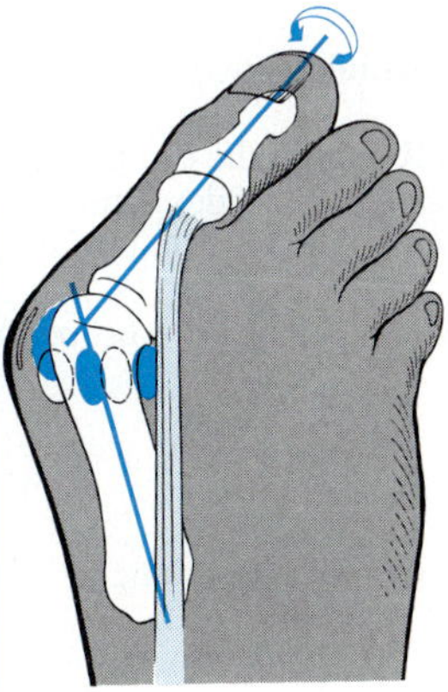

Abb. 86 Hallux valgus mit sekundärer Fehlstellung der benachbarten Zehen. Luxation der Sesambeine. Gestörtes Muskelgleichgewicht. Rotation des Hallux in Pronation

- Meist beidseitig, häufiger bei Frauen nach der Menopause, selten bei Kindern.
- Einschränkung der Beweglichkeit im Großzehengelenk. Medialer Osteophyt („Exostose"), darüber Bursa und Schwiele, oft mit chronischer Entzündung.
- Sekundäre Valgus- oder Hammerstellung der Zehen II–IV. In schweren Fällen schiebt sich die Großzehe unter, selten über die Nachbarn.
- Subjektive Beschwerden nicht proportional zum Valgus.
- Gegenstück: Metatarsus quintus varus: pied triangulaire.

Untersuchungen

- Abklären des Grundleidens, Beweglichkeit der Fuß- und Zehengelenke. Untersuchung der Beschwielung.
- Röntgen: Vorfuß dorsoplantar unter Belastung: Achsenabweichung im Grundgelenk mit Subluxation. Arthrotische Veränderungen, zuerst im lateralen Abschnitt des Grundgelenkes. Subluxation der Sesambeine nach lateral. Exostose nach medial. Zusätzliche Valgität oft auch im Endgelenk.

Hallux valgus

Differentialdiagnose

- Beweglichkeit im Großzehengrundgelenk schmerzhaft und stark eingeschränkt: Hallux rigidus bei Arthrose, Gicht oder nach Trauma, nach Osteonekrose Kopf Met. I.

Konservative Therapie

- Retrokapitale Entlastung und Spreizfußbandage vermögen die Fehlstellung zu verringern (S. 187f.).
- Tragen von Schuhwerk mit genügend Raum für die Großzehe.
- Entlasten der Exostose durch lokale Erweiterung des Schuhs.
- Ballenrolle mit Versteifung der ganzen Sohle zur Ruhigstellung der Gelenke beim Abrollen (S. 188f.).
- Korrigierende Nachtschiene erfolglos, außer zur postoperativen Ruhigstellung.

Operative Therapie

- Kontraindiziert bei gestörter arterieller Durchblutung oder ausschließlich aus kosmetischen Gründen.
- Isolierte Entfernung der Exostose oder der Bursa führt mit Sicherheit zum Rezidiv.
- Korrektur der Fehlstellung und des Metatarsus I varus ohne Arthrose des Grundgelenkes: subkapitale Osteotomie nach Hohmann oder Kramer.
- Geringgradige Deformität ohne Arthrose im Grundgelenk: Operation nach McBride (S. 356).
- Valgus mit Exostose und Arthrose: Debasierung nach Keller-Brandes (S. 358).
- Hallux rigidus, Fehlstellungen nach Debasierungen: Arthrodese des Grundgelenkes (S. 363).

Allgemeines

- Kontrakte, aktiv und passiv nicht vollständig korrigierbare Kontraktur der Zehen II–V in Extension des Grundgelenkes und kompensatorischer Flexion von Mittel- und Endgelenk (Krallenzehe). Bei der eigentlichen Hammerzehe besteht ausschließlich eine Flexionskontraktur im Endgelenk. In der Praxis werden beide Formen oft als Hammerzehe bezeichnet (Abb. 87).

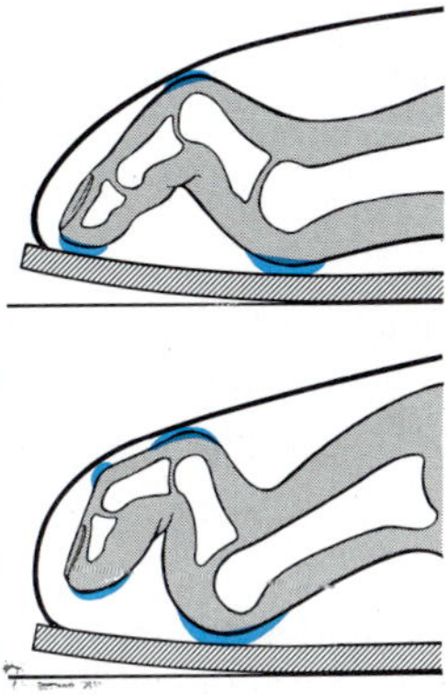

Abb. 87 Oben: Hammerzehe, unten: Krallenzehe. Die Zehe kann nur funktionieren, wenn sie mit dem Boden Kontakt hat

- Die Deformität ist, wie der Hallux valgus, eine Folge von Fußdeformitäten mit Störung des Gleichgewichtes des Muskeln.
- Ein weiterer Faktor ist das dauernde Tragen zu enger Strümpfe und Schuhe, besonders mit zu hohen Absätzen ohne horizontale Einbettung der Ferse (Rutschbahn) und flexibler Sohle.
- Entzündliche und destruktive Erkrankungen der Zehengelenke: chronische Polyarthritis (S. 52).
- Sekundäre Veränderungen: Schrumpfung der Gelenkkapsel und Sehnen, Beschwielung und chronische Entzündung der Haut durch äußeren Druck: Mittel- und Endgelenke bei Krallenzehe, Zehenkuppe bei Hammerzehen.
- In Extremfällen Luxation im Grundgelenk: Bajonettstellung.
- Die Zehen deformieren sich gegenseitig: Hallux valgus führt zu Valgusstellung II und III oder Superposition über die Großzehe, Varusfehlstellung V und IV bei Spreizfuß. Kombination Hallux valgus und Metatarsus varus: Dreiecksfuß (Pied triangulaire).

Hammerzehen

Untersuchungen

- Womöglich Grundleiden abklären und behandeln. Passives Aufrichten einer abgeflachten Querwölbung bei Spreizfuß führt oft bereits zu einer Korrektur der Zehenfehlstellung. Prüfung der Zehengelenke auf Beweglichkeit und Schmerzen. Übermäßige Beschwielung bei Druckstellen, verminderte Beschwielung an den Zehenkuppen, wenn durch die Fehlstellung diese den Boden nicht mehr berühren.
- Schuhwerk: Absatzhöhe, genügend Platz für Zehen, steife Sohle mit Abrollpunkt hinter dem Metatarsaleköpfchen (S. 188).
- Röntgen: Vorfuß dorsoplantar und schräg: Entzündliche und arthrotische Veränderungen der Gelenke, deformiertes Metatarsaleköpfchen nach Morbus Köhler II (S. 152).

Differentialdiagnose

- Auch bei Hammerzehen können die Beschwerden verursacht sein durch gestörte arterielle Durchblutung, neurologische Erkrankung (Osteoarthropathie) oder posttraumatisch.

Konservative Therapie

- Bei passiv korrigierbarer Fehlstellung Wiederherstellung der Querwölbung durch retrokapitale Abstützung (S. 187), des Bodenkontaktes der Zehenkuppen durch Zehengreifer. Diese beiden Maßnahmen dürfen jedoch die Zehe nicht nach dorsal anheben, um den Druck der Vorderkappe nicht zu verstärken.
- Lokale Entlastung mit Filzringen. Behandlung der Schwielen mit Keratolytika nur indiziert, wenn gleichzeitig die Ursache des Druckes behoben wird: mehr Platz für die Zehen durch geeignetere Schuhe oder punktförmige Erweiterung der Vorderkappe. Abrollrampe.
- Korrekturorthesen nach Maß aus Silikon-Kautschuk.

Operative Therapie

- Kontraindiziert vor Abschluß des Wachstums und bei gestörter arterieller Durchblutung.
- Kontraktur bis Luxation der Grundphalanx, Arthrose: Debasierung (S. 358).
- Grundgelenk gut beweglich und schmerzfrei, Kontraktur im Mittelgelenk. Überlänge der Zehe: Mittelgelenkresektion (S. 361).
- Kontrakturen aller Zehen mit Kontraktur des Lisfranc-Gelenkes bei rheumatischen Erkrankungen: metatarsophalangeales Alignement nach Clayton.

Allgemeines

- Prinzipien siehe auch S. 178, 365.
- Die Verordnung einer Prothese an der oberen Extremität bedarf einer sorgfältigen Abklärung. In der Regel setzen die Patienten zu große Erwartungen in die Arm- und Handprothese. Die Anforderungen der Funktion einerseits und der Kosmetik andererseits lassen sich jedoch kaum unter einen Hut bringen.
- Voraussetzung für eine Prothesenversorgung ist ein schmerzfreier Stumpf ohne neurologische Störungen.
- Der funktionell beste Handersatz ist nach wie vor der Greifhaken (Hook), der eher einem Werkzeug als einer Hand ähnlich sieht. Demgegenüber ergibt die passive Hand kosmetisch das beste Ergebnis und den höchsten Tragkomfort. Bei der Abklärung sind beide Möglichkeiten dem Patienten vorzustellen, am besten an Beispielen anderer Amputierter mit und ohne Prothese.
- Funktionell den Vorrang hat die intakt gebliebene Hand der Gegenseite. Bei bilateralen Amputationen sind die Patienten mehr oder weniger auf fremde Hilfe angewiesen.
- Die Aussichten auf eine erfolgreiche Prothesenversorgung sinken mit zunehmender Amputationshöhe. Ca. 60 % der Unterarmamputierten benützen ihre Prothese, doch höchstens 25 % der Oberarmamputierten.
- Bei doppelseitigen Amputationen oberhalb des Ellbogens werden technische Hilfen zum An- und Ausziehen, Essen, Schreiben, Toilette, Autofahren wichtiger als die Armprothese.
- Prothesentraining und Hilfsmittelabklärung durch Ergotherapie.
- Kein Kürzen des Stumpfes zur einfacheren Prothesenversorgung!

Finger, Hand

- Passiver Daumen als Gegenhalt zu den Langfingern (Abb. 88). Fingerprothesen für die Langfinger sind dagegen funktionell und kosmetisch wenig befriedigend. Verankerungsprobleme am Stumpf.
- Amputation durch die Mittelhand bei frei beweglichem Handgelenk: Besser als eine Prothese ist die volare Handschiene als Gegenhalt zwischen Vola und Schiene.

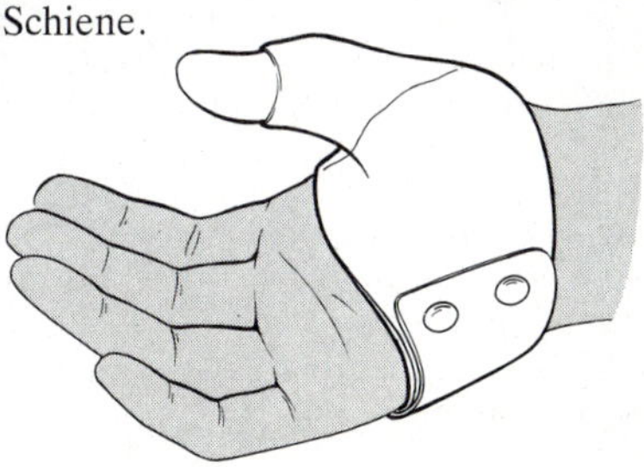

Abb. 88 Arbeitsprothese bei vollständigem Verlust des Daumens

Alternativen: Schmuckhand, die sich wie ein Handschuh über den Stumpf anziehen läßt oder Flexor hinge splint: die aktive Bewegung im Handgelenk wird direkt auf die Prothese übertragen.

- Exartikulation im Handgelenk: ausgezeichneter birnenförmiger Stumpf mit voll erhaltener Pro- und Supination. Die Birnenform gestattet eine gute Befestigung der Prothese ohne Einschränkung der Beweglichkeit im Ellbogen.

Versorgungsmöglichkeiten:

1. Funktionelle Versorgung: passiver oder aktiver Greifhaken, durch Schulterzug gesteuert (Abb. 90, 91). Robuste, einfache Konstruktion.
2. Myoelektrisch gesteuerte Hand (Abb. 89a u. b). Funktionell und kosmetisch befriedigend. Nachteile: großes Gewicht, störungsanfällig, für schwere Arbeit nicht geeignet, hohe Anschaffungs- und Reparaturkosten.
3. Kosmetisch: passive Hand. Als Gegenhalt auch funktionell von Nutzen. Leicht und komfortabel zu tragen.
4. Variante: Offenendeprothese (Abb. 90): Fenster für das Stumpfende zur Verbesserung der Sensibilität bei langen Stümpfen, besonders mit teilweise erhaltener Handwurzel oder bei Fehlbildungen.
5. Alternativen: Stumpfplastik nach Krukenberg: Bildung einer Greifzange zwischen Radius und Ulna.
   Kineplastik nach Sauerbruch: Hautkanal in der Stumpfmuskulatur ermöglicht direkte funktionelle und indirekt auch sensorische Verbindung zwischen Stumpf und Prothese.

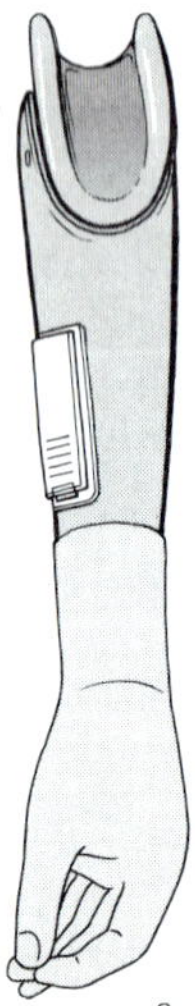

a

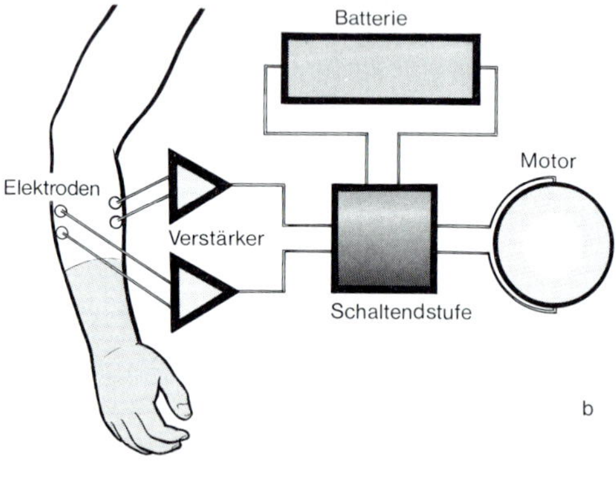

b

Abb. 89 a) Myoelektrische Unterarmprothese, b) Schema

Amputation im Unterarm

- Je kürzer der Stumpf, um so schlechter die funktionell wichtige Pro- und Supination. Aufhängung der Prothese durch Kondylenbettung, Bandage oder seitliche Führungsschienen. Totalkontaktschaft zur optimalen Führung der Prothese durch den Stumpf. Prinzipiell gleiche Versorgungsmöglichkeiten wie bei der Exartikulation im Handgelenk.

Exartikulation im Ellbogen

- Der birnenförmige Stumpf gestattet eine rotationsstabile Befestigung der Prothese. Aktiv oder passiv beweglicher Ellbogen mit Möglichkeit der Blockierung.

Amputation im Oberarm

- Totalkontaktschaft, zusätzlich jedoch zu verankern am Schultergelenk, ohne dessen Beweglichkeit mehr als nötig einzuschränken. Befestigung erleichtert durch Winkelosteotomie nach Marquardt bei langen Stümpfen (Abb. 90). Möglichkeit der myoelektrischen Steuerung der Hand durch Potentiale der Stumpfmuskeln. Alternative: Kineplastik nach Sauerbruch.
Bei doppelseitiger Amputation: Hilfsmittel wichtiger als Prothese.

Exartikulation im Schultergelenk, Amputation im Schultergürtel

- Aktive Eigen- od. Fremdkraftprothese in der Praxis zu schwer und funktionell unbefriedigend. In Frage kommt eher die kosmetische Versorgung: z. B. Schulterkappe mit oder ohne ultraleichtem Füllarm, insgesamt nicht schwerer als 200 g.

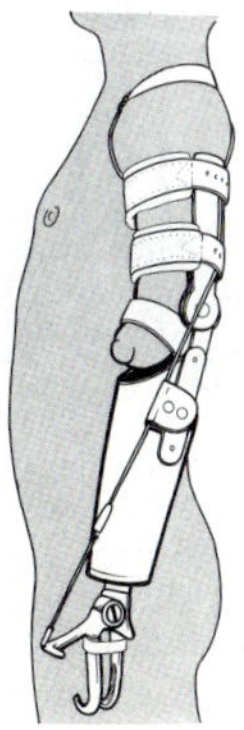

Abb. 90 Oberarmprothese bei angeborener Fehlbildung und nach Winkelosteotomie: Aufhängung am Oberarm. Steuerung von Ellbogen und Greifhaken durch Schulterbandage

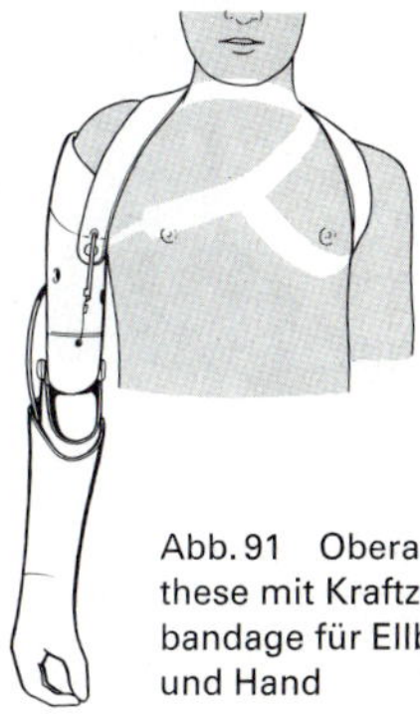

Abb. 91 Oberarmprothese mit Kraftzugbandage für Ellbogen und Hand

Allgemeines

- Ein möglichst peripherer, schmerzfreier und maximal endbelastbarer Stumpf sind Voraussetzungen für eine optimale Prothesenversorgung. Auch an der unteren Extremität ist eine Prothesenversorgung nicht immer indiziert, z. B. bei doppelseitigen Amputationen oberhalb der Knie. Zwischenlösung: Test- oder Interimsprothese.
- Die moderne Prothesentechnik ermöglicht auch für „überlange" Stümpfe eine funktional wie kosmetisch befriedigende Versorgung. Die Forderung nach höherer Amputation um der Prothese willen ist daher obsolet, obwohl noch weit verbreitet.

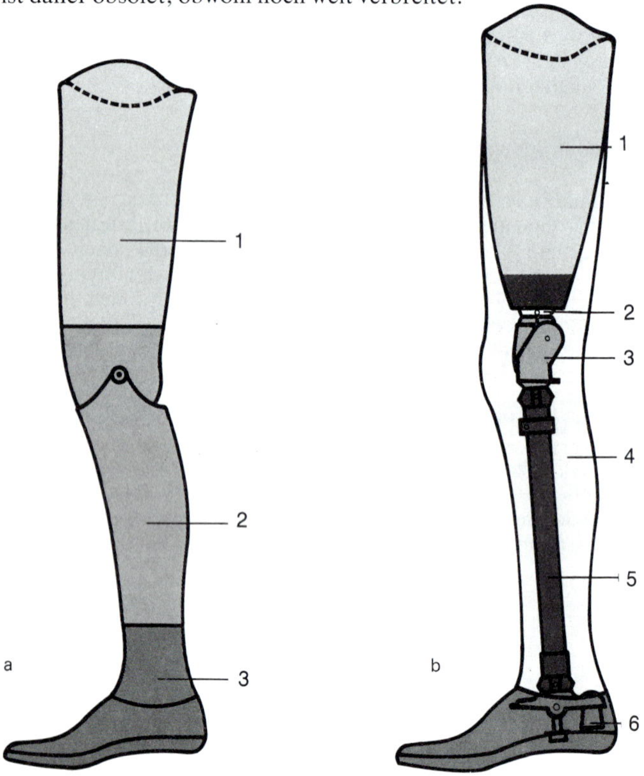

Abb. 92 Beinprothese in Schalenbauweise (a) und Modularbauweise (b). a) Die Außenwand bildet das tragfähige Element. 1 Schaft, 2 Kniepaßteil mit Unterschenkel, 3 Fußpaßteil. b) Rohrskelettkonstruktion. 1 Schaft, 2 Adapter, 3 Kniegelenk, 4 Schaumstoffverkleidung, 5 Modularteil, 6 Fußpaßteil (aus Näder, M. [Hrsg.]: Otto Bock Prothesen-Kompendium. Schiele & Schön, Berlin 1987)

- Funktionelle Aspekte haben den Vorrang vor der Kosmetik. Anzustreben ist ein totaler Kontakt zwischen Stumpf und Schaft. Die nach der Amputation für 6–12 Monate eintretenden Volumenänderungen des Stumpfes sind somit laufend und in allen drei Ebenen am Prothesenschaft nachzuvollziehen. Nur Stümpfe mit Fußsohle, Amputationen durch spongiösen Knochen und/oder Exartikulationen, sind terminal voll belastbar. Bei Amputationen durch Röhrenknochen Stumpfende nur teilweise belastbar. Abstützung an weiter proximal gelegenen, anatomisch und funktionell geeigneten Stellen.
- Die Prothese darf die arterielle und venöse Zirkulation nicht beeinträchtigen. Cave Druckstellen und Hautaffektionen durch ungeeignete Schaftform (Strangulation) oder durch das Material von Strümpfen und Prothese.
- Für Beinprothesen stehen 2 Konstruktionsweisen zur Verfügung (Abb. 92):
  1. *Schalenbauweise:* tragendes Element außen. Traditionelle Bauweise, robust, pflegeleicht.
  2. *Modularbauweise:* tragendes Element innen (Rohrskelett). Baukastenprinzip. Äußere kosmetische Verkleidung. Gewichtsersparnis durch Paßteile aus Titan und Kohlestoffaser-Verbundtechnik.

Fuß

- Zehenersatz nicht unbedingt notwendig, nur aus kosmetischen Gründen. In der Regel genügen Einlage, Keilabsatz und Abrollrampe.
- Mittel- und Vorfußamputationen: grundsätzlich zwei verschiedene Versorgungsmöglichkeiten:
  1. Leichter Vorfußersatz aus leichtem Material, Keilabsatz mit Mittelfußrolle für leichte Beanspruchung und ohne Fehlstellung des Stumpfes in Spitzfuß (Abb. 93).
  2. Innenschuh oder Sandale mit Übergreifen der Ferse oder hochgezogene Lasche, gut gepolstert, bis an das mittlere Drittel des Unterschenkels: für schwerere Beanspruchung.

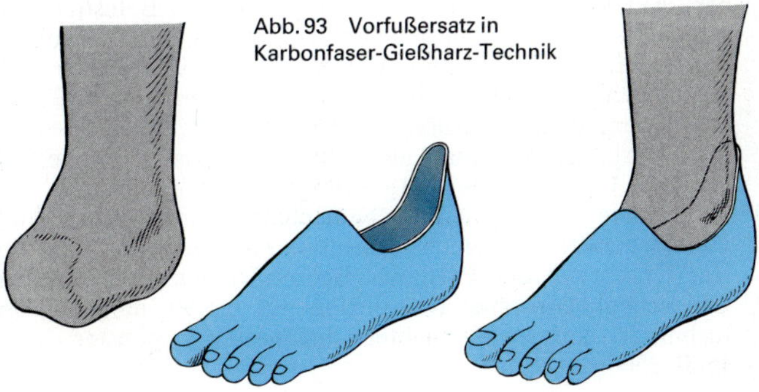

Abb. 93 Vorfußersatz in Karbonfaser-Gießharz-Technik

- Amputation im Rückfuß nach Pirogow oder Syme: Kunstfuß, befestigt am Schaft, terminal voll belastbar, jedoch bis an das Knie hinaufreichend (Abb. 94). Hintere oder seitliche Einstiegsöffnung, besser aber Doppelschaft. Bei nicht voll belastbarem Stumpfende zusätzliche Abstützung wie bei Unterschenkelprothesen. Verlegenheitslösung: stört Rückfluß, Stumpfödem.

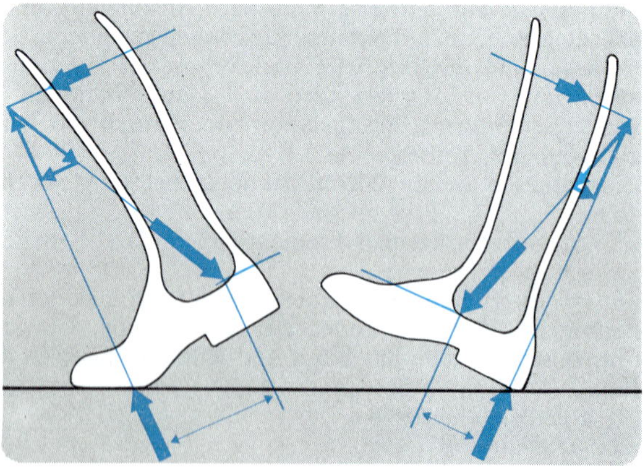

Abb. 94 Prothesenversorgung beim Rückfußstumpf nach Syme oder Pirogow. Seitliche Führung bis an das Kniegelenk. Einstieg mit Doppelschaft wie bei der Knieexartikulation (Abb. 97).

Unterschenkelamputationen

- Vollkontaktprothese, doch ist das Stumpfende nur teilweise belastbar. Am Stumpf belastbare Zonen (Abb. 95). Befestigung durch seitliche Klammern über den Femurkondylen. Innerer Weichwandschaft, Einstieg von hinten. Vorteil: Knie frei beweglich inklusive Schlußrotation. Keine Oberschenkelatrophie. Leichtes An- und Ausziehen, minimal erhöhter Kleiderverschleiß. Nachteile: technisch anspruchsvoll, im Anfang häufig Anpassen an die Stumpfatrophie. Gewicht 800–1200 g (Abb. 96).
- Alternative: Oberschenkelschnürschaft, durch Scharniere mit Unterschenkel verbunden. Nachteil: Pumpbewegung des Stumpfes, Überbreite der Prothese, Beeinträchtigung der Zirkulation, Oberschenkelatrophie. Knieflexion nur bis 90° möglich. Vorteil: technisch einfacher, leichter anzupassen, robuster. Gewicht 1500–2500 g.

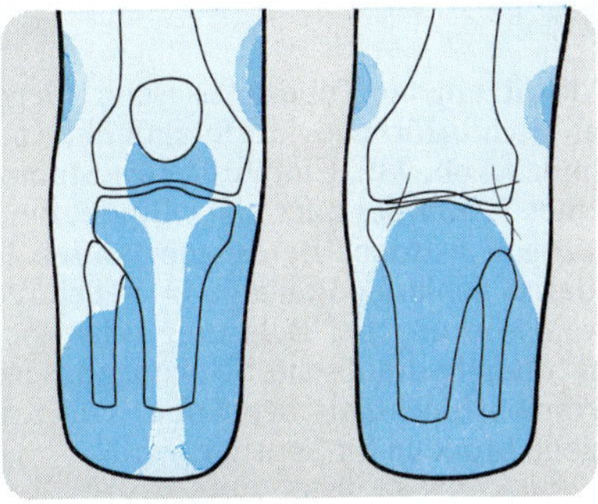

Abb. 95 Verschieden stark belastbare Zonen am Unterschenkelstumpf, links: von vorn, rechts: von hinten

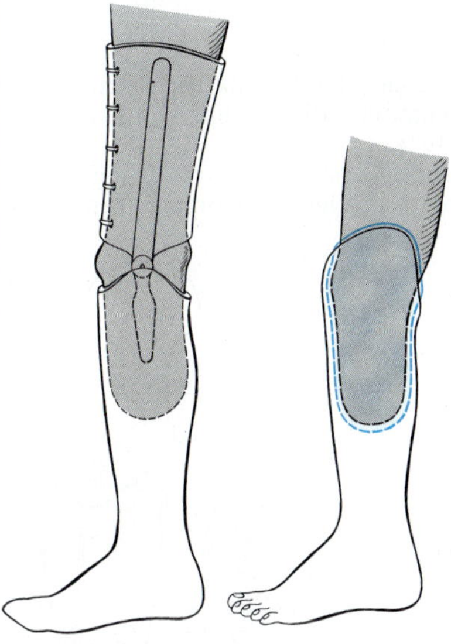

Abb. 96 Unterschenkelprothesen. Links: mit Kniegelenken und Oberschaft, rechts: moderne Kondylenbettung mit Totalkontaktschaft

Exartikulation im Kniegelenk

- Terminal voll belastbarer Stumpf. Einbettung in doppelwandigen Schaft, der genau den Konturen des Knies anzupassen ist. Innerer Schaft aus weichem Schaumstoff, äußerer hart in der Belastungszone, nach proximal weich auslaufend. Spezielle Kniegelenke ohne Überlänge und -breite. Verriegelung möglich (Abb. 97).

Oberschenkel

- Vollkontaktschaft mit Abstützung am Tuber ossis ischii. Gegenhalt vorn an der Leiste oder trichterförmiges „Containment" mit der neuen CAT-CAM-Technik (Abb. 98). Einführen des Stumpfes in die Prothese mit Hilfe eines Strumpfes oder einer Binde, die durch das Ventilloch hinausgezogen werden. Befestigung durch Unterdruck, evtl. zusätzlich durch Schlesier-Bandage oder Schultergurten. Kniegelenk mit Bremswirkung bei Belastung oder sperrbar. Zusätzlich pneumatische oder hydraulische Schwungphasensteuerung möglich, ebenso Torsionsfeder zwischen Schaft und Knie bei Modularbauweise. Spezielle Modelle für Sportler.

Hüftexartikulation

- Beckenkorb, evtl. Halbschale. Hüftgelenk nach ventral verlagert. In der Standphase automatische Blockierung von Hüft- und Kniegelenk („Kanadaprothese").
- Hemipelvektomie: analoge Versorgung, Abstützung jedoch auch am unteren Thorax. Statt Prothesenversorgung genügt oft Sitzschale zum Ausgleich.

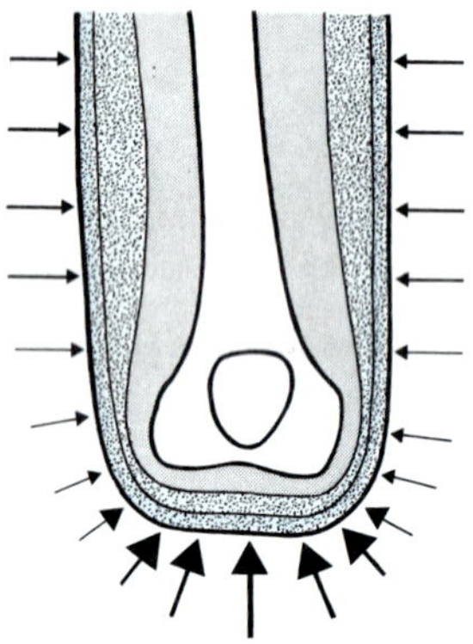

Abb. 97 Totalkontaktschaft bei Knieexartikulation: Weicher Innenschaft, darüber härterer Schaft aus Gießharz. Einwandfreie Anpassung an die Anatomie des Stumpfes erforderlich, besonders in der Belastungszone. Volle Belastung des Stumpfendes, Tubersitz nicht notwendig

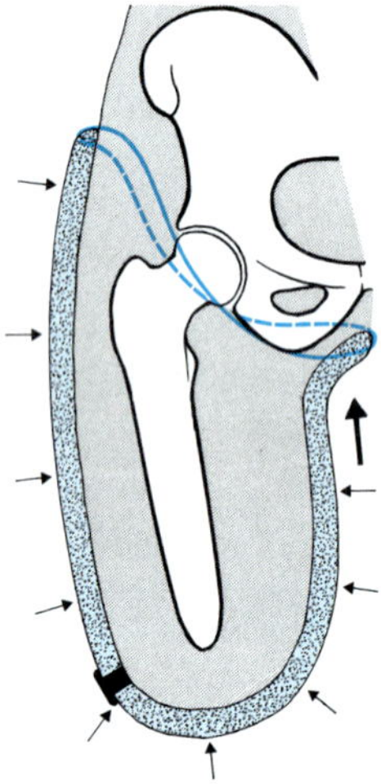

Abb. 98 Vollkontaktschaft für Oberschenkelstumpf. Belastung vorwiegend über das Sitzbein auf dem Tuberaufsitz oder trichterförmiges „Containment" nach der CAT-CAM-Technik. Aufhängung durch Unterdruck. Links unten Ventilloch

Indikationen

- Ruhigstellen, Stützen, Entlasten. Halten des Korrekturergebnisses bei Skoliose. Die Korrektur der Skoliose selbst ist durch die Orthese allein nicht zu erreichen.
- Vollständige Immobilisation der Wirbelsäule nicht möglich, sondern immer nur je nach Typ und Material der Orthese mehr oder weniger stark. Immobilisation schwieriger bei der beweglichen LWS und HWS als bei der BWS.
- Rumpforthesen in der Regel kombiniert mit Rücken- und Atemgymnastik verordnen.

Prinzip

- Keine Überversorgung! Wenn Indikation nicht mehr gegeben, Orthese sukzessive weglassen (jede Woche eine Stunde weniger pro Tag), gleichzeitig Krankengymnastik.
- Abstützpunkte: Beckenkamm, Schambein, vordere Bauchwand, Rippenthorax, Schultergürtel, Hinterhaupt, Kinn (Stirn).
- Nicht belastbar: Spinae iliacae ant., Dornfortsätze, Mammae, Claviculae, Ohren.
- Oft wird auch der Druck auf das Abdomen nicht ertragen.

Ausführungen

- Becken- oder Symphysenbandage zur Immobilisation von Symphyse und Iliosakralgelenken.
- Leibbinden, Lendenmieder: Ruhigstellung und Entlastung im lumbosakralen Bereich zum Vermeiden von Extrembewegungen.
- Überbrückungsmieder nach Hohmann zum Ausgleich einer verstärkten Lendenlordose.
- Verstärkung des Lendenmieders möglich durch obere und untere Querverbindung, Achselzügel und -stützen.
- Zur Immobilisation der oberen LWS und der BWS sind Orthesen mit Abstützung am Sternum oder im Achselbereich notwendig. Gegenhalt dorsal auf gleicher Höhe (Abb. 99).

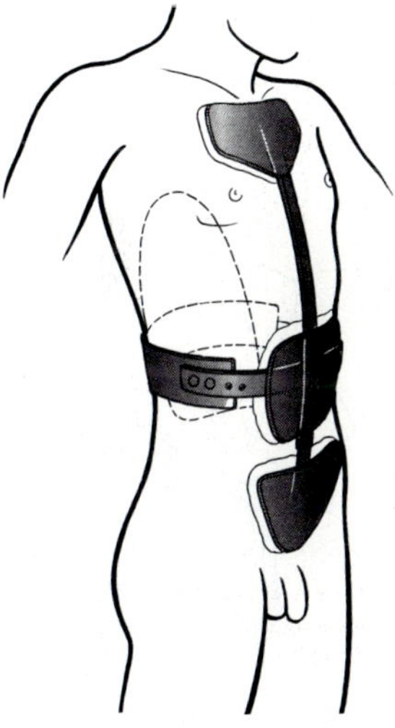

Abb. 99 Dreipunktkorsett zur Stabilisierung der Lendenwirbelsäule

Rumpforthesen

- Skolioseorthesen dienen primär zum Halten eines Korrekturergebnisses nach Gipsbehandlung und/oder Spondylodese.
- Lumbale und tiefthorakale Skoliose: Orthese vom Typ Boston bzw. Chêneau (S. 94f.).
- Höher sitzende Skoliosen: Milwaukee-Korsett mit Abstützung am Schädel.
- Halsorthesen: Zur Immobilisierung oder leichten Extension. Wirkung vor allem im proximalen Abschnitt und zur Einschränkung der Flexion. Die übrigen Parameter lassen sich nur durch die Kombination Halo-Brust- oder -Beckenteil wirksam ruhigstellen (Abb. 100).

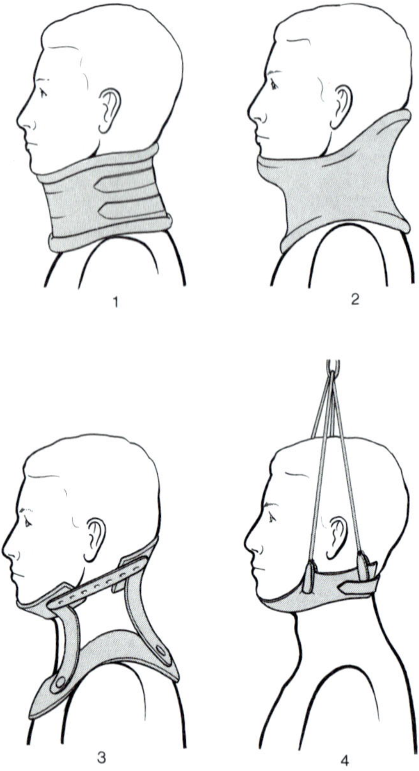

Abb. 100 Verschiedene Halsorthesen. 1–3 mit zunehmender Ruhigstellung; 4 Glisson-Extension

Prinzip

- Zur Ruhigstellung nach Trauma, Operationen, Entzündungen.
- Immobilisation einzelner Gelenke bei schlaffen und spastischen Lähmungen, Arthrosen.
- Verbesserung der Kraft durch Stabilisierung einzelner Abschnitte.

Ausführungen

- *Lagerungsschienen:* aus Gips oder Kunststoffen mit niedriger Verarbeitungstemperatur für zeitlich beschränkten Gebrauch, aus Kunststoffen mit hoher Temperatur oder Metall und Walkleder bei zeitlich unbegrenzter Indikation.
- Lagerung der Hand in Funktionsstellung (Abb. 101). Bei akuten Fällen muß die Flexion in den Fingergrundgelenken 70–80° betragen.
- *Dynamische Handschienen:* Unterstützung der Bewegung durch Gelenke mit elastischen Gummi- oder Federzügen.
- Volare Lagerungsschiene für das Handgelenk nach Radialisparese oder zur Ruhigstellung nach Erkrankung. Cave: Nach frischem Trauma Grundgelenke der Langfinger in 70–80° Flexion lagern (Abb. 101).
- Navikulareschiene bei Pseudarthrose zur Stabilisierung von Hand- und Handwurzelgelenken inkl. Daumen.
- Dynamische Schiene zur assistierten Extension/Flexion der Langfinger.

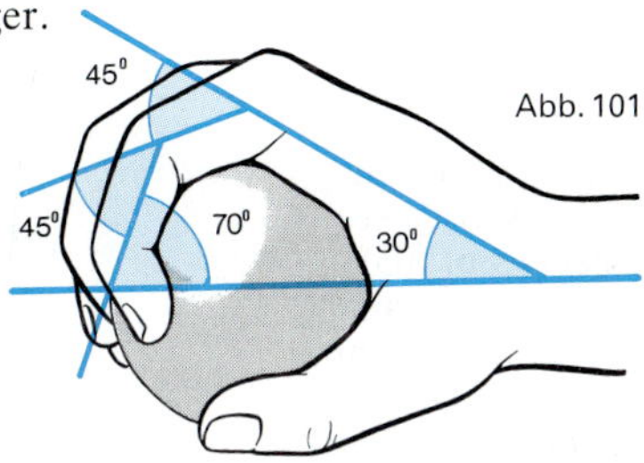

Abb. 101 Hand in Funktionsstellung

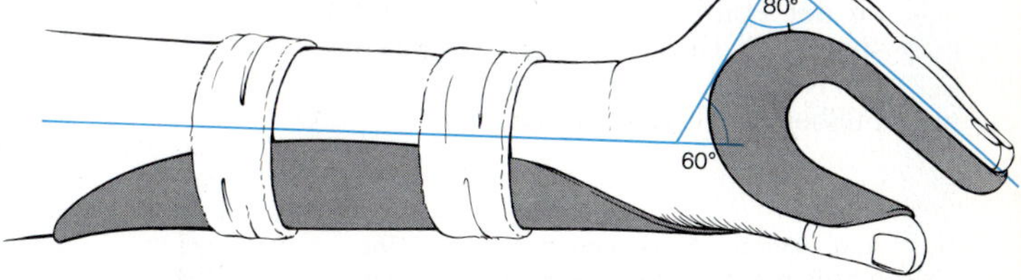

Abb. 102 Hand in „Intrinsic-plus-"Stellung: Grundgelenke der Langfinger maximal gebeugt, um die Kollateralbänder gespannt zu halten und deren Schrumpfen zu vermeiden. Volare Lagerungsorthese

Beinorthesen

Prinzip

- Stützen und Entlasten bei Lähmungen.
- Ruhigstellen bei Instabilität, Lähmungen, Arthrose, Pseudarthrose, Infekt.

Ausführungen

- Unterschenkelorthese bei Läsionen im Rückfuß, bei blockierter Dorsalflexion des Sprunggelenkes bei ca. –10° indirekt zur Stabilisierung des Knies. Alternative: Innenschuh, Unterschenkelgips.
- Knieorthese: Stabilisierung und Immobilisation des Knies nach Bandruptur, Fraktur, Arthrose, Entzündung, Lähmung.
- Wahlweise Blockierung des Knies durch Riegel (Schweizersperre oder Fallschloß) möglich.
- Eine Knieorthese ist um so wirksamer in bezug auf Ruhigstellung und Führung, je länger die beiden Hebelarme an Ober- und Unterschenkel gearbeitet sind. Sie ist am Fuß verankert und reicht bis zum Trochantermassiv.
- Entlastung des Beines durch Oberschenkelorthese mit Tubersitz: und Kniesperre.
- Eine Beinorthese führt zu einer Verlängerung der Extremität. Längenausgleich durch entsprechende Erhöhung der Gegenseite!

Beispiele

- Oberschenkelorthese mit Tubersitz, Kniesperre und frei beweglichem Sprunggelenk. Innenschuh als Verkürzungsausgleich (Verkürzungsprothese) (Abb. 107), Thomas-Bügel (Abb. 103). Vorteil: einfache, leichte Konstruktion. Nachteil: Hüftgelenk wird nur zu ca. 30 % entlastet. Besser: entlastende Orthese in Abduktion und Innenrotation der Hüfte. Vorteil: bessere Entlastung und Einstellung des Femurkopfes. Nachteil: schwerer, sperriger.
- Fußheberorthese (Abb. 85).

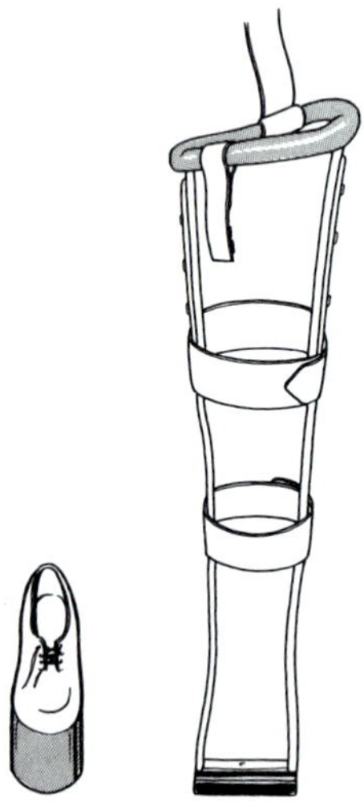

Abb. 103 Zur Entlastung des Beines Thomas-Bügel mit kompensatorischer Schuherhöhung auf der Gegenseite. Die Kraft wird vom Becken auf den Sitzring übertragen. Der Fuß in der Orthese hat keinen Bodenkontakt

Prinzip

- Umverteilung der auf die Fußsohle wirkenden Kräfte durch Entlastung einerseits und vermehrte Belastung andererseits.
- Korrektur von Fehlstellungen, soweit sich diese Korrektur auch von Hand und ohne Kraftaufwendung erreichen läßt.
- Ruhigstellung schmerzhafter Fußgelenke, Verkürzungsausgleich, Polsterung bei Weichteilatrophie und zur axialen Stoßdämpfung.
- Einlagen bilden ein untrennbares Ganzes mit der Schuhversorgung. Die Form der Einlage wird nicht nur durch die Fußdeformität bestimmt, sondern durch die Breite und Sprengung des Schuhwerks. Die Einlage beansprucht Platz im Schuh zuungunsten des Fußes. Spezielle Einlagenschuhe bieten Raum für beide.
- Einlagen sind keine Alternativen zur aktiven Bewegung. Nicht unbedingt indiziert sind Einlagen beim schlaffen Knick-Platt-Fuß des Kindes, wenn er sich durch das Wachstum ohnehin spontan aufrichtet. Gefahr der Alibiwirkung, kommerzielle Interessen im Vordergrund.

Werkstoffe

- Stahl, Aluminium, Plexidur, Ortholen, Kork-Leder-Holz, Polyäthylenschaum, Moosgummi in der Reihenfolge der Festigkeit.
- Starre Einlagen sind haltbar und beanspruchen wenig Platz im Vergleich zu weicheren Materialien, vermögen aber eine Weichteilatrophie der Sohle nicht zu kompensieren. Weniger wichtig als die Wahl des Materials ist die passende Form! Nicht jeder Handwerker beherrscht jede Technik und jeden Werkstoff, doch muß er die Prinzipien der Einlagenversorgung kennen.

Beispiele

- Dreilappeneinlage zum Halten eines redressierten Klumpfußes.
- Stufeneinlage bei Hohlfuß (Abb. 83, S. 167).
- Quere und herzförmige retrokapitale Abstützung beim Spreizfuß (S. 170).
- Gezielte, gepolsterte Entlastung eines schmerzhaften Fersenspornes (S. 159).
- Ergänzende Maßnahmen: orthopädische Schuhzurichtungen (S. 188).

Orthopädische Schuhzurichtungen

Prinzip

- Orthopädische Zurichtungen an Serienschuhen allein oder in Ergänzung zu Einlagen und anderen Orthesen vermögen auf einfache, kostengünstige Weise Statik und besonders Dynamik von Fuß und Bein zu verbessern.
- Das Schuhwerk muß von der Qualität und vom Material her für Zurichtungen geeignet sein. Moderne Serienschuhe, besonders Sportschuhe, haben „Zurichtungen" oft bereits eingebaut.

Zurichtungen am Absatz

- Absatzerhöhung als Verkürzungsausgleich. Am besten gleichzeitig Sohlenausgleich in Form einer Rolle. Erhöhung nur des Absatzes führt zu Spitzfußstellung und vermindert den Spitzenhub.
- Pufferabsatz: Federnder Keil mit starker Rückstellkraft zur Dämpfung axialer Stöße und zum Erleichtern des Abrollens (Abb. 104).
- Absatz ganz oder teilweise nach vorn verbreitert: Thomas- oder Keilabsatz, vergrößert die Standfläche.
- Verbreiterung nach medial oder lateral (Flügelabsatz) zum Lotausgleich bei Valgus- bzw. Varusfehlstellung der Ferse.
- Seitliche Erhöhung immer auch an der Sohle!

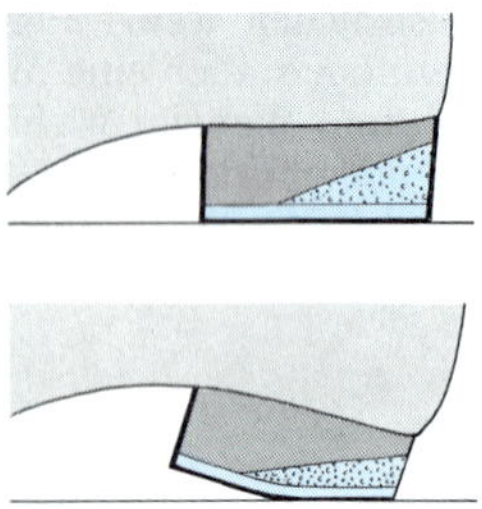

Abb. 104 Pufferabsatz

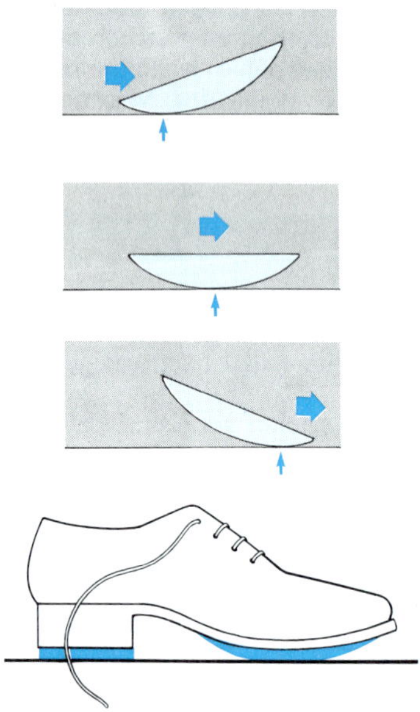

Abb. 105 Wirkungsweise der Rolle (Abrollrampe) mit wanderndem Drehpunkt. Die Sohlenerhöhung durch die Rolle ist mit einer Absatzerhöhung zu kompensieren

Zurichtungen an der Sohle

- Unterstützen oder Ersetzen einer gestörten, natürlichen Abwicklung des Fußes durch das Prinzip der Abrollung (Abb. 105). Je nach Scheitelpunkt, Achse, Länge und Form der Rolle Wirkung unterschiedlich.
  1. Mittelfußrolle zur Entlastung des Vorfußes.
  2. Ballenrolle: Ruhigstellung der Zehengrundgelenke, z.B. bei Hallux rigidus.
  3. Zehenrolle (auch Sohlenabsatz genannt): rückhebelnde Wirkung zur Stabilisierung des Kniegelenkes.
  4. Schmetterlingsrolle: Entlastung von Mittelfußköpfchen beim Spreizfuß (Abb. 106). Nur wirksam bei präziser Entlastung und flexibler Brandsohle.

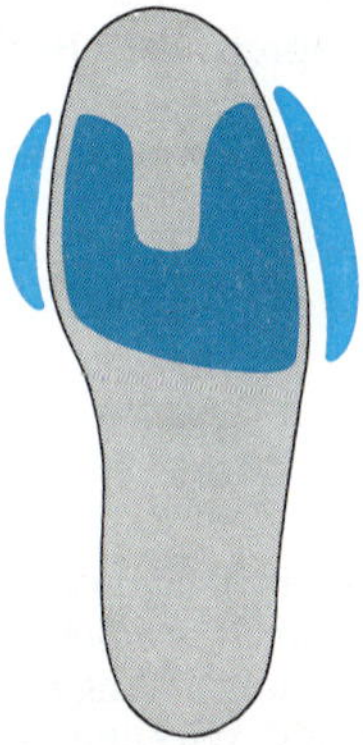

Abb. 106 Schmetterlingsrolle nach Marquardt

Zurichtungen am Schaft

- Fersenkappe: Aussparungen und Polsterung, z.B. bei Haglund-Ferse, nach Kalkaneusfraktur.
- Fersenkappe seitlich verstärkt zur Korrektur einer Fersenfehlstellung.
- Lasche polstern, verbreitern bei hohem empfindlichem Fußrücken. Gezielte Entlastung schmerzhafter Stellen (S. 153).
- Vorfußkappe erweitern, gezielte Maßnahmen zur Entlastung von Druckstellen bei Zehenfehlstellungen (S. 171, 173).

Orthopädische Maßschuhe

Prinzip

- Die Indikation für orthopädische Maßschuhe ist dann gegeben, wenn eine ausreichende Versorgung mit Serienschuhen mit orthopädischen Zurichtungen und Fußorthesen nicht möglich ist.
- Vorteile: Bestmögliche individuelle Paßform und Funktion. Nachteile: hohe Kosten, geringe Auswahl (1 Paar pro Jahr wird in der Regel durch die Versicherung übernommen).

Indikationen

- Schwere kontrakte Knick-Platt-Füße, nicht oder unvollständig korrigierte, konservativ nicht mehr korrigierbare Klumpfüße.
- Beinverkürzungen von 3 cm und darüber, Fußlängendifferenzen von 2 cm und mehr.
- Schwere kontrakte Hohlfüße, kontrakte Spreizfüße, Beugekontrakturen im Zehengrundgelenk.
- Angeborene schwere Veränderungen der Fußform, chronisches Lymphödem.
- Ruhigstellung von Gelenken.
- In zahlreichen Fällen Versorgung mit Einlagen, Serienschuhen und Zurichtungen ausreichend.

Ausführungen

- Verordnung orthopädischer Maßschuhe enthält Diagnose, Verkürzungsausgleich an Absatz und Sohle (Ausgleich am Schuh selten identisch mit der tatsächlichen Beinverkürzung), Angaben über Fußbettung, Lotaufbau, Abrollung, Lage und Wirkung der Rolle (s. S. 187 f.).

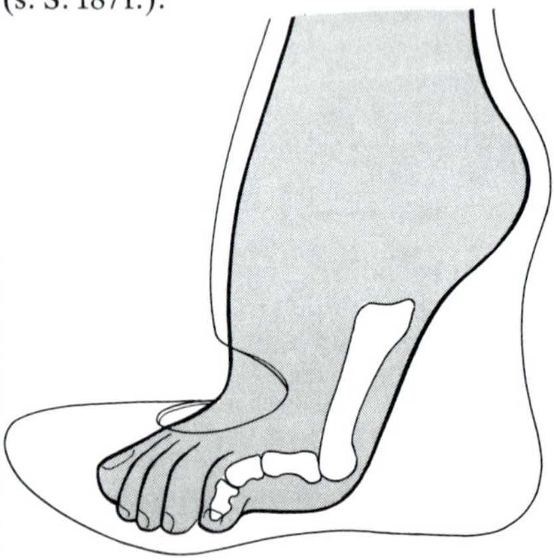

Abb. 107 Orthopädietechnische Versorgung bei schwerem Spitzfuß oder zum Ausgleich einer Beinverkürzung

- *Fußprothesen* (S. 179), auch als orthopädischer Maßschuh herzustellen.
- Bei der *Innenschuhversorgung* wird die orthopädische Komponente vollständig vom Innenschuh übernommen. Er soll so gebaut sein, daß, wenn irgend möglich, darüber ein Serienschuh getragen werden kann (Abb. 107).
- *Interimsschuhe,* aus einfacherem Material rasch hergestellt, ermöglichen die Frühmobilisation vor dem Abschluß der Wundheilung und dienen auch als Test für eine spätere definitive Versorgung mit orthopädischen Maßschuhen.
- Orthopädische Maßschuhe über Apparaten vermögen die Apparateversorgung funktionell und kosmetisch zu verbessern. Voraussetzung ist eine einwandfreie Zusammenarbeit zwischen Orthopädietechniker und -schuhmacher. Die beste Verordnung ersetzt nicht das gemeinsame Gespräch vor dem Patienten. In schwierigen Fällen gemeinsame Zwischen- und Schlußkontrollen einplanen!

Erstellen einer Planungsskizze

Zielsetzung

- Hilfe, um das Operationsgebiet detailliert zu studieren, die Lage des geeigneten Osteosynthesemateriales zu bestimmen, die notwendigen Stellungskorrekturen zu planen.
- Selbstkontrollmöglichkeit (Vergleich Planung – Resultat).
- Grundlage für das Vorbereitungsgespräch zwischen Ausbilder und Operateur am Vorabend. Hilfe, für zielgerichtete Mitarbeit des Assistenten und der Operationsschwester.

Grundlagen

- Aktuelle Röntgenaufnahmen (Abb. 108), evtl. Vergleichsaufnahmen.
- Korrekturaufnahmen (sofern möglich) durch den Operateur unter dem Bildverstärker selbst anzufertigen (Abb. 109).
- Lichttisch oder Röntgenkasten, Kalkpapier, Schablonen des Osteosynthesematerials (Abb. 110).

Vorgehen

- Beispiel: intertrochantäre Derotations- und Varisationsosteotomie bei Coxa valga et antetorta mit Hüftdysplasie.
  1. Unter Bildverstärker festgelegt und dokumentiert gewünschte Einstellung des Gelenkes mit 30° Derotation und 20° Varisation (Abb. 109). Der auf dieser Aufnahme gemessene CCD-Winkel entspricht praktisch dem reellen Winkel. Die Knochenkonturen des proximalen Femurs und die geplante Osteotomie werden schwarz auf ein Kalkpapier übertragen. Der mögliche Osteotomiebereich wird eingezeichnet (Abb. 109).

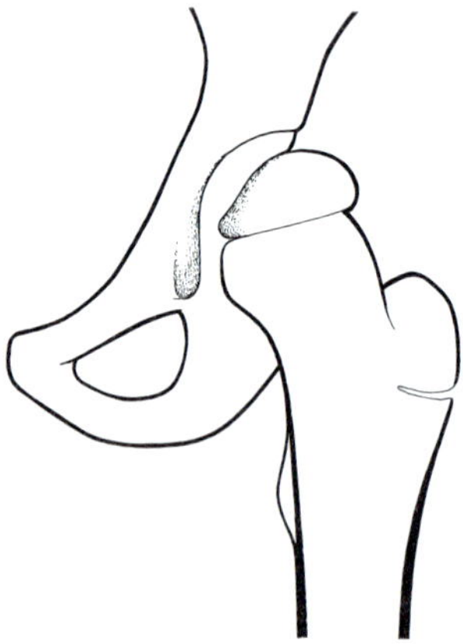

Abb. 108 Röntgenskizze einer Hüftdysplasie

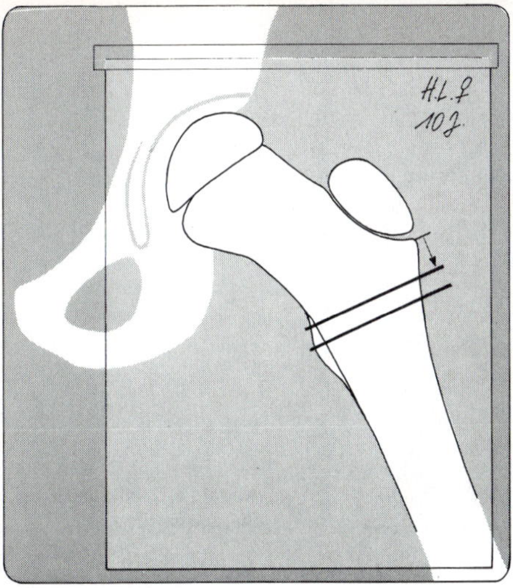

Abb. 109 Korrekturaufnahme derselben Hüfte mit 20° Abduktion und 30° Innenrotation. Die Konturen und der wünschenswerte Osteotomiebereich zirka 15 mm distal der Apophysenfuge sind auf ein aufgeklebtes Kalkpapier übertragen

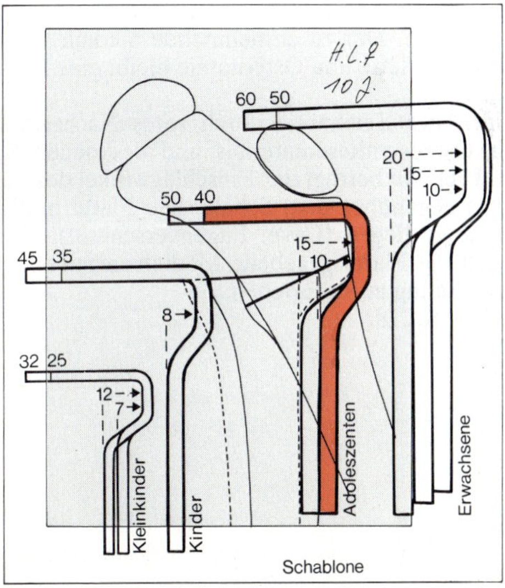

Abb. 110 Auswahl der geeigneten Platte

Erstellen einer Planungsskizze

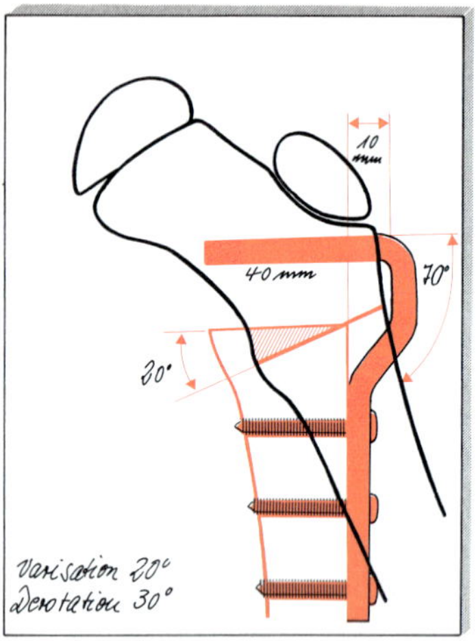

Abb. 111 Vollendete Planungsskizze

2. Mittels der Plattenschablone Bestimmen des geeigneten Plattentyps, hier einer Adoleszentenplatte von 40 mm Klingenlänge (Abb. 110). Mit dem Bleistift Aufzeichnen der verschiedenen Möglichkeiten der Medialverschiebung. Angepaßt an die mäßige Varisation von 20° im Beispiel Festlegen der Medialverschiebung auf 10 mm. Der zu entnehmende mediale Keil wird markiert. Zwischen Platte und Osteotomie bleibt eine Knochenbrücke von ca. 15 mm.
3. Vervollständigen der Zeichnung durch rotes Nachziehen der Konturen des Osteosynthesematerials und des neuen Schaftstandes (Abb. 111). 70° beträgt der Einschlagwinkel des Plattensitzinstrumentes gegenüber dem Schaft. Die Platte muß distal der Apophysenfuge liegen (Cave: Fugenverschluß!). Klingenlänge und durch die Platte gegebene Medialverschiebung werden auf der Zeichnung angeschrieben.

- Siehe auch Abb. 171, S. 278.

Indikation

- Autologer Knochen wirkt osteoinduktiv: Wird ein Knochenbröckel in Weichteile gelegt, kommt es zur Knochenneubildung. Wird Spongiosa in eine Knochenlücke verklemmt, kommt es zum Vernetzen und anschließend zum „Remodelling" (Abb. 112). Das gesamte Transplantat wird sukzessive ersetzt (schleichender Ersatz).

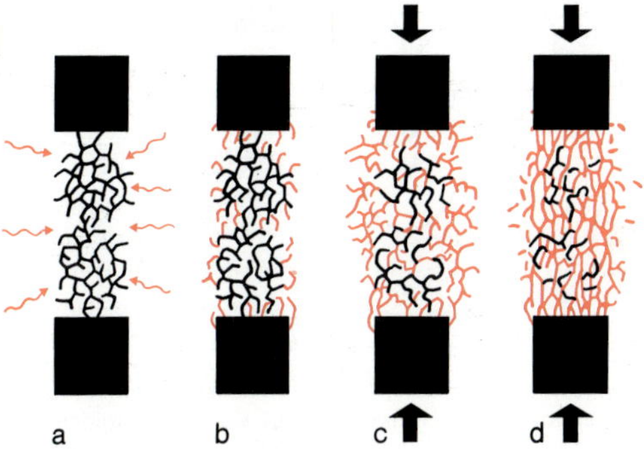

Abb. 112 Einheilungsschema: a) 2 autologe Spongiosabröckel eingeklemmt zwischen Kortikalisstümpfen. Vaskularisationsgeschwindigkeit 1–2 mm/Tag (Pfeile). b) Vernetzung. c) Beginn des schleichenden Ersatzes. Krafteinleitung über die Spongiosabrücken (Pfeile). d) Knochenumbau

- Autologe Spongiosa: Anregung der Knochenneubildung, ziemlich infektresistent, mechanische Wirkung frühestens nach 6 Wochen.
- Kortikospongiöse Späne: bei alten Patienten anstelle Spongiosa.
- Kortikospongiöse Blöcke: Vermitteln mechanische Stabilität. Ersatz durch lebenden Knochen dauert länger.
- Knochenquellen:
  1. Vorderer Beckenkamm: für kortikospongiöse Blöcke und Späne sowie für mittlere Mengen reine Spongiosa. Cave: Die Beckenkammkontur muß erhalten bleiben (Ästhetik).
  2. Hinterer Beckenkamm: für größere Mengen reine Spongiosa und kortikospongiöse Späne.
  3. Trochanter major: für mittlere Mengen reine Spongiosa. Postoperative Frakturen sind beschrieben.
  4. Tibiakopf: für kleine Mengen reine Spongiosa und kortikospongiöse Späne (S. 240 f.).
  5. Distaler Radius, Olekranon: für kleine Spongiosamengen.

Autologe Knochengewinnung

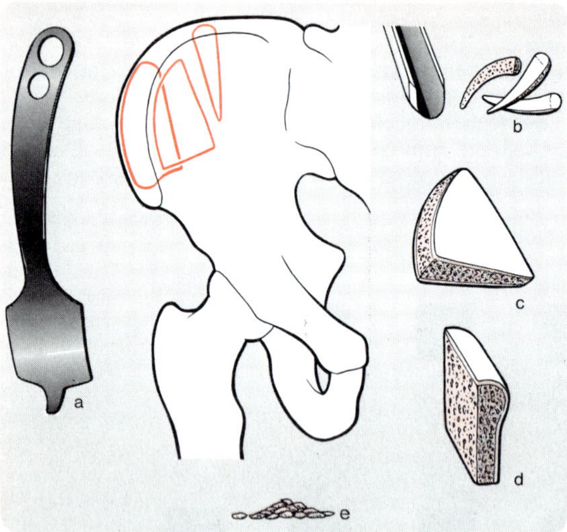

Abb. 113 Knochengewinnung aus dem vorderen Beckenkamm. a) Spitzer Hohmann-Haken zum Weghalten der Muskulatur. b) Kortikospongiöse Späne, zur Entnahme geeigneter Hohlmeißel. c) Kortikospongiöser Block mit 2 Kortikales. d) Kortikospongiöser Block mit 1 Kortikalis. e) Reine Spongiosa in linsengroßen Stücken

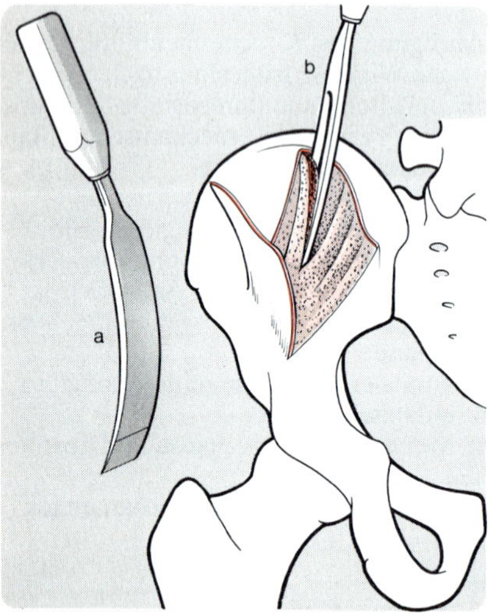

Abb. 114 Spongiosagewinnung aus dem hinteren Beckenkamm.
a) Gebogener Meißel zur Kortikalisentfernung, einseitig geschliffen.
b) Hohlmeißel zur Spongiosagewinnung

Operative Technik

1. Zugang:
   - Vorderer Beckenkamm: Hautschnitt lateral entlang der Crista iliaca bis auf Höhe der Spina (Cave: N. cutaneus femoris lateralis). Durchtrennen des Periostes auf der Crista, wobei die Einstrahlung der Bauchmuskulatur geschont wird. Wegschieben des Periostes mit der Muskulatur nach medial. Subperiostales Abschieben des M. iliacus von der Beckeninnenfläche. Einführen von 1–2 breiten Hohmann-Haken zum Weghalten des M. iliacus und Einschlagen deren Spitzen in das Becken.
   - Hinterer Beckenkamm: Operation in Bauch- oder Seitenlage: Von kraniomedial nach laterodistal verlaufender Hautschnitt, welcher leicht lateral der Spina iliaca posterior superior zentriert ist. Freilegen der Crista quer zur Hautschnittrichtung. Spalten des Periostes entlang des Cristarandes. Wegschieben des M. gluteus medius und maximus nach lateral und Weghalten mit zwei breiten Hohmann-Haken, deren Spitzen im Becken eingeschlagen werden.
2. Spongiosagewinnung (Abb. 113): Lostrennen der Kortikalis mit gebogenem, einseitig geschliffenem Meißel (Abb. 114). Der enstandene Kortikalisdeckel kann weggeklappt oder entfernt werden. Systematisches Ausräumen der Spongiosa zunächst mit dem Hohlmeißel (Abb. 114), anschließend mit dem scharfen Löffel, bis die gegenseitige Kortikalis freiliegt. Unter der Crista verborgen und im Bereich des Iliosakralgelenkes befinden sich besonders ausgiebige Spongiosalager. Das Iliosakralgelenk muß sorgfältig geschont werden.
   Kortikospongiöse Späne (Abb. 113b): Gewinnung mit dem Hohlmeißel ohne vorherige Entfernung der Kortikalis. Kortikospongiöse Blöcke (Abb. 113c/d): Aus ästhetischen und funktionellen Gründen soll die Crista iliaca in ihrer Kontinuität nicht unterbrochen werden. Bei Entnahme von Blöcken gemäß Abb. 113c Beckenkamm auch von lateral darstellen.
3. Spülen der Wunde, Einlegen von Kollagen und Redondrain ins Spongiosabett. Sorgfältige Readaptation von Periost und Faszie über dem Beckenkamm. Subkutan- und Hautnaht.

Nachbehandlung

1. Hb-Kontrollen. Es kann bedeutend nachbluten.
2. Mobilisation unter Vollbelastung je nach Beschwerden.
3. Besonders bei Entnahmen aus dem vorderen Beckenkamm können Schmerzen daselbst den postoperativen Verlauf dominieren (Hustenschmerz). Gelegentlich Hyposensibilität im Bereich des N. cutaneus femoris lateralis.

Geschlossene Spongiosaplastik

Indikationen

- Abstützung gelenktragender Fragmente bei Frakturen.
- Plattenosteosynthesen von Trümmerbrüchen mit fehlender Abstützung auf der Gegenseite (biologische Platte).
- Auffüllen von Knochenhöhlen bei Tumoren etc. (S. 216f., S. 297).
- Kombiniert mit Dekortikation (S. 199f.): bei (Infekt-)Pseudarthrosen mit Knochendefekt, avitalen Zonen.

Prinzip

- In diaphysären Knochenabschnitten ist eine Spongiosaanlagerung nur peripher voll wirksam. In die Markhöhle eingebrachte Partikel werden oft wieder abgebaut oder bei Infekt evtl. abgekapselt.
- Epi-/metaphysär trägt Spongiosa auch bei zentraler Einlagerung zur zukünftigen Knochenstabilität bei.
- Spongiosa örtlich großzügig anwenden, nie außerhalb des haftenden Periostes anlagern. Das Ziel und die vorhandene Spongiosamenge gegeneinander abwägen.

Operative Technik

- Bei Gelenkfrakturen: Gelenkfläche rekonstruieren, mit Osteosynthese abstützen, verbleibenden Defekt mit Spongiosa satt auffüllen. Bei Mangel an Eigenspongiosa diese unmittelbar unter die Gelenkfragmente einbringen. Allogene Spongiosa oder Knochenersatz diaphysärwärts daran anlagern.
- Bei Schaftanlagerung: Bei sekundärer Spongiosaplastik immer verbinden mit Dekortikation (S. 199f.).
  - Immer Spongiosastraße vom proximalen bis zum distalen vitalen Bereich anlegen,
  - Anpressen der Spongiosa mit Fingerdruck,
  - Verhakung der Spongiosabröckel,
  - Drainage unmittelbar angrenzend an die Spongiosaplastik,
  - Unterschenkel: Zugang von der Seite der besseren Weichteile, meistens von der Fibula her. Abwägen, ob bei großem Knochendefekt eine tibiofibuläre Überbrückung angestrebt werden soll.

Nachbehandlung

- Röntgenkontrollbilder redonfrei, nach 6 und 12 Wochen.
- In der Regel nach 6–8 Wochen mit einer gewissen Teilbelastung beginnen.

Indikation

- Teileingriff zur effektvollen Vermehrung der Knochensubstanz bei Revisionen von meta-/diaphysär gelegenen verzögerten Knochenheilungen, Pseudarthrosen und Infektpseudarthrosen.

Prinzip

- Nach einer frischen Fraktur kommt es innerhalb einiger Wochen zu einer deutlichen Verdickung der periostalen Zone mit Verklebungen auch gegenüber der Muskulatur. Die äußere Schicht des diaphysären Knochens ist durch periostale Gefäße versorgt (Abb. 115a). Ziel des Eingriffes ist es, kräftige kortikale Knochenlamellen in Verbund mit dem Periost und der darunterliegenden Muskulatur als vaskularisierte Späne abzumeißeln. Durch Unterfüttern mit Spongiosa kommt es zu einer massiven Vergrößerung des Knochenquerschnittes mit sofort postoperativ aktivem Periost an der Peripherie (Abb. 115c).

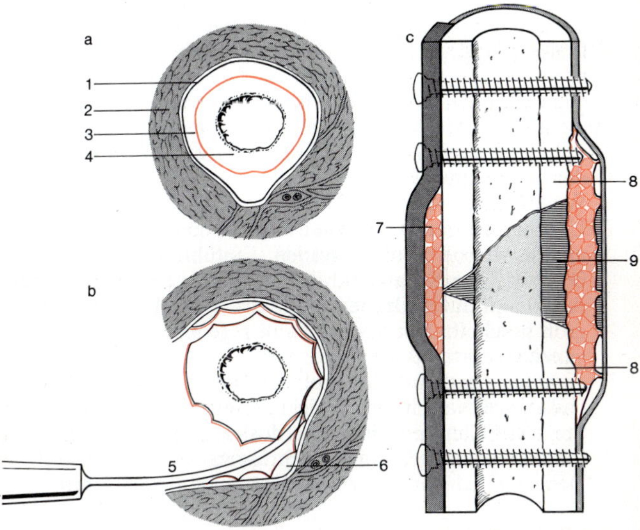

Abb. 115 a) Querschnitt durch ein Femur einige Monate nach Fraktur (Fraktur nicht getroffen); 1 Verdicktes Periost mit Adhäsionen zur darüberliegenden Muskulatur (2). 3 eher von periostalen, 4 eher von medullären Gefäßen versorgte Knochenareale. b) Querschnitt durch Femur. Durchführung der Dekortikation mit gebogenem Meißel (5). 6 Dekortizierte Lamellen. c) Längsschnitt durch Femur mit Pseudarthrose. Stabilisierung mit Wellenplatte. 7 Autologe Spongiosa. 8 vitaler, 9 avitaler Knochen

Operative Technik

1. Bei Reinterventionen Antibiotikaprophylaxe erwägen. Gewinnen von autologer Spongiosa in der Regel im voraus (S. 195ff.).
2. Hautinzision am für den Eingriff geplanten Ort und lineares Eingehen auf das betroffene Knochenareal. Offenhalten der Wunde ausschließlich mit scharfen oder stumpfen Wundhaken. Ein subperiostales Darstellen des Knochens und Einsetzen einzelner Hohmannhaken ist strikt zu unterlassen. Allenfalls Metallentfernung.
3. Die Dekortikation wird in einer Breite von 4–5 cm beidseits der Pseudarthrose durchgeführt. Besteht eine avitale Zone, so ist die Dekortikation so weit auszudehnen, daß beidseits der Pseudarthrose guter Kontakt mit vitalen Knochenarealen besteht (Abb. 115c).
4. Mit einem gebogenen Meißel (Abb. 115b) werden sowohl in dorsaler als auch ventraler Richtung längliche Kortikalislamellen von der Kortikalis weggeschlagen, die etwa ¼ bis ⅓ der Kortikalisdichte ausmachen. Um ein Loslösen der Lamellen vom Periost zu verhindern, wird die Dekortikation von Anfang an auf der ganzen geplanten Länge begonnen (Abb. 115c). Losgesprungene kleine Knochenstückchen müssen bei Infektpseudarthrosen entfernt werden. Die Dekortikation wird weitgehend rund um den Schaft herumgeführt.
5. Geplante Osteosynthese zur Stabilisierung durchführen. Bei Plattenosteosynthesen eignet sich wegen besserer Stabilität und der Unterfütterungsmöglichkeit mit Spongiosa vor allem die Wellenplatte (Abb. 115c).
6. Überprüfen der Wunde auf losgerissene kleine Kortikalisfragmente, welche entfernt werden. Einführen des gebogenen Meißels zwischen Schaft und dekortisierte Lamellen. Spreizen des Abstandes durch Drehen des Meißels und Einführen der linsengroß geschnittenen Spongiosa in regelmäßiger Schicht über die ganze Dekortikationslänge.
7. Achtung am Unterschenkel: Es muß darauf geachtet werden, daß die oft vernarbten Weichteile nicht zu stark gespannt werden. Auffüllen mit Spongiosa dosieren, oder gleichzeitig weichteilplastische Maßnahme durchführen.
8. Drainage, schichtweiser Wundverschluß, Hochlagern.

Nachbehandlung

1. Wird bestimmt durch die Form der Stabilisierung.
2. Effekt der Dekortikation führt im Verlaufe von ca. 6 Wochen zu einer knöchernen Überbrückungsstruktur, innerhalb von ca. 3–5 Monaten zur Belastbarkeit.

Indikation

- Praktisch alle Montagen sind mit einem Rohrsystem möglich. Viele Alternativsysteme werden angeboten.
- Arthrodesen: oberes Sprunggelenk (S. 339ff.), Knie (S. 330f.), Schulter (S. 245f.).
- Osteotomien: supramalleolär, infrakondylär, intertrochantär beim Kleinkind (S. 276ff.).
- Frakturen: Unterschenkelfrakturen mit schlechter Weichteilsituation, Trümmerfrakturen distaler Radius.
- Verlängerungen: Wagner (S. 302ff.), Ilisarov (S. 305ff.).

Prinzip

- Die Frakturheilung erfolgt mit Fixateur externe gelenkt, aber unter Kallusbildung sekundär. Ein zu starres System ist in der Regel nicht notwendig. Bei frischen Frakturen genügt in der Regel eine sehr einfache unilaterale Montage.
- Die zunehmende partielle Belastung nach einigen Wochen ist bei beginnender knöcherner Überbrückung erwünscht.
- Eine sekundäre Dynamisierung wird von anderen als bedeutungsvoll bezeichnet.

Operative Technik

- Setzen von Steinmann-Nägeln 5 mm: s. Abb. 116. Beispiele: Abb. 196, Abb. 208.

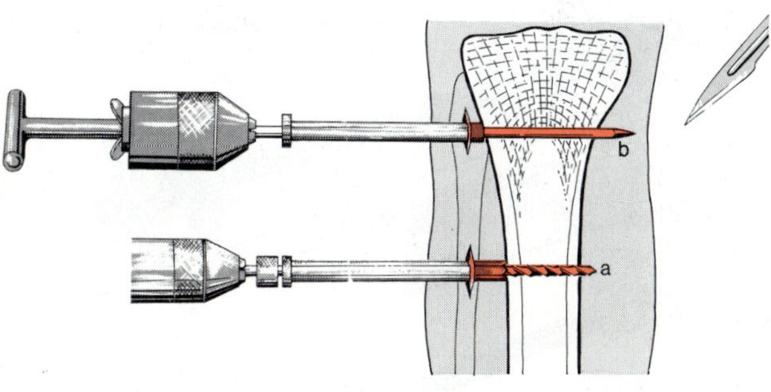

Abb. 116 Montage von Steinmann-Nägeln: a) Verwenden der Dreifachhülse (Abb. 117 d). Vorbohren mit 4,5 mm-Bohrer im kortikalen, mit 3,5 mm-Bohrer im spongiösen Bereich. b) Einbringen des Steinmann-Nagels durch die äußere Hülse

- Setzen von Schanzschen Schrauben 5 mm Durchmesser mit langem Gewinde für den spongiösen Bereich, 4,5 mm mit kurzem Gewinde für den kortikalen Bereich s. Abb. 117.

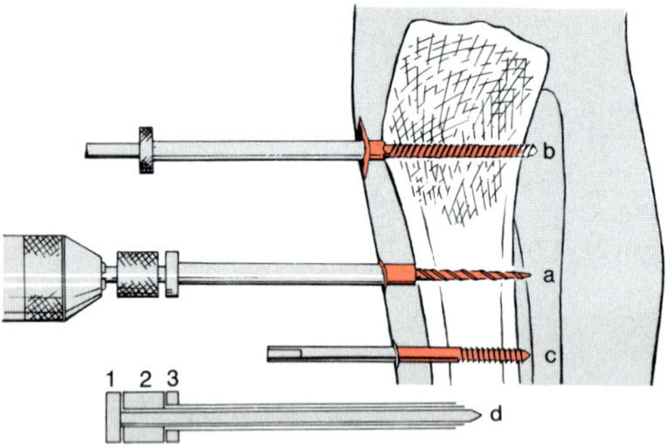

Abb. 117 Montage von Schanzschen Schrauben. a) Vorbohren mit 3,5 mm-Bohrer. Im kortikalen Bereich zudem auch Bohren der Oberflächenkortikalis mit 4,5 mm-Bohrer. b) Eindrehen einer Schanzschen Schraube mit langem Gewinde in spongiösem Bereich. c) Eindrehen einer Schanzschen Schraube mit kurzem Gewinde im kortikalen Bereich. d) Schema der doppelten Gewebeschutzhülse, 1 Dorn zum Einführen. 2 Innere Hülse für 3,5-mm-Bohrer. 3 Äußere Hülse zum Einführen der Steinmann-Nägel/Schanzschen Schrauben.

- Montage eines V-förmigen Rohrfixateurs bei einer Infektpseudarthrose des Unterschenkels (Abb. 118):

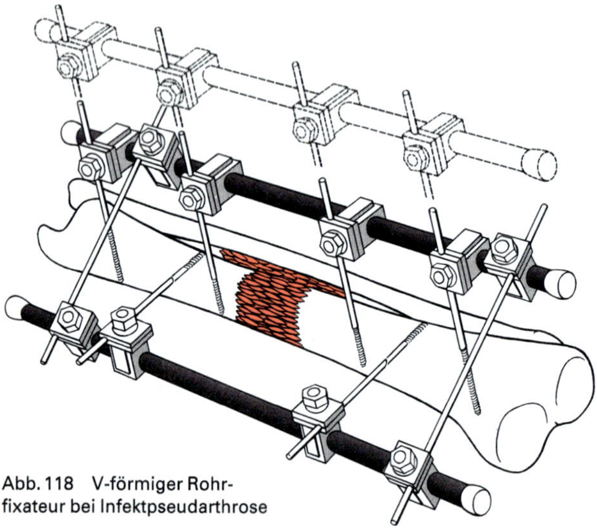

Abb. 118 V-förmiger Rohrfixateur bei Infektpseudarthrose

1. Einstellen einer korrekten Achse und Rotation des Unterschenkels. Einbringen je einer Schanzschen Schraube mit langem Gewinde ventral in die Tibia. Die Schrauben werden je 3–5 cm vom oberen Sprunggelenk bzw. dem Knie entfernt plaziert. Sie liegen etwas medial der Mittellinie bzw. der Tuberositas tibiae und sind parallel.
2. Aufstecken eines Rohres mit 6 Standardbacken, evtl. eines zweiten Rohres mit 4 Standardbacken. Feststellen, ob die 2 noch zusätzlich geplanten Schanzschen Schrauben die Tibia treffen. Falls nein, wird die proximale Schanzsche Schraube etwas nach medial versetzt.
3. Eindrehen der zusätzlichen 2 Schanzschen Schrauben und Fixieren des Rohres.
4. In einem 60°-Winkel von medial her Einbringen von 2 zusätzlichen Schrauben, welche unter sich parallel sind, Aufstecken eines Rohres mit 2 Backen mehr zur Querverbindung.
5. Die verbleibenden Backen dienen zum Herstellen von 2 Querverbindungen, welche als V-förmige Montage dem System erst die zusätzliche Stabilität vermitteln (Abb. 118).
6. Bei Defektpseudarthrosen gegenseitiges Verspannen der beiden proximalen und distalen Schanzschen Schraubenpaare. Kontrolle, daß alle Stichinzisionen spannungsfrei sind. Desinfektion, Verband.

Nachbehandlung

1. Bein für die erste Zeit am ventralen System aufhängen. Nach ca. 3 Tagen Verband entfernen und Stichinzisionen offen lassen.
2. Beginnt ein Schraubenloch zu fließen, sorgfältige Pflege und Entfernen der Krusten und Desinfektion. Falls keine Besserung, Schrauben entfernen oder durch neue an anderer Stelle ersetzen.
3. Alle zwei Wochen Überprüfen der Stabilität – evtl. Nachspannen.
4. Bei erneuter Operation ganzen Fixateur in die Desinfektion miteinbeziehen.
5. Entfernen des Fixateurs ohne Narkose gut möglich. Eitrige Nagellöcher auskürettieren, sonst trockene Nachbehandlung.

Revision bei chronischer Osteomyelitis

Indikation

- Chronische, rezidivierend fistelnde Osteomyelitis (S. 42 f.).
- Infekt-/Defektpseudarthrose (S. 47 f.).
- Gleichzeitig folgende Maßnahmen abwägen: Markhöhlenaufbohrung (S. 207 ff.), externe Fixation (S. 201 ff.).

Vorbereitung

- Bestimmen des Antibiotikums zur parenteralen Applikation aufgrund bisher bekannter Keime.
- Genügend Blutkonserven bereitstellen.

Operative Technik

1. Bei Prämedikation mit parenteraler Antibiotikatherapie beginnen. Dies beeinflußt die Durchführung intraoperativer Gewebeproben kaum, führt aber zu einem suffizienten Antibiotikaspiegel im Hämatom.
2. Vorbereiten einer Blutsperre, da diffuse, schwer stillbare Blutungen auftreten können. Operation nicht nur in Blutsperre durchführen, da die Knochendurchblutung beurteilt werden muß (Blutpunkte).
3. Zugang: Durch die alte Narbe, falls ein mit derselben adhärentes Knochenareal sowieso revidiert, und falls eine Fistel exzidiert werden muß. Durch eine neue Inzision, wenn das ganze zu revidierende Areal überblickt werden kann, ohne daß ein Hautgebiet der Gefahr einer Nekrose ausgesetzt wird.
4. Bakteriologische Untersuchung: Materialentnahme an 2–4 Stellen in der Tiefe. Geeignet sind Gewebsstücke mit einer Kantenlänge von ca. 1 cm oder mit einer Spritze luftfrei entnommener Eiter, der in einen sauerstofffreien Behälter übertragen wird. Abstriche sind – besonders in bezug auf anaerobe Keime – viel weniger aussagekräftig, auch wenn sie in ein Medium eingesteckt werden. Rascher Transport ins adäquat ausgerüstete Bakteriologielaboratorium.
5. Fistelexzision: Auffüllen der Fistel beim Operationsbeginn mit Farbstoff. Exzision der Fistel bis auf den Knochen.
6. Lokale Knochenrevision: Freilegen des zu revidierenden Knochenabschnittes durch Dekortikation (S. 199 f.). Entfernen von Sequestern bzw. eburnisierten Knochenteilen ohne Blutpunkte. Für schon lange nekrotischen Knochen spricht bröckeliges Splittern des Knochens beim Anmeißeln. Achtung: Bei Knochenteilen in Kontinuität mit dem angrenzenden vitalen Knochen kann grundsätzlich über lange Frist mit einer langsamen Revitalisierung gerechnet werden. Vor zu großzügiger Knochenresektion

ist sorgfältig abzuwägen, ob die Rezidivgefahr der Osteomyelitis bei Belassen gewisser Abschnitte oder die Dauer der Knochenrekonstruktion bei Entfernen dieser Anteile im Vordergrund steht.

7. Überschießendes Granulationsgewebe und ausgedehnte Narbenareale im Fistelbereich entfernen. Die Weichteile sind grundsätzlich als vital, aber verschieden reaktionsfähig gegenüber der Infektsituation zu betrachten.
8. Abschließend kommt in Frage:
   - direkter Wundverschluß (Abb. 119) ohne Hinterlassung von Nahtmaterial in der Tiefe und Spüldrainage (S. 210ff.) bzw. Einlage von Gentamicinzementketten, welche in gestrecktem Verlauf am Schluß offen in der Haut enden.
   - Hautplastische Maßnahmen (lokale Muskel- oder Hautlappen, gefäßgestielte Lappen, muskulokutane Fernlappen) kombiniert mit Drainage oder Gentamicinzementketten.
   - Offene Wundbehandlung mit Drainage (Abb. 120): Drains vom liegenden Patienten aus gesehen an die tiefste Stelle des Wundbettes legen, streng nach unten wegführen und dick wählen (offenes Abflußsystem ohne Sogeinrichtung). Offene Defekte unter Befeuchtung mit Antiseptika oder gefüllt mit knäuelig angeordneter Gentamicinzementkette langsam zugranulieren lassen (Abb. 125).

Nachbehandlung

1. Offene Wunden feucht verbinden. Nach einer initialen Ruhepause von 1–3 Tagen täglich ein- bis dreimaliger Verbandswechsel. Antiseptika zur Verbandbefeuchtung (Dauertropfeinrichtung oder periodische Befeuchtung durch den Patienten, Abb. 125) bis alle freiliegenden Knochenabschnitte durch Granulationsgewebe überwachsen sind. Kleinere nekrotische Knochenabschnitte mit Lüer-Zange abknabbern. Bei ungenügender Stabilität sekundär offene Spongiosaplastik nach ca. 2 Wochen (S. 213). Dann ist eine gleichzeitige erneute Kontrolle in Bezug auf zurückgelassenes nekrotisches Material möglich.
2. Gentamicinzementketten: Drain nicht unter Sog setzen (sterilen Sack verwenden), auch bei geschlossener Wunde (Abb. 120), da sonst mit dem Hämatom das lokal freiwerdende Gentamicin weggesogen wird. Am 7. Tag beginnend die gestreckten Ketten innerhalb von 3–4 Tagen stückweise zurückziehen. Als Knäuel eingebrachte Ketten in einem Schub nach 7–10 Tagen entfernen. Es sind ausnahmslos alle Kugeln zu entfernen! Evtl. Kettenapplikation wiederholen.
3. Antibiotika für 6 Wochen, vorwiegend parenteral in therapeutischer Dosierung. Evtl. Implantation eines intravenösen Dauerkatheters (Port-a-cath) zur ambulanten parenteralen Therapie.

Revision bei chronischer Osteomyelitis

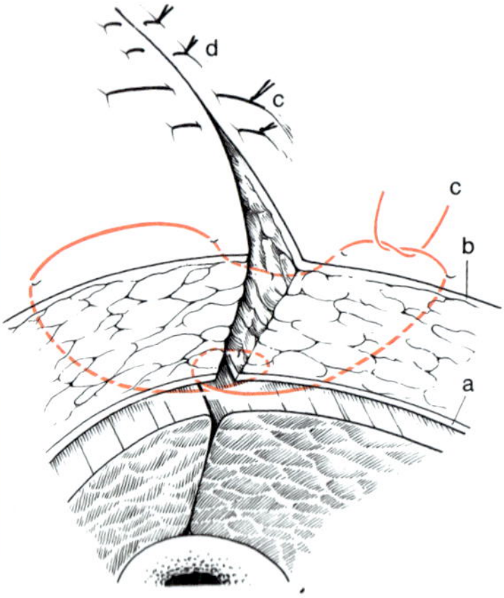

Abb. 119 Einschichtiger Wundverschluß bei Revision infizierter Wunden. a) Faszie.
b) Haut.
c) Tiefgreifende Stütznaht.
d) Ergänzende Hautnaht

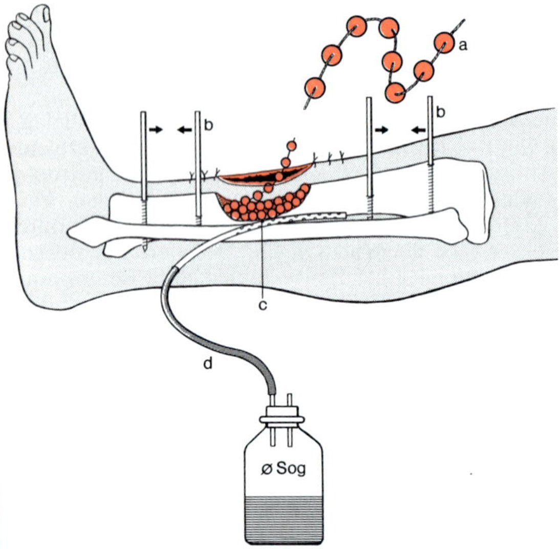

Abb. 120 Revision bei Infektpseudarthrose der Tibia. a) Gentamicinzementkette. b) ventraler Fixateur externe (schematisch) (s. a. Abb. 118). c) Knochendefekt nach Entfernen der nekrotischen Knochenteile gefüllt mit einer Gentamicinzementkette. d) Drain ohne Sog an der tiefsten Stelle

Indikation

- Chronische Osteomyelitis – posttraumatisch (S. 43ff.) oder hämatogen (S. 41f.) bei intramedullärem Senkungsabszeß, intramedullären Sequestern, lange dauernden und die Lebensqualität beeinträchtigenden dumpfen Schmerzen.

Prinzip

- Endostale Knochenneubildung, nekrotische Knochenanteile der inneren Kortikalisschicht, Sequester und Abszeßhöhlen werden durch Aufbohren von innen entfernt und die Markhöhle rekanalisiert (Abb. 121).

Präoperative Vorbereitung

- Zusätzlich zu S. 204f. Computertomographie zur qualitativen Knochenbeurteilung (Abb. 122) und zur Festlegung des Aufbohrdurchmessers. Bei deutlich verdickter Kortikalis im zentralen Diaphysenbereich durch periostale Knochenneubildung soll etwa die innere Hälfte der ursprünglichen Kortikalis, welche auf dem Computertomogramm in der Regel abgrenzbar ist, weggebohrt werden. Am Femur beträgt der Bohrdurchmesser in der Regel 16–18 mm, an

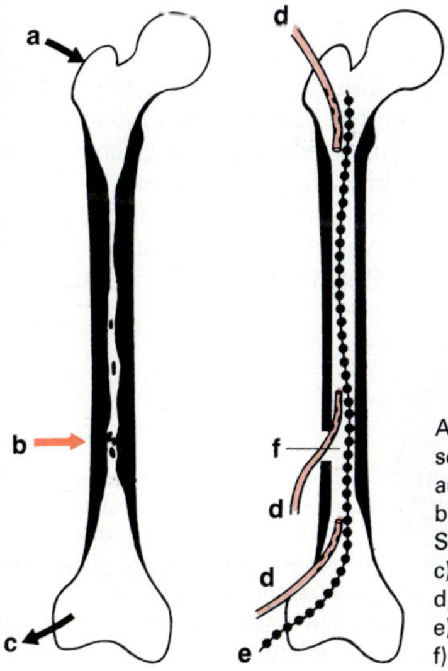

Abb. 121 Schematischer Frontalschnitt Femur vor/nach Markhöhlenaufbohrung. a) Zugang.
b) verdickte Diaphyse, intramedulläre Sequester.
c) Ausgang.
d) Überflußdrains.
e) Gentamicinzementkette.
f) Fenster

der Tibia 14–16 mm. Bei frischen Infekten nach Marknagelung weniger aufbohren. MRI hilfreich zur Beurteilung des Markhöhleninhaltes, von paraossalen Abszessen.

Operative Technik

1. Antibiotika gemäß Resistenz früherer Proben oder empirisch bei der Narkoseeinleitung.
2. Eröffnen der Markhöhle distal der Osteomyelitiszone (Abflußmöglichkeit für Bohrmehl). Eröffnen der Markhöhle von proximal und Vorschieben des Führungsstabes bis zum vorbereiteten Fenster distal.
3. Gelingt das Vorschieben des Führungsstabes nicht, Versuch der Kanalisierung mit Handbohrer unter Bildwandlerkontrolle. Bei Mißerfolg zusätzlicher Zugang direkt auf das Engnis, nach Möglichkeit durch gesundes Hautareal. Entfernen eines Knochenfensters von ca. 4 × 1 cm nach Vorbohren der Ecken mit 3,2 mm-Bohrer. Sägen der Längskanten unter Kühlung, Meißeln der Querkanten, Entnahme von Gewebe oder Eiter aus der Markhöhle zur bakteriologischen Untersuchung (S. 204, Ziff. 4). Allenfalls zusätzliche Erweiterung des Engnisses mit Kugelbohrer vom Fenster aus nach proximal und distal. Vorschieben des Führungsstabes unter Sicht.
4. Kontrolle des zentralen Sitzes des Führungsstabes mit dem Bildwandler. Aufbohren der Markhöhle mit Markraumbohrer an flexibler Welle, zunächst unter Verwendung eines stirnschneidenden 8–9-mm-Bohrkopfes. Sammeln von Bohrmehl zur bakteriologischen Untersuchung. Von diesem Moment an Verwenden von Antiseptika als Spülmittel (z. B. Lavasept). Sukzessives Aufbohren mit seitschneidenden Bohrköpfen in ½-mm-Schritten ohne Hast. Regelmäßiges Durchspülen um angesichts der großen Menge Bohrmehl eine Überhitzung zu vermeiden.
5. Nach Erreichen der anvisierten Aufbohrung Korrektur mit Bildwandler, ob die gewünschte Ausweitung erreicht ist. Ausgiebiges Spülen zur Entfernung aller Bohrmehlreste und Sequester.

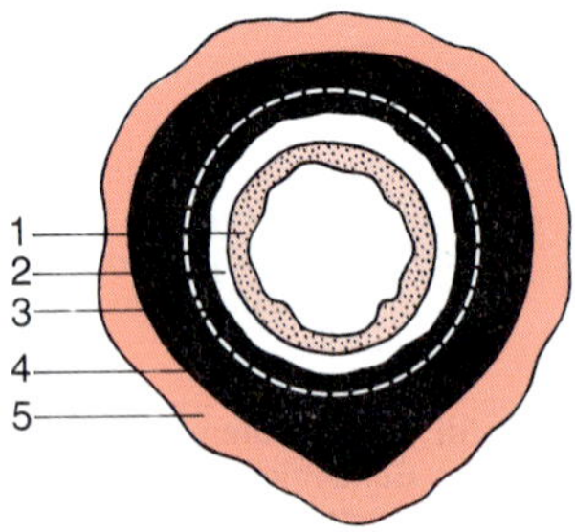

Abb. 122 Querschnitt durch betroffenen Knochen. 1) endostale Knochenneubildung. 2) sequestrierte Knochenzone der Diaphyse. 3) geplante Aufbohrung. 4) äußere, lebende Kortikalis. 5) periostale Knochenneubildung

6. Durchzug einer der Länge des Markkanales entsprechenden Gentamicinzementkette nach Korrektur des festen Sitzes der letzten Kugel. Herausführen des Endes aus der Haut so, daß die Kette später schrittweise ohne Narkose herausgezogen werden kann. Einbringen von Drains im Bereiche aller Operationswunden und Einrichten ohne Sog (s. a. S. 205f.).
7. Einschichtiger Wundverschluß (Abb. 119). In Narbengebieten evtl. gleichzeitig plastische Maßnahme.

Nachbehandlung

1. Drains in sterile Säcke ohne Sog abfließen lassen (S. 205f.), sukzessives Herausziehen vom 3.–5. Tag.
2. Nach Erhalt des bakteriologischen Resultates, Anpassen der Antibiotika, Verabreichung für ca. 6 Wochen.
3. Am 3. Tag Kette 2–4 Kugeln zurückziehen, zwischen 7. und 10. Tag Kette schrittweise vollständig entfernen.
4. Röntgenkontrolle nach Drain- und Kettenentfernung. Entscheid über Belastbarkeit. Im allgemeinen schonende Vollbelastung für 8 Wochen evtl. unter Verwendung von Stöcken.

Variante

- Ist eine Resistenz gegen Gentamicin anzunehmen, Einrichten einer Spül-Saug-Drainage (S. 210ff.). Große Spülmengen (10 l/Tag) wählen. Genügend Blutkonserven sind notwendig wegen oft starken Blutverlusten.

Spüldrainage bei Osteomyelitis, septische Arthritis

Indikation

- Purulenter oder granulomatöser Infekt bei Totalendoprothese in Verbindung mit Prothesenentfernung (Hüfte).
- Purulenter Infekt der Hüfte, evtl. der Schulter.
- Wiederaufflammende Osteomyelitis (Oberschenkel, Oberarm).
- Voraussetzung ist ein genügender Weichteilmantel, da nur bei einem dichten Wundverschluß ein funktionstüchtiges Spülsystem eingerichtet werden kann.

Operative Technik

- Beispiel 1: Spüldrainage nach Hüfttotalprothesenentfernung.
  1. Entfernen der Prothese (S. 296ff.). Bei unbekanntem Infekterreger Entnahme von Material zur bakteriologischen Untersuchung an 3–4 Stellen (S. 204, Ziff. 4).
  2. Vollständiges Entfernen nekrotischen Gewebes, von Zementresten und altem Nahtmaterial, ausführliches Spülen der Wunde.
  3. Einbringen eines zuführenden Drains von ventral bis in den Schaftbereich (Abb. 123). Einlegen abführender Drains in Azetabulum und Schaft an abhängigen Stellen. Zusätzliche zu- und abführende Drains bei Höhlenbildungen außerhalb des Gelenkbereiches. Abführende Drains nicht in den Gesäßbereich leiten (Dekubitusgefahr beim Liegen auf nasser Unterlage).
  4. Bei Trochanterosteotomie Situationsnaht des Trochanter major mit dickem resorbierbarem Faden. Vorbereiten der die Faszie mitfassenden Hautnähte (Abb. 119). Erneut ausgiebiges Spülen der Wunde.
  5. Knüpfen der vorbereiteten Hautnähte. Ergänzen der Hautnaht. Annähen der Drains, sofortige provisorische Einrichtung der Spüldrainage auf dem Operationstisch (Redonflaschen). Durch abwechslungsweises Abklemmen der abführenden Drains so lange mit Ringer-Lösung spülen, bis die Spülflüssigkeit aus allen Drains wässerig fließt.
     Kompressionsverband.
- Beispiel 2: eitrige Koxitis.
  1. Zugang 4. S. 264, Einstellen der Hüftkapsel (Abb. 161).
  2. Herausschneiden eines großen Fensters aus der Gelenkkapsel (Abb. 124). Entnahme von Material für die bakteriologische Untersuchung. Ausführliches Spülen des Gelenkes mit Ringer-Lösung. Im Gelenkbereich ist die Verwendung von Antiseptika nicht ratsam, da die wichtige oberflächliche Knorpelschicht geschädigt werden könnte. Beim Spülen Durchbewegen des Gelenkes. Beschreibung des Gelenkzustandes.

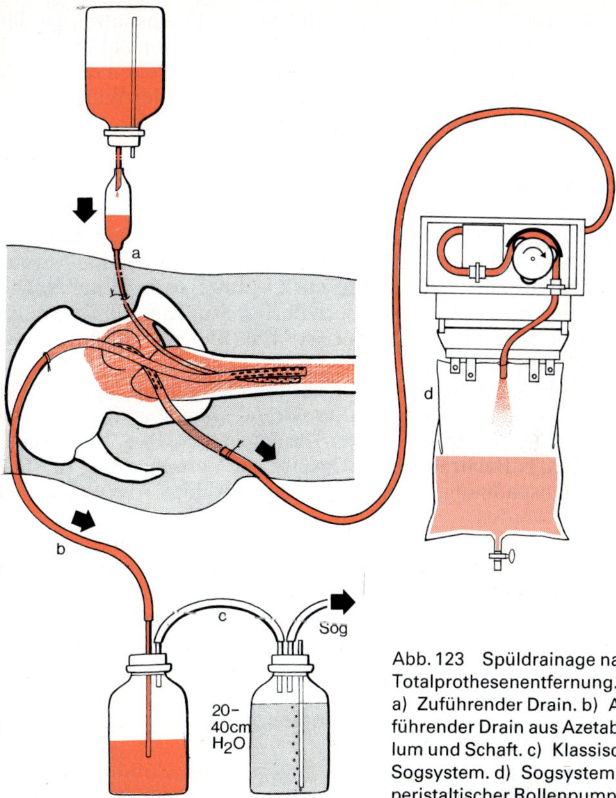

Abb. 123 Spüldrainage nach Totalprothesenentfernung.
a) Zuführender Drain. b) Abführender Drain aus Azetabulum und Schaft. c) Klassisches Sogsystem. d) Sogsystem mit peristaltischer Rollenpumpe

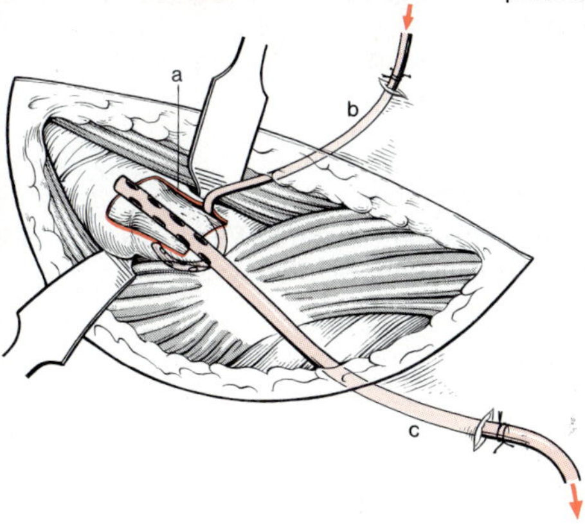

Abb. 124 Spüldrainage bei Coxitis.
a) Großes ventrales Kapselfenster.
b) Zuführender Drain dorsal zwischen Kollum und Kapsel verlaufend. c) Abführender Drain

3. Einführen eines dünnen zuführenden Drains intrakapsulär dorsal um das Kollum herum (Abb. 124). Der abführende Drain wird ventral auf das Kollum gelegt. Vorbereiten des einschichtigen Wundverschlusses (Abb. 119). Spülen der Wunde.
4. Einrichten der Spüldrainage wie oben (Ziff. 5).

Nachbehandlung

1. Sofortiges Einrichten des Dauersogs auf der Bettenstation (Abb. 123). Pro abführenden Drain eine Pumpe verwenden. Durchspülen des Systems mit 1–2 (evtl. mehr) Liter NaCl 0,9 % oder Ringer-Lösung innerhalb 1–2 Stunden, bis die Spülflüssigkeit nur noch leicht rot ist. Bei Koagula ½ ml Heparin pro Flasche zugeben.
2. Abhängig von der Anzahl abführender Drains täglich spülen mit 2–4 l Ringer-Lösung. Alternierend können antibiotische Lösungen (z. B. 500 ml Ringer-Lösung mit 500 mg Neomycinsulfat, 2500 E Bacitracin und Alevaire zur Verminderung der Oberflächenspannung) oder speziell ausgewählte Antiseptika verwendet werden.
3. Kontrolle der Durchgängigkeit aller Drains zunächst 4stündlich, später mindestens 2mal pro Tag durch abwechslungsweises Abklemmen der Drains. Bei positiver Flüssigkeitsbilanz, d. h. Retention im Körper Flüssigkeitszufuhr stoppen.
4. Tägliche Hb-, Hämatokritkontrollen in den ersten Tagen. Bei stark blutiger Spülflüssigkeit Bestimmen des Hb aus derselben zur Errechnung des Blutverlustes. Anschließend wöchentliche Bestimmung von Hb, Hämatokrit, Leukozyten, BSR, C-reaktivem Protein.
5. Bei klarer Spülflüssigkeit Stoppen der Zufuhr nach 5 Tagen, dann alle Drains unter Sog setzen und tägliches Zurückziehen derselben um ca. 5 cm.
6. Antibiotika gemäß Resistenz für ca. 4–6 Wochen, abhängig vom Temperatur- und Senkungsverlauf.

Variante

- Offene Spüldrainage, falls kein dichter Wundverschluß möglich: freier Zufluß, Abfluß in saugfähige Unterlage.

Indikation

- Auffüllung großer Knochendefekte mit ungenügender Weichteilbedeckung. Sollte als Zweiteingriff durchgeführt werden, etwa 2 Wochen nach Revision (S. 48, 306), und nach dünnem Überwachsen der Knochenstümpfe mit Granulationsgewebe. Eingebrachte Spongiosa wird rasch vaskularisiert und unter (Teil-)Belastung zu Knochen umgebaut (S. 195).

Operative Technik

1. Suche nach Restsequester und Knochennekrosen und Entfernen derselben („Second look“).
2. Einbringen eines Drains an die tiefste Stelle der Knochenhöhle (Abb. 125). Abflußrichtung nach distal/dorsal, Einlegen der linsengroßen reinen Spongiosastückchen in die sauber gespülte Höhle bis auf Hautniveau (Abb. 125).
3. Venenkatheter zur Dauerbefeuchtung transkutan in die Spongiosaplombe leiten.

Nachbehandlung

1. Mehrmals täglich durch Pflegepersonal oder Patienten über den Venenkatheter Verband mit Antiseptika feucht halten. Täglicher Verbandwechsel ab 3. Tag.
2. Nach 2 Wochen nicht durch Granulationsgewebe erfaßte Spongiosabröckchen sparsam sukzessive entfernen.
3. Bedeckendes Granulationsgewebe epitheliasiert meist innerhalb von 5–10 Wochen von selbst.

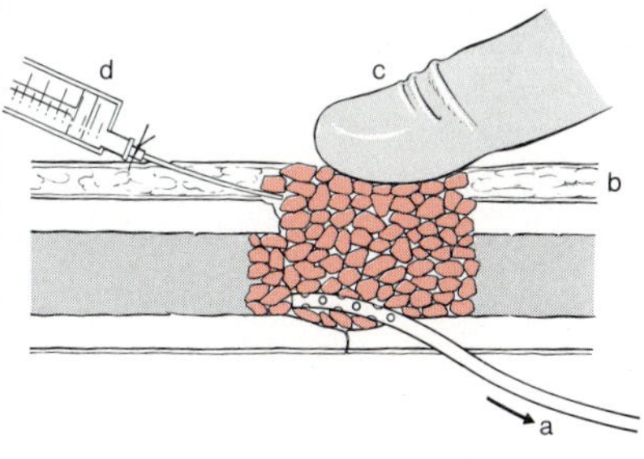

Abb. 125 Schnitt durch offene Spongiosaplombe. a) Abführendes Redondrain. b) Subkutis. c) „Daumendruck“ zur Verfestigung der Spongiosa. d) Spritze am Venenkatheter zur Befeuchtung unter dem Verband

Indikation

- Verdacht auf Knochen- oder Weichteiltumoren bzw. Veränderungen mit ungesicherter Diagnose. Kleinere Veränderungen können in toto entfernt werden, sofern die Stabilität nicht beeinträchtigt wird (Blockexzision S. 63, 71). Letzteres gilt vor allem, wenn es sich mit großer Wahrscheinlichkeit um einen benignen Tumor handelt. Zurückhaltung bei starkem Verdacht auf Malignität.
- Eine offene Biopsie ist meistens der Nadel- oder Bohrbiopsie vorzuziehen. Bei der offenen Biopsie ist das Material zielgerichteter entnehmbar. Der Pathologe erhält repräsentativere Stücke. In der Wirbelsäule und schwer zugänglichen Arealen hat die Bohrbiopsie ihre Indikation. Im Bereich Th 9–Th 12 ist sie gefährlicher, da durch die Verletzung kleiner Gefäße Zirkulationsstörungen des Rückenmarks auftreten können (Paraplegie!).
- Vorbestrahlung lehnen wir ab. Unnötige Schäden am Biopsiematerial werden so vermieden. Es gibt keine Beweise, daß der Verzicht auf Vorbestrahlung die Prognose negativ beeinflußt.

Planung

1. Zur raschen Diagnose sind vor allem kalkfreie, evtl. kalkarme Stücke geeignet. Große Tumoren weisen in verschiedenen Arealen oft eine verschiedene Differenzierung auf (z. B. rein chondromatöse Abschnitte in Osteosarkomen). Mehrere Gewebsstücke sind deshalb zur sicheren Diagnose notwendig (Abb. 126).

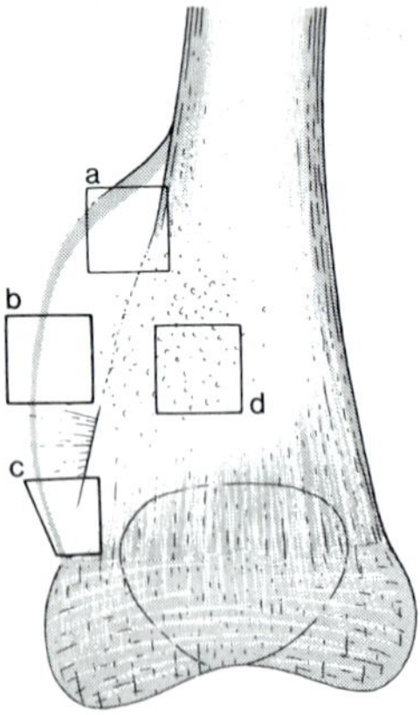

Abb. 126 Röntgenskizze für den Pathologen. a), b), c), d) Eingezeichnete Biopsiestücke

Die präoperative Planung soll gemeinsam mit dem Pathologen und Radiologen erfolgen.

. Bei jedem Verdacht auf Malignität muß der Zugang so gewählt werden, daß bei anschließend notwendiger Resektion weit im Gesunden (S. 63) die Narbe und das Draindurchtrittsgewebe mit dem Tumorblock in einem Stück reseziert werden können. Von diesem Zugang her sollen auch die Hauptgefäße und -nerven ohne Schwierigkeiten erreicht werden können. Beispiel: Biopsie aus dem Kniebereich nach Möglichkeit von medial, im Hüftbereich von vorn.

3. Art der Gewebsfixation mit dem Pathologen vorher besprechen. Für verschiedene Untersuchungsmethoden (Elektronenmikroskopie, Gefrierschnitte) ist die Formalinfixation ungeeignet.
4. Bei angiomatösen Tumoren evtl. präoperative Embolisation der zuführenden Gefäße.

Operative Technik

1. Zugang siehe Planung. Längsinzisionen sind vorzuziehen. Keine anatomische Präparation der Schichten, sondern direktes Eingehen auf das anvisierte Gewebe mit Eröffnung von möglichst wenig Gewebskompartimenten. Die Verwendung scharfer Haken und die subperiostale Darstellung und Einstellung des Knochens mit Hohmann-Haken soll vermieden werden.
2. Aufsuchen eines radiologisch festgelegten Merkpunktes. Entnahme der vorgesehenen Gewebsstücke, ca. ½ cm dick oder nach Wunsch des Pathologen. Markieren der Entnahmestellen (Kirschner-Drähte), Röntgenaufnahme.
3. Spülen, sorgfältige Blutstillung, um sich in die benachbarten Weichteile ausdehnende Hämatome zu verhindern. Evtl. Plombieren der Höhle mit Knochenzement. Drainage so, daß der Drain in der Wunde liegt und in der Verlängerung der Hautinzision 1 cm davon entfernt die Haut durchstößt.
4. Schichtweiser Verschluß unter Vermeidung tiefgreifender Nähte, Kompressionsverband.
5. Im Operationsbericht sind Farbe, Ausdehnung, Konsistenz, Begrenzung des angetroffenen Gewebes sowie die entnommenen Gewebestücke detailliert zu beschreiben.

Nachbehandlung

- Ruhigstellung bis zum 1. Verbandswechsel nach 5 Tagen, dann entsprechend dem Heilungsverlauf.

Kürettage, Knochenrekonstruktion

Indikation

- Die Kürettage mißachtet den Grundsatz der Radikalität, da der Tumor eröffnet wird.
- Nur geeignet für gewisse benigne Tumoren oder tumorvortäuschende Läsionen ohne oder mit sehr geringer Rezidivneigung. Wenn durch eine Kürettage eine Gelenkfunktion erhalten werden kann, kann ein gewisses Rezidivrisiko in Kauf genommen werden (z. B. bei Riesenzelltumor) (S. 62).
- Ist der durch die Kürettage entstandene Defekt mechanisch belanglos, kann auf ein Knochentransplantat oder eine stabilisierende Osteosynthese verzichtet werden. Andernfalls muß ein Knochenaufbau durch Gebrauch autologer (S. 195 ff.), evtl. homologer Spongiosa stimuliert und die vorläufige Stabilität durch eine Osteosynthese garantiert werden. Bleibt die Osteosynthese sicher außerhalb des Tumorbereiches, kann sie bei prekärer Stabilität mit Vorteil vor der Tumorresektion angelegt werden.
- Von verschiedenen Autoren wird empfohlen, die ausgeräumte Höhle mit zytotoxischen Lösungen zu spülen. Andere füllen die Höhle mit flüssigem Stickstoff, der eine Nekrose der Höhlenwand in der Dicke von 1–3 mm verursacht und eine Verzögerung des Einbaus von Knochentransplantaten zur Folge hat.

Planung

- Werden größere Mengen Spongiosa benötigt, muß diese vor dem Eingriff aus den hinteren Beckenkämmen entnommen (S. 196) oder aus der Knochenbank bereitgestellt werden. Kortikospongiöse Späne und kleinere Spongiosamengen werden mit Vorteil intraoperativ aus den vorderen Beckenkämmen nach Maßgabe der Notwendigkeit gewonnen.

Operative Technik

Beispiel: schmerzhafte solitäre Knochenzyste des proximalen Femurs ohne pathologische Fraktur (Abb. 127).

1. Zugang 4. (S. 264). Subperiostales Darstellen des intertrochantären Gebietes. Einstellen des Kollums mit Hohmann-Haken.
2. Markieren eines 6 cm langen und 1 cm breiten ventralen Fensters. Bohren von 3,2 mm dicken Löchern in den 4 Ecken zur Vermeidung von Spaltbildungen beim Abheben des Deckels. Sägen der Deckelkanten mit oszillierender Säge (Kühlung). Auskürettieren der Höhle mit verschieden gebogenen und verschieden großen, scharfen Löffeln. Material für histologische Untersuchung bewahren. Spülen.

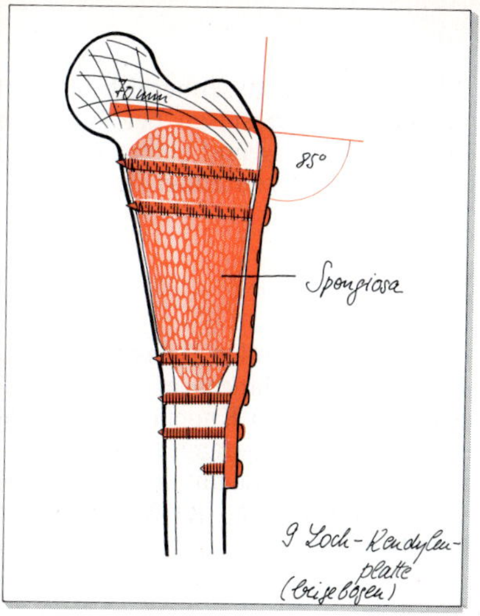

Abb. 127 Planungsskizze zur Kürettage und Abstützungsosteosynthese einer essentiellen Knochenzyste

3. Mit der Kugelfräse werden von der begrenzenden Kortikalis 0,5 mm, von der begrenzenden Spongiosa etwa 3 mm weggefräst. Erneutes Spülen.
4. Einschlagen des Plattensitzinstrumentes kranial der Höhle (Fingerkontrolle durch die Höhle), evtl. Röntgenkontrolle. Anbiegen der Platte, Montage der distalen 3 Schrauben, Bohren der Löcher und Schneiden der Gewinde für die noch weiter geplanten Schrauben (Abb. 127).
5. Vollstopfen der Höhle mit Spongiosa. Ist nicht genügend Material vorhanden, dieses nach proximal, distal und gegen die Wand komprimieren und eine zentrale Höhle offenlassen. Eindrehen der vorbereiteten Schrauben.
6. Drainage, schichtweiser Wundverschluß.

Nachbehandlung

- Abhängig von der Stabilität des verbleibenden Kortikalismantels und der Osteosynthese. Nach 3 Monaten kann bei autologem Transplantat mit einer Stützfunktion gerechnet werden.

Variante

- Pathologische Fraktur bei gleicher Zyste: im Prinzip gleiche Montage. Auf Frakturhöhe muß medial am Femur reichlich Spongiosa zur Stimulierung einer „biologischen Platte“ angelagert werden. Minimal 3 Monate entlasten.

Verbundosteosynthese mit Platte

Indikation

- (Drohende) Fraktur im Meta- und Diaphysenbereich langer Röhrenknochen aufgrund von Knochenmetastasen bei Patienten mit einer etwa 3monatigen Lebenserwartung und einem Allgemeinzustand, der die Vornahme eines größeren Eingriffes zuläßt (s. a. S. 60).

Prinzip

- Ziel ist die sofortige Erreichung einer vollen Belastbarkeit. Durch die Kombination von Metall (Platte, Marknagel) und (mit Rushpins oder Endernagelstücken armiertem) Knochenzement soll die Druck- und Biegebeanspruchung aufgefangen werden. Gute mechanische Verhakung des Restknochens mit dem Implantat sind Voraussetzung für den Erfolg. Radikalität der Metastasenentfernung ist in der Regel nicht notwendig.

Vorbereitung

- Ein onkologischer Behandlungsplan unter Einbezug der medikamentösen und radiologischen Therapie muß festgelegt werden.
- Eine eventuelle Spezialuntersuchung des Tumorgewebes (Zellkulturen, Rezeptorbestimmung bei Mammakarzinom, Zelltypisierung) muß präoperativ mit den entsprechenden Laboratorien abgesprochen werden (Gewebsmengen, Fixationsart, Transport, notwendige klinische Angaben).
- Präoperativ Hämoglobin durch Transfusionen auf Normalwerte bringen und genügend Blut bereitstellen.

Operative Technik

Beispiel: Mammakarzinommetastasen im proximalen Femur (Abb. 128).

1. Zugang 4. S. 264. Darstellen des Femurs von der Schaftmitte bis zum Kollum. Entfernen allenfalls extraossal wachsender Tumormassen. Mit dem Lüer erweitern der ventralen Durchtrittsstelle des Tumors zu einem 6–8 cm langen, 1–2 cm breiten Schlitz. Kürettage der Markhöhle und Bereitstellen von Tumormaterial für die präoperativ geplanten Untersuchungen. Freischaben der Kortikalis von innen. Distal und proximal der Fraktur Anbringen von je einem 6-mm-Bohrloch ventral auf Höhe des geplanten Endes der Zementplombe. Ausgiebiges Spülen. Anfräsen der Kortikalisoberfläche und der begrenzenden Spongiosa mit Kugelfräse. Spülen.

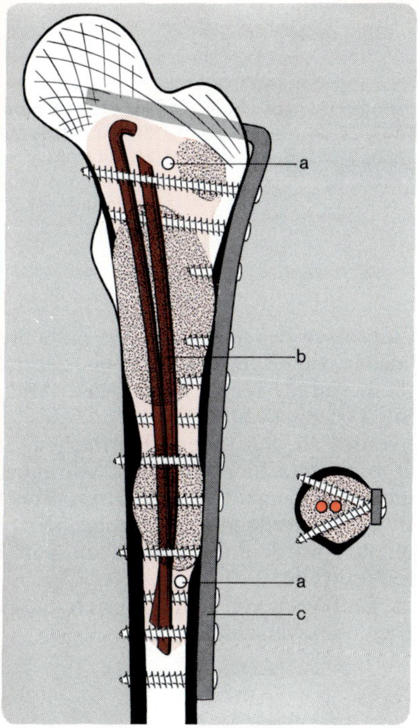

Abb. 128 Planungsskizze zur Verbundosteosynthese des proximalen Femurs.
a) Löcher zur Zementzufuhr.
b) Rush-Pin. c) 12-Loch-Kondylenplatte.
(grau) Ausdehnung der Metastasen
(rot) Knochenzement

2. Einbringen des Plattensitzinstrumentes hoch ins Kollum, wobei die Spitze unterhalb der Kreuzungszone der Zug- und Drucklamellen zu liegen kommt (Abb. 172). Einführen der Kondylenplatte. Fixation am Schaft mit Knochenfaßzange. Röntgenkontrolle. Erweitern der zentralen Höhle mit scharfem Löffel bis kranial direkt unter die Klinge (Abb. 128).
3. Einschieben von 2 möglichst langen, leicht vorgebogenen Rush-Pins durch die ventrale Lücke nach distal, um sie anschließend nach proximal bis unter die Platte vorzuschieben.
4. Montage der untersten Schraube. V-förmiges Bohren der übrigen Schraubenlöcher, abwechslungsweise vor und hinter den Rush-Pin verlaufend (Abb. 128 – Schnitt). Schneiden der Gewinde.
5. Eindrehen aller Schrauben. Faßt eine Schraube nicht, wird ein neues Loch gebohrt. Belassen der untersten Schraube, Zurückdrehen aller übrigen Schrauben, bis sie nur noch in der lateralen Kortikalis festsitzen.

Verbundosteosynthese mit Platte

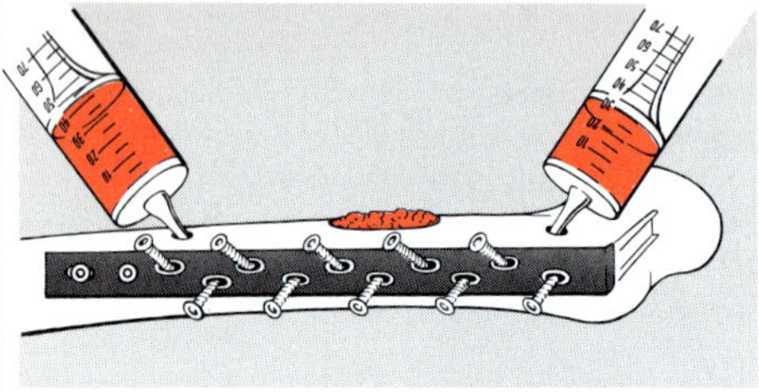

Abb. 129 Einpressen des Zementes mit Spritze. Mit einer Ausnahme sind die Schrauben erst in die äußere Kortikalis gedreht

6. Spülen der Höhle, Einpressen des noch flüssigen Zementes mit 2 Spritzen in die Löcher zur Zementzufuhr bis zentral der Zement zusammenfließt (mindestens 2 Portionen). Abdichten von Lücken mit feuchten Gazen (Abb. 129).
7. Modellieren des Zementes an den freien Oberflächen, sobald die Zementviskosität zunimmt. Eindrehen der Schrauben mit Maschine, gerade bevor der Zement sich erwärmt. Von Hand Einpressen des nun warm werdenden Zementes. Erst nach Aushärten des Zementes werden die Schrauben von Hand nachgezogen. Röntgenkontrolle.
8. Ausführliches Spülen, Entfernen von Zementresten, ausgiebige Drainage, schichtweiser Wundverschluß.

Nachbehandlung

1. Quadrizeps-, Knie- und Hüftgymnastik ab 1. postoperativem Tag.
2. Mobilisation ab 1. Tag unter zunehmender Belastung.
3. Röntgenkontrolle 2–4monatlich durch die Tumorkontrollperson.

Variante

- Bei gelenknahen Metastasen sind spezielle Tumorprothesen zu erwägen.

Indikation

1. Präoperative Extensionsbehandlung von Skoliosen.
2. Instabile Frakturen der HWS.

Operative Technik

1. Desinfektion von 4 Hautarealen (Rasieren fakultativ). Lokalanästhesie bis unter die Galea.
2. Stichinzision. Einbringen von 2 Schrauben über die Diagonale. Provisorisches Anziehen. Kontrolle des Ringsitzes. Einbringen der 2 verbleibenden Schrauben.
3. Anziehen der Schrauben mit einem die Spannung messenden Schraubenzieher, bei Adoleszenten mit 4 kg, bei Erwachsenen mit 5,5 kg Druck. Blockieren der Schrauben mit Fixationsmutter (Abb. 130, 131).

Nachbehandlung

1. Schraubenpflege: trockene Behandlung, 1- bis 2mal wöchentlich manuelle Kontrolle des Ringsitzes und Kontrolle der Schraubenspannung. Ersatz zu tief eindringender oder zu stark entzündeter Schrauben.
2. Vor Skolioseoperationen Steigerung des Zuges innerhalb von 10–14 Tagen von 2–5 kg bis auf 50 % des Körpergewichtes. Wegen der HWS soll dieser Wert nicht überschritten werden.

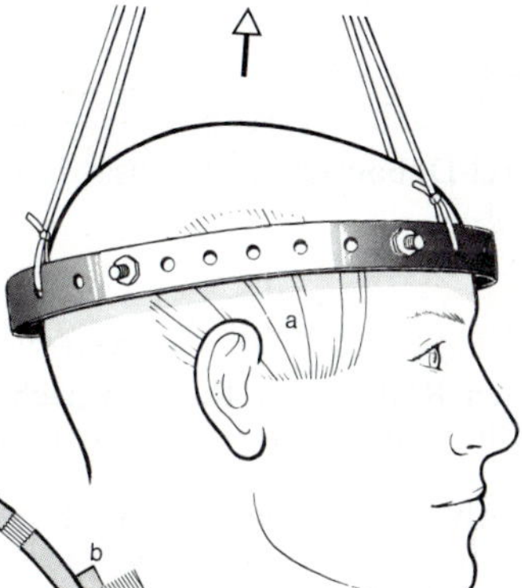

Abb. 130 Haloextension: Der Ring liegt leicht unterhalb des größten Kopfdurchmessers und berührt das Ohr nicht. a) M. temporalis. Die Schrauben verlaufen nicht durch den Muskel

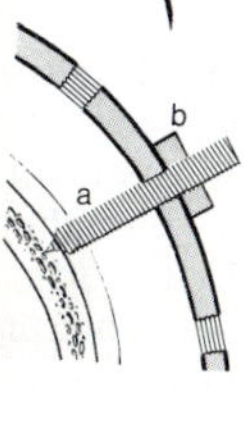

Abb. 131 Haloschraube. a) An der Basis verbreiterte Spitze. b) Mutter zur Blockierung der Schraube

Spondylodese nach Cotrel-Dubousset

Indikation

Idiopathische Skoliosen bei Jugendlichen und Adoleszenten ab 40–50° (nach Cobb, S. 8). Kongenitale Skoliosen, Skoliosen bei neuromuskulären Erkrankungen ab 40°, vorausgesetzt, daß die Lebenserwartung größer ist als der Zeitpunkt der zu erwartenden Komplikationen durch die Skoliose. Instabile lumbale Skoliosen rechtfertigen auch bei geringeren Werten eine Spondylodese.

Prinzip

Dorsale dreidimensionale Aufrichtung mittels beidseits der Wirbelsäule angelegter Metallstäbe, die multisegmental über Haken an den dorsalen Wirbelstrukturen (Bogen, Pedikel, Querfortsätze) fixiert werden. In der Regel keine prä- oder postoperative Orthesenbehandlung notwendig. Frühmobilisation. Das Verfahren setzt einige Erfahrung voraus!

Vorbereitung

1. Mobilisierende Rückengymnastik, Konditionstraining, Atemgymnastik. Bei höher- und hochgradigen Skoliosen zwei- bis mehrwöchige stationäre Haloextension (S. 221).
2. Neurostatus, Lungenfunktion, EKG, Eigenblutspende, zusätzlich Fremdblut.
3. Ausführliche Aufklärung von Patient und Eltern (Behandlungsablauf, neurologische Komplikationen selten, aber ernst).

Instrumente

Instrumentarium nach Cotrel-Dubousset, evtl. Zusatzinstrumente nach Hall, breite Hohlmeißel.

Operative Technik

1. Lagerung auf gepolsterten Rollen oder Rahmen nach Relton/Hall (Abdomen frei – Blutverlust geringer), Hüften und HWS leicht flektiert.
   Röntgenbildverstärker. Ableitung somatosensorisch evozierter Potentiale. Retransfusion (cell-saver), Antibiotikaprophylaxe.
2. Hautschnitt zwischen den Dornfortsätzen des obersten und untersten zu fixierenden Wirbels. Blutstillung. Umschneiden der Dornfortsätze mit dem elektrischen Messer. Mit dem Raspatorium subperiostales Abschieben der Muskulatur von den Dornfortsätzen und dorsalen Bogenanteilen bis in den

Bereich der Querfortsätze. Sorgfältiges Tamponieren der Spalträume.

3. Unter Röntgenbildwandler Markierung des Wirbels Th 12 mit einer Tuchklemme am Dornfortsatz.
4. Nach vollständiger Entfernung des Weichteilgewebes von den dorsalen Bogenanteilen Vorbereitung der Hakenlager (Beispiel: Planskizze Abb. 132). Im oberen und mittleren Thorakalabschnitt Verwendung von Pedikelhaken (Abb. 133), sofern sie von kaudal her eingesetzt werden. Ansonsten werden lumbal und thorakal stets Laminahaken verwendet. Geschlossene Haken an den Enden der Fusionsstrecke, dazwischen offene (Abb. 133).
5. Horizontale Teilresektion des Unterrandes des Gelenkfortsatzes, Einführen des Pedikelhakens in den Gelenkspalt und Einschlagen des gespaltenen Hakenblattes in die Unterseite des Pedikels (Bogenwurzel) (Abb. 133). Durch Querbewegung nach lateral korrekten Hakensitz überprüfen.
6. Plazieren der Laminahaken nach Inzision des Lig. flavum je nach Erfordernis von oben oder unten um die Lamina (Abb. 134). Wenn der Haken dem Knochen nicht schlüssig aufsitzt, Knochen durch sparsame Resektion nacharbeiten.

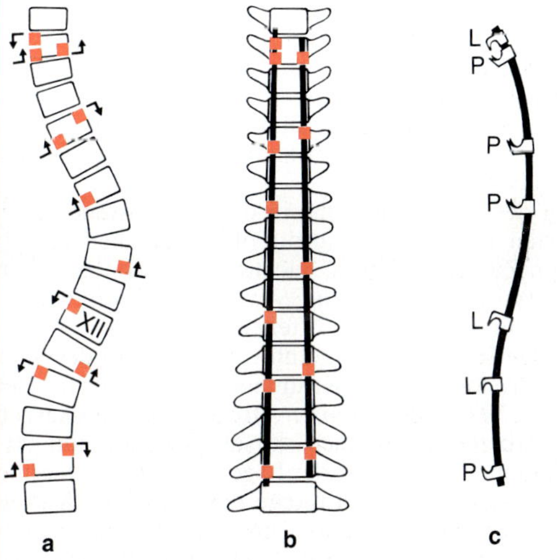

Abb. 132 Planungsskizze (Bsp. rechtskonvexe Skoliose). a) Vor der Korrektur. Rot: Hakenplazierungen mit Angabe der Druckrichtung (Pfeile). b) Nach der Korrektur mit den eingesetzten Stäben. c) Konkavseitiger Stab isoliert mit Hakenanordnung. L = Laminahaken, P = Pedikelhaken

Spondylodese nach Cotrel-Dubousset

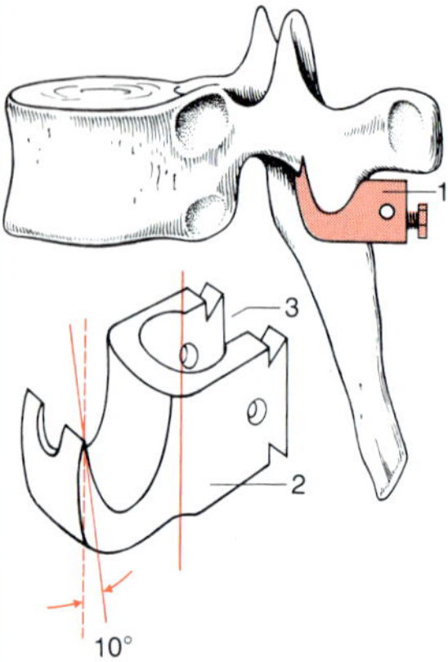

Abb. 133 Einbringen von Pedikelhaken an einem Brustwirbel. 1 Geschlossener Haken mit Schraube zur Fixation am Stab. 2 Offener Haken, für Zwischenwirbel geeignet zur Einklinkung des Stabes von hinten (3)

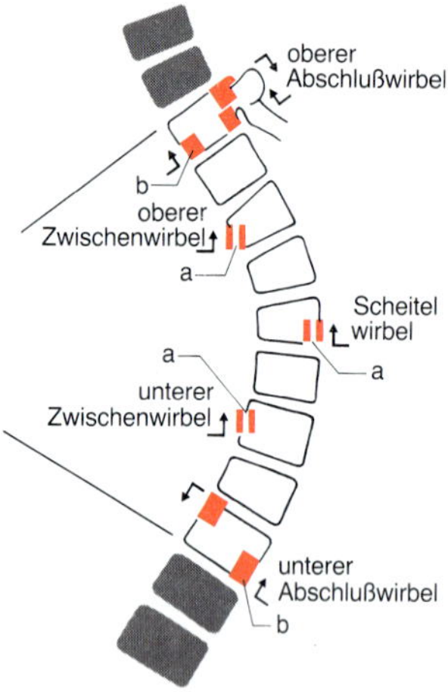

Abb. 134 Detaillierte Anordnung der offenen (a) und der geschlossenen Haken (b), bezogen auf die verschiedenen Skolioseabschnitte

7. Kleine Wirbelgelenke konvex- und konkavseitig sorgfältig entknorpeln (Abb. 135).
8. Konkavseitig Anbiegen eines dünnen Probestabes, Schränken des 4 cm zu langen endgültigen Stabes entsprechend der Form des Probestabes.
9. Einbringen des Stabes zunächst in die geschlossenen obersten und untersten Haken, dann in die offenen Haken des oberen und unteren Zwischenwirbels; leichte Distraktion zwischen den beiden inneren Haken, Anbringen von seitlich offenen C-Ringen am Stab zur Sicherung der offenen Haken.
10. Mittels zweier Spezialzangen gefühlvolle Rotation des Stabes in Richtung physiologischer Krümmungsverhältnisse. Beispiel *rechtskonvexe Thorakalskoliose:* Drehen des konkavseitigen Stabes im Uhrzeigersinn nach dorsal. Rotation um 90–110° unter fortlaufender Kontrolle der Lage der Haken. Der über die Haken am Stab fixierte skoliotische Abschnitt der Wirbelsäule wird bei der Rotation des Stabes mitgezogen und dabei aufgerichtet. Ableiten der evozierten Potentiale während der Phase der Rotation. Die dreidimensionale Korrektur der Skoliose geschieht im wesentlichen durch die Rotation!

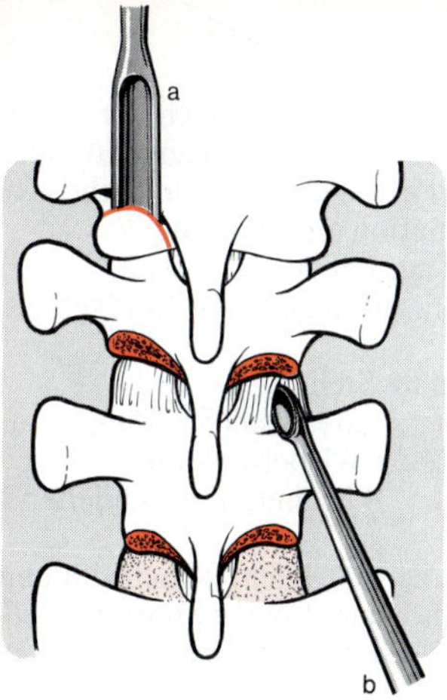

Abb. 135 Freilegen und Entknorpeln der kleinen Wirbelgelenke. a) Hohlmeißel. b) Scharfer Löffel

11. Nach Beendigung der Rotation Fixieren der Haken mittels Schrauben am Stab. Entfernen der C-Ringe.
12. Jetzt Anbiegen des Probestabes an die *Konvexseite,* Nachschränken und Einbringen des endgültigen Stabes in die Haken. Kompression über die konvexe Strecke, am kranialen Ende stabile Fixierung durch pedikulotransversale Klammer.
13. Bilden einer *Rahmenkonstruktion* durch Anbringen je eines *Querzuges* am kranialen und kaudalen Ende der Instrumentation.
14. Aufwachtest, Prüfung der Motorik der unteren Extremitäten. Falls in Ordnung, Abdrehen der Fixierungsschrauben.
15. Entnahme von Knochenspänen (S. 195ff.). Spalten der Dornfortsätze, Dekortikation der Laminae, Auflegen der Knochenspäne an Wirbelgelenken, Bögen und Dornfortsätzen.
16. Schichtweiser Wundverschluß; keine tiefen Redondrainagen, falls kein zwingender Grund (z.B. nach Duraverletzung), 2 subkutane Redondrainagen.

Variante

Bei hochgradigen Skoliosen Modifikation der Instrumentation erforderlich, eventuell dorsale und/oder ventrale Lösung als vorbereitende Eingriffe.

Spondylodese nach Cotrel-Dubousset

Nachbehandlung

1. Röntgenkontrolle in 2 Ebenen unmittelbar nach der Operation. Beim Aufwachen Motorik überprüfen. Lagerung auf dem Rükken, Kopf leicht angehoben. Periodisch neurologische Kontrollen von Neurologie, Blutzirkulation und Atmung.
2. Isometrische Übungen ab 1. Tag, Drehen ab 2. Tag.
3. In der Regel korsettlose Mobilisation ab 5.–7. Tag (gehen, nicht sitzen).
   Röntgenkontrolle in 2 Ebenen im Stehen.
4. Entlassung nach Wundheilung. Patient soll viel liegen, umhergehen, wenig sitzen, stehen, keine Wirbelsäulenbelastung.
5. Ambulante Kontrolle nach 2, 5, 8 Monaten, anschließend nach Bedarf.
6. Sitzende Tätigkeit (Schule, Büro), leichtes Schwimmen und Radfahren nach 12 Wochen möglich. Später Sportarten, die zur Stauchung, Torsion der Wirbelsäule führen, vermeiden.

Indikation

- Rezidivierende, durch Computertomographie, MRI oder myelographisch lokalisierte Diskushernie, durch konservative Maßnahmen nicht beherrschbar oder verbunden mit akuten neurologischen Ausfällen. Besteht gleichzeitig ein vertebrales Syndrom, Spondylodese erwägen (S. 229 ff.).

Prinzip

- Entfernung des Diskus durch minimalen Zugangsweg, um die Rückenstatik nicht mehr als nötig zu stören.

Spezialinstrumente

- Breiter „Rongeur", Hajek-Knochenzangen, Wurzelhäkchen, Häkchen nach Love, Mikrokoagulator, Duramesser, evtl. Mikroskop.

Operative Technik

1. Lagerung des Patienten in maximaler Kyphosierung (Abb. 136).
2. Längsschnitt von 10–12 cm. Freipräparieren der Wirbelsäule (S. 222 ff., Ziffer 2, 3). Identifikation der Höhenlage (evtl. Röntgenbild). Blutstillung. Selbsthalter.
3. Vorsichtige Resektion des Lig. flavum (Duramesser). Abknabbern je eines Teiles der angrenzenden Laminae mit Hajek-Knochenzange (Abb. 137).
4. Evtl. Mikroskop einschalten. Sorgfältiges Zurseiteschieben des epiduralen Fettgewebes mit Wurzelhäkchen. Blutstillung mit Mikrokoagulator. Eine Wurzel ist abgrenzbar. Abtasten des Lig. longitudinale posterius nach lateralen Vorwölbungen. Abschieben des Durasackes mit Häkchen nach Love. Untersuchung der medialen Längsbandanteile.

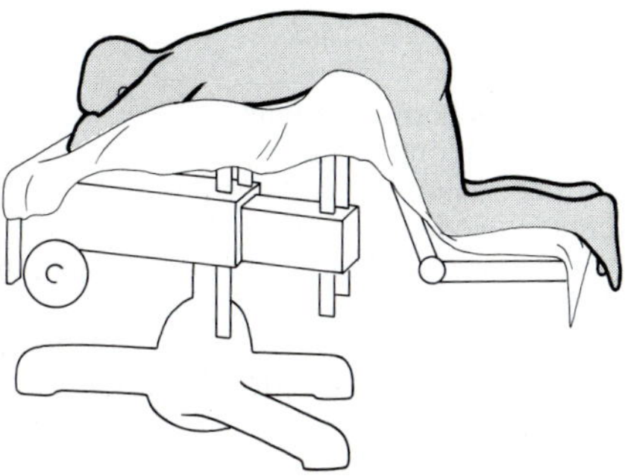

Abb. 136 Kyphosierende Lagerung mit möglichst freiliegendem Bauch durch den Operateur. Polstern des N. peronaeus

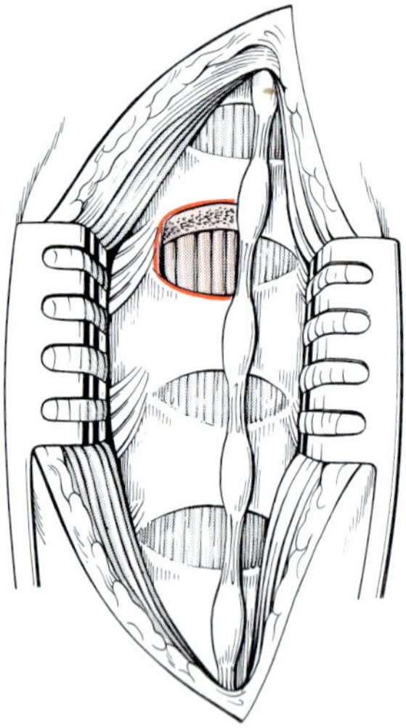

Abb. 137 Zugang zum Wirbelkanal

5. Palpierte Vorwölbung freilegen, Längsband spalten. Diskusgewebe quillt meist hervor. Teilexzision des Anulus fibrosus und sukzessives Ausräumen der Zwischenwirbelscheibe mit geradem und gebogenem breitem Lüer. Freischaben der Abschlußplatten mit scharfem Löffel. Wägen des gewonnenen Materials. Der ventrale Anteil des Anulus fibrosus ist unbedingt zu schonen (Blutungsgefahr).
6. Spülen der Wunde mit Wasserstoffsuperoxid 3%. Auflegen eines Stückchens Tabotamp auf das epidurale Gewebe. Eine etwaige Blutung muß vor dem Wundverschluß vollständig zum Stehen gebracht werden. Redondrain nicht in unmittelbarer Duranähe. Muskeladaptation. Subkutan- und Hautnaht.

Nachbehandlung

1. Sofort nach dem Erwachen Befragung nach radikulären Schmerzen, neurologische Untersuchung.
2. Umlagern während der ersten 3 Tage nach Wohlbefinden, in erster Linie Rückenlage. Redondrain am 1. Tag entfernen.
3. Mobilisation mit Schaumgummibinde um den Bauch, beginnend ab 1. Tag. Gehen mit Hilfsperson ab 2. Tag.
4. Fadenentfernung nach 8 Tagen. Anschließend Gehbad und Gruppengymnastik für ca. 3 Monate. Für 6 Wochen Sitzen und Tragen vermeiden.

Lumbosakrale Spondylodese von dorsal

Indikation

- Spndylolisthesis mit zunehmendem Gleiten, mit konservativ nicht zu beeinflussenden Schmerzen, mit radikulärer Symptomatik.
- Lumbosakrale Übergangsstörung mit analoger Symptomatik.
- Lokalisierte Spondylose, Spondylarthrose.

Vorbereitung

- Leicht gepolsterte Gipsliegeschale mit Beinteil bis zur Kniekehle (präoperative Angewöhnung). Myelographie bei radikulären Symptomen. Evtl. Computertomographie (enger Spinalkanal S. 105).

Operative Technik

Beispiel: dorsolaterale Spondylodese L4/S1.

1. Bauchlage, Kyphosierung der LWS durch Flexion der Beine und Kippung des Beckens.
2. Gewinnung von kortikospongiösen Spänen und Spongiosa (S. 195 ff.).
3. Gerader medianer Hautschnitt von L4 bis S2. Darstellen der Wirbelsäule (S. 222 ff., Ziffer 2, 3, 7). Sorgfältige Entknorpelung und Anfrischung der Intervertebralgelenke.
4. Anfrischen der Dornfortsätze, des Sakrums, der Laminae L4/L5 und der Basis des Querfortsatzes mit breitem Hohlmeißel.
5. Sorgfältiges Vollstopfen der kleinen Wirbelgelenke mit feingeschnittener Spongiosa. Einlegen der kortikospongiösen Späne, welche L4 und die Basis der Querfortsätze reichlich bedecken müssen, L3 aber nicht erreichen dürfen.
6. Adaptation der Muskulatur mit festen, resorbierbaren Nähten. Subkutan-, Hautnaht.

Nachbehandlung

1. Gipsliegeschale oder Sandwichbett, wiederholte neurologische Kontrolle, Atemgymnastik unmittelbar postoperativ. Isometrische Übungen ab 1. Tag.
2. Bei Gipsbett zur Seite drehen des Patienten ab 3. Tag (4 Personen), Verbandwechsel, Körperpflege.
3. Nach 2 Wochen Nahtentfernung, aufbauende, aktiv assistierte Bewegungsgymnastik der oberen und unteren Extremität unter Vermeidung aktiver Hüftflexion.
4. Nach 5–6 Wochen Mobilisation auf dem Kippbrett. Bei sicherem Stehen Maß nehmen für ein Lendenmieder (S. 183) und Anfertigen eines Dreipunktegipskorsettes stehend. Isometrische Rückengymnastik.

5. 12 Wochen postoperativ Gips entfernen, Röntgenkontrolle a.-p., seitlich und schräg. Bei gutem Durchbau Abgabe des Lendenmieders für 6–12 Monate.

Varianten

1. Unter Belassen der Dornfortsätze L4 und S1 Einklemmen eines H-förmigen Spanes (kortikospongiös) bei maximaler Kyphosierung (Bosworth). Ein zusätzliches Einbringen von Spongiosa ist dabei unerläßlich.
2. Bei radikulären Symptomen mit myelographischem Befund ist eine Entfernung der Diskushernie angezeigt (S. 227f.).
3. Bei Spondylolisthesis L5/S1 mit pseudoradikulären Beschwerden ist die Dorsalkante des Sakrums abzutragen und evtl. der Wirbelbogen L5 zu entfernen. Die anschließende Spananlagerung ist so durchzuführen, daß kein Material den Durasack bedrängt.
4. Verwendung von Metallimplantaten: Durch Verwendung von Platten mit Verankerung durch Schrauben via Bogenwurzel in die Wirbelkörper oder eines Fixateur interne lassen sich Spondylodesen unter Erhaltung aller nicht betroffenen Bewegungssegmente durchführen. Je nach erreichter Stabilität kann die Nachbehandlung vereinfacht werden.
5. Bei Olisthesis und Instabilitäten Teilreposition möglich mit anschließender transpedikulärer Verschraubung. Kombination mit dorsolateraler und auch interkorporeller Spondylodese möglich.

Lumbale interkorporelle Spondylodese von ventral

Indikation

- Schmerzhafte Spondylolyse bzw. Spondylolisthesis ohne radikuläre Symptome. Gleiten bis zu 20 % kann häufig reponiert werden (S. 98).
- Lokalisierte Spondylolyse, Schmerzen auf konsequente konservative Maßnahmen therapieresistent (S. 98).

Vorbereitung

- Maßnahme für verstärktes Lendenmieder (S. 183).
- Neurologische Untersuchung, Blasenfunktion, Potenz.

Operative Technik

- Transperitonealer Zugang zu L5–S1:
  1. Lagerung auf dem Rücken mit leichter Erhöhung des Beckens, Vorbereitung der Möglichkeit zur Trendelenburg-Lage. Medianer Längsschnitt vom Nabel bis zur Symphyse (Abb. 138). Längsspalten von Linea alba und Peritoneum.

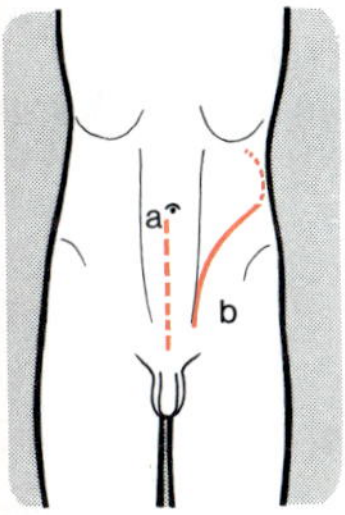

Abb. 138 Hautschnitt zur interkorporellen Spondylodese.
a) Medianer Hautschnitt (L5–S1).
b) Iliolumbaler Hautschnitt (L2–L5)

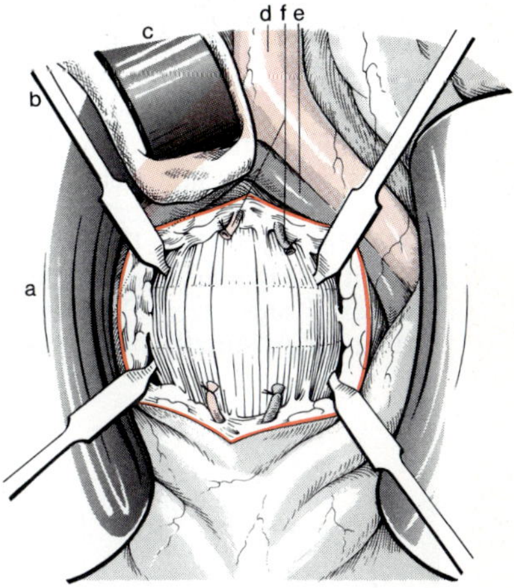

Abb. 139 Transabdominale Exposition der Zwischenwirbelscheibe L5–S1.
a) Bauchwandspreizer. b) Zugespitzte Hohmann-Haken. c) Gepolsterter Darmspatel. d) Aorta. e) V. iliaca communis sinistra. f) A. und V. sacralis mediana (ligiert)

Lumbale interkorporelle Spondylodese von ventral

2. Wegschieben der Dünndarmschlingen nach rechts kranial, Abdecken mit warmen Tüchern, Trendelenburg-Lage.
3. Palpieren der Aortenbifurkation, in deren Verlängerung das dorsale Peritoneum nach distal gespalten wird. Sorgfältiges Abschieben des retroperitonealen Fettgewebes von der Wirbelsäule. Darstellen des unteren Randes der Bifurkationsgefäße (V. iliaca). Ligatur der A. und V. sacralis mediana (Abb. 139).

- Extraperitonealer Zugang zu L2–5.
  1. Lagerung des Patienten in Rückenschräglage, wobei die linke Körperhälfte um 30° angehoben wird. Röntgenbereitschaft.
  2. Hautschnitt von lumbal am Rippenbogen nach ventral pararektal verlaufend (Abb. 138). Durchtrennen des M. obliquus externus in Faserrichtung, des M. obliquus internus und transversus, soweit notwendig, quer.
  3. Stumpfes Wegschieben des Peritoneums von der seitlichen und dorsalen Bauchwand nach rechts vorn. Der auf dem M. psoas liegende Ureter wird identifiziert und geschont. Palpieren der Aorta und Aufsuchen der Aa. lumbales, die im zu operierenden Gebiet ligiert werden.
- Spondylodese
  1. Verifizieren des zu versteifenden Bewegungssegmentes. Allenfalls Röntgenkontrolle.
  2. Darstellen des Bewegungssegmentes in der ganzen Breite durch Einschlagen von 4 schmalen, zugespitzten Hohmann-Haken. Exzision des vorderen Anteiles des Anulus fibrosus und Entfernen der Zwischenwirbelscheibe mit Rongeur. Freischaben der Abschlußplatten mit dem scharfen Löffel. Unter Zuhilfenahme eines Spreizers läßt sich das Gewebe bis zum hinteren Längsband unter Sicht entfernen.
  3. Mit breitem Meißel (verhindert Ausrutschen nach dorsal) schrittweise sparsames Entfernen der Abschlußplatten. Hand dauernd aufstützen. Ventrale Spondylophyten zur Vergrößerung der Abstützflächen belassen (Abb. 140)

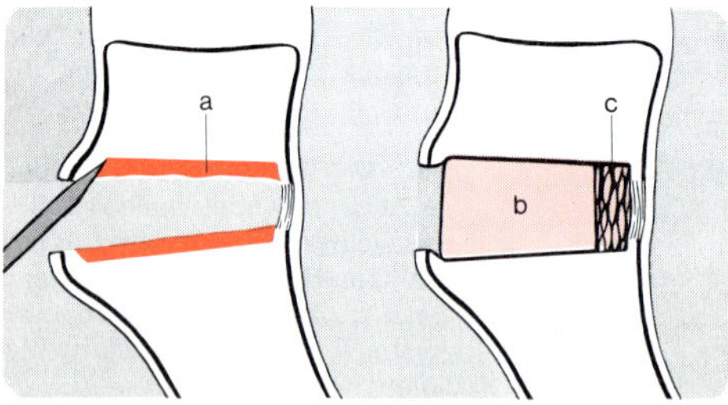

Abb. 140 Sagittalschnitt durch L5–S1.
a) Subchondrale Kortikalis. b) 2–3 parallele kortiko-spongiöse Blöcke. c) Feingeschnittene Spongiosa

4. Der Zwischenwirbelraum wird maximal gespreizt. Aus dem Beckenkamm werden 3 kortikospongiöse Blöcke gesägt (S. 197), die 2–3 mm höher als der gespreizte Zwischenwirbelraum und 2–3 mm kürzer sind als die bis zum dorsalen Längsband gemessene Tiefe (Abb. 140). Einlegen einer dünnen Lage feingeschnittener Spongiosa auf das hintere Längsband. Einkeilen je eines Spanes mit breitem Vorschlag seitlich des zentral liegenden Spreizers. Entfernen des Spreizers. Einbringen eines weiteren Keiles und des Spongiosarestes in die zentrale Lücke. Stabilitätskontrolle.
5. Blutstillung. Peritonealverschluß bei transperitonealem Zugang, retroperitoneale Drainage bei retroperitonealem Zugang. Schichtweise Readaptation der Muskulatur, Subkutan-, Hautnaht.

Beachte besonders

- Der ventrale transperitoneale Zugang kann beim Mann in ca. 5% der Fälle Potenzstörungen verursachen.
- Reposition bei Spondylolisthesis gelingt nicht immer.

Nachbehandlung

1. Sofort postoperativ neurologische Untersuchung der unteren Extremitäten. Infusions- und Ernährungsschema gemäß Checkliste Viszerale Chirurgie (Laparotomie). Flache Lagerung ohne Brett unter Vermeidung einer Hyperlordosierung.
2. Je nach Stabilität nach Beginn der normalen Darmfunktion oder nach 6 Wochen Stehtraining unter Anlegen eines Gipskorsettes, evtl. mit Beinteil im Stehen. Mobilisation mit Gips. Isometrische Rückengymnastik.
3. Nach 12 Wochen gipsfreie Röntgenkontrolle und Abgabe des vorbereiteten Lendenmieders für 2–12 Monate. Stabilisierende Gymnastik.

Zervikale Spondylodese von dorsal

Indikation

- Instabilität zwischen 2 oder mehreren Halswirbeln posttraumatisch (Luxationsfraktur, Densfraktur) oder bei entzündlichen bzw. tumorösen Prozessen der Halswirbelkörper.
- Die kleinen Wirbelgelenke dürfen nicht durch pathologische Prozesse zerstört sein, da sie bei der Aufrichtung als Hypomochlion dienen.
- Bei großen pathologischen Defekten im Bereich der Wirbelkörper ist evtl. sekundär eine ventrale Spondylodese mit Überbrückung des Defektes durch Knochenspäne oder – bei Malignomen – Zement zu planen.

Operative Technik

- Beispiel Spondylodese C1/C2:
  1. Bauchlage. Zur Kyphosierung der HWS wird ein Kissen unter das Sternum geschoben. Bei instabilen Zuständen ist Extension und Fixation der HWS für die Dauer der Operation mit speziellen Head Clamps oder Halo erforderlich.

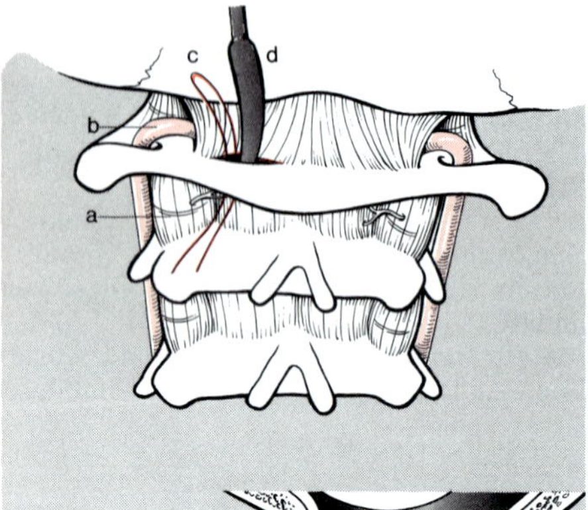

Abb. 141 Ansicht der Subokzipitalregion von dorsal. a) Articulatio atlantoaxialis. b) A. vertebralis. c) Drahtschlaufe. d) Feines Raspatorium zum Abschieben der Dura

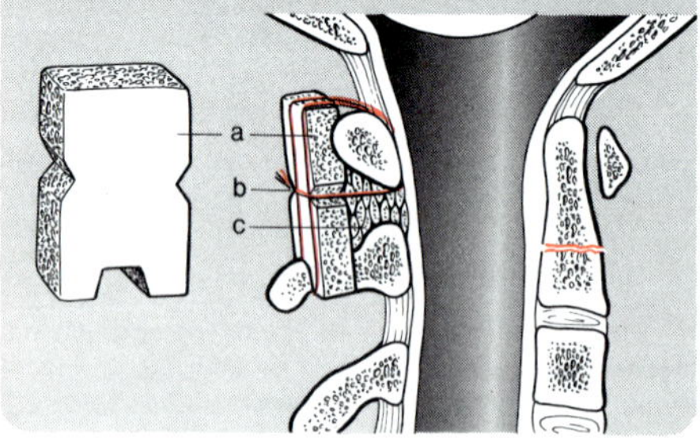

Abb. 142 Dorsale Spondylodese. a) Kortikospongiöser Block. b) Cerclage. c) Feingeschnittene Spongiosa

2. Medianer Hautschnitt von 12–15 cm Länge, medianes Spalten der Nackenmuskulatur bis zum Erreichen der gegabelten Dornfortsätze. Der am weitesten kranial zu palpierende Dornfortsatz gehört zu C2.
3. Subperiostales Abschieben der Muskulatur von den Dornfortsätzen nach lateral unter sukzessiver Tamponade, anschließend Darstellen der dazugehörenden Ligg. flava (Abb. 141). Die Dorsalfläche der Querfortsätze, durch deren Foramina transversalia beiderseits die A. vertebralis verläuft, wird freigelegt. Die dorsalen Nervenäste sind zu schonen (Abb. 141).
4. Anfrischen der zu versteifenden Bewegungssegmente (Dornfortsätze, Laminae). Darstellen des Ober- und Unterrandes des Wirbelbogens von C1. Abschieben der unmittelbar ventral am Wirbelbogen anhaftenden Dura. Einbringen einer Drahtschlaufe um den Wirbelbogen (Abb. 141) und Testen ihres Haltes.
5. Vorbereiten eines Knochenspanes aus dem dorsalen Beckenkamm (Abb. 142). Anlage streifen- oder fleckenförmig geschnittener Spongiosa auf die Wirbelbogen C1 und C2. Spannen der Cerclage (Abb. 142). Röntgenkontrolle.
6. Blutstillung, Wunddrainage, schichtweiser Wundverschluß.

Nachbehandlung

1. Bei stabiler Spondylodese Anlegen eines Schaumstoffkragens mit Brustteil (präoperativ anpassen) (S. 184). Unmittelbar postoperativ neurologische Untersuchung, diese periodisch wiederholen.
2. Zunehmende Mobilisation nach 5 Tagen, Vermeidung von Kopfdrehbewegungen für 6 Wochen.
3. Röntgenkontrolle bei Spitalentlassung, nach 6 und 12 Wochen. Nach erreichtem Durchbau Halskragen sukzessive weglassen.

Varianten

- Spondylodese Okziput–C1/2 durch Osteosynthese: Platte an Okziput und Drahtschlingen.
- Bei Spondylodesen tieferer Etagen kann eine Hakenplatte die Nachbehandlung vereinfachen.

Zervikale Spondylodese von ventral

Indikation

- Lokalisierte zervikale Spondylose und Unkovertebralarthrose. Partiell eingesteiftes Segment, evtl. auch Hypermobilität. Schmerzen durch systematisch betriebene konservative Maßnahmen (S. 104) nicht beeinflußbar.
- Zervikale Diskushernie mit radikulärer Symptomatik.
- Einengung der A. vertebralis mit neurologischer Symptomatik (Schwindel).

Vorbereitung

- Neurologische Untersuchung, insbesondere der oberen Extremitäten.
- Röntgen: HWS (Standard- und Funktionsaufnahmen, evtl. zervikale Myelographie, in Ausnahmefällen Vertebralisangiographie, s. S. 104).
- Anpassen eines Halskragens mit Brustteil (S. 184).

Spezialinstrumente

- Verschieden breite Lüer-Zangen, Hajek-Knochenzangen, ein Satz schmaler, spitzer Hohmann-Haken, Knochenspreizer, evtl. Air-Drill.

Operative Technik

1. Rückenlage. Weiche Rolle unter den Schultergürtel zur maximalen Lordosierung der HWS. Verwenden eines Spiraltubus. Röntgenbereitschaft.
2. Hautschnitt parallel zum Vorderrand des M. sternocleidomastoideus (sicherer Zugang) oder quer (ästhetisch schöner, cave Höhenlokalisation).
3. Spreizen des Platysmas. Palpieren der A. carotis. Stumpfes Vordringen in die Tiefe, wobei infrahyale Muskulatur, Schilddrüse, Trachea und Ösophagus nach medial, M. sternocleidomastoideus und Gefäßbündel nach lateral weggehalten werden. Mobilisieren der A. thyreoidea superior. Ligatur der A. thyreoidea inferior gelegentlich notwendig. Mobilisieren der medialen Weichteile nach der kontralateralen Seite zur Freilegung der Wirbelsäulenvorderfläche. Genaue Höhenlokalisation, evtl. Röntgenkontrolle. Einstellen des zu versteifenden Bewegungssegmentes analog Abb. 139, wobei die paravertebrale Muskulatur zur Seite gedrängt wird.

4. Längsspalten und subperiostales Wegschieben des vorderen Längsbandes. Die ventralen Spondylophyten werden stehengelassen. Inzision des Anulus fibrosus und sukzessives Ausräumen der Zwischenwirbelscheibe mit breitem Lüer, in der Endphase unter Einsetzen eines Spreizers. Freikratzen der Abschlußplatten bis zu den Spitzen der Processus uncinati und dem Ansatz des dorsalen Längsbandes.
5. Erst jetzt sparsames Entfernen der Abschlußplatten mit breitem Meißel. Hand dauernd abstützen.
6. Vorbereiten und Einlegen von ein oder zwei Beckenkammspänen analog dem Vorgehen lumbal (S. 233 Ziffer 4). Kontrolle des festen Sitzes, Röntgenkontrolle.
7. Wunddrainage, Readaptation des Platysmas, Hautnaht. Anlegen des vorbereiteten Halskragens.

Nachbehandlung

1. Unmittelbar postoperativ neurologische Kontrolle der Extremitäten. Genaue Überwachung der Atmung (Larynxödem).
2. Mobilisation ab 3.–4. Tag, abhängig auch von der Genesung der Beckenkammwunde. Nahtentfernung am 8. Tag.
3. Röntgenkontrolle bei Entlassung aus dem Krankenhaus, nach 6 und 12 Wochen. Bei gutem Durchbau Schaumstoffkragen weglassen. Zunehmend aktive HWS-Gymnastik.

Varianten

1. Foraminotomie (bei neurologischer Symptomatik, Einengung der A. vertebralis): nach Ziffer 5 subperiostales Darstellen des lateralen Randes des Halswirbelkörpers unmittelbar distal des zu versteifenden Segmentes. Die A. vertebralis verläuft direkt am Periost. Schützen des Gefäßes mit feinem Hohmann-Haken und sukzessives Abtragen der Processus uncinati mit Air-Drill oder mit feinem Lüer von vorn nach hinten.
2. Bei Versteifung auf mehr als einem Niveau, Zustand nach instabiler Luxationsfraktur usw. muß operativ eine bessere Ruhigstellung gewährleistet werden (Haloextension oder Minervagips).
3. Eine zusätzliche Sicherung durch das Anlegen ventraler Spezialplatten ist möglich und kann die Nachbehandlung vereinfachen.

Arthroskopie und arthroskopische Eingriffe

Indikation

1. Wegen Narkosenotwendigkeit im allgemeinen nur indiziert bei Schmerzzuständen und Bewegungseinschränkungen, die mit Anamnese, Klinik, Röntgendiagnostik und Sonographie nicht ausreichend definiert sind oder vorgängig einer geplanten Operation.
2. Labrumrisse, Hill-Sachs-Impressionen im Rahmen von Schulterluxationen, Schulterinstabilität.
3. Rotatorenmanschettenruptur zur Festlegung der Größe des Defektes, von Zusatzbefunden.
4. Frozen shoulder: Im Zusammenhang mit Schultermobilisation durch Aufblähen der Gelenkkapsel mit Flüssigkeit (Variante).
5. Störender Bizepssehnenstumpf nach Ruptur der langen Bizepssehne.
6. Freie Gelenkkörper im Rahmen von rheumatischen Arthritiden, Synovitiden, etc.

Operative Technik

1. Allgemeinnarkose, nach Intubation in Rückenlage Schulteruntersuchung in Narkose (vergleichende Beweglichkeit, Subluxierbarkeit), anschließend Lagerung auf die Gegenseite, Auf-

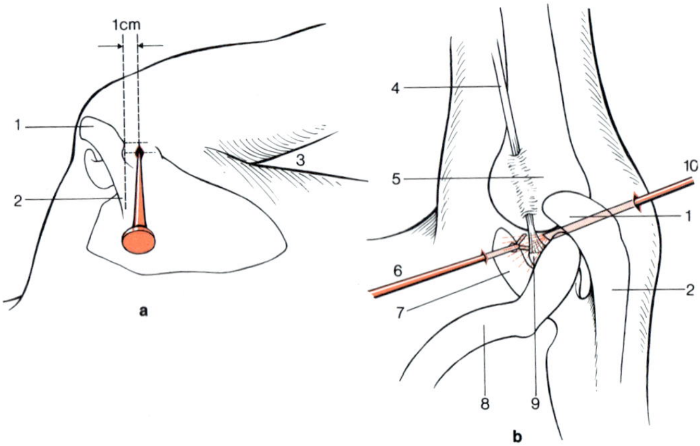

Abb. 143 Schulterarthroskopie. Durchscheinend gezeichnete Ansicht der Schulter bei Seitenlage von hinten (a) bzw. von oben (b). Dorsale Einstichstelle 1 cm distal, 0,5 cm medial der Ecke zwischen Akromion und Spina scapulae. 1) Akromion. 2) Spina scapulae. 3) Axilla (Arm wird unter Zug in einer Abduktion von ca. 40° gehalten. 4) Lange Bizepssehne. 5) Tuberculum majus humeri. 6) Instrumentenzugang von vorne. 7) Processus coracoideus. 8) Klavikula. 9) Tuberculum supraglenoidale. 10) Hinterer Zugang für Arthroskop

hängen des Armes in Abduktion so, daß die Schulter ca. 40°–50° abduziert unter leichtem Zug von maximal 8 kg steht. Wasserdichtes Abdecken. Instrumente siehe Kniearthroskopie (S. 314ff.).
2. Dorsale Einstichstelle gemäß Abb. 143. Nach Stichinzision, Punktion des Gelenkes mit Kanüle, wobei die Nadel leicht nach ventral medial gerichtet wird. Die Nadel gelangt nach einem Kapselwiderstand in den Processus superior des Schultergelenkes. Auffüllen des Gelenkes mit Ringerlösung und Entfernen der Nadel. Bei Rotatorenmanschettenruptur Flüssigkeitsverschiebung in Bursa subacromialis beobachtbar.
3. Einführen des Arthroskopes mit spitzem Trokar, der nach Kapseldurchdringung durch den stumpfen ersetzt wird. Einbringen der Optik, Montage der Lichtquelle, der Saugvorrichtung, der CO_2- oder Flüssigkeitszufuhr (Wahl s. Kniearthroskopie S. 314).
4. Inzision gemäß Abb. 143 von vorne zur Einführung von Instrumenten.
5. Untersuchung sukzessive von langer Bizepssehne, Humeruskopf, Glenoid, Labrum glenoidale, Rotatorenmanschette, glenohumeralem Bandapparat, Subskapularissehne, falls möglich Bursa subscapularis. Evtl. zusätzlich mit separater Inzision Bursoskopie der Bursa subacromialis (oft verdeckt Bursagewebe einen gesuchten Rotatorenmanschettendefekt).
6. Ziele kleinerer operativer Maßnahmen sind: Gelenkkörperentfernung, Resektion eines Bizepsschnenstumpfes, Synoviabiopsie, Débridement zottiger Fetzen bei Rotatorenmanschettenruptur u. ä.
7. Vor Entfernen des Arthroskopes, Spülen des Gelenkes. Naht der Inzisionen.

Variante

- Besteht eine „Frozen shoulder", können Adhäsionen durch Aufblähen des Gelenkes mit Ringerlösung gesprengt und die Schulterbeweglichkeit wiederhergestellt werden.

Nachbehandlung

1. Sofortige Mobilisation, aktive Schultergymnastik.
2. Bei intraoperativer Schultermobilisation durch Kapselüberdehnung postoperativ täglich zwei- bis dreimal aktiv assistive Schultergymnastik unter gleichzeitiger Gabe von Schmerzmitteln.

Operation nach Eden-Lange-Hybinette

Indikation

- Habituelle vordere Schulterluxation mit dysplastischer Gelenkpfanne oder deutlicher Impression am vorderen unteren Pfannenrand.

Prinzip

- Durch Einbringen eines kortikospongiösen Spanes am Vorderrand der Gelenkpfanne soll die Facies glenoidalis besser konkav modelliert und vergrößert werden (Abb. 144). Gleichzeitig wird durch Verkürzung der Subskapularissehne die vordere Kapsel gestrafft. Die Außenrotationsmöglichkeit wird durch den Eingriff vermindert.

Vorbereitung

- Anpassen einer Abduktionsschiene mit 50° Abduktion, 30° Anteversion und leichter Innendrehung.

Operative Technik

1. Rückenlage, Sandsack unter Schulter. Arm mobil abdecken, gleichseitige Tibia vorbereiten. Gerader Hautschnitt von der vorderen Axillarfalte nach kranial bis auf Höhe des Processus coracoideus. Darstellen des Sulcus deltoideopectoralis. Stumpfes Trennen der Muskeln. Abschieben der V. cephalica nach medial. Aufsuchen des Processus coracoideus und Darstellen des M. coracobrachialis und Caput breve m. bicipitis.

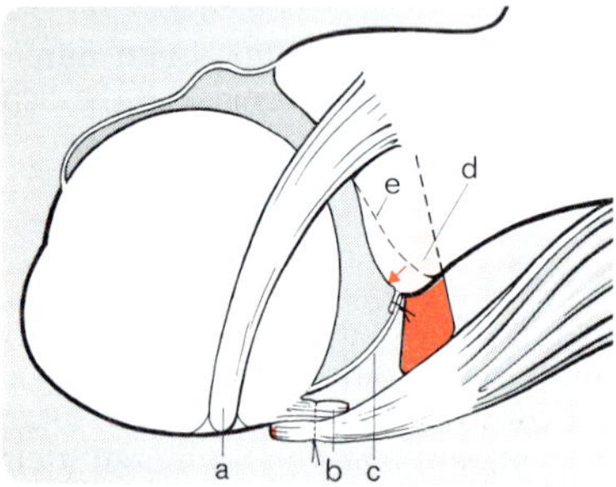

Abb. 144 Schematische Ansicht der Schulter von kranial. a) Lange Bizepssehne. b) Verkürzte Subskapularissehne. c) Kapsel. d) Nut. e) Präoperative Kontur des ventralen Pfannenrandes

2. Vorbereiten von zwei transossären Nähten im Processus coracoideus. Abmeißeln der Spitze, welche angeschlungen und nach medial weggeklappt wird (Abb. 145).

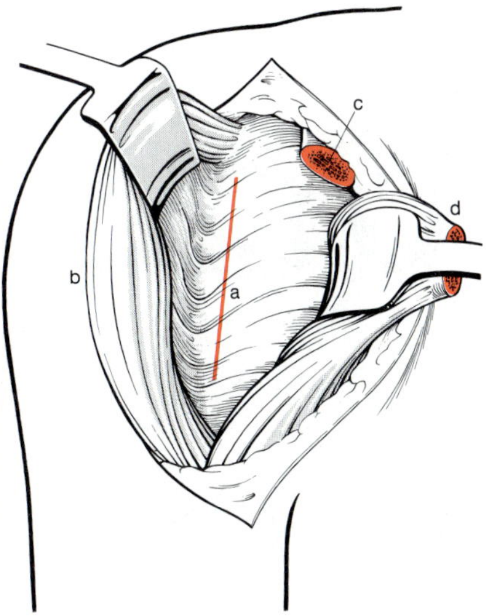

Abb. 145 Ventraler Zugangsweg zur Schulter. a) Subskapularissehne mit eingezeichneter Durchtrennungsstelle. b) M. deltoideus. c) Osteotomiefläche des Processus coracoideus. Caput breve M. bicipitis brachii und M. coracobrachialis

3. Begrenzung des M. subscapularis. Freipräparieren desselben von der Gelenkkapsel, Anschlingen des proximalen Teiles und Durchtrennen 5 mm vor seiner Insertion am Tuberculum minus.
4. Eröffnen der Gelenkkapsel parallel zum Pfannenrand und Exploration des Gelenkes unter Verwendung eines speziellen Hohmann-Hakens (Abb. 146). Extraartikuläre Darstellung des Kapselansatzes und subperiostale Freilegung des Schulterblatthalses ventrodistal mit Raspatorium. Bei losgerissenem Labrum glenoidale kann dieses refixiert werden.
5. Parallel und nahe beim Gelenk Meißeln einer ca. 2 cm langen Nut von ventral-distal nach proximal-kranial. Die Spalte soll ca. 1 cm tief sein (Abb. 144).
6. Entnahme eines gewölbten dreieckigen kortikospongiösen Spanes mit Basis von 2 cm aus der proximalen Tibia medial der Tuberositas.
7. Einschlagen des Spanes in die vorbereitete Nut. Dabei wird der vordere Pfannenrand leicht konkav aufgeworfen. Der Span soll abschließend ca. 1 cm vorstehen. Röntgenkontrolle a.-p.

Operation nach Eden-Lange-Hybinette

8. Schließen der Gelenkkapsel, Reinsertion des M. subscapularis bei Innenrotationsstellung des Armes unter Raffung um ca. 1 cm (Abb. 144). Reinsertion des Processus coracoideus mit zwei transossären Nähten (Abb. 147). Wunddrainage, Wundverschluß.

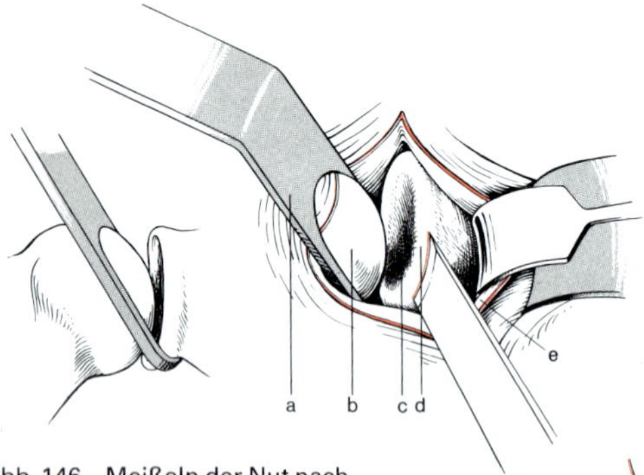

Abb. 146 Meißeln der Nut nach Kapseleröffnung. a) Spezieller Hohmann-Haken, dorsal der Facies glenoidalis eingehakt. b) Humeruskopf. c) Glenoid. d) Limbus. e) M. subscapularis (desinseriert)

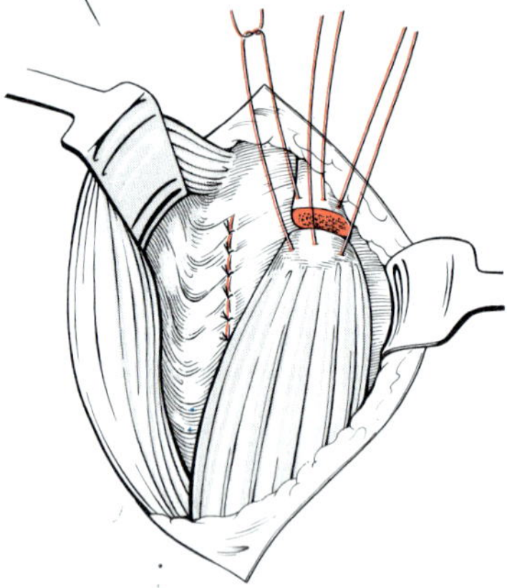

Abb. 147 Refixation des Processus coracoideus

Nachbehandlung

1. Noch in Narkose Anlegen der vorbereiteten Abduktionsschiene. Mobilisation in den ersten Tagen.
2. Nach 2 Wochen aktiv assistierte Übungsbehandlung aus der Schiene unter Vermeidung von Außenrotations- und Retroversionsbewegungen.
3. Nach 4 Wochen bei günstiger Röntgenkontrolle Schiene wegnehmen. Zunehmend aktiv assistierte Gymnastik. Erst nach 6 Wochen mit Außenrotationsübungen beginnen.

Variante

- Für bessere Kosmetik Zugang durch vordere Axilla.

Subkapitale Rotationsosteotomie

Indikation

- Habituelle ventrale Schulterluxation mit nachweisbarem Hill-Sachs-Defekt (S. 107).

Prinzip

- Die durch Raffung der Subskapularissehne verminderte Außenrotation wird druch eine subkapitale Außenrotationsosteotomie wettgemacht. So kann postoperativ auch bei maximaler Außenrotation des Armes verhindert werden, daß sich der Hill-Sachs-Defekt erneut mit dem vorderen Pfannenrand verzahnt. Geeignet auch für Sportarten mit großen Ansprüchen an die Außenrotationsmöglichkeit. Zugangsbedingt oft häßliche Operationsnarbe.

Operative Technik

1. Rückenlagerung, Sandsack unter Schulter. Arm beweglich abdecken. Hautschnitt vom Akromioklavikulargelenk im Sulcus deltoideopectoralis bis zur Insertion des M. deltoideus. Auseinanderdrängen von M. deltoideus und M. pectoralis zwischen Klavikula und Humerus. V. cephalica nach medial verlagern.
2. Klare Begrenzung des M. subscapularis und Wegpräparation von der Gelenkkapsel. Durchtrennung 5 mm vor der Insertion am Tuberculum minus, Anschlingung.

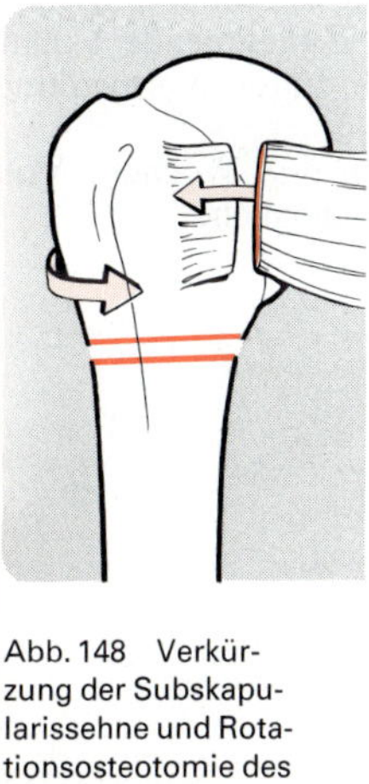

Abb. 148 Verkürzung der Subskapularissehne und Rotationsosteotomie des Humerus bei habitueller Luxation

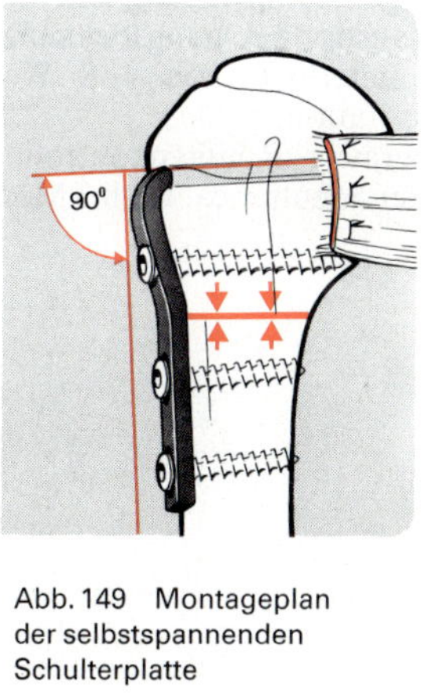

Abb. 149 Montageplan der selbstspannenden Schulterplatte

Subkapitale Rotationsosteotomie

3. Subperiostale Präparation des Collum chirurgicum vom zu schonenden Sulcus intertubercularis nach lateral. Markieren des Korrekturwinkels von 20–25° durch ventrales Einbohren je eines Kirschner-Drahtes in Humeruskopf und -schaft.
4. Einschlagen des Plattensitzinstrumentes ins Tuberculum majus mit einem Winkel von 90° gegenüber dem Humerusschaft, 35–45 mm tief (Abb. 149).
5. Osteotomie mit oszillierender Säge (Kühlung) im Bereich des Collum chirurgicum unter Schutz mit 2 Hohmann-Haken. Die Sehnenscheide der Bizepssehne wird geschont. Das proximale Schraubenloch der Winkelplatte kommt auf Höhe des proximalen Fragmentes zu liegen.
6. Ersatz des Plattensitzinstrumentes durch die selbstspannende Platte. Fixation der Platte mit Schraube im Humeruskopf.
7. Festhalten des Humerusschaftes nach Außenrotation des distalen Fragmentes mit Knochenfaßzange. Gelegentlich ist ein Aneinanderpressen der Osteomie von außen schonender. Kompression der Osteotomie mittels zweier selbstspannender Schrauben, Überprüfen des erreichten Korrekturwinkels. Röntgenkontrolle a.-p.
8. Unter Innenrotation des Armes Reinsertion des M. subscapularis unter Verkürzung um ca. 1 cm. Kontrolle der Außenrotationsmöglichkeit. Wunddrainage, schichtweiser Wundverschluß.

Nachbehandlung

1. 4–5 Tage Ruhigstellung mit Desault-Verband. Anschließend aktiv assistierte Übungsbehandlung. Zunehmende Vollmobilisation innerhalb von 4–8 Wochen unter Vermeidung der Außenrotation.
2. Postoperative Röntgenkontrolle nach 6–8 Wochen. Vollbelastung der Schulter ca. nach 3 Monaten möglich.

Indikation

- Lähmungsschulter bei aktiv beweglicher Skapula (Mm. levator scapulae, serratus, trapezius erhalten). Infektarthritis, konservativ nicht zu beeinflussende schwere Arthrose, nicht reponierbare, veraltete Luxation.

Prinzip

- Die Versteifung erfolgt in einer solchen Stellung, daß durch die Verschiebebewegung zwischen Skapula und Thorax eine beträchtliche Kompensation des Bewegungsausfalles möglich wird. Stellung so wählen, daß der Unterarm bei neutralem Stand des Schulterblattes und Rechtwinkelstellung des Ellbogens 20° über die Horizontale hinausweist. Die Hand trifft bei Flexion im Ellbogen den Mund.

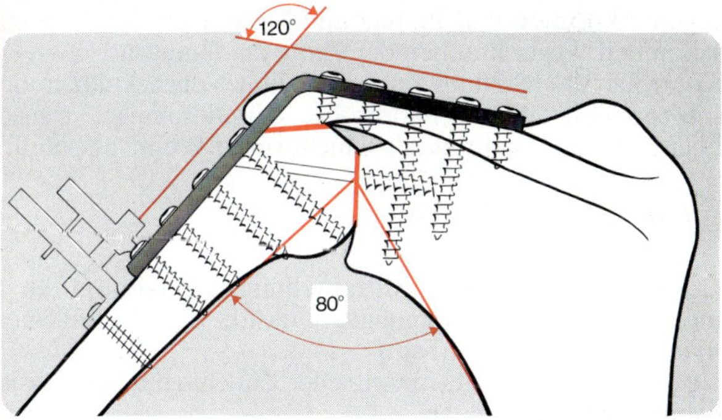

a

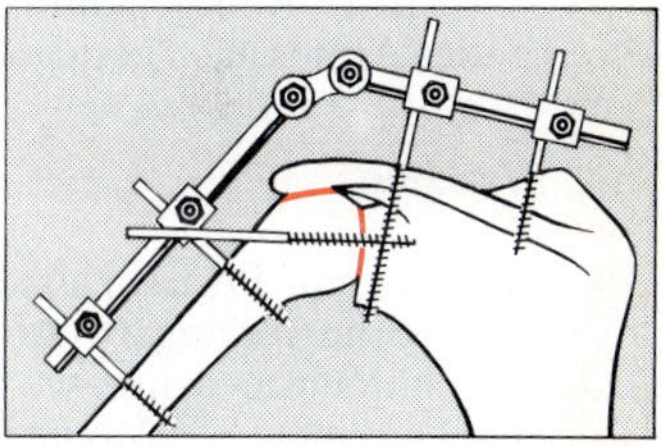

b

Abb. 150 a) Schema einer Schulterarthrodese. Ein Plattenwinkel von 120° entspricht dem gewünschten Abduktionswinkel zwischen Humerus und lateralem Skapularand von 80° bzw. einer klinischen Abduktionsstellung von 45°. b) Schema bei der Verwendung eines Rohrfixateurs

Technik

1. Lagerung in halbsitzender Stellung mit freier Schulter und beweglich abgedecktem Arm. Hautschnitt entlang der Spina scapulae, dem Akromion, von dort in Richtung des Sulcus deltoideopectoralis bis handbreit unter das Akromion.

2. Freilegen der Spina scapulae und des Akromions mit dem Raspatorium. Darstellen des Sulcus deltoideopectoralis unter Wegschieben der V. cephalica nach medial. Der M. deltoideus wird zusammen mit einer Lamelle des Akromions über das Schultergelenk nach dorsal wegpräpariert. Spalten und Anschlingen der Sehne des M. subscapularis 1 cm medial des Tuberculum minus. Resektion der Sehne des M. infraspinatus und subscapularis. Anfrischen der Gelenkflächen, der Unterfläche des Akromions und des Tuberculum majus.
3. Stellung so wählen, daß zwischen Spina und Humerus ein Winkel von 120° entsteht (Abb. 150). Von ventrolateral Einbringen von 2 Spongiosaschrauben mit Unterlagsscheiben durch den Humeruskopf in die Pfanne. Anbeugen einer 8–10-Loch-Tibiaplatte und Fixation derselben auf der Spina.
4. Montage eines Spannapparates am Humerus nach Verifizierung der Stellung (s. Prinzip). Kompression des Humeruskopfes gegen Akromion und Pfanne und Festdrehen der 2 Spongiosaschrauben. Festschrauben der Platte am Humerus.
5. Kontrolle der Stellung und Stabilität. Zurücknähen des M. subscapularis. Röntgenkontrolle, Wunddrainage, transossäre Fixation des M. deltoideus, schichtweiser Wundverschluß.

Nachbehandlung

1. Lagerung auf Kissen in Mittelstellung. Mobilisation ab 1. Tag möglich. Aktive Bewegungsgymnastik des Unterarmes mit fixierter Schulter ab 3. Tag.
2. Nach 6 Wochen Röntgenkontrolle. Zunehmend aktiv assistierte Schultergymnastik.
3. Erneute Röntgenkontrolle nach 12 Wochen. Aktive Belastung des Armes nach gesichertem Durchbau.

Variante

- Montage mit Fixateur externe: Säbelschnitt über dem Akromion, nach vorne verlängert (Abb. 151). Vorbereiten des Gelenkes analog Plattenosteosynthese. Montage gemäß Abb. 150b. Dauer bis zum Durchbau 3–4 Monate.
- Plexusparese: Abduktionsstellung in Schulter analog Abb. 150, aber zusätzliche subkapitale Varisationsosteotomie. Damit verhindert man ein starkes Abstehen der Skapula und erreicht eine genügend weite Axilla.

Rotatorenmanschettennaht und -plastik, Akromioplastik

Indikation

- Trotz mindestens 3wöchiger intensiver physikalischer Therapie verbleibende Schulterschmerzen oder mechanisch bedingte Pseudoparalyse des Schultergelenkes bei arthrographisch oder arthroskopisch verifiziertem Riß der Rotatorenmanschette. Präoperatives EMG (Mm. deltoideus, supra- und infraspinatus).
- Die passive Schulterbeweglichkeit muß frei sein.

Prinzip

- Der freie Rand der gerissenen Rotatorenmanschette wird angefrischt und – nötigenfalls unter operativer Mobilisierung – lateralisiert und in einer Nut am Tuberculum majus so fixiert, daß die notwendigen Knoten außerhalb der Kontaktzone zwischen Akromion und Tuberculum majus zu liegen kommen. Der ventraldistale Teil des Akromions und des AC-Gelenkes mit dem akromialen Ende des Lig. coraco-acromiale werden zur Platzschaffung reseziert.

Operative Technik

1. Rückenlagerung in leicht sitzender Stellung, Schulter seitlich gut prominent, Arm frei beweglich abgedeckt.
2. Säbelschnitt (Abb. 151). Mobilisieren der Subkutis gegenüber dem M. deltoideus und dem Akromion.
3. Über dem ventralen Ende des Akromions beginnend, Spalten des M. deltoideus möglichst in seinem aponeurotischen Anteil (Abb. 151a). Nach lateral Durchtrennung maximal 5 cm weit

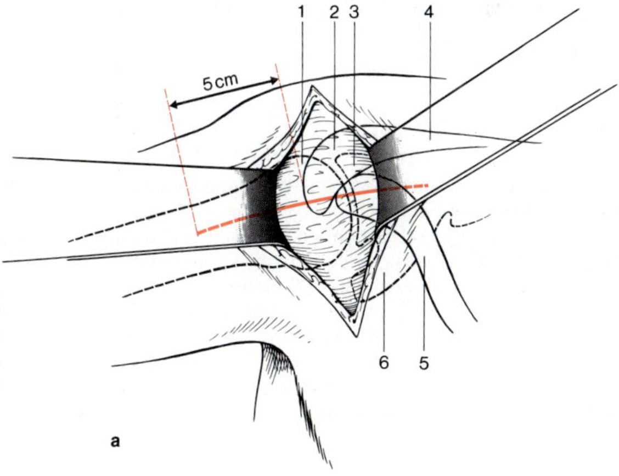

a Abb. 151

Rotatorenmanschettennaht und -plastik, Akromioplastik

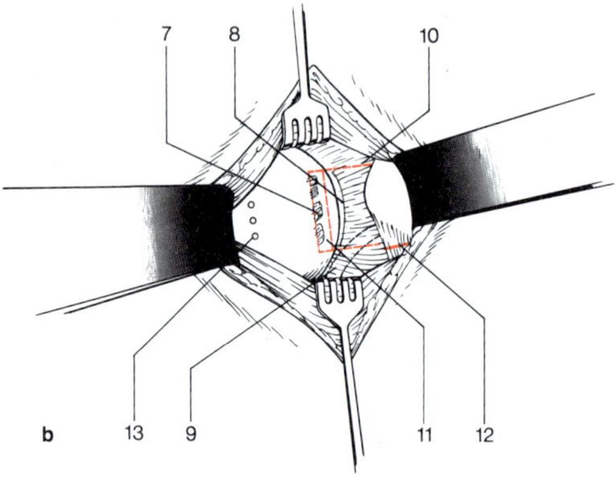

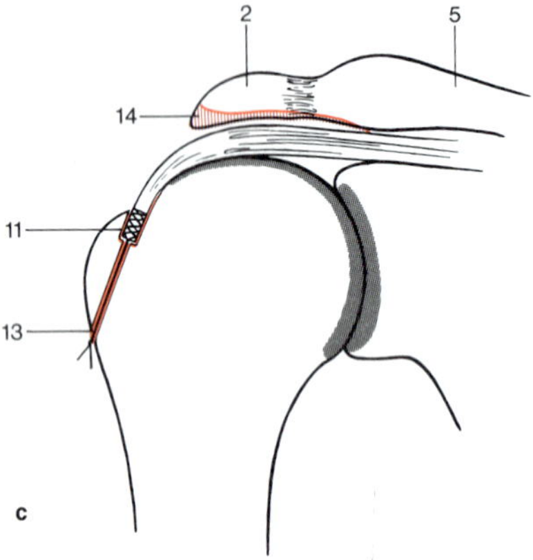

Abb. 151 a) Lage der Hautinzision und der Durchtrennung des M. deltoideus. Oft findet sich hier stellenweise ein aponeurotischer Bereich. b) Vorbereiten der Supraspinatussehnennaht. c) Schema der Supraspinatussehnennaht und Akromioplastik. (1) M. deltoideus. (2) Akromion. (3) Glenoid. (4) Spina scapulae. (5) Klavikula. (6) Proc. coracoideus. (7) Sehnenstümpfchen am Tuberculum majus. (8) Freier Rand der Supraspinatussehne, lateral davon Defekt. (9) Verdeckte lange Bizepssehne. (10) Mögliche Inzision zur Mobilisation der Supraspinatussehne nach lateral. (11) Nut zur Versenkung des Sehnenrandes. (12) Resektionsstelle des Lig. coracoacromiale. (13) Bohrlöcher zur seitlichen Verankerung der Supraspinatussehne. (14) Resektionszone des Akromion und des AC-Gelenkes

(Cave N. axillaris!). Mit dem Messer scharf über das Akromion und das AC-Gelenk hinweg die aponeurotischen Fasern bis auf den Knochen durchtrennen, mit Meißelchen und kleinem Messer die aponeurotischen Verbindungen zwischen M. trapezius und M. deltoideus vom Akromion nach dorsal, vom AC-Gelenk nach ventral so lösen, daß kontinuierliche Faserstränge über das Akromion verbleiben. Schonen des AC-Gelenkes. Darstellen des Tuberculum majus und der Rotatorenmanschette durch Spreizen der Muskulatur (Abb. 151b).

4. Inspektion der Läsion: Kleine Defekte der Rotatorenmanschette werden angefrischt. An der Basis des Tuberculum majus wird eine Nut angebracht (Abb. 151b u. c). 3 Bohrlöcher 2,5 mm aus der Nut nach distal lateral führen, Fesseln des angefrischten Sehnenendes mit 3 festen, langsam resorbierbaren Nähten. Durchzug der Nähte mit umgekehrt gehaltener gerader Nadel. Unter Zug des angefrischten Sehnenendes in die Nut Verknoten der Fäden seitlich so, daß sie bei abduzierter Armstellung nicht in die Kontaktzone zwischen Tuberculum majus und Akromion gelangen. Bei größeren Defekten muß der Sehnenstumpf durch seitliche Schnitte bis in den Muskelbauch hinein mobilisiert werden (Abb. 151b, 10).
5. Akromioplastik: Der ventral-distale Anteil des Akromions wird mit einem breiten Meißel so reseziert, daß eine regelmäßige, leicht gewölbte Kontaktfläche zur Rotatorenmanschette entsteht (Abb. 151c, 14). Auch eine auffällig unregelmäßige Unterfläche des AC-Gelenkes wird reseziert und anschließend das akromiale Ende des Lig. coracoacromiale entfernt (Abb. 151c, 14).
6. Kontrolle der Elevation mit gleichzeitigen Rotationsbewegungen. Ein freies Spiel muß erreicht sein. Spülen, Drainage.
7. Zurückgleitenlassen der beiden Deltoideusanteile und Vernähen untereinander über dem Akromion, distal und kranial davon und im aponeurotischen Deltoideusanteil. Subkutanes Redondrain, Hautverschluß.

Nachbehandlung

1. Bei spannungsfreier Naht der Supraspinatussehne Netzverband für 3–5 Tage, sukszessiv steigernde passive Bewegungsübungen, evtl. intermittierend passive Bewegung mit Motorschiene. M. deltoideus bei über 90° passiver Abduktionsstellung aktiv kontrahieren.
2. Bei Spannung der Naht: Abduktionsschiene für 4–6 Wochen, sonst wie 1.
3. Nach 4–6 Wochen sukzessive aktiv assistive Schultergymnastik, u.U. anläßlich erneuter stationärer Betreuung. Rehabilitationsdauer je nach Vorzustand 3–5 Monate.

Varianten

1. Hautinzision als Alternative parallel zur Faserrichtung des M. deltoideus.
2. Bei großen glatzenartigen Sehnendefekten Transplantat (Dura), Mobilisation des ganzen M. supraspinatus nach Debeyre oder alleinige Akromioplastik erwägen.

Indikation

- Freie Gelenkkörper mit Bewegungseinschränkung, Schmerzen, Einklemmungserscheinungen.
- Bewegungseinschränkung bei deutlicher Osteophytose.

Vorbereitung

Präoperativ radiologische Lokalisation der Gelenkmäuse.

Operative Technik

1. Rückenlage, Armtisch, Blutleere.
2. Hautschnitt 2 cm dorsal und kranial des Epicondylus radialis beginnen und nach volar distal über das Humeroradialgelenk hinausführen (Abb. 152). Seitliches Eröffnen des Humeroradialgelenkes durch Schnitt vom Epicondylus radialis zum Lig. anulare.
3. Abschieben des Periostes palmar vom Epikondylus, Flexion des Ellbogens und Einstellen des volaren Gelenkabschnittes.
4. Entfernen freier Gelenkkörper unter Bewegen und Spülen. Abmeißeln störender Osteophyten.
5. Dorsale Revision durch stumpfes Auseinandertrennen des M. triceps und des M. anconaeus zum Eröffnen der Fossa olecrani. Evtl. M. anconaeus am Ursprung scharf abtrennen. Das radiale Kollateralband muß dabei intakt bleiben.
6. Evtl. intraoperative Röntgenkontrolle zur Erfassung verbleibender freier Gelenkkörper.
7. Readaptation des abgelösten Periostes.

Variante

- Zusätzlicher Zugang von ulnar: Hautschnitt und evtl. subkutane Verlagerung des N. ulnaris (S. 252, Ziffer 1–5). Wegschieben der ventral am Epicondylus ulnaris inserierenden Muskeln und Einstellen des Gelenkes.

Nachbehandlung

1. Hochlagern, aktive Schultergymnastik ab 1. Tag.
2. Aktiv-assistierte Ellbogengymnastik nach Redonentfernung. Evtl. passive Bewegungsschiene.

Radiusköpfchenresektion

Indikation

- Eingeschränkte Pro- und Supination im Vorderarm bei humeroradialer Arthrose (posttraumatisch, Chondromatose, cP [S. 52ff.], Hämophilie). Die Ellbogenbeweglichkeit wird durch den Eingriff meist verbessert.
- Irreponible erworbene Radiusköpfchenluxation bei erheblichen Beschwerden (nach Wachstumsabschluß).
- Radiusköpfchentrümmerfraktur.

Operative Technik

1. Rückenlage, Armtisch, Blutleere.
2. Hautschnitt 2 cm dorsal und kranial des Epicondylus radialis beginnen und nach volar distal über das Humeroradialgelenk hinausführen (Abb. 152). Seitliches Eröffnen des Humeroradialgelenkes durch Schnitt vom Epicondylus radialis zum Lig. anulare.
3. Abschieben der Kapseleinstrahlung palmar vom Epicondylus und Flexion des Ellbogens zur Entlastung des N. radialis.
4. Darstellen des kranialen Randes des Lig. anulare. Umfahren des Radiushalses mit 2 kleinen Hohmann-Haken.
5. Resektion des Radiusköpfchens knapp proximal des Lig. anulare. Runden der Kanten.
6. Gelenktoilette bzw. Synovektomie.
7. Gelenkdrainage, Verschluß der Gelenkkapsel, Reinsertion der Muskulatur, Wundverschluß, Kompressionsverband.

Nachbehandlung

1. Hochlagern, aktive Schultergymnastik ab 1. Tag.
2. Aktiv assistierte Übungsbehandlung des Ellbogens nach Redonentfernung.

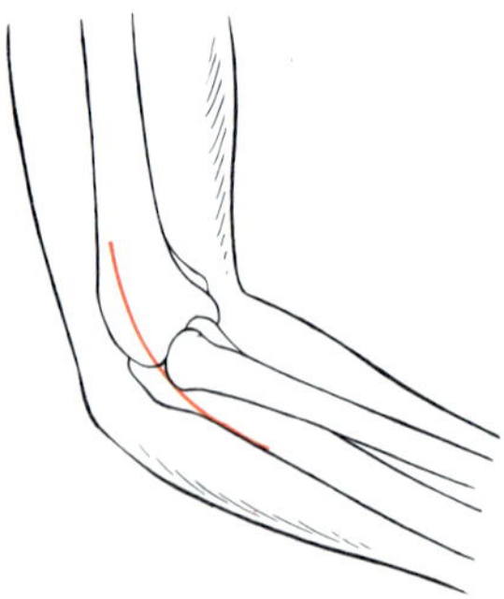

Abb. 152 Hautschnitt für Ellbogenarthrotomie von radial

Indikation

- Ulnariskompressionssyndrom, durch EMG gesichert (S. 114).
- Schmerzhafte Subluxation des N. ulnaris.
- Zusätzliche Maßnahme bei ulnarer Arthrotomie des Ellbogengelenkes zum Schutz vor postoperativen Vernarbungen (fakultativ).

Prinzip

- Durch die Verlagerung vor den Epicondylus humeri ulnaris wird der Weg des Nervs verkürzt und vom Gelenk entfernt.

Operative Technik

1. Rückenlage, Armtisch, Blutleere.
2. Hautschnitt bogenförmig dorsal um den Epicondylus humeri ulnaris.
3. Freilegen des N. ulnaris von proximal her unter Spaltung des Sulkusdaches und des Arcus tendineus zwischen den Köpfen des Flexor carpi ulnaris. Ausgiebige Resektion des Septum intermusculare im Bereich der Durchtrittsstelle des N. ulnaris proximal des Epikondylus.
4. Darstellen der Muskel- und Gelenkkapseläste des N. ulnaris und Befreien derselben vom Stamm so weit, daß letzterer spannungslos vor den Epikondylus verlagert werden kann.
5. Evtl. lockere Retention des Nervs an seiner neuen Lage (cave Stenosierung), Wundverschluß.

Variante

Submuskuläre Verlagerung: bei Patienten unter 50 Jahren ohne Arthrose des Ellbogengelenkes. Ablösen der Beugemuskulatur vom Epikondylus, welche als Polsterung über den verlagerten N. ulnaris gelegt und transossär fixiert wird. Cave: Stenose.

Nachbehandlung

- Hochlagerung, Schultergymnastik sofort.
- Subkutane Verlagerung: sofortige Bewegungstherapie.
- Submuskuläre Verlagerung: 2 Wochen Schiene, die Hand einschließend, anschließend aktiv assistierte Bewegungstherapie.
- Neurologische Kontrolle innerhalb 1–1½ Jahren, evtl. EMG.

Operation bei Epikondylitis

Indikation

- Trotz verschiedener konservativer Maßnahmen lange therapieresistente Epicondylitis humeri radialis (S. 113).
- Evtl. präoperativ EMG des N. radialis durchführen.

Prinzip

- Loslösen der schmerzhaften Muskelursprünge der vorderen Extensoren und Durchtrennen der schmerzleitenden Nervenfasern des Epikondylus. Allenfalls Dekompression des N. radialis bei Engpaßsyndrom.

Operative Technik

1. Rückenlage, Armtisch, Blutleere.
2. Dorsalkonvexer Hautschnitt hinter dem Epikondylus. Der ventrale Hautlappen wird epifaszial vom Epikondylus abpräpariert.
3. Zum Durchtrennen der Gelenkäste des N. cutaneus antebrachii scharfes Durchtrennen des Periostes bis auf den Knochen zirkulär um den Epikondylus und Schaffen eines Zwischenraumes von 1–2 mm. Die Durchtrennung erfolgt kranial durch die Einstrahlung des Septum intermusculare brachii, dorsal nach Längsspalten der Fasern des radialen Trizepskopfes bzw. des M. anconaeus. Ventral bzw. distal werden die Ursprünge der vorderen Extensoren scharf direkt auf dem Periost bzw. von der Gelenkkapsel des Ellbogengelenkes bis über das Radiusköpfchen losgetrennt.
4. Öffnen der Blutsperre, Blutstillung, lockere Adaptation der Subkutis, Drainage, Hautverschluß.

Varianten

- Abmeißeln des Epikondylus bei deutlichem Vorstehen.
- Dekompression des N. radialis: Aufsuchen proximal unter Erweiterung der Durchtrittsstelle durch das Septum intermusculare, verfolgen nach distal bis zum zu erweiternden Supinatorkanal.

Nachbehandlung

- Ruhigstellung mit Oberarmgipsschiene unter Einschluß des Handgelenkes für 2–3 Wochen.

Operation bei Karpaltunnelsyndrom

Indikation

1. Hartnäckige, vor allem nächtliche Schmerzen im Medianusinnervationsgebiet. Hypästhesie im entsprechenden Fingerbereich, evtl. Thenaratrophie, positives EMG.
2. Bei gleichzeitiger oder vorwiegender Sensibilitätsstörung im Ulnarisinnervationsgebiet ist an eine (zusätzliche) Kompression des N. ulnaris in der Loge de Guyon (Variante) oder im Ellbogenbereich zu denken (EMG).

Operative Technik

1. Operation unter Blutleere. Plexusanästhesie, evtl. Lokalanästhesie. Hautschnitt entlang den Hautfalten proximal bis zum ulnaren Rand der Sehne des M. palmaris longus (Abb. 153a). Der radial dieses Hautschnittes verlaufende R. palmaris n. mediani wird so geschont. Verlängerung des Hautschnittes nach proximal S-förmig in der distalen Handbeugefalte möglich.
2. Spalten der Palmaraponeurose ulnar der Schneneinstrahlung des M. palmaris longus. Darstellen der Palmarfläche des Retinaculum flexorum unter Schonung der radial einstrahlenden Thenasmuskulatur. Cave: als Variante Ulnarisast zum M. adductor pollicis.
3. Eröffnen der Faszie und Darstellen des proximalen Randes des Retinaculum flexorum. Durchtrennen des 3–4 mm dicken Retinakulums mit dem Messer oder einer Duraschere (Abb. 153b). Dekompression des Thenarastes am Eintritt in die Muskulatur. Dauerndes Feuchthalten von Nerv und Sehnen.

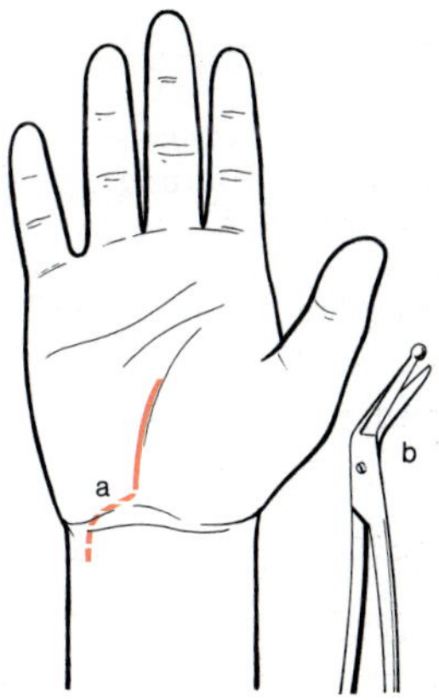

Abb. 153 Hautschnitt. a) Verlängerungsmöglichkeit. b) Duraschere zum schonenden Spalten des Ligamentes

4. Längsspalten des oft verdickten Epineuriums, keine zirkuläre Denudierung des Nerven. Faszikuläre Neurolyse selten indiziert. Bei gleichzeitiger Tenosynovitis Synovektomie.
5. Palpation der Dorsalbegrenzung des Karpaltunnels. Knöcherne Vorsprünge (Zustand nach Radiusfraktur, Lunatummalazie) werden entfernt.
6. Öffnen der Blutleere, Kompression, Blutstillung, Hautnaht.

Variante

1. Bei (gleichzeitig) betroffenem N. ulnaris Verwenden des ganzen Hautschnittes (Abb. 153). Aufsuchen des von der Arterie begleiteten N. ulnaris radial und proximal des Os pisiforme. Freipräparieren nach distal unter Spaltung der Loge de Guyon. Freilegen der Aufteilung des N. ulnaris in seinen oberflächlichen und tiefen Ast. Als Kompressionsursache wird manchmal ein Ganglion gefunden.
2. Hautschnitt S-förmig nach radial anstatt nach ulnar verlängert verbessert die Einsicht auf den N. medianus, exponiert aber den R. palmaris mehr.
3. Deckung des Karpaltunnels unter Erweiterung zur Vermeidung einer Subluxation von Nerv und Sehnen durch Vernähen des Retinakulums an die Palmaraponeurose oder durch Z-förmige Erweiterungsplastik des Retinakulums.

Nachbehandlung

- Gut saugender Verband, evtl. volare Gipsschiene, Hochlagerung. Finger-, Ellbogen- und Schultergymnastik.

Prognose

- Typische Beschwerden verschwinden meist schlagartig.
- Rückkehr der vollen Sensibilität und Verbesserung der Motorik erst innerhalb mehrerer Monate zu erwarten.
- Thenaratrophie bleibt oft bestehen.

Indikation

1. Kein Durchbau nach konservativer Behandlung einer frischen Fraktur.
2. Jede auch zufällig diagnostizierte Skaphoidpseudarthrose, da mit praktischer Sicherheit eine zunehmende Arthrose zu erwarten ist. Prognostisch besonders ungünstig sind Pseudarthrosen mit kleinem proximalem Fragment, Sklerose des proximalen Fragmentes und begleitender Korpusinstabilität. Bei einer Instabilität ist das distale Fragment nach palmar gekippt, das proximale und das Os lunatum nach dorsal. Die proximale Karpalreihe ist gegenüber dem Radius nach palmar subluxiert (Beurteilung auf streng seitlichen Röntgenbildern).

Prinzip

- Ausweitungen des Pseudarthrosespaltes und des sklerotischen Gewebes. Auffüllen mit kortikospongiösem Span und Spongiosa zur Stabilisierung, Wiederherstellung der ursprünglichen Länge und Stimulierung des Durchbaus.

Operative Technik

1. Operation unter Blutleere und Allgemeinnarkose. Beckenkamm vorbereiten. Hautschnitt über der Sehne des Flexor carpi radialis. Freilegen der Sehne (Cave: R. palmaris nervi mediani). Eingehen durch das Bett der Sehne.
2. Längsinzision der palmaren Bänder und der Gelenkkapsel zwischen Radiuskante und Processus ant. des Skaphoids. Darstellen der Pseudarthrose.
3. Fenestrierung des Os scaphoideum, Kürettage des Pseudarthrosenspaltes. Sklerotische Teile des Markraumes müssen entfernt werden. In der Kortikalis wird unter Schonung der Gelenkflächen eine rechteckige Lücke für einen kortikospongiösen Span geschaffen. Verwenden einer kleinen Fräse (Kühlung).
4. Gewinnen des benötigten kortikospongiösen Spanes und sehr fein geschnittener Spongiosa aus dem vorderen Beckenkamm (S. 195ff.). Die Dorsalseite der Höhle im Skaphoid wird mit Spongiosa ausgefüttert, der Span in der vorgesehenen Lücke eingeklemmt und die Resthöhle mit Spongiosa vollgepfropft. Die Pseudarthrose muß palmar etwas aufgespreizt werden, um die palmare Abknickung zu korrigieren. Gleichzeitig kann so der Span unter Spannung verklemmt werden.
5. Kapselbandnaht, Naht der Sehnenscheide, Drainage und Hautnaht.

Skaphoidpseudarthrose

Nachbehandlung

1. Gepolsterter, gespaltener Oberarmkahnbeingips (Daumen in Oppositionsstellung, Daumenendglied freigelassen, Hand bis zur distalen Beugefalte gefaßt, Fingergrundgelenke frei, leichte Dorsalflexion des Handgelenkes). Hochhängen des Armes am Infusionsständer mit Schlauchgaze. Mobilisation abhängig von der Beckenkammwunde. Schulter- und Fingergymnastik.
2. Nach 14 Tagen Fadenentfernung und nun satt anliegender Kahnbeingips (s. o.) unter Mitfassen des Ellbogens.
3. Röntgenkontrolle 6 Wochen postoperativ, Anlegen eines Unterarmkahnbeingipses.
4. Gipsentfernung und Röntgenkontrolle 12 Wochen postoperativ, je nach Befund Verlängern der Gipsperiode oder aktive Gymnastik (Physio- und/oder Ergotherapie).

Varianten

- Zusätzlich Stabilisierung mit Herbert-Schraube.
- Sandwichplastik mit Interposition eines druckfesten Spanes zur Korrektur der Verkürzung und Palmarknickung des Skaphoids, Schraubenfixation.
- Bei Arthrose evtl. zusätzliches Abtragen des Processus styloideus radii.

Prognose

- Je weiter proximal die Pseudarthrose, desto schwieriger ist das Erreichen des Durchbaues.
- Häufig vorhandene Begleitveränderungen des Karpus sind mitbestimmend für die Prognose und müssen evtl. zusätzlich behandelt werden.

Resektionsarthroplastik des Daumensattelgelenkes

Indikation

- Schmerzhafte Rhizarthrose bei Patienten mit Bedürfnis nach voller Mobilität. Die nachstehende Ligamentplastik verbessert die Stabilität gegenüber der ausschließlichen Resektion.

Operative Technik

1. Hautschnitt von dorsal über dem Sattelgelenk nach palmar abbiegend zur Sehne des Flexor carpi radialis.
2. Darstellung und Inzision der Gelenkkapsel unter Schonung der oberflächlichen Radialisäste, der A. radialis und der Sehnen des 1. Sehnenfaches.
3. Exstirpation des Trapeziums unter vollständiger Schonung der Sehne des Flexor carpi radialis. Aufspalten der radialen Hälfte dieser Sehne bis zum Ansatz am Metakarpale II (Abb. 154).
4. Setzen eines Bohrloches im Metakarpale I proximal von dorsal-radial zur palmar-ulnaren Kante (Abb. 154). Durchziehen der Sehne, evtl. Verkeilen derselben mit kleinem Knochenkeil und Erhalten des Daumens in reponierter Stellung, Naht der Sehne mit sich selbst in der Tiefe.
5. Formen einer „Sardelle" mit dem Sehnenrest zur Defektauffüllung.
6. Evtl. temporäre Stabilisierung des Metakarpale I gegenüber dem Metakarpale II mit Kirschnerdraht.

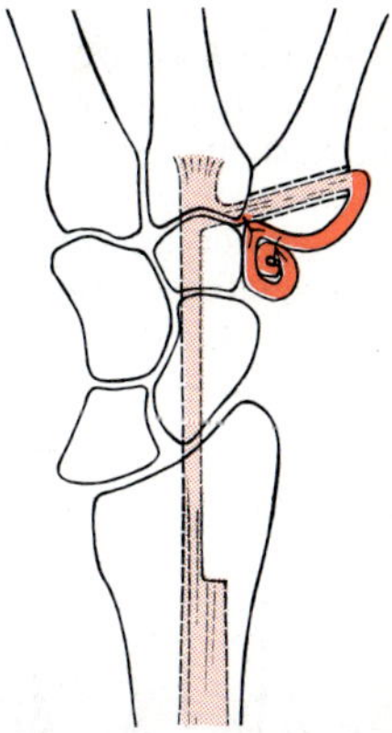

Abb. 154 Ligamentrekonstruktion mit Sehne des Flexor carpi radialis (Ansicht von dorsal)

Nachbehandlung

- Ruhigstellung in Daumengipsschiene bis zum IP-Gelenk für 4 Wochen, Kirschner-Drahtentfernung und Beginn mit Mobilisation.

Arthrodese des Daumensattelgelenkes

Indikation

- Schmerzhafte Rhizarthrose idiopathischer oder posttraumatischer Genese, keine Arthrose der umgebenden Gelenke.
- Geeignet für Personen, die volle Stabilität, aber geringere Mobilität benötigen.

Operative Technik

1. Beckenkamm mit abdecken. Dorsoradiale Inzision (cave R. dorsalis n. radialis). Weghalten der A. radialis nach ulnar. Abschieben der kurzen Daumenstrecker von der Basis des Os metacarpale I.
2. Längsinzision der Kapsel und Freilegen von Metakarpale I und Trapezium. Arthrodese in mittlerer Oppositionsstellung (Spitzgriff zwischen Daumen und Zeigefinger). Sparsame Resektion der Gelenkflächen.
3. Anlegen eines Bohrloches 1,5 cm distal der Arthrodese, Durchziehen eines feinen Cerclagedrahtes (Abb. 155). Gewinnen einer 2–3 mm dicken Spongiosascheibe und etwas feingeschnittener Spongiosa aus dem Beckenkamm und Einlegen in den Arthrodesespalt (Abb. 155). Einbohren von 2 Kirschner-Dräh-

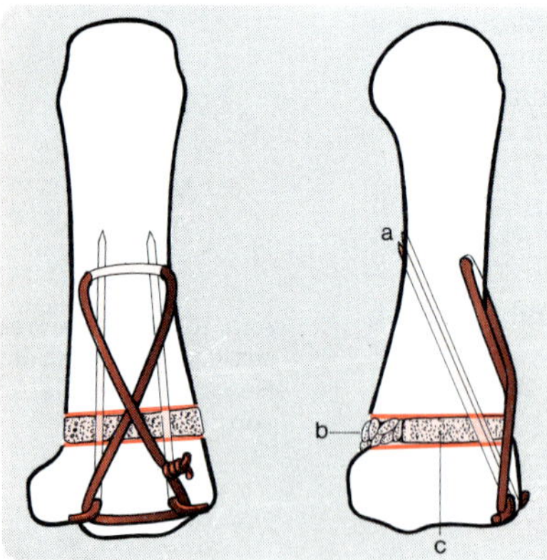

Abb. 155 Zuggurtungsosteosynthese mit Cerclage. a) Kirschner-Drahtspitzen durchdringen die Kortikalis. b) Feingeschnittene Spongiosa. c) Spongiosascheibchen

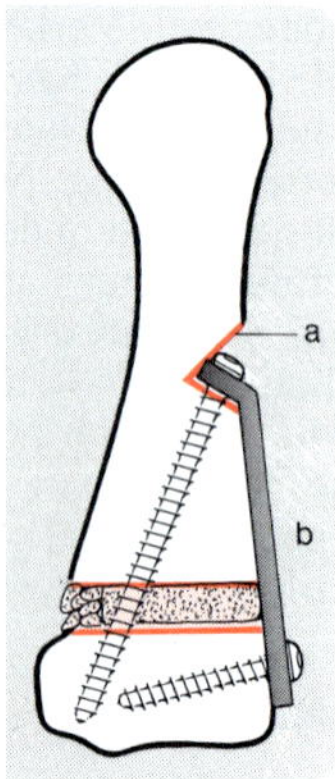

Abb. 156 Zuggurtungsosteosynthese mit Plättchen.
a) Knochennut.
b) 4-Loch-Kleinfragmentenplättchen

ten, welche die gegenseitige Kortikalis durchdringen müssen. Spannen der Cerclage. Abbiegen und Kürzen der Kirschner-Drähte.

4. Verschließen der Gelenkkapsel über dem versteiften Gelenk.

Varianten

- Zuggurtungsplatte anstelle Zuggurtungscerclage (Abb. 156)
- Arthrodese zwischen Metakarpale I und II in Funktionsstellung (Opponensspan) vor allem bei der Poliomyelitis-Hand

Nachbehandlung

1. Palmare Vorderarmgipsschiene bis zur proximalen Hohlhandfalte, Daumen in Oppositionsstellung. Hochhängen des Armes für 3 Tage.
2. Gipsentfernung nach 2 Wochen, Daumenmobilisation.
3. Röntgenkontrolle nach 6 Wochen, bei günstigem Resultat Freigabe für leichtere Arbeit.

Handgelenkarthrodese

Indikation

1. Isolierte, schmerzhafte Arthrose des Handgelenkes, z.B. posttraumatisch, bei veralteter Skaphoidpseudarthrose oder Lunatummalazie.
2. Bei Polyarthrosen konkurriert die Methode Resektionsarthroplastiken und Kunstgelenke. Letzterer Eingriff gehört in die Hand des speziell geschulten Orthopäden.
3. Bei begrenzter Arthrose wenn möglich Teilarthrodesen, um Restbeweglichkeit des Handgelenks zu erhalten.

Prinzip

- Versteifung des Handgelenkes meist in 20° Extension. Damit ist ein kräftiger Faustschluß möglich. Dabei ist allerdings das spezielle Bedürfnis des Patienten und das gegenseitige Handgelenk mit zu berücksichtigen.

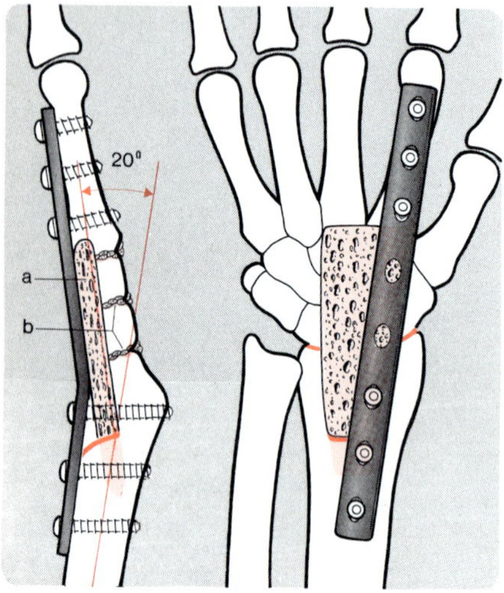

Abb. 157 Handgelenkarthrodese mit Tibiaplatte. a) Kortikospongiöser Span, proximal mit der Spitze in den Radius versenkt. b) Feingeschnittene Spongiosa

Operative Technik

1. Beckenkamm mit abdecken, Blutleere. Leicht S-förmiger Hautschnitt, gegenüber dem geplanten Plattenort etwas nach ulnar verschoben (Abb. 157).

2. Durchtrennen des Retinaculum extensorum am ulnaren Rand des Radius. Dieses wird als Lappen bis zum radialen Rand präpariert und nach dorsal weggeklappt. Anschlingen der freiliegenden Extensorensehnen.
3. Freilegen der Diaphyse des Os metacarpale II. Wegmeißeln der dorsalen Kortikalis der Basis des Metakarpale II, des Kapitatums, Trapezoideums, Trapeziums, Skaphoids, Lunatums sowie des distalen Radiusendes. Sparsames Entknorpeln der freigelegten Gelenke mit Lüer. Vorbereiten des Spanbettes (Abb. 157).
4. Gewinnen eines dünnen kortikospongiösen Spanes und feingeschnittener Spongiosa aus dem Beckenkamm (S. 195 ff.). Füllen der eröffneten Gelenkspalten mit Spongiosa und Einpassen des Spanes (Abb. 157). Zubiegen und Montage einer 7–8-Loch-Platte. Röntgenkontrolle. Testung der Funktion. Nur bei funktionell störender Überlänge wird das Ulnaköpfchen via separaten Hautschnitt subperiostal dargestellt und reseziert.
5. Der Retinakulumlappen wird zwischen Arthrodese und Extensorsehnen durchgezogen und festgenäht. Spülen, Saugdrainage, Hautverschluß.

Nachbehandlung

1. Gut saugender Kompressionsverband, palmar mit Gipsschiene verstärkt, die Fingergrundgelenke freilassen. Hochhängen des Armes an einem Infusionsständer mit Schlauchgaze. Mobilisation abhängig von der Beckenkammwunde. Gymnastik der freibleibenden Gelenke (inkl. Pro- und Supination).
2. Verbandwechsel am 5. Tag, Schiene belassen.
3. Nach Wundheilung je nach Stabilität gipsfreie Nachbehandlung oder Zirkulärgips für 4 Wochen.
4. Röntgenkontrolle nach 6, 12 Wochen. Bei günstigem Befund Arm zur Belastung freigeben. Physio- und Ergotherapie bis zur Erreichung voller Fingerbeweglichkeit und Pro- und Supinationsbewegung.
5. Metallentfernung nach 9–12 Monaten möglich.

Varianten

1. Bei Handwerkern Platte auf dem III. Strahl montieren.
2. Für cP-Patienten eignen sich eher Arthrodesemethoden mit Resektion des Caput ulnae, ausgiebiger Gelenkresektion und zentromedullärer Schienung mit Rush-Pin.
3. Bei Patienten ohne Osteoporose kann ein dickerer kortikospongiöser Span direkt proximal und distal ohne zusätzliche Platte angeschraubt werden.

Allgemeines, Zugangswege

Allgemeines

- Lagerung: in der Regel Rückenlage auf gewöhnlichem Operationstisch ohne Extensionseinrichtung. Gesäß etwas über den Tischrand hinausragen lassen. Stütze auf der Gegenseite.
- Abdecken: Bein beweglich abdecken. Bei Eingriffen am Schenkelhals muß die Spina iliaca anterior superior und der Trochanter major im Operationsfeld liegen.
- Röntgen: vor jedem Eingriff überprüfen, ob intraoperativ eine Röntgenkontrolle möglich ist.
- Nachbehandlung: Bein gestreckt in eine Schaumstoffschiene (Gouttière) legen, evtl. Rotationsgips. Ausnahmslos Quadrizepsgymnastik und Fußgymnastik zur Zirkulationsförderung ab Operationstag oder 1. postoperativen Tag verordnen.
- Bei schwieriger Hüftmobilisation passive Bewegungsschiene („continuous passive motion").

Zugangswege (Abb. 158)

1. Vorderer Zugang zur Hüfte (Operation nach Salter, offene Reposition): Hautschnitt lateral entlang dem vorderen Beckenkamm, von der Spina iliaca anterior superior gerade nach distal verlaufend, parallel zum lateralen Rand des M. sartorius. Präparation des Stammes des N. cutaneus femoris lateralis von der Durchtrittsstelle durch das Lig. inguinale nach distal.
2. Ventrolateraler Zugang zu Becken und Hüfte (Operation nach Salter, Chiari, kombiniert mit intertrochantärer Osteotomie): Hautschnitt unterhalb der Spina iliaca anterior superior nach lateral abbiegen, um seitlich an den Trochanter major zu gelangen.

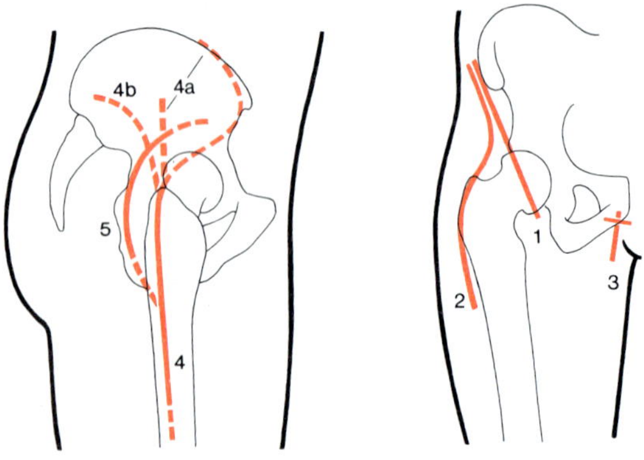

Abb. 158 Zugangswege zur Hüfte. Ziffern 1–5 siehe Text

3. Zugang zur Adduktorotomie: Palpation des Ursprungs der Adduktorensehne am Os pubis. Unmittelbar darüber 2 cm lange Querinzision oder Längsinzision.
4. Seitlicher Zugang: Hautschnitt von der Trochanterspitze nach distal. Nach Durchtrennen der Subkutis Faszie mit dem Messer inzidieren und anschließend mit der Schere spalten. Muß gleichzeitig das Hüftgelenk eröffnet werden, Hautschnitt nach kranial oder kranioventral verlängern (4a). Zur Eröffnung des Hüftgelenkes von hinten Hautschnitt in Seitenlage kranial der Trochanterspitze nach dorsal führen (s. a. Checkliste Traumatologie) (4b).

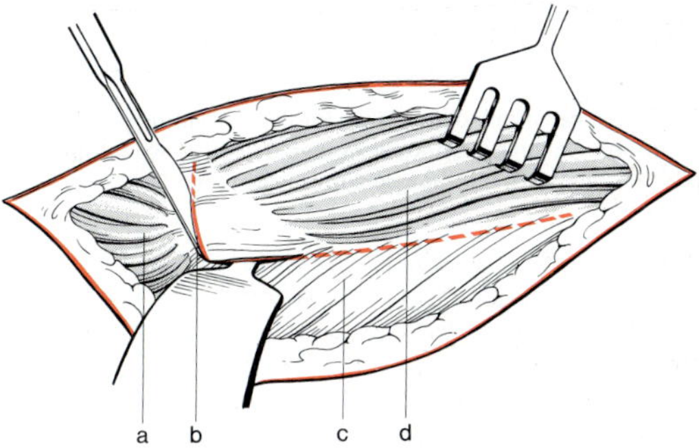

Abb. 159 L-förmige Desinsertion des M. vastus lateralis rechts. a) M. glutaeus medius. b) Tuberculum innominatum. c) Septum intermusculare. d) M. vastus lateralis

- Darstellung der intertrochantären Region: Trochanter major mit spitzem Hohmann-Haken dorsal einstellen. Präparation des Vastus lateralis. L-förmige Desinsertion des sehnigen Anteils distal des Tuberculum innominatum (Abb. 159b). Maximale Innenrotation des Beines. Abtrennen des sehnigen Teiles des Muskels vom Septum intermusculare mit Messer. Subperiostales Wegschieben des Muskelbauches nach ventromedial mit Raspatorium (Abb. 160). Einstellen des Calcar medial mit spitzem Hohmann-Haken. Ca. 10–15 cm distal der Trochanterspitze durchstoßen die ersten Vasa perforantia 1–2 mm entfernt vom Femur das Septum intermusculare (Abb. 159c). Ligatur.
- Darstellen des Schenkelhalses (Abb. 161): Entfernen des den Ursprung des M. vastus lateralis verdeckenden Fettgewebes. Präparation des Vorderrandes des M. glutaeus medius unter gleichzeitigem Wegschieben des M. tensor fasciae latae. Koagulation der die Spalte quer durchlaufenden Gefäße. Schonen des kranial die Spalte kreuzenden Astes des N. glutaeus superior (Innervation des

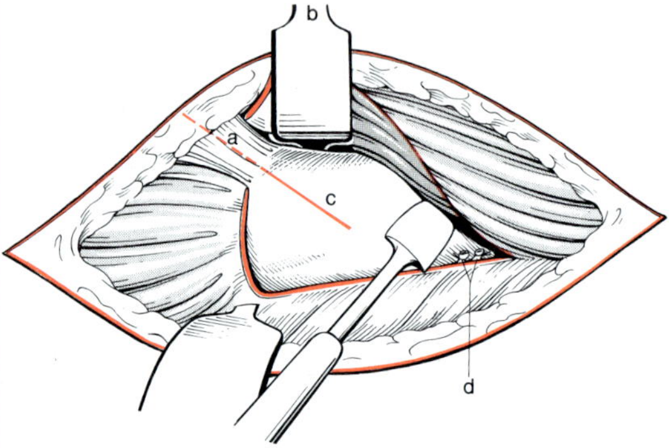

Abb. 160 Darstellen der intertrochantären Region. a) Hüftkapsel. b) Spitzer Hohmann-Haken zur Darstellung des Calcar. c) Kirschner-Draht zur Markierung der Antetorsion. d) Vasa perforantia (ligiert)

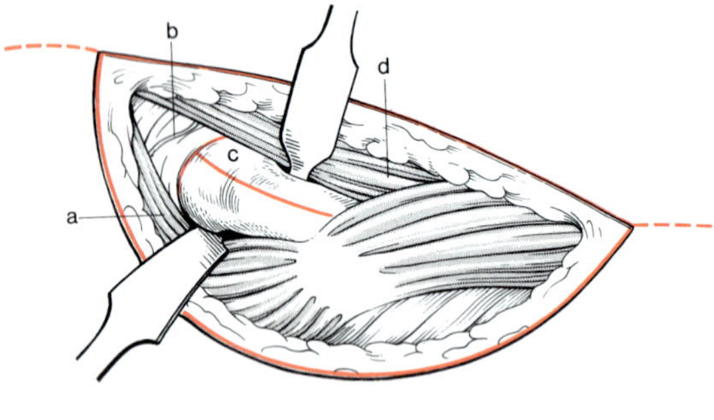

Abb. 161 Darstellung des Kollums (extrakapsulär). a) M. glutaeus minimus. b) Nervenast zum M. tensor fasciae latae. c) Hüftkapsel mit eingezeichneter Inzision. d) M. tensor fasciae latae

M. tensor fasciae latae). Stumpfes Umfahren des Schenkelhalses und Einführen je eines spitzen Hohmann-Hakens kranial und distal.

Variante: Transglutealer Zugang: Einstellen des Trochanter major. Mit frisch geschliffenem gebogenem Meißel ventrale Hälfte des M. glutaeus med. und M. vastus lat. gemeinsam mit den verbindenden Faserzügen subperiostal vom Trochanter ablösen, bis der Schenkelhals eingestellt werden kann.

5. Seitlicher Zugang zum Hüftgelenk: Dorsalkonvexer Hautschnitt von der Spina iliaca anterior superior kranial und dorsal am Trochanter major vorbei. Weitere Präparation gemäß Zugang 4.

Indikation

- Konservativ nicht reponierbare Hüftluxationen bei Kindern von 1–3 Jahren, einseitige Hüftluxation auch bei älteren Kindern. Häufig ist sekundär eine Beckenosteotomie und/oder eine intertrochantäre Derotations- und Varisationsosteotomie notwendig. Manchmal muß der eine oder andere Eingriff gleichzeitig durchgeführt werden (erhöhte Gefahr von Luxations-Perthes, S. 121). Präoperativ Sonographie bei Säuglingen, evtl. Arthrographie (Repositionshindernisse).

Operative Technik

1. Zugang 1 S. 264. Bei gleichzeitiger intertrochantärer Osteotomie Zugang 2 oder zwei separate Inzisionen.
2. Längsspalten der Knorpelkappe des vorderen Beckenkammes und Abschieben des lateralen Apophysenknorpels mit dem M. glutaeus medius und M. tensor fasciae latae von der Beckenaußenfläche. Desinserieren und Anschlingen des M. sartorius und rectus femoris, welche nach medial weggezogen werden. Mobilisation des M. iliopsoas von der Hüftgelenkkapsel (Abb. 162).
3. Repositionsversuch der Hüfte unter Extension, Innenrotation und Abduktion des Beines. Palpation des Pfannenrandes, Inzision der Kapsel parallel dazu, Längsspaltung der Kapsel über dem Kollum. Anschlingen der Kapseldreiecke (Abb. 163).

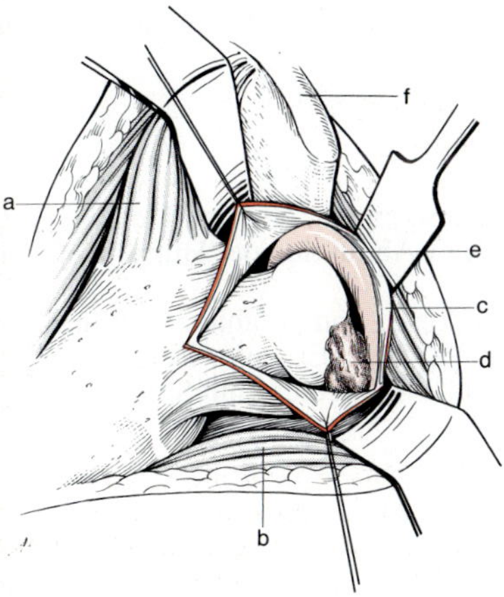

Abb. 162 Eröffnen des kindlichen rechten Hüftgelenkes von ventral. a) M. glutaeus medius. b) M. iliopsoas. c) T-förmig eröffnete Hüftkapsel. d) Lig. capitis femoris. e) Eingeschlagener Limbus. f) Beckenkamm

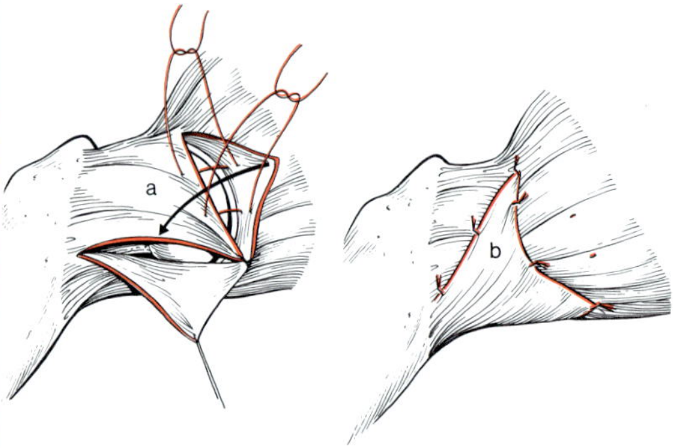

Abb. 163 Kapselverschluß bei offener Reposition. a) Vernähen des kranialen Lappens. b) Aufsteppen des distalen Lappens

4. Inspektion des Gelenkes: falls repositionshindernd, werden das Lig. capitis femoris, der eingeschlagene Limbus und das Fettgewebe im Azetabulumgrund entfernt. Erneute Reposition und Stabilitätsprüfung. Die Stellung mit Rezidivneigung wird gradmäßig festgehalten. Entschluß zu einer gegebenenfalls gleichzeitigen Beckenosteotomie nach Salter (S. 269 ff.) oder einer intertrochantären Derotationsosteotomie (S. 276 ff.).
5. Vernähen der Kapsellappen in reponierter Stellung der Hüfte (Innenrotation, Flexion, Abduktion, Abb. 163). Evtl. Röntgenkontrolle.
6. Reinsertion des M. rectus femoris und sartorius. Readaptation des losgelösten lateralen Teiles des Apophysenknorpels mit dem M. glutaeus medius.

Nachbehandlung

1. Beckenbeingipse in Narkose mit ca. 60-Grad-Flexion, 20-Grad-Innenrotation und 30-Grad-Abduktion der Hüfte. Röntgenkontrolle.
2. Gipsentfernung in Narkose und Stabilitätskontrolle unter Durchleuchtung nach 6 Wochen. Erneuter Beckenbeingips für 6 Wochen oder funktionelle Behandlung mit Spreizschiene.

Beckenosteotomie nach Salter

Indikation

- Subluxationshüfte, Dysplasiehüfte oder instabiler Zustand nach offener Reposition einer kongenitalen Hüftluxation im Alter von 1,5–5 Jahren. Eine Kombination mit einer intertrochantären Osteotomie ist möglich. Evtl. auch Dysplasiehüften bei älteren Patienten.

Prinzip

- Das Os ilium wird unmittelbar oberhalb der Spina iliaca anterior inferior osteotomiert. Die distale Beckenhälfte wird leicht ventralisiert und um die Symphyse so gedreht, daß das Azetabulum in Horizontallage gebracht und der Femurkopf ventral und lateral besser überdacht wird (Abb. 164). Die entstehende Knochenlücke wird durch einen Keil aus dem Beckenkamm gefüllt. Der durch den Eingriff erhöhte intraartikuläre Druck wird durch eine gleichzeitige Tenotomie des M. iliopsoas oder eine intertrochantäre Varisations- und Derotationsosteotomie wieder vermindert.

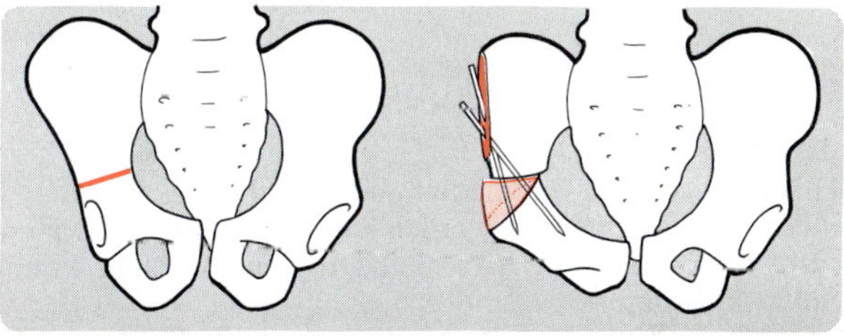

Abb. 164 Kindliches Becken vor und nach der Osteotomie. Fixation des Beckenkammkeiles mit Kirschner-Drähten

Operative Technik

1. Lagerung S. 264, Zugang 1 S. 264. Bei gleichzeitiger intertrochantärer Osteotomie Zugang 2.
2. Desinsertion des M. sartorius von der Spina iliaca anterior superior. Längsspalten der Knorpelkappe des vorderen Beckenkammes. Subperiostales Ablösen des M. glutaeus medius mit der lateralen Apophysenhälfte nach lateral, des M. iliacus mit der medialen Apohysenhälfte nach medial (Abb. 165).
3. Darstellen der Spina iliaca anterior inferior mit dem Ursprung des M. rectus femoris. Die intra- und extrapelvine Muskulatur wird subperiostal so weit weggeschoben, bis je ein stumpfer

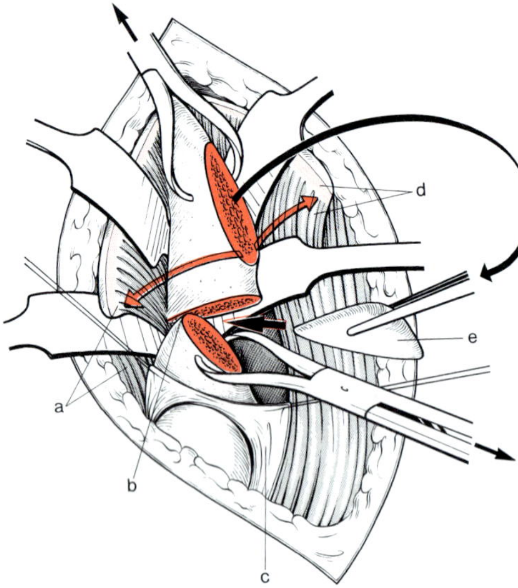

Abb. 165 Beckenosteotomie nach Salter rechts. a) Hälfte der Beckenkammapophyse mit M. glutaeus medius. b) Ventralisierte dorsale Ecke des distalen Beckenfragmentes. c) Hüftkapsel. d) Hälfte der Beckenkammapophyse mit M. iliacus. e) Beckenkammstück

Hohmann-Haken von medial und lateral in das Foramen ischiadicum majus eingeführt werden kann (Abb. 165). Markieren der Osteotomiehöhe mit Kirschner-Draht unmittelbar kranial der Spina iliaca anterior inferior.

4. Sorgfältiges Verfolgen des M. iliopsoas nach distal (cave Gefäß-, Nervenbündel) bis zur Insertion am Trochanter minor, auf welcher Höhe die Sehne ausgiebig gekerbt wird. Bei gleichzeitiger intertrochantärer Osteotomie kann dies unterbleiben.
5. Röntgenkontrolle und anschließend Osteotomie des Beckens mit breitem Meißel oder Gigli-Säge. Die beiden Osteotomieflächen werden mit 2 kräftigen Tuchklemmen auseinander gezogen. Das distale Fragment wird gleichzeitig etwa 5–7 mm ventralisiert (Abb. 165). Es entsteht eine dreieckige Lücke mit ventrolateraler Basis. Gelingt die Mobilisierung des distalen Fragmentes nicht genügend, muß mit einem gebogenen Raspatorium die dorsomediale Kante subperiostal besser mobilisiert werden.
6. Ein Keil wird von der Crista iliaca entnommen, in die Spalte eingesetzt und mit 2 Kirschner-Drähten fixiert. Diese Drähte verlaufen von der Crista durch den Span in das Pfannendach (Abb. 165).
7. Durchführen der intertrochantären Osteotomie, falls geplant (S. 276ff.).

8. Prüfen der klinischen Stabilität, der Hüftstabilität und Röntgenkontrolle (Becken a.-p.). Tiefer Redondrain. Reinsertion des M. sartorius. Reposition der Knorpelhälften der Beckenapophyse und Fixation der beiden Hälften gegeneinander mit tiefgreifenden Nähten über dem Cristastumpf. Subkutanes Abbiegen und Kürzen der Kirschner-Drähte, Wundverschluß.

Nachbehandlung

1. Anlegen eines Beckenbeingipses gemäß S. 268. Neurologische Prüfung des Beines nach dem Erwachen.
2. Nach 2 Wochen Gips zur Schale schneiden. Aktiv assistierte Hüftgymnastik, Mobilisation auf dem Schede-Rad. Sukzessive Belastung erlaubt.

Varianten

- Bei stabiler Subluxationshüfte älterer Kinder kann eine Nachbehandlung ohne Gipsverband erfolgen.
- Der Eingriff kann auch beim älteren Jugendlichen und Erwachsenen Anwendung finden, wenn man folgende Operationsdetails beachtet:

1. Sehr ausgiebige Freilegung des Beckens, so daß die Dorsalkante des Os ilium im Bereich des Foramen ischiadicum majus vollständig deperiostiert ist. Durchführung der Osteotomie mit der Gigli-Säge.
2. Vollständige Durchtrennung des Sehnenanteiles des M. iliopsoas.
3. Um die Osteotomie zum Klaffen zu bringen, müssen 2 sehr starke Klemmen gebraucht werden. Der gleichseitige Fuß wird nach lateral zur kontralateralen Hüfte gebracht und das ventral vorstehende Knie kräftig nach dorsal gepreßt (Abb. 166). Gleichzeitig wird mit der distalen Klemme das distale Beckenfragment 1 cm ventralisiert. Transfixation der Osteotomie mit überlangen Schrauben (10–15 cm).

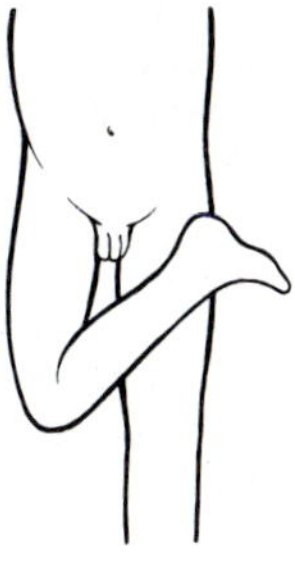

Abb. 166 Stellung des Beines zur Erreichung der Beckenkorrektur beim Erwachsenen

Beckenosteotomie nach Chiari

Indikation

- Bei schmerzhafter Dysplasiekoxarthrose jüngerer Erwachsener. Je nach dem Resultat präoperativer Funktionsaufnahmen Kombination mit intertrochantärer Valgisationsosteotomie (S. 279 ff.).
- Bei Hüftdysplasie als Präventiveingriff vor Wachstumsabschluß nur noch bei sehr steilem Pfannendach (AC-Winkel über 50°). Evtl. Kombination mit einer Derotations- und Varisationsosteotomie.

Prinzip

- Unmittelbar subchondral wird eine nach medial ansteigende Beckenosteotomie, beginnend kranial des Pfannenerkers, durchgeführt. Das kraniale Beckenfragment wird im Iliosakralgelenk nach lateral, das distale Fragment in der Symphyse nach medial gedreht (Abb. 167). Zwischen der nicht eröffneten Kapsel des Hüftkopfes und dem lateralisierten proximalen Fragment bildet sich eine faserknorpelige Narbenplatte, die teilweise Gelenkfunktion übernimmt. Vor Wachstumsabschluß durchgeführt können im Pfannenerkerbereich ernsthafte Wachstumsstörungen auftreten.

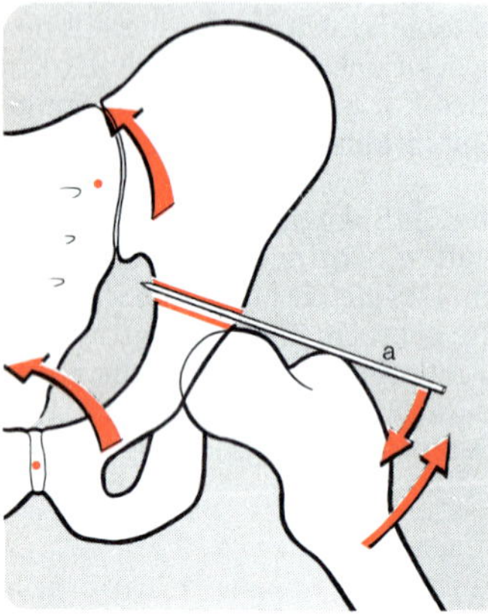

Abb. 167 Mobilisation der Bekkenfragmente. Mit Punkten sind die Drehachsen, mit Pfeilen die Drehrichtung der Fragmente eingezeichnet. a) Breiter Meißel

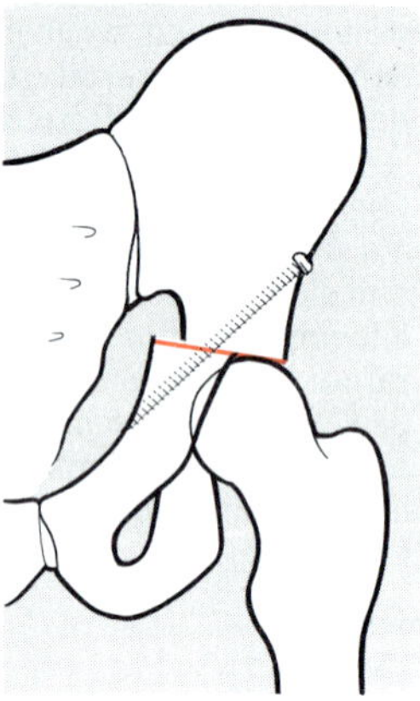

Abb. 168 Fixation der Beckenfragmente mit Kortikalisschraube

Operative Technik

1. Lagerung S. 264, Zugang 1 S. 264. Wird gleichzeitig eine intertrochantäre Osteotomie durchgeführt, Zugang 2.
2. Subperiostales Wegschieben der intra- und extrapelvinen Muskulatur, bis medial und lateral je ein stumpfer Hohmann-Haken in das Foramen ischiadicum majus geschoben werden kann. Markieren der Beckenosteotomie durch Einbohren eines Kirschner-Drahtes von lateral zwischen Hüftkapsel und einstrahlender Rektussehne, 15–20° ansteigend, Röntgenkontrolle. Osteotomie unmittelbar kranial der Gelenkspalte planen.
3. Loslösen der Kapselanteile des M. rectus femoris. Sorgfältige Präparation der Einstrahlung der Hüftgelenkkapsel in den Pfannenerker. Beckenosteotomie beim Erwachsenen mit 2 breiten Lambotte-Meißeln unter Schutz des Foramen ischiadicum majus mit 2 stumpfen Hohmann-Haken. Beachte den Klangwechsel beim Durchschlagen der hinteren Kortikalis. Evtl. Gigli-Säge gebrauchen.
4. Gegeneinander Verschieben der Fragmente um ⅔ der Schaftbreite durch maximale Abduktion des Beines, Druck auf dem Trochanter major und Spreizen der Osteotomie mit breitem Meißel (Abb. 167).
5. Fixation der Osteotomie mit einer von der Spina iliaca anterior inferior her eingebrachten, nach mediodorsal verlaufenden langen Kortikalisschraube (Abb. 168). Evtl. zusätzlich Span ventral interponieren. Prüfen der Hüftbeweglichkeit. Röntgenkontrolle. Tiefe Wunddrainage, Reinsertion der abgelösten Muskulatur, Wundverschluß.

Nachbehandlung

- Beim Erwachsenen:
  1. Unmittelbar postoperativ neurologische Kontrolle der unteren Extremitäten, Bettruhe.
  2. Unbelastete Mobilisation nach 1–2 Wochen, Gehbad. Zunehmende Vollbelastung nach günstiger Röntgenkontrolle 10–12 Wochen postoperativ.
- Beim Kind: entsprechend der Beckenosteotomie nach Salter (S. 271 f.).

Varianten

1. Gewölbeförmige Osteotomie, welche sich nach Verschieben der Fragmente dem Femurkopf besser anpaßt (Originalmethode).
2. Bei gleichzeitiger intertrochantärer Osteotomie diese erst nach Verschiebung der Beckenosteotomie durchführen, da sonst das Bein als Hebelarm wegfällt.

Epiphysennagelung

Indikation

- Epiphysiolysis capitis femoris acuta bzw. lenta mit in der günstigsten Röntgenprojektion (Lauenstein-Lage, orthograde Aufnahme) gemessener Abkippung der Kopfkalotte von weniger als 30°. Da die Erkrankung oft – gleichzeitig oder zeitlich gestaffelt – beide Hüften befällt, sind routinemäßig beide Seiten zu nageln. Die Verwendung von Dreilammellennägeln ist gefährlich (Kopfnekrosegefahr).

Operative Technik

1. Vorbereiten des Bildverstärkers. Lagerung S. 264, Zugang 4 S. 265, wobei der Hautschnitt kranial die Spitze des Trochanter major nicht erreichen muß, aber ausgiebig genug nach distal zu führen ist. Sparsame Desinsertion des M. vastus lateralis.
2. Einlegen eines Kirschner-Drahtes ventral auf den Schenkelhals. Kontrolle der Richtung auf dem Bildverstärker. Etwas nach dorsal gerichtet Einbohren eines ersten Steinmann-Nagels (∅ 3 mm) in den Schenkelhals. Unter Kontrolle mit dem Bildverstärker in 2 Ebenen Einbohren der Spitze bis in die subchondrale Sklerosezone (Abb. 169). Parallel dazu Einbohren von 2 weiteren Nägeln. Röntgenkontrolle (Hüfte a.-p. und axial). Die Spitzen der Steinmann-Nägel sollen die Kopfkalotte in keiner Projektion durchstoßen und vor allem auch den dorsalen Anteil des Kopfes fixieren.
3. Nach kranial Umbiegen der vorstehenden Nagelenden (Abb. 169). Durch anschließendes Umdrehen nach distal werden die Nägel in Kontakt mit dem Femurschaft gebracht. Wunddrainage, Reinsertion des M. vastus lateralis, Wundverschluß.

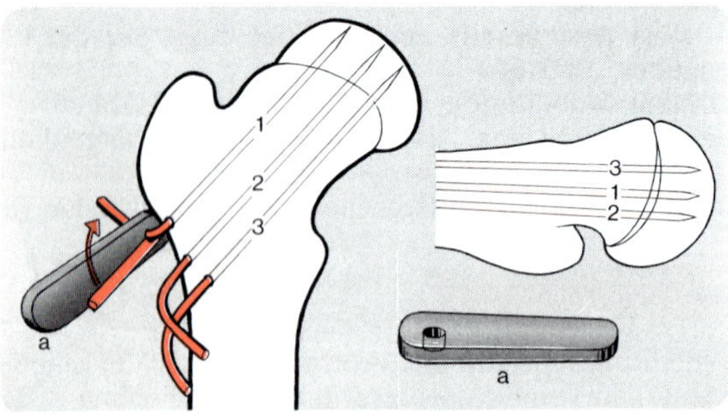

Abb. 169 Hüfte a.-p. und axial bei Epiphysennagelung. a) Eisen zum Umbiegen der Steinmann-Nägel

Nachbehandlung

- Assistierte Hüftgymnastik ab 3.–4. Tag. Gleichzeitig Mobilisation. Besteht einseitig ein akuter Abrutsch, so wird dieses Bein für 4 Wochen entlastet.
- Röntgenkontrolle (Becken a.-p. und nach Lauenstein) nach 1, 3, 6 Monaten, anschließend halbjährlich bis zum Schluß der Epiphysenfugen, worauf die Nägel zu entfernen sind. Da das Schenkelhalswachstum über die Nägel hin weitergeht, muß ausnahmsweise bei jüngeren Kindern die Nagelung wiederholt werden.

Variante

- Epiphysenverschraubung: Einbringen von Spongiosaschrauben mit kurzem Gewinde anstelle der dünnen Steinmann-Nägel.
  Vorteil: größere Stabilität. Nachteil: Wachstumsstopp. Methode nur geeignet, wenn physiologisches Wachstumsende kurz bevorsteht.
- Nagelung kombiniert mit Osteotomie s. S. 282ff.
- Offene Reposition und Nagelung: Offene Reposition ist bei massiver Epiphysiolyse nur indiziert, wenn der Hauptanteil des Abrutsches frisch erfolgt ist (kein wesentlicher dorsaler Sporn des Schenkelhalsstumpfes).
  Zugang 4 S. 265, Abb. 158. Kapseleinstrahlungen des M. rectus femoris ablösen und anschlingen. T-förmige Kapseleröffnung. Offenhalten des Gelenkes durch Zug an den angeschlungenen Kapselrändern. Wenn möglich ohne Hohmann-Haken auskommen (Kopfdurchblutung!). Durch Zug am Bein (Assistent) sorgfältiges Aufsuchen des Vorderrandes der abgesunkenen Kopfkalotte. Ausräumen des Hämatomes. Einmaliges Repositionsmanöver durch Zusammenpressen der Epiphysenfuge bei flektiertem Oberschenkel. Unter Kompression der Fuge Strecken des Beines, bis am Azetabulumrand der Gelenkknorpel der Epiphyse sichtbar wird. Sofortiges Transfixieren des Kopfes mit Kirschnerdraht durch den Gelenkknorpel und die Epiphyse gegen das Azetabulum. Wiederholen des Repositionsmanövers beim nun fixierten Kopf, Epiphysennagelung (s.o.). Entfernen der transkapitalen Kirschner-Drähte, Röntgenkontrolle.
  Nachbehandlung: Entlastung für 3 Monate, dann Kontrolle der Kopfvitalität mit MRI.

Intertrochantäre Osteotomie beim Kind

Indikation

1. Übermäßige Antetorsion und Valgusstellung des proximalen Femurendes (reelle Werte), gepaart mit Horizontalisierung der proximalen Femurepiphysenfuge sowie mit einer Pfannendysplasie (schlechte Ausbildung des Pfannenerkers, CE-Winkel unter 15°, AC-Winkel über 20°).
2. Eingriff im Entwicklungsalter sinnvoll. Zur Osteosynthese sind externe Spanner bis zum 5. Lebensjahr brauchbar. Ab 3. Lebensjahr Winkelplatten verwendbar (Variante).

Prinzip

- Durch Reduktion der Antetorsion auf etwa 10° und des CCD-Winkels auf ca. 100° wird der Femurkopf durch die Muskelkraft besser im Azetabulum zentriert, wodurch beim Kleinkind die Pfannenentwicklung verbessert wird. Zur Verhinderung einer zu starken O-Bein-Stellung bei ausgiebiger Varisation soll der Schaft gleichzeitig kräftig medialisiert werden.

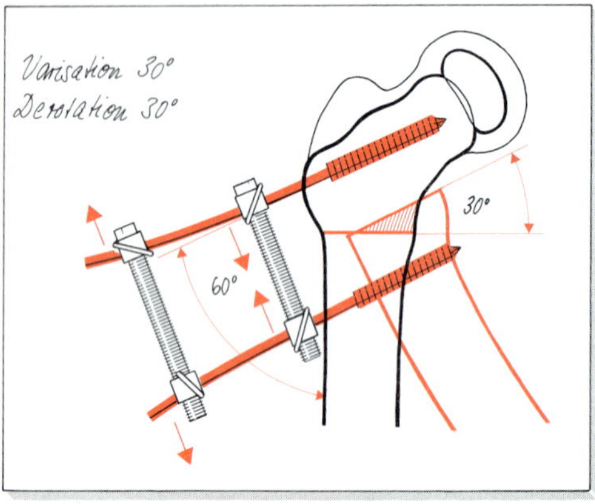

Abb. 170 Planungsskizze zur intertrochantären Osteotomie mit externen Spannern

Operative Technik

Verwendung von externen Spannern nach Müller (Abb. 170):
1. Planungsskizze nach Röntgenbild in Korrekturstellung (S. 192 ff.).
2. Lagerung S. 264, Zugang 4 S. 265. Bei maximal innenrotiertem Bein Hautschnitt wegen der externen Spanner etwas ventral legen, die Faszie etwas dorsal des Hautschnittes spalten.
3. Einschieben eines dünnen Kirschner-Drahtes ventral auf das Collum femoris zur Markierung der Antetorsion. Aufsuchen der Apophysenfuge. Einbringen einer Schanzschen Schraube

durch Stichinzision im dorsalen Hautlappen. Einbohren der Schraube wenig unterhalb der Apophysenfuge des Trochanter major bzw. des Tuberculum innominatum parallel zum die Antetorsion markierenden Kirschner-Draht mit dem gewünschten Korrekturwinkel gegenüber dem Schaft (Abb. 170). Um Stabilität zu erreichen, muß die Schanzsche Schraube genau zentral liegen. Markieren der Osteotomie mit Kirschner-Draht 1–1,5 cm unterhalb der Schanzschen Schraube auf Höhe des Trochanter minor. Röntgenkontrolle (a.-p. und axial gehalten).

4. Markieren der Osteotomie und des medialen Keiles mit einem Meißel. 1,5–2 cm distal der Markierung zentrales Einbohren eines dünnen Steinmann-Nagels unter Einhaltung der Derotationskorrektur, welche gegenüber der proximalen Schanzschen Schraube gemessen wird. Quere Osteotomie mit oszillierender Säge (Kühlung). Aufklappen der Osteotomie und Resektion des kleinen medialen Keiles. Probeadaptation unter Medialisierung des distalen Fragmentes. Gelingt die Medialisierung nicht, muß medial das Periost mehr abgelöst werden.
5. Stichinzision und Eindrehen der distalen Schanzschen Schraube anstelle des Steinmann-Nagels. Sorgfältige Adaptation der beiden Fragmente unter Einhaltung der Medialisierung. Anbringen der beiden Spannschrauben (Abb. 170). Kompression der Osteotomie durch Kompression mit der medialen und Distraktion mit der lateralen Spannschraube. Prüfen der Rotationsstabilität durch Manipulieren der Schanzschen Schrauben. Röntgenkontrolle (a.-p. und axial gehalten).
6. Wunddrainage, schichtweiser Wundverschluß.

Nachbehandlung

1. Beckenbeingips in Narkose bei Hüftstellung von 20–30° Abduktion, leichter Flexion und Innenrotation. Die Spanner sollen nach lateral und nicht nach dorsal abstehen. Um die Spanner Gipskästchen bauen, das nicht mit diesen in Kontakt sein darf (Verhindern direkter Krafteinwirkung auf die Osteotomie). Auf der operierten Seite Ober- und Unterschenkel, auf der nichtoperierten Oberschenkel allein eingipsen.
2. Entfernen der Spanner nach 4 Wochen durch Gipsfenster. Gips nach 6 Wochen zur Schale schneiden. Röntgenkontrolle (Becken a.-p.), anschließend passive und aktive Gymnastik aus der Gipsschale, einige Tage später Mobilisation mit Schede-Rad. Gehübungen nach 8 Wochen.

Intertrochantäre Osteotomie beim Kind

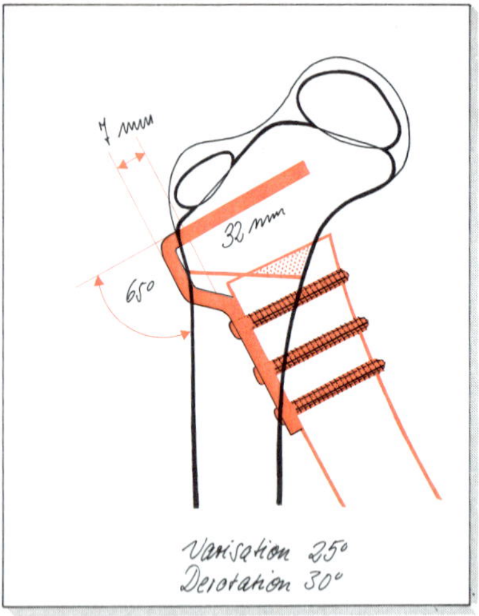

Abb. 171 Planungsskizze zur intertrochantären Osteotomie mit Kinderplatten

Variante

- Operation mit Rechtwinkelplatte (Abb. 171): Planungsskizze, wobei je nach Alter eine Kinder-, Jugendlichen- oder Adoleszentenplatte zur Anwendung kommt (S. 193). Je größer die geplante Varisationskorrektur, desto größer muß die durch die Platte gegebene Medialverschiebung sein. Operationsablauf entsprechend S. 276f. mit folgenden Abweichungen:
  1. Intraoperative Röntgenkontrolle in 2 Ebenen.
  2. Beim Kind auf Keilentnahme verzichten und die nach Varisation und Medialisation distal vorstehende Spitze des proximalen Fragmentes in den Schaft einstauchen (Abb. 171).
  3. Die Apophysenfuge des Trochanter major ist zu schonen.

Nachbehandlung

- Rotationsgips für 2–6 Wochen (altersabhängig). Quadrizepstraining ab 1. Tag, aktiv assistierte Hüftgymnastik nach 5–10 Tagen, Mobilisation nach 6 (Kleinkinder) oder nach 2 Wochen (ältere Kinder) unter Entlastung der operierten Hüfte. Röntgenkontrolle und Vollbelastung altersabhängig nach 6–8 Wochen. Bei beidseitiger Operation Bettruhe bis zur Röntgenkontrolle nach 6 Wochen.

Intertrochantäre Osteotomie beim Erwachsenen

Indikation

- Schmerzhafte Koxarthrose (S. 132f.) trotz physikalischer Therapie und Anpassung der körperlichen Aktivität. Bessere Kongruenz des Gelenkes bzw. ein Breiterwerden des Gelenkspaltes auf Funktionsaufnahmen der Hüfte in Ab- oder Adduktion bzw. Flexion. Gegen Totalprothese abwägen.
- Beginnende Koxarthroseschmerzen beim jugendlichen Erwachsenen mit Dysplasiehüfte (S. 119ff.), evtl. kombiniert mit einer Beckenosteotomie nach Salter (S. 269ff.) oder Chiari (S. 272f.) oder einer Pfannendachplastik.
- Funktionell störende Rotationsfehlstellungen des Femurs im Anschluß an Femurschaftfrakturen.
- Epiphysiolysis capitis femoris acuta/lenta (S. 128f.) mit Abgleiten der Kopfkalotte von 25–60°, gemessen auf der günstigsten Röntgenprojektion (Lauenstein-Lage oder orthograde Aufnahme) (Variante 2).
- Femurkopfnekrose bei gut erhaltenem Gelenkknorpel und wenig betroffenem dorsalen Kopfquadranten: Flexionsosteotomie von ca. 30° (analog Variante 2).
- Schenkelhalspseudarthrose nach Kollumfrakturen (Variante 3).

Operative Technik

Beispiel: intertrochantäre Varisationsosteotomie.

1. Planungsskizze (S. 281, Abb. 173). Lagerung S. 264, Zugang 4 S. 265. Darstellen des intertrochantären Gebietes.
2. Markieren der Antetorsion durch Einschieben eines Kirschner-Drahtes ventral entlang dem Schenkelhals (Abb. 172c). Einbohren eines Kirschner-Drahtes kranial des geplanten Klingensitzes unter Berücksichtigung der markierten Antetorsion und des Varisationswinkels (Abb. 172b). Markieren der Osteotomie durch Einbohren eines weiteren Kirschner-Drahtes auf der Höhe des kranialen Randes des Trochanter minor (Abb. 172d). Röntgenkontrolle (Hüfte a.-p.).
3. Markieren der genauen Osteotomiehöhe und des zu resezierenden Keiles mit breitem Meißel. Entfernen des distalen Kirschner-Drahtes.
4. Einschlagen des Plattensitzinstrumentes unter Verwendung des Schlitzhammers und der Führungsplatte, die bereits auf den Korrekturwinkel eingestellt ist (Abb. 172). Auf die Parallelität der Führungsplatte mit dem Schaft und des Plattensitzinstrumentes mit dem Richtdraht ist andauernd, besonders während der ersten Hammerschläge, zu achten. Ein Widerstand beim Einschlagen nach 3–4 cm spricht dafür, daß die Platte auf einer Kortikalis aufsitzt. Neu Überprüfen der Richtung, Einschlagen des Plattensitzinstrumentes auf die gewünschte Länge von 50 bis

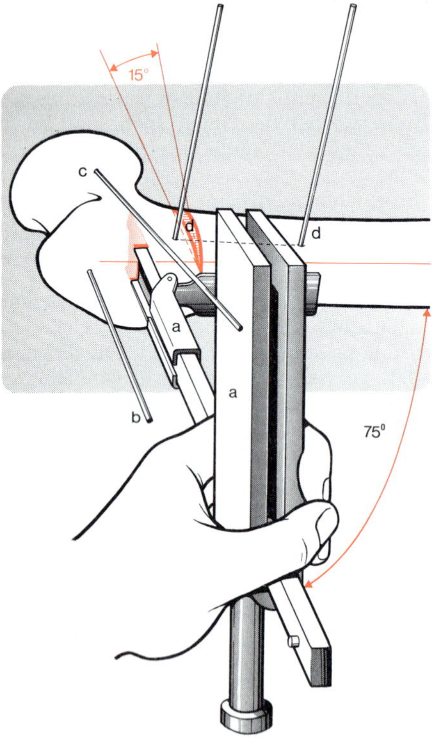

Abb. 172 Einschlagen des Plattensitzinstrumentes. a) Führungsplatte und Schlitzhammer zur Kontrolle der Schaftparallelität der Platte. b) Markieren der Varuskorrektur. c) Markieren der Antetorsion. d) Markieren der Rotation

60 mm. Besonders bei jungen Patienten wird die Klinge wiederholt nach Vorantreiben von 1–2 cm etwas zurückgeschlagen, um ein Festklemmen zu vermeiden. Zurückschlagen des Plattensitzinstrumentes um 0,5–1 cm nach erreichter Tiefe.

5. Markieren der Rotation mit 2 ventrolateral eingebohrten Kirschner-Drähten nach Vorbohren der Löcher mit 2-mm-Bohrer (Abb. 172). Osteotomie und Entfernen des medialen Keiles mit der oszillierenden Säge unter ständiger Kühlung und Schutz der Weichteile mit 2 stumpfen Hohmann-Haken.
6. Montieren der Platte auf dem Einschlaginstrument. Zurückschlagen des Plattensitzinstrumentes und sorgfältiges Einschieben der Platte. Liegt die Platte gut, kann die Klinge ohne Schwierigkeiten zu ¾ von Hand eingebracht werden. Adaptation der Osteotomie bei leicht flektiertem Oberschenkel und provisorische Fixation mit einer Knochenfaßzange über dem zweiten Plattenloch.

7. Montage des Spannapparates und Kompression der Osteotomie (Selbstspannlöcher oft ungenügend) (Abb. 173). Cave: Beim Spannen dreht das distale Fragment oft in Außenrotation. Fixation der Platte. Klinische Prüfung von Stabilität und Beweglichkeit in allen Ebenen. Röntgenkontrolle (Hüfte a.-p.).
8. Wunddrainage, Reinsertion des M. vastus lateralis unter Abduktion des Beines, schichtweiser Wundverschluß.

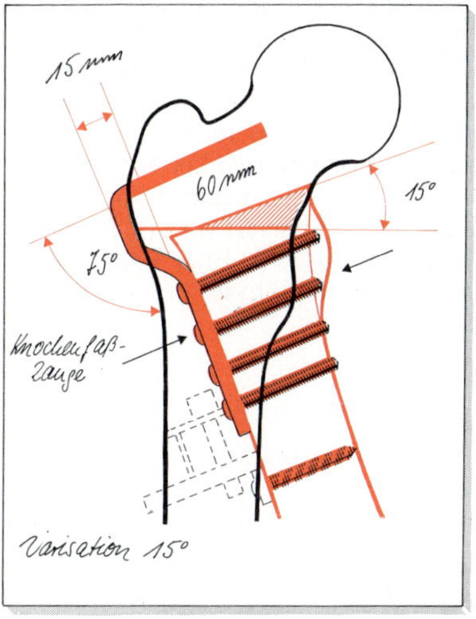

Abb. 173 Planungsskizze einer intertrochantären Varisationsosteotomie

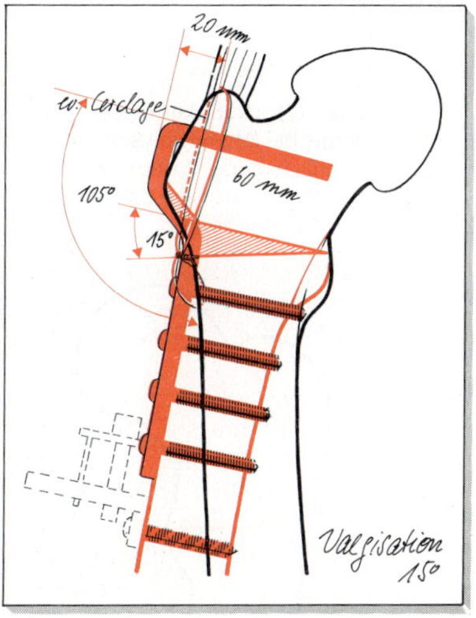

Abb. 174 Planungsskizze einer intertrochantären Valgisationsosteotomie

Intertrochantäre Osteotomie beim Erwachsenen

Variante

1. Valgisationsosteotomie mit analoger Technik (Abb. 174) geeignet bis zu Korrekturen von 20–25°. Bei größeren Korrekturen sind Platten mit einem Öffnungswinkel über 90° zu verwenden. Bei osteoporotischer Spongiosa ist der Trochanter gegenüber der Platte mit einer Cerclage zu fixieren.
2. Intertrochantäre Osteotomie bei Epiphysiolysis capitis femoris lenta nach Imhäuser (s. Indikation S. 128f., 274f.):
   - Planung: Innenrotationskorrektur so, daß postoperativ die Innen- und Außenrotation des gestreckten Beines wieder etwa gleich groß sind (z. B. präoperativ gemessene Innen-/Außenrotation 0-20-70: Korrekturwinkel 40°, postoperative Beweglichkeit 20-0-30). Flexionskorrektur so, daß das dorsale Abkippen 15–30° unterkorrigiert wird (z. B. Abkippwinkel 50°: Flexionskorrektur 20–35°). Eine Valgisation ist nur notwendig, wenn die Kopfepiphyse deutlich auch nach medial abgeglitten ist.

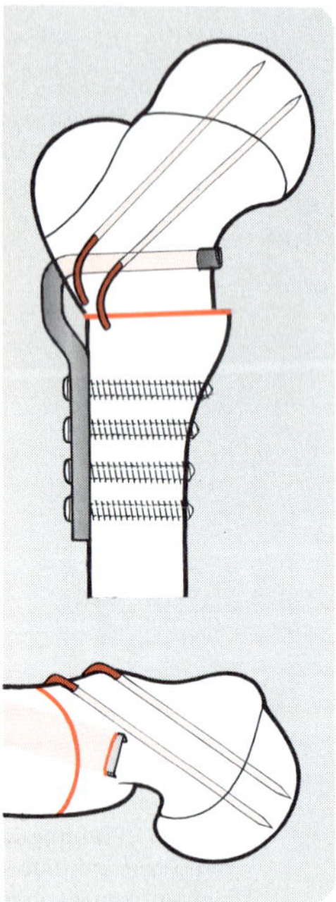

Abb. 176 Korrekturosteotomie bei Epiphysiolysis capitis femoris. Plattenmontage und gleichzeitige Epiphysennagelung

Abb. 175 Korrekturosteotomie bei Epiphysiolysis capitis femoris. Vorbohren des Plattensitzes im Calcar mit 4,5-mm-Bohrer

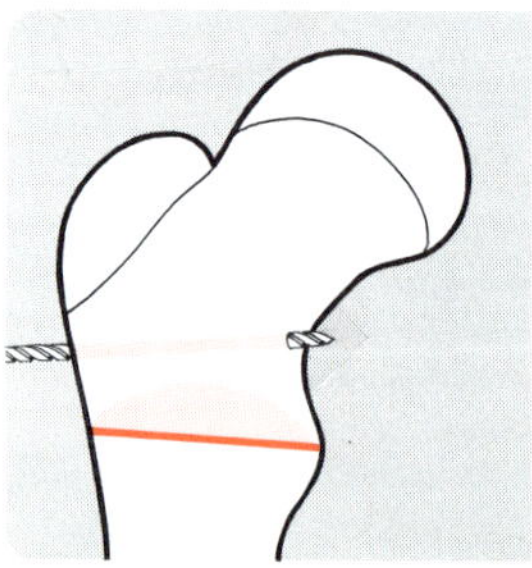

- Technik: in Abwandlung zur beschriebenen Technik muß die Platte genügend dorsal (Flexion) und in der Regel durch den Calcar durchgeführt werden. Einschlagen des Plattensitzinstrumentes bis zum harten Widerstand am Calcar. Entfernen des Instrumentes. Dreimal Durchbohren des Calcar mit einem 4,5-mm-Bohrer (Abb. 175, 176). Erneutes Einschlagen des Plattensitzinstrumentes. Epihysennagelung nach der Montage, wobei die Kirschner-Drähte in deutlich dorsaler Richtung eingebohrt werden (Abb. 176).

3. Schenkelhalspseudarthrosen: Durch starke Valgisation wird die Pseudarthrose senkrecht zur Belastungsrichtung gestellt. Die 120°-Platte erlaubt eine dynamische Kompression (Abb. 177). Durchführung der Osteotomie analog, wobei anschließend eine Kompression dadurch erreicht wird, daß die Osteotomie parallel zur Klinge verläuft. Leichtes Einstauchen der Fragmente bei der Adaptation der Osteotomie und Fixation der Platte mit einer Schraube distal. Mit der proximalen Schraube wird anschließend das distale Fragment nach lateral gezogen und gegen das proximale Fragment komprimiert. Spongiosaanlagerung (aus Keil) medial zwischen Kalkar und Schenkelhals. Prüfen der Adduktionsmöglichkeit, Röntgenkontrolle. Bei der Nachbehandlung ist neben dem Durchbau der Osteotomie die Entwicklung der Pseudarthrose und das Verhalten des Femurkopfes (Nekrose?) zu berücksichtigen.

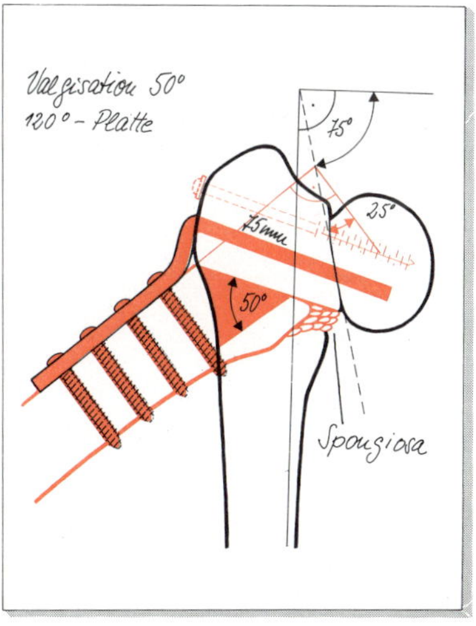

Abb. 177 Planungsskizze zur Valgisationsosteotomie bei Kollumpseudarthrose

Nachbehandlung

1. Lagerung des Beines in einer Schaumstoffschiene, Quadrizepsgymnastik ab 1. Tag. Bei Flexionsosteotomie Hüfte zunächst leicht flektiert lagern, innerhalb von 1–2 Wochen strecken.
2. Beginn aktiv assistierter Hüftgymnastik ab 1.–5. Tag.
3. Mobilisation ab 3. Tag. Abrollen erlaubt.
4. Röntgenkontrolle nach 12 Wochen. Teilbelastung je nach Stabilität der Montage innerhalb von 2–8 Wochen.
5. Vollbelastung nicht vor 3–4 Monaten, bei Femurkopfnekrose im Ablauf erst nach ½ Jahr. Wiederaufnahme einer manuellen Arbeit in der Regel nicht vor Ablauf eines halben Jahres (Ausnahme: Korrektur einer posttraumatischen Rotationsfehlstellung).

Indikation

Beinlängenunterschiede (S. 137f.) über 2 bis max. 5 cm nach Abschluß des Wachstums. Ablehnung einer Orthese. Das operierte Bein bleibt dauernd etwas dicker.

Präoperative Vorbereitung

Ganzbeinaufnahme stehend mit Meßplatte unter gleichzeitiger Unterlage von Brettchen entsprechend der vermuteten Beinlängendifferenz. Es ist zu kontrollieren, daß bei der Röntgenaufnahme beide Knie gestreckt sind. Beckenröntgenbilder (a.-p. und nach Dunn).

Operative Technik

1. Planungsskizze (Abb. 178). Die Klingenlage ist so hoch als möglich zu wählen, um die Resektion im rein spongiösen Bereich durchführen zu können.
2. Lagerung S. 264, Zugang 4 S. 265. Hautschnitt nach distal verlängern. Darstellen des intertrochantären Gebietes (Abb. 160). Distal des Trochanter minor muß das Femur auch medial subperiostal freigelegt werden. Einschieben eines Kirschner-Drahtes ventral entlang dem Schenkelhals zur Markierung der Antetorsion.

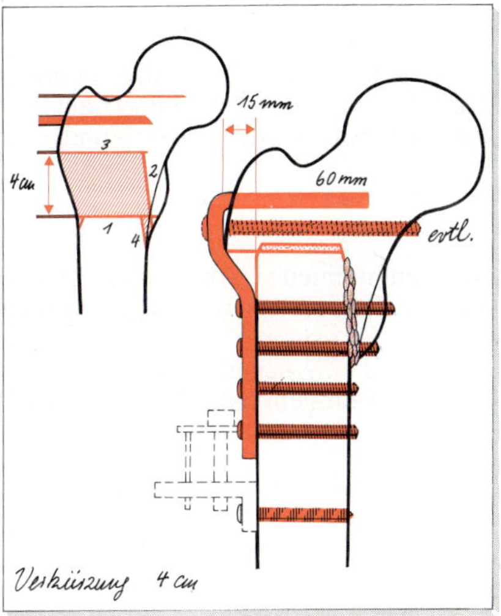

Abb. 178 Planungsskizze zur subtrochantären Verkürzungsosteotomie. (1–4) Reihenfolge der Osteotomien

Subtrochantäre Verkürzungsosteotomie

3. Einbohren eines Kirschner-Drahtes kranial des geplanten Klingensitzes sowie auf Höhe der geplanten proximalen und distalen Osteotomie. Das zu resezierende Stück soll etwas kleiner gewählt werden als die geplante Verkürzung, da die Fragmente sekundär ineinander gestaucht werden (Abb. 178). Röntgenkontrolle.
4. Einschlagen des Plattensitzinstrumentes parallel zum proximalen Richtungsdraht (Abb. 172). Markieren der beiden Osteotomien mit breitem Meißel. Markieren der Rotation durch 2 ventrolateral eingebohrte Kirschner-Drähte nach Vorbohren mit 2-mm-Bohrer.
5. Distale Osteotomie (Abb. 178, 1) mit der oszillierenden Säge (Kühlung). Das proximale Fragment wird mit einem Einzinkerhaken nach lateral gezogen und der ansteigende Teil der proximalen Osteotomie von distal nach proximal gesägt (2). Anschließend Sägen des horizontalen Schenkels der proximalen Osteotomie (3) und Entfernen des Blockes.
6. Die distal vorstehende Spitze mit dem Trochanter minor wird von lateral ausgemuldet, um sie besser an das distale Fragment anpassen zu können. Mediales Anschrägen des distalen Fragmentes und subperiostale Darstellung medial über die Länge der geplanten Verkürzung (Blutungsgefahr – Vasa perforantia) (Abb. 178, 4).
7. Einführen der Klinge anstelle des Plattensitzinstrumentes. Evtl. zusätzliche Fixation der Platte mit einer Kortikalisschraube durch den Calcar (Abb. 178). Adaptation und Einstauchen der Fragmente. Provisorische Fixation mit einer Knochenfaßzange. Montage des Spannapparates und Kompression der Osteotomie. Schraubenfixation, Röntgenkontrolle.
8. Aus dem resezierten Fragment wird die Spongiosa entnommen und medial an die Osteotomie angelagert. Wunddrainage, Readaptation des M. vastus lateralis, schichtweiser Wundverschluß.

Nachbehandlung

1. Lagerung in Schaumgummischiene. Aktiv assistierte Bewegungsgymnastik und Mobilisation ab 3.–5. Tag, Abrollen erlaubt.
2. Röntgenkontrolle nach 6 und 12 Wochen.
3. Vollbelastung bei günstiger Röntgenkontrolle nach 12 Wochen.

Indikation

- Einseitige, schmerzhafte Koxarthrose, bei der eine Osteotomie nicht den gewünschten Effekt gebracht hat oder nicht indiziert ist (z. B. posttraumatische oder Protrusionskoxarthrose) oder bei der eine Totalendoprothese nicht verantwortet werden kann (Infekt, jugendliches Alter) (S. 132f.).
- Lendenwirbelsäule und gleichseitiges Knie ohne eingeschränkte Funktion.

Prinzip

- Für die Versteifung wird eine Stellung von 0° Abduktion, ca. 10–20° Außenrotation (Schuhe anziehen) und ca. 20° Flexion angestrebt.
- Eine Beckenosteotomie kann bei Pfannendysplasie durchgeführt werden, um die Abstützfläche zu verbessern (Ziffer 3). Da der Blutverlust nahezu verdoppelt wird, sollte die Indikation zurückhaltend gestellt werden.

Präoperative Vorbereitung

- Klinische und radiologische Untersuchung der Lendenwirbelsäule und der Knie, genaue Beinlängenmessung.
- Patientenorientierung: erreicht wird volle Steh- und gute Gehfähigkeit sowie müheloses Sitzen auf hohen Stühlen. Erschwert ist das Sitzen auf Fauteuils, im Theatersaal sowie das Anziehen von Strümpfen und Schuhen.

Operative Technik

1. Planungsskizze (Abb. 179, 180, S. 288). Lagerung S. 264. Beim Abdecken sind beide Spinae iliacae ant. sup. freizulassen. Zugang 4a S. 265, wobei der Hautschnitt über die Spina hinaus 5 cm dem Beckenkamm entlang geführt wird (Abb. 158). L-förmige Desinsertion des M. vastus lateralis und Darstellen der Hüftgelenkkapsel (Abb. 159–161). Seitliches Abschieben der ventralen Anteile des M. glutaeus medius vom Os ilium.
2. Osteotomie des Trochanter major mit oszillierender Säge (Kühlung) oder Meißel. Dieser wird gemeinsam mit dem M. glutaeus medius nach kraniodorsal weggeklappt. Exzision der ventralen und lateralen Hüftkapselanteile. Anfrischen des Kollums lateral sowie des Beckens im Bereich des Pfannenerkers.
3. Beckenosteotomie bei Pfannendysplasie: Z-förmige Durchtrennung des M. rectus femoris an der Spina iliaca anterior inferior und Wegschieben des M. iliacus von der Beckeninnenfläche. Einführen eines stumpfen Hohmann-Hakens von medial und

Arthrodese mit Kreuzplatte

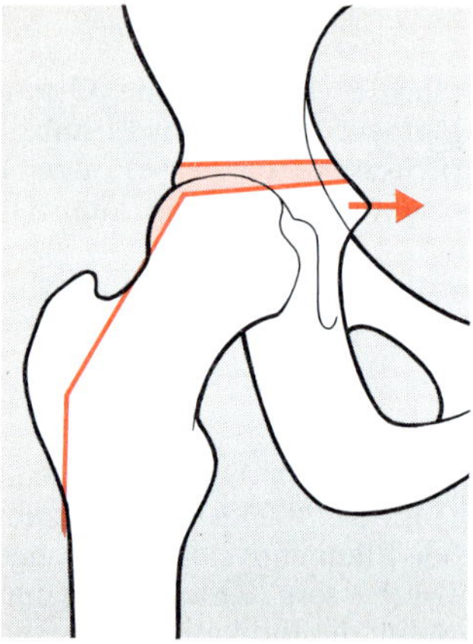

Abb. 179 Hüftarthrodese. Planung der Osteotomien (Variante mit Beckenosteotomie)

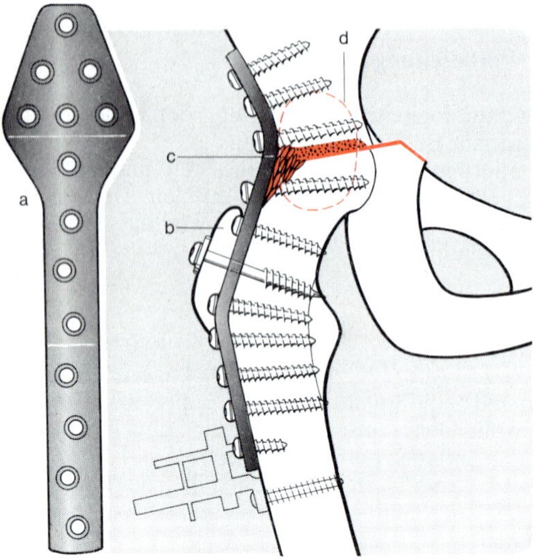

Abb. 180 Hüftarthrodese. a) Aufsicht der Kreuzplatte. b) Trochanter major, durch die Platte mit Malleolarschraube fixiert. c) Spongiosa-anlagerung. d) Alternative Möglichkeit zur Trochanterfixation

lateral in das Foramen ischiadicum majus. Leicht ansteigende Beckenosteotomie mit 2 breiten Lambotte-Meißeln. Sorgfalt bei der Durchtrennung der dorsalen Kante! (Beachte den Klangwechsel beim Meißeln). Mobilisieren der Osteotomie und Medialverschiebung (S. 273, Ziffer 4, Abb. 167).

4. Entknorpeln des Femurkopfes zuerst kranial, dann in Adduktionsstellung der Hüfte medial mit dem Meißel. Provisorische Adaptation der Fragmente. Einschlagen je eines dicken Kirschner-Drahtes in die beiden Spinae iliaca ant. sup. und Kontrolle der Abduktionsstellung mit Goniometer. Dabei wird eine Flexionsstellung von 20° durch Unterlage einer Tuchrolle unter das Knie erreicht. Vor dem evtl. Anbiegen der Kreuzplatte, welche in ihrer ganzen Fläche dem Knochen anliegen soll, wird das Bein in eine leichte Adduktionsstellung gebracht, welche bei der Kompression der Osteotomie wieder ausgeglichen wird.
5. Montage der Platte am Becken, wobei die zentrale Schraube (Kortikalisschraube) zuerst und nur etwa 5 mm kranial der Gelenkspalte plaziert wird (Abb. 180). Kontrolle der Medialisierung des distalen Beckenteiles und Fixieren der Platte mit einer Knochenfaßzange am Schaft. Montage des Spannapparates und leichte Kompression. Erneute Stellungsprüfung mit Goniometer.
6. Vervollständigung der Plattenfixation am Becken und kräftige Kompression der Arthrodese mit Spanngerät. Röntgenkontrolle (Becken a.-p.).
7. Montage des Schaftteiles. Der Trochanter major wird mit einer Malleolarschraube an seiner natürlichen Stelle über der Kreuzplatte und durch diese hindurch fixiert oder ventral als Überbrückungsspan montiert. Zusätzlich kann Spongiosa ventral im Bereiche der Arthrodese angelagert werden.
8. Readaptation des M. rectus femoris und vastus lateralis, Wunddrainage, schichtweiser Wundverschluß.

Nachbehandlung

1. Lagerung in einer Schaumstoffschiene. Ein Aufsitzen im Bett ist nicht erlaubt. Kniemobilisation am Bettrand ab 3.–5. Tag.
2. Röntgenkontrolle nach 2 Wochen. Mobilisation unter vollständiger Entlastung oder Fußkontakt. Zu Beginn Patient nicht sitzen lassen. Anpassen eines hohen Stuhles mit seitlichen Lehnen. Bei zweifelhafter Stabilität (z. B. osteoporotisches Becken) Anlegen einer Gipshose.
3. Röntgenkontrolle nach 8 und 14 Wochen, zunehmende Belastung je nach Befund.

Totalendoprothese

Indikation

- Schmerzhafte Koxarthrose jenseits des 60. Altersjahres. Bei jüngeren Menschen nur, falls ein gelenkerhaltender Eingriff nicht erfolgversprechend ist.
- Beidseitige Koxarthrose mit deutlicher Protrusion.
- Beidseitige Femurkopfnekrose.
- Schenkelhalsfraktur, kombiniert mit Koxarthrose.
- Metastasen des proximalen Femurs. Teilweise Spezialprothesen notwendig.

Prinzip

- Kopf und Pfanne werden ersetzt durch 2 künstliche Gelenkteile mit kleinem Reibungskoeffizienten (Polyäthylen/Metall, Polyäthylen/Keramik, Metall/Metall), welche mittels Metakrylatknochenzement im Skelett verankert werden. Zementfrei implantierte Totalendoprothesen sind besonders im Pfannenbereich von zunehmendem Interesse (Variante 3).
- Wegen beschränkter Lebensdauer der Prothesenverankerung Indikation vorsichtig stellen. Bei jeder Erstimplantation Möglichkeit einer Ausweichsoperation (Wechsel) ins Auge fassen. Knochensubstanz so vollständig als möglich bewahren und, wo nötig, ergänzen (z.B. Pfannendachplastik, Variante 1). Gut entfernbare Prothesen verwenden.
- Das Lockerungsrisiko wird vermindert, wenn durch korrekte Implantation die biomechanischen Konstruktionsprinzipien der Prothese respektiert werden (Planung!). Das Infektrisiko macht alle erdenklichen Vorsichtsmaßnahmen zur Infektprophylaxe notwendig (erste Operation am Morgen, mehrmalige Desinfektion des Operationsareals, atraumatisches Operieren, Reinraumtechnik). Eine Antibiotikaprophylaxe gegen Hospitalismuskeime ist begründet. Sie ist sicher indiziert bei erhöhtem Risiko (z.B. Mehrfacheingriffe, verminderte Abwehrkraft bei Diabetikern, Immunosuppression, Prothesenwechsel).
- Großer Vorteil der Totalprothese ist die praktisch sofortige volle Belastbarkeit nach zementierter Implantation.

Operative Technik

1. Planungsskizze (Abb. 181). Lagerung S. 264, Zugang 5 S. 266. Darstellen des Schenkelhalses (S. 265f.).

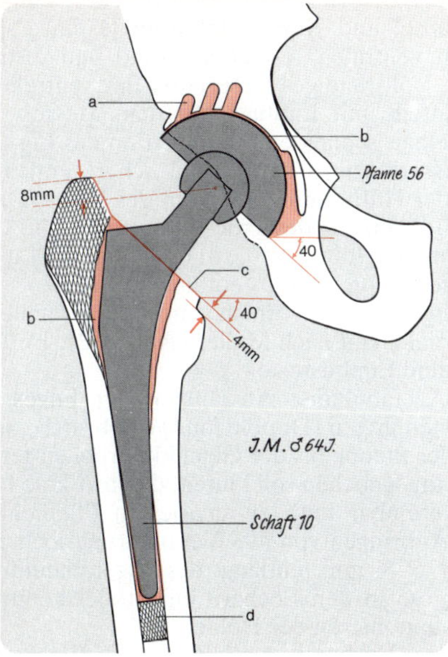

Abb. 181 Planungsskizze für eine Hüfttotalendoprothese. a) Verankerungslöcher entlang dem Pfannenrand. b) Lückenlos an den Knochen anliegender Zement. c) Halsosteotomie. d) Zapfen aus autologer Spongiosa (Kopf). Aufgrund der normalen Gegenseite Position der Pfanne und der Trochanterhöhe gegenüber dem Kopfzentrum festlegen (Beinlängen, Hüftfunktion). Abstand der Osteotomie vom Trochanter minor und Neigung der Osteotomie bestimmen

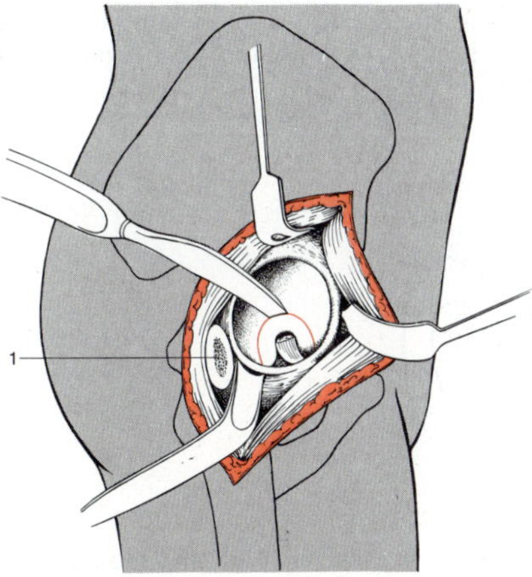

Abb. 182 Einstellen des Azetabulums mit 3 Hohmann-Haken. Ausräumen des „Double fond" durch Osteotomie der Foveaosteophyten mit gebogenem Meißel. 1 Osteotomiefläche Schenkelhals

2. Entfernen von Kapsel und Kopf: Einführen je eines spitzen Müller-Hakens am ventralen Azetabulumrand und distal des Trochanter minor. Vollständiges Resezieren der ventralen und kranialen Kapselanteile mit Limbus. Mit dem Messer immer gegen den Schenkelhals schneiden. Desinsertion des Lig. iliofemorale durch Messerführung nach distal scharf entlang des Kalkar. Luxation der Hüfte ohne Forcieren des Knies. Darstellen der kranialen Begrenzung des Trochanter minor und Osteotomie auf der geplanten Höhe (Abb. 181). Gelingt die Luxation nicht, Kapselnachresektion oder Osteotomie in situ.
   Einstellen des Hüftgelenkes mit einem ventralen, kranialen und distaldorsalen Spezialhaken nach Müller (Abb. 182). Entfernen störender Kapsel- und Limbusreste.
3. Vorbereiten des Azetabulums: Ausräumen der Fovea unter Mitnehmen der Osteophyten (Double fond) (Abb. 182). Schrittweises Auffräsen der Pfanne bis der Gelenkknorpel entfernt ist. Der darunterliegende Knochen soll bluten, die kortikale Lamelle soll – soweit vereinbar mit der anvisierten Pfannenlage – erhalten bleiben. Anbringen von 5–6 Verankerungslöchern mit Durchmesser von 5–8 mm entlang des Azetabulumrandes (Abb. 183). Spongiosa in den Löchern mit Stößel komprimieren. Spülen und Tamponieren der Höhle.
4. Einsetzen der Pfanne: Vorbereiten des Zementes. Wechseln der Handschuhe. Spülen der Höhle. Orientierung des Anästhesisten (Blutdruckabfall) und Einpressen des nicht mehr an den Handschuhen klebenden Zementes. Einbringen und Festpressen der Pfanne mit dem Pfannenstößel mit starrem Rand. Zunächst wird vor allem nach medial, dann nach kranial gestoßen, um überschüssigen Zement wegzupressen, welcher mit scharfem Löffel entfernt wird. Weiteres Festpressen der Pfanne mit Pfannenstößel ohne starren Rand, um Pfannenbewegungen während des Aushärtens zu vermeiden. Entfernen etwaiger Zementreste, spülen.

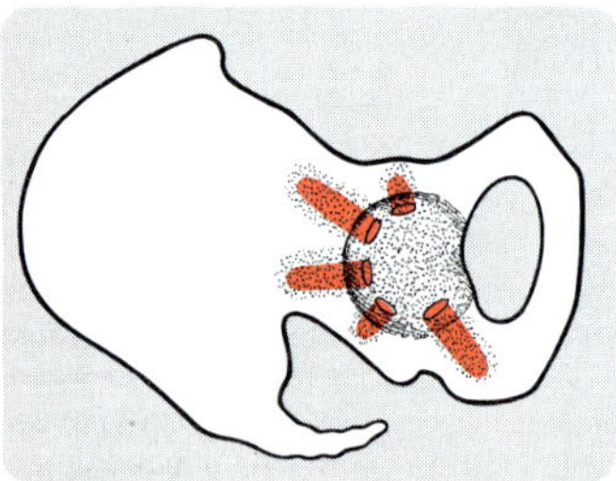

Abb. 183 Bohren von Verankerungslöchern entlang dem Azetabulumrand

5. Vorbereiten des Femurschaftes: Außenrotation und Adduktion des Beines bei leicht flektiertem Knie, Osteotomiefläche des Kollums wird nach kranioventral orientiert (Abb. 184). Weghalten des M. glutaeus medius mit spitzem Hohmann-Haken. Mit mittelbreitem Meißel Anlegen einer Nut unter Erhaltung des Kalkar und unter Kerbung der lateralen Kortikalis. Sondieren der Schaftrichtung mit einem kleinen scharfen Löffel, der zur Vermeidung einer Perforation lateral bzw. dorsal sorgfältig vorgeschoben wird (Abb. 184). Stufenweises Ausweiten der Markhöhle mit Schlagraffeln bis zum festen Sitz derselben. Einführen der Probeprothese und Kontrolle der Relation zur Trochanterspitze (Abb. 181). Probereposition unter Verwendung des Kopfes mit gewünschter Halslänge. Bewegungstestung. Nach Entfernen der Probeprothese Messen des Markhöhlendurchmessers und Fräsen eines Zapfens aus autologer Kopfspongiosa. Einschlagen des Zapfens so, daß er unmittelbar unterhalb der Prothesenspitze zu liegen kommt.
6. Einzementieren des Schaftes: Spülen der Markhöhle. Einlegen eines Redondrains (Abfluß für Markraumflüssigkeit) und Einpressen des vorbereiteten Zementes mit Spritze. Entfernen des Drains und Einführen der Prothese an der Basis des Trochanter major. Unter Einhalten einer Antetorsion von ca. 5–10 Grad Einpressen der Prothese, soweit möglich von Hand. Entfernen der Zementreste und Vollenden des Einschlagens mit dem Hammer. Modellieren der Zementränder.

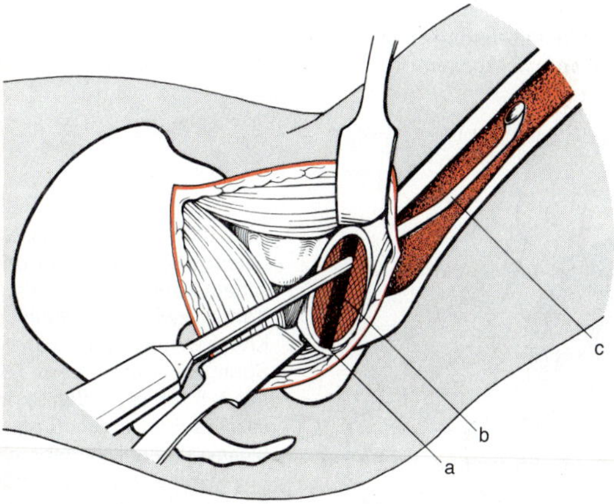

Abb. 184 Vorbereiten des Schaftes: Mit mittelbreitem Meißel Anbringen einer Nut unter Mitnahme der lateralen Kortikalis a) und eines schmalen Spongiosaschlitzes b). Beachte Krümmung des Löffels c)

7. Spülen, Entfernen vorstehender und freier Zementpartikel, Aufsetzen des Kopfes mit gewünschter Halslänge, Reposition, abschließend Prüfung der Beweglichkeit.
8. Readaptation der Trochantermuskulatur mit 2–3 Nähten kranial des Trochanter major, intraartikuläres, sub- und epifasziales Redondrain, schichtweiser Wundverschluß.

Varianten

1. Pfannendachplastik: Bei ungenügender Überdachung aus dem entfernten Femurkopf, evtl. dem Beckenkamm, 3 spongiöse Knochenkeile sägen und das Azetabulum verstärken (Abb. 185).
2. Absichern gegen Pfannenwanderung bei Protrusion: Glätten des Azetabulumrandes und Einpassen einer Pfannendachschale (Abb. 186).

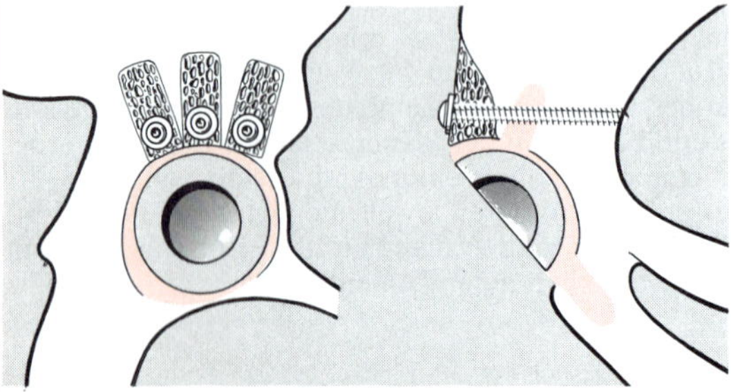

Abb. 185 Montageanordnung einer Pfannendachplastik. Späne aus dem Femurkopf oder vom Beckenkamm

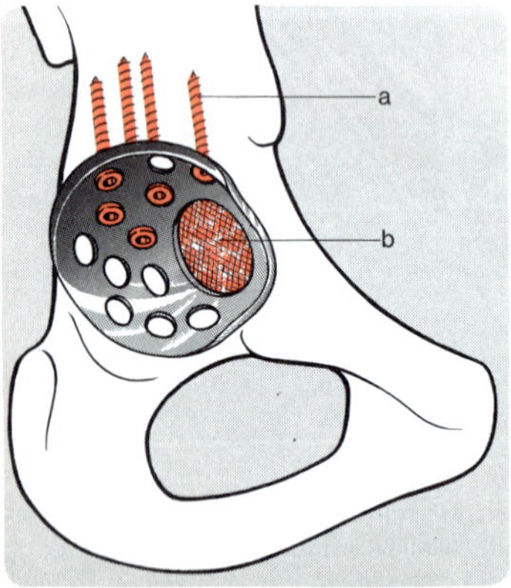

Abb. 186 Pfannendachschale bei Protrusion, osteoporotischem Knochen: präziser Kontakt zwischen Schale und Knochen notwendig, sonst mit Spongiosa unterfüttern. Fixation mit 3–5 satt sitzenden Spongiosaschrauben, in Richtung Iliosakralgelenk eingebracht a). Fovea mit Spongiosa auffüllen b) und mit resorbierbarem, feinmaschigem Netz abdecken. Einzementieren der Pfanne mit wenig Zement

3. Zementfreie Systeme: Zahlreiche zementfreie Prothesen sind im Einsatz mit teilweise gutem Erfolg, aber noch ohne eigentliche Langzeiterfahrung. Die verschraubte Pfannendachschale ist ein zementfreier Vorläufer, mit dem man bereits über 10 Jahre lang Erfahrungen gesammelt hat, besonders bei Problempfannen (Abb. 186). Aus ihr ist die zementfreie sphärische Azetabulumprothese hervorgegangen (Abb. 187). Auch verheißungsvolle zementfreie Schaftimplantate haben zu einem gewissen Prozentsatz in der Frühphase Oberschenkelschmerzen verursacht.

Nachbehandlung

1. Lagerung in einer Schaumstoffschiene, bei Luxationstendenz Unterschenkelrotationsgips für 10 Tage. Quadrizepsgymnastik ab 1. Tag ohne Anheben des gestreckten Beines von der Unterlage.
2. Aktiv assistierte Bewegungsübungen ab 2.–5. Tag unter Vermeidung von Adduktions- und Außenrotationsbewegungen, Wassergymnastik nach Wundheilung.
3. Mobilisation ab 1.–3. Tag unter Zulassung von Sohlenkontakt.
4. Vollbelastung nach 6 Wochen. Postoperative Röntgenkontrolle vor Klinikentlassung, nach 3–4 Monaten, einem Jahr, anschließend ca. 2jährliche Kontrollen empfohlen.
5. Vermeiden von schockartigen Belastungen, Puffern des Auftrittes (Pufferabsatz, elastische Einlage) erwägen. Im übrigen wenig Einschränkungen auferlegen.

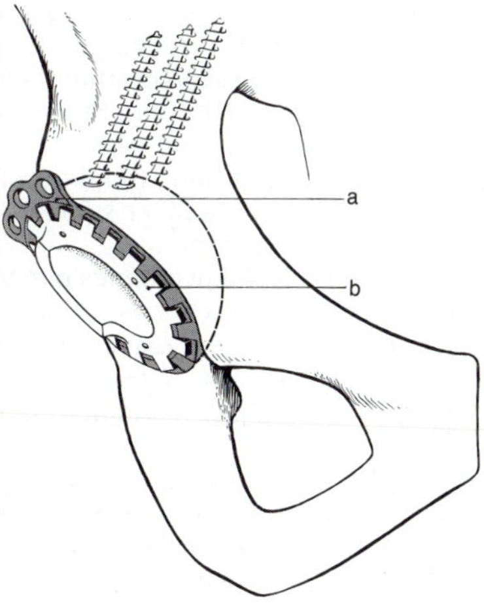

Abb. 187 Zementfreie Azetabulumprothese mit Spongiosaunterfütterung.
a) Reintitanschale mit Schraubenverankerung.
b) Polyäthyleneinsatz

Indikation

1. Prothesenwechsel: schmerzhafte Pfannen- und/oder Schaftlockerung, Pfannenprotrusion, schmerzhafte Protrusionskoxarthrose bei Endoprothesen, Ermüdungsbrüche des Kunstgelenkes, Fremdkörperreaktionen, chronische Infekte mit (ausgeprägtem) Granulationsgewebe oder bei Staphylococcus aureus.
2. Prothesenentfernung: fistelnder Infekt mit ungünstiger Bakterienflora.

Präoperative Vorbereitung

- Eine präoperative Gelenkpunktion mit Arthrographie erlaubt bei Infekt eine gezielte antibiotische Vorbereitung und läßt erkennen, welche Komponenten betroffen sind. Ist die Hüftpunktion trocken, Spülen des Gelenkes mit Kochsalzlösung zur bakteriologischen Untersuchung. 6–8 Blutkonserven bereitstellen. Planungsskizze.

Spezialinstrumente

- Spezialset von Zementmeißeln mit langem Griff (Abb. 188), Markraumbohrer, evtl. Stirnlampe.

Operative Technik

1. Rückenlage, Abstützung des Patienten auf der Gegenseite. Nach kranial für den Operateur genügend Raum schaffen, damit er den Schaft einsehen kann.
2. Zugang 5, S. 266, bzw. alten verlängerten Schnitt verwenden. Transglutaeale Eröffnung (S. 266), Entfernen der ventralen und kranialen Anteile der Narbenkapsel vom Kollumstumpf bis zum Azetabulumrand. Unter Abduktion des Beines Freilegen der distalen Kapselanteile, welche so weit entfernt werden, bis eine Luxation mit sorgfältiger Außenrotation und Adduktionsbewegung gelingt. Bei diesem schrittweisen Manöver sukzessive die erreichbaren Narbenkapselanteile entfernen.
3. Freilegen des kranialen Randes des Kollumstumpfes mit Meißel bis auf den Zement. Entfernen eines Teiles der Trochanterspongiosa (Abb. 188a) mit dem Hohlmeißel, um einen geraden Zugang zur Markhöhle zu gewinnen. Zurückschlagen der Prothese, was ausnahmsweise unter Mitnahme des gesamten Zementköchers gelingt.
4. Zurückdrehen des Beines in Neutralstellung und Einstellen des Azetabulums mit 3 Hohmann-Haken. Entfernen des Narbengewebes um das Azetabulum und Darstellen des knöchernen Randes. Abmeißeln vorstehender Zementteile, bis der Rand

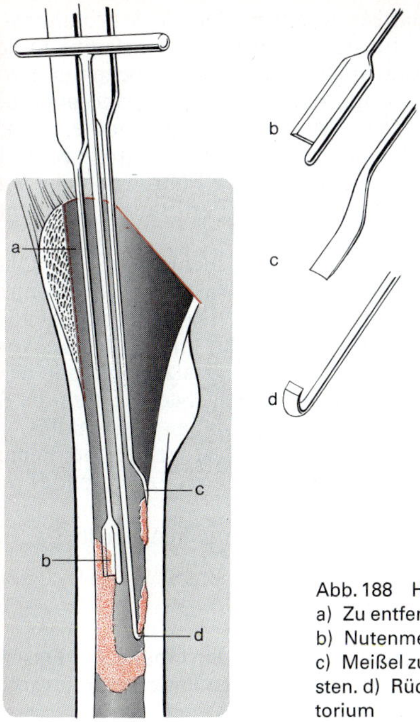

Abb. 188 Hüfttotalprothesenentfernung.
a) Zu entfernende Trochanterspongiosa.
b) Nutenmeißel zum Spalten des Zementes.
c) Meißel zum Wegschlagen von Zementresten. d) Rückwärts gerichtetes Schaftraspatorium

der Kunstpfanne durchgehend sichtbar ist. Einbohren des Zapfenzieherinstrumentes in die Polyäthylenpfanne und Zurückschlagen desselben. Bei zu festem Sitz sorgfältiges Lockern der Pfanne mit dem schmalen Schwanenhalsmeißel oder Spalten der Pfanne in mehrere Stücke und sukzessive Entfernung. Entfernen noch in den Verankerungslöchern sitzender Zementreste. Bei Problemen Anbohren der Zementpfropfen mit 2,3-mm-Bohrer und Extraktion mit Gewindeschneider. Auskratzen des gesamten Granulationsgewebes.

5. Bei Prothesenwechsel Pfanne sofort implantieren (Blutstillung). Entscheid, ob zusätzliche Maßnahmen notwendig sind: Pfannendachplastik mit kortikospongiösen Spänen aus Beckenkamm (S. 294); Pfannendachschale bei nach kranial oder zentral gewanderter Pfanne (S. 294); autologe oder homologe Knochenplastik (S. 198) bei zentraler Höhle bzw. zentralem Defekt. Spongiosa mit Netz vor eindringendem Zement schützen. Falls notwendig Anbringen neuer Verankerungslöcher und Zementieren der neuen Pfanne.

6. Einstellen des Schaftes in maximaler Außenrotations- und Adduktionsstellung. Einstellen der Operationslampe in Schaftrichtung. Schrittweises Spalten des Zementköchers mit Nutenmeißel (Abb. 188b). Entfernen der an der Wand anhaftenden Zementteile (Abb. 188). Die distalen Zementanteile und der Schlußpfropfen werden unter Bildwandlerkontrolle zentral sukzessive aufgebohrt. Spezielle konische Führungsstücke vermindern die Gefahr einer seitlichen Perforation. Zementreste gemäß Abb. 188 entfernen.
7. Gelingt die vollständige Entfernung nicht, wird auf Höhe der Zementspitze nach Ablösen des M. vastus lateralis ventral am Femurschaft ein Fenster angebracht. Dazu werden vier Ecklöcher mit einem 3,2-mm-Bohrer gebohrt und ein Deckel von ca 3 cm Länge und 8 mm Breite entfernt. Das Zementende wird mit einem Stößel hochgeschlagen oder stückweise durch die Spalte entfernt. Kürettage und ausgiebiges Spülen des Schaftes.
8. Einpassen des neuen Prothesenschaftes, welcher bei Femurfenstern mit der Spitze bis distal des unteren Fensterendes reichen muß. Zementieren der Prothese.
9. Bei Prothesenentfernung weiteres Vorgehen gemäß S. 210.

Variante

- Eine Trochanterosteotomie verbessert die Übersicht. Das Risiko einere Trochanterpseudarthrose ist für den Patienten relevant.
- Wechsel auf zementfreie Systeme möglich.

Nachbehandlung

- Totalprothesenentfernung:
  1. Anlegen einer suprakondylären Steinmann-Nagelextension.
  2. Spülen gemäß S. 210.
  3. Entfernen der Extension nach 4–6 Wochen, anschließend sukzessive Mobilisation nach Anpassen des funktionell nötigen Beinlängenausgleiches.
- Totalendoprothesenwechsel:
  Wie bei Standardprothesen (S. 295).

Allgemeine Richtlinien

1. Bein beweglich abdecken. Zur Blutsperre Bein 1 Minute hochhalten, dann Manschette aufblasen. Die Blutgefäße bleiben leicht mit Blut gefüllt; präzise Blutstillung möglich. Keine Blutsperre bei Patienten mit Durchblutungsstörungen.
2. Prophylaxe der Peronäusparese (S. 142) und des Tibialis-anterior-Syndroms (S. 141):
   - Präoperativ Untersuchung des N. peronaeus, besonders Dorsalextension der Großzehe, A. dorsalis pedis und Fußsensibilität. Postoperativ regelmäßige Kontrolle, anfangs stündlich.
   - Intraoperativ Bein gebogen mit freier Kniekehle lagern.
   - Eröffnete Unterschenkellogen drainieren, evtl. offenlassen oder spalten.
   - Postoperative Gipse spalten. Sie sollen das gepolsterte Fibulaköpfchen kranial leicht überragen (N. peronaeus).
3. Bei Eingriffen am distalen Oberschenkel Gefahr von Verklebungen des Recessus suprapatellaris. Zur Vermeidung eines Beugedefizites Knie in 90-Grad-Flexion lagern. Evtl. intermittierend passive Bewegung mit Motorschiene.
4. Isometrische Quadrizepsgymnastik ab Operationstag (Zirkulationsförderung, Thrombose- und Atrophieprophylaxe).

Zugangswege (Abb. 189, 190)

- Achtung: Das Zusammenführen von Inzisionen zwischen Patella und Tuberositas tibiae (sog. Mercedesstern) ist gefährlich.

1. Medialer parapatellarer Zugang: Hautschnitt führt medial entlang der Patella in Richtung der Mitte des Lig. patellae. Nach proximal Verlängerung zur Mediane hin oder leicht nach medial abweichend möglich. Nach distal Verlängerung entlang der Tibiakante, auch gekreuzt in einem geschweiften Bogen entlang der lateralen Tibiakante zulässig. Gelenkeröffnung: Durchtrennen des Retinakulums in Faserrichtung 5 mm medial des Patellarandes. Spalten der Synovialis auf Höhe des unteren Patellapoles bis zur kranialen Meniskusbegrenzung. Hautschnitt wird durch Ausläufer des R. infrapatellaris n. sapheni gekreuzt. Sensibilitätsstörungen häufig.
2. Lateraler parapatellarer Zugang: analog dem medialen Zugang mit gleichen Ausdehnungsmöglichkeiten. Heute sehr beliebter Hautschnitt auch für mediale Gelenkseröffnung: Nach Durchtrennung der Fascia superficialis praepatellar nach medial wechseln. Es ist so auch möglich, das Semimembranosuseck zu erreichen.
3. Querer Zugang zur Patella: querer Hautschnitt über der Patella von 6–8 cm Länge. Keine wesentlichen Hautnervenäste.

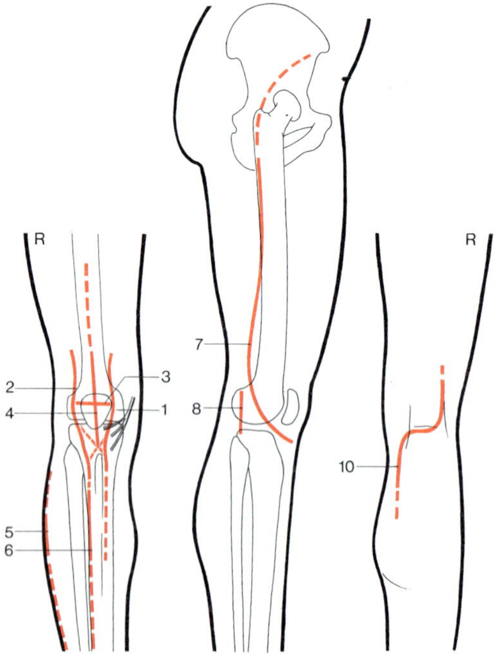

Abb. 189 Zugangswege am Bein. Ziffern 1–8, 10 siehe Text

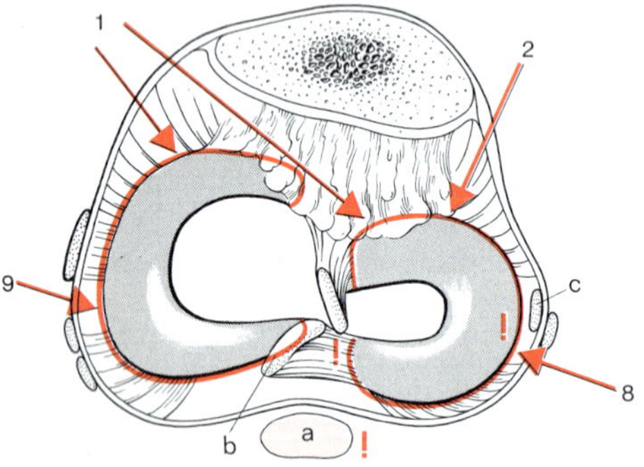

Abb. 190 Zugangswege zum Knie. Ziffern 1, 2, 8, 9 siehe Text. Gefahrpunkte: a) Gefäßnervenbündel, b) hinteres Kreuzband, c) Sehne des M. popliteus. Siehe auch Legende Abb. 30

4. Vorderer Kniezugang: Hautschnitt von der Tuberositas tibiae über Patella nach proximal. Retinakulum 5 mm medial der Patella durchtrennen. Keine wesentlichen Hautnervenäste.
5. Lateraler Zugang zur Fibulaosteotomie: Längshautschnitt über der palpierten Fibula am Übergang vom proximalen zum mittleren Drittel. Stumpfes Auseinanderdrängen der Muskulatur. Längsspalten des Periostes. Bei zu proximaler Schnittführung gefährdet man den N. peronaeus. Verlängerung nach distal und proximal möglich.
6. Vorderer Zugang zur Tibia: Hautschnitt lateral längs der vorderen Tibiakante. Bei Plattenosteosynthesen Platte eher auf die mediale Tibiafläche montieren.
7. Lateraler Femurzugang: Verlängerung kranial gemäß Zugang 4 (S. 300). Verlängerung distal durch Abbiegen nach ventral auf Patellahöhe bis zur Mitte des Lig. patellae. Keine wesentlichen Hautnervenäste. Spalten des Tractus iliotibialis in Faserrichtung. Ablösen des M. vastus lateralis vom Septum intermusculare mit dem Raspatorium von distal nach proximal. Vasa perforantia proximal und im mittleren Schaftdrittel ligieren. Recessus suprapatellaris schonen.
8. Hilfszugang bei der lateralen Arthrotomie: Längsschnitt entlang dem Lig. collaterale lat. bis zum Fibulaköpfchen. Längsspalten des Tractus iliotibialis bei gebogenem Knie. Spalten der Gelenkkapsel am Hinterrand des Lig. collaterale (cave: die Sehne des M. popliteus kreuzt die Schnittrichtung). Keine wesentlichen Hautnervenäste.
9. Hilfszugang bei der medialen Arthrotomie: Hautschnitt entlang dem Hinterrand des Lig. collaterale med. Schonen des N. saphenus, des R. infrapatellaris, der V. saphena. Durchtrennen der Kapsel am Hinterrand des Lig. collaterale.
10. Zugang zur Kniekehle in Bauchlage (Keloidgefahr): S-förmiger Hautschnitt laterokranial beginnend, in der Kniebeugefalte quer verlaufend, medial am proximalen Unterschenkel nach distal abbiegend. Spaltung der Faszie, welche in der Beugefalte durch den N. cutaneus surae medialis durchdrungen wird. Darstellen des N. peronaeus, der aus der Grube zwischen dem M. biceps femoris und M. semimembranosus zur Oberfläche dringt und in Richtung Collum fibulae nach distal und lateral verläuft. Er entläßt subfaszial den N. cutaneus surae lateralis. Darstellen der lateralen bzw. medialen Begrenzung des Gefäßnervenbündels, das zwischen den beiden Gastroknemiusköpfen in Richtung Soleusschlitz verschwindet.

Oberschenkelverlängerung nach Wagner

Indikation

1. Femurverkürzungen über 4 cm, bei denen eine Verkürzungsosteotomie nicht in Frage kommt (Körpergröße, -proportionen, technische Realisierbarkeit) und eine Orthese abgelehnt wird. Evtl. Kombination einer Verlängerung mit einer Verkürzung (S. 136).
2. Pro Etappe beträgt die Verlängerung maximal 20 % der aktuellen Femurlänge.
3. Idealalter für den Eingriff 12–17 Jahre. Nach dem 40. Lebensjahr ist der Eingriff riskanter, unter 6 Jahren problematisch (Durchbau träge, wenig autologer Knochen zur Überbrückung, psychologische Führung schwer).
4. Vor Behandlungsbeginn sind mit Eltern und Kind die lange Behandlungsdauer, die vermutliche Anzahl Operationen und Hospitalisationen und die häufig vorkommenden Probleme und Komplikationen (vorübergehende Kontrakturen, verzögerter Durchbau, Plattenbruch) ausführlich zu besprechen.

Vorbereitung

- Klinische und radiologische Messung der Beinverkürzung, Errechnung der zusätzlich zu erwartenden Verkürzung bis zum Wachstumsabschluß. Bestimmung der Anzahl notwendiger Verlängerungsetappen (die letzte beim Wachstumsabschluß, die zweitletzte im Alter von ca. 12 Jahren, die erste im Alter von 6–9 Jahren). Vorher bestehende Deformitäten von Hüfte und Knie werden durch die Verlängerung verschlimmert (cave Hüftdysplasie: Luxationsgefahr).

Prinzip

- Gesichert durch das Anlegen eines stabilen Distraktionsapparates wird das Femur durchtrennt. In einer Distraktionsphase wird eine langsame Verlängerung der Weichteile angestrebt. Die erreichte Verlängerung wird durch eine Plattenosteosynthese fixiert und bei fehlendem Spontandurchbau der Defekt nach Dekortizierung durch eine Spongiosaplombe überbrückt. Die Konsolidationsphase nach Osteosynthese kann viele Monate dauern. Eine Rekanalisierung erfolgt zum Teil erst nach 2 Jahren.

Operative Technik

- Montage des Distraktors („Wagner-Apparat“) und Osteotomie:
  1. Rückenlage. Zugang 7, S. 300. Hautschnitt nicht zu dorsal legen. Dekortikation mit dem gebogenen Meißel unter Mitnahme von Knochenlamellen (S. 199f.). Medial evtl. große, überbrückende Lamelle wegschlagen.

2. Durch eine separate, etwas dorsal des Hautschnittes angebrachte Stichinzision Bohren eines Loches von 3,5 mm Durchmesser (Schutzhülse) 1 cm distal der Apophysenfuge des Trochanter major leicht ventral der Schaftmitte (Abb. 191). Einbringen einer Schanzschen Schraube (Spezialmodell). Parallel dazu Einbringen einer Schanzschen Schraube 4–6 cm proximal des Kniegelenkes. Aufsetzen des Distraktionsapparates und Einbringen der 2 noch fehlenden Schrauben.
3. Quere Osteotomie des Femurschaftes im dekortizierten Bereich. Fragmente mit Distraktionsapparat leicht gegeneinander valgisieren. Distraktion um ½ cm. Kontrolle, ob dorsal zu straffe Bindegewebsstränge durchtrennt werden müssen. Meshgraftartiges Verlängern des Tractus iliotibialis, Wunddrainage, Wundverschluß.

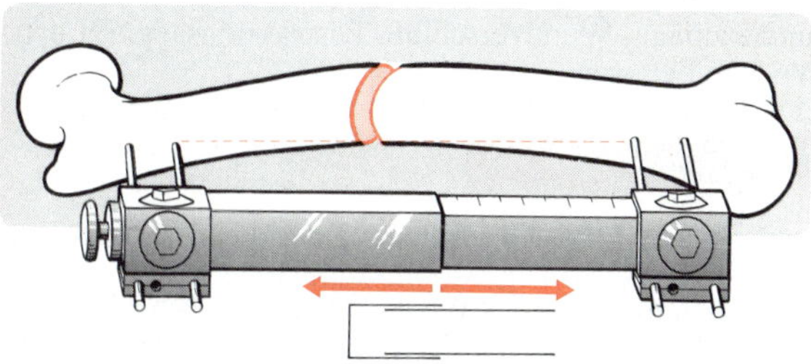

Abb. 191 Oberschenkelverlängerung mit Distraktionsapparat

- Distraktionsphase:
1. Lagerung des Beines in Abduktion. Intermittierend passive Bewegung mit Motorschiene. Intensive, aktiv assistierte Hüft- und Kniegymnastik ab 1.–3. Tag, zu Beginn mindestens 2mal täglich. Innervation und Durchblutung prüfen. Suche nach Deformitätszunahme.
2. Trockene Behandlung der Schraubeneintrittsstellen. Entlastungsinzisionen bei Hautspannung.
3. Distraktion durch den Patienten 1–1,5 mm pro Tag, 1 Woche postoperativ beginnend. Bei starkem Spannungsgefühl oder drohenden Flexionskontrakturen Reduktion der Distraktionsgeschwindigkeit. Wöchentliche Röntgenkontrolle (a.-p. evtl. mit Meßplatte).
4. Mobilisation nach 2–5 Tagen unter Abrollen des Fußes.
5. 2–3 Wochen nach Erreichen des Verlängerungszieles Röntgenkontrolle. Erfassen etwaiger Durchbauneigung.

Oberschenkelverlängerung nach Wagner

- Osteosynthese und Spongiosaplastik:
  1. Abschirmen mit Antibiotika bei Narkoseeinleitung (Schraubenlöcher). Einpacken des desinfizierten Distraktionsapparates mit steriler Operationsfolie. Bewegliches Abdecken von Bein und Beckenkamm.
  2. Entnahme von reichlich Spongiosa, evtl. eines kortikospongiösen Spanes aus dem vorderen oder hinteren Beckenkamm (S. 196f.).
  3. Zugang via alte Operationsnarbe. Laterales Spalten des Periostschlauches und Dekortikation der Femurstümpfe. Anpassen einer breiten Femurplatte zur Verankerung im proximalen und distalen Fragment mit je 4–5 Schrauben. Leichter Valgusknick im Plattenzentrum. Laterale Montage der Platte.
  4. Entfernen des Narbengewebes aus dem Periostschlauch im Verlängerungsbereich zwischen den Femurstümpfen. Schonen vorhandener Ossifikationszentren. Einbringen feingeschnittener Spongiosa. Gegebenenfalls mediale Abstützung mit einem kortikospongiösen Span.
  5. Wunddrainage, Wundverschluß, Distraktionsapparat evtl. noch 3 Wochen belassen.

Nachbehandlung

1. Hochlagerung in 90-Grad-Flexion des Knies, aktiv assistierte Gymnastik ab 1.–3. Tag. Mobilisation ab 1. Tag.
2. Röntgenkontrolle alle 8 Wochen bis Überbrückung sichtbar, Teilbelastung, sobald medial gegenüber der Platte eine Brükkenbildung sichtbar wird. Bei langsamem Varisieren der Platte Beckenbeingips bis zur Brückenbildung anlegen (Gefahr des Plattenbruchs).
3. Bei spindelförmiger Verlängerungszone Dekortikation. Vollbelastung bei beginnender Rekanalisierung der Markhöhle.
4. Plattenentfernung frühestens 2 Jahre postoperativ. Anschließend Teilbelastungsperiode von 8–12 Wochen.

Varianten

1. Besteht nach der Distraktionsphase eine sehr gute Tendenz zur Ossifikation im Verlängerungsbereich, kann der Distraktionsapparat über längere Zeit belassen und der spontane Durchbau abgewartet werden.
2. Der primäre Eingriff ist auch in Bauchlage möglich, wobei der Distraktionsapparat etwas ventraler, die Hautinzision und spätere Platte dorsaler zu liegen kommt. Vorteil: Gymnastik und Liegen erleichtert.

Fragmenttransport und Verlängerung am Unterschenkel

Indikation

- Infektpseudarthrosen des Unterschenkels mit ausgedehnten Knochennekrosen, die eine Resektion notwendig machen, begleitet mit schlechten Weichteilverhältnissen. Eine gleichzeitige, schon eingetretene Beinverkürzung kann ausgeglichen werden.
- Unterschenkelverkürzung (S. 136f.).

Prinzip

- Unterschenkelpseudarthrose: Nach Resektion des kranken/avitalen Knochenareales und offener Weichteilsanierung wird in einem zweiten Schritt in der von der Pseudarthrose weit entfernten Metaphyse eine Kortikotomie unter Schonung der medullären Gefäße durchgeführt. Unter stetigem, langsamem Transport des mittleren Fragmentes in Richtung Pseudarthrosenlücke werden die Weichteile mitgezogen, so daß es gleichzeitig zur Hautsanierung kommt. In der Distraktionslücke kommt es sukzessive zu längsgerichteten Knochenbälkchen, die sich ohne Transplantat innerhalb von 6–12 Monaten nach Abschluß des Transportes zu einem tragfähigen Knochen umstrukturieren.
- Unterschenkelverlängerung: Anstelle eines Fragmenttransportes wird nach Osteotomie in der proximalen Tibiametaphyse eine Distraktion durchgeführt.
- Grundprinzip der Defektauffüllung ist die sehr kleine, aber häufige Distraktion von 4–5mal 0,2 mm/pro Tag in regelmäßigen Abständen.

Operative Technik

- Beispiel Infektpseudarthrose des distalen Tibiaschaftes mit gleichzeitiger Beinverkürzung (Abb. 192):
  1. Genaue Bestimmung der Beinlängendifferenz (S. 136f.). Entfernen allen Osteosynthesematerials, lokale Revision (S. 205).
  2. Ausrichten des Beines in Achse und Rotation und Montage des Transportapparates (S. 306). Zunächst wird das proximale Schraubenpaar weggelassen. Bei der Montage ist streng darauf zu achten, daß die Schanzschen Schrauben vertikal, die Rohre parallel zur Tibialängsachse verlaufen (S. 202). Rohre und Gewindespindeln müssen streng parallel sein. Als Abschluß werden proximal je eine Schanzsche Schraube medial und lateral des Lig. patellae unter Verwendung einer speziellen Mehrfachbacke eingeschraubt.
  3. Lokale Resektion der Pseudarthrose vertikal zur Tibialängsachse streng parallel proximal und distal. Resektion zunächst eher zu sparsam, anschließend gegebenenfalls Nachresektion

Fragmenttransport und Verlängerung am Unterschenkel

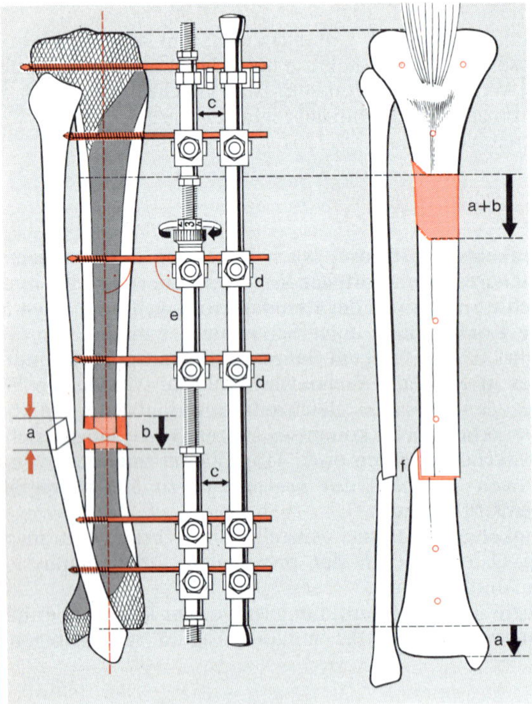

Abb. 192 Infektpseudarthrose des Unterschenkels nach Marknagelung. Geplant ist die Pseudarthroseresektion (b). Gleichzeitig mit der Nagelentfernung Markhöhlenaufbohrung (S. 207 ff.) und Montage der externen Fixation. Nach der sekundären Kortikotomie soll durch einen Fragmenttransport die Pseudarthrose verschlossen werden (b) und die Beinverkürzung (a) ausgeglichen werden. Die Distraktionszone verheilt spontan innerhalb von 9 Monaten (a + b). Rohr und Gewindespindel verlaufen streng parallel (c). Die Gleitbacken gleiten ohne Muttern auf dem äußeren Rohr (d). Das Transportrohr gleitet angetrieben durch die Transportmutter auf der Gewindespindel (e).

bis zum Auftreten von genügend Blutpunkten. Auf jeden Fall Kontrolle der Blutpunkte nach Öffnen der Blutsperre. Außerhalb des eigentlichen Knochenquerschnitts liegende periostale Knochensporne (Abb. 192) werden belassen, da sie den späteren Durchbau der Osteotomie begünstigen.

4. Warteperiode von ca. 2 Wochen: Offene Wundbehandlung zur lokalen Infektsanierung (S. 205). Pflege der externen Fixation (S. 203).

5. Kortikotomie (als 2. Eingriff planen): Längsschnitt entlang der lateralen Tibiakante. Subperiostale Knochendarstellung mit Hohmann-Hebeln. Mit schmalem Meißel Spalten nur der Kortikalis unter Schonen der Gefäße in der Markhöhle. Distraktion um 2–3 mm, Redondrainage, Wundverschluß, Röntgenkontrolle.

Nachbehandlung

1. 7–10 Tage warten, dann in 5täglichen Etappen Transportmutter um je eine Raste weiterdrehen (= 1 mm/pro Tag). Drohen die Schanzschen Schrauben des Transportfragmentes die Haut unter zu starke Spannung zu setzen, Entlastungsinzision durchführen. Röntgenkontrolle alle 2 Wochen nach Transportbeginn.
2. Die Pseudarthrosehöhle granuliert Zug um Zug mit dem fortschreitenden Segmenttransport zu. Zusätzliche plastische Maßnahmen erübrigen sich praktisch immer.
3. Mobilisation ab 3–5. Tag unter Sohlenkontakt.
4. Ist eine zusätzliche Verlängerung geplant, werden nach Obliteration der Pseudarthrosespalte am distalen Schraubenpaar die beiden am Rohr fixierten Backen gelöst (Entfernen der Muttern), worauf mit der Verlängerung (Abb. 192a) begonnen werden kann. Ist auch die gewünschte Verlängerung erreicht, Festsetzen der distalen Schrauben, Kompression der Pseudarthrosespalte und Festsetzen der Schrauben des Transportfragmentes.
5. Ca. 3 Monate nach erreichter Länge aufgrund einer Röntgenkontrolle Entscheid, ob ein Durchbau der Pseudarthrose spontan zu erwarten ist, oder ob eine Dekortikation (S. 199) und Spongiosaplastik (S. 198) notwendig wird. Aufnahme einer zunehmenden Teilbelastung.
6. 6–9 Monate nach Erreichen der gewünschten Länge Entfernen des Distraktors. Je nach Röntgenbefund Anlegen eines Gehgipses bzw. einer Orthese für 2–6 Monate. Verzicht auf schützende Maßnahmen je nach Fortschreiten der radiologischen Befunde.

Variante

- Unterschenkelverlängerung allein: Das distale Schanzsche Schraubenpaar fällt weg, die Kortikotomie kann bei der Montage des Transportapparates erfolgen. Verlauf rascher, da keine Pseudarthroseosteotomie zur Ausheilung kommen muß.

Suprakondyläre Korrekturosteotomie

Indikation

1. Im mittleren oder distalen Femur gelegene Deformitäten, wie posttraumatische Varus- und Rotationsfehlstellungen, kombiniert mit funktionellen Störungen. Postoperativ soll das Knie horizontal stehen.
2. Gonarthrose mit vorwiegender Beteiligung des femoralen Gelenkanteiles und/oder einem Extensionsdefizit von mehr als 15° (S. 151).
3. Ausgesprochene Achsenabweichungen bei Jugendlichen mit Systemaffektionen.

Prinzip

- Angesichts des die Kondylen umfassenden Muskelpaketes wird eine interne Fixation durchgeführt. Die Kondylenplatte muß meist angebogen werden. Sie läßt eine bessere Verankerung im distalen Fragment zu (Abb. 193). Montage mit Rechtwinkelplatte erlaubt durch die Kröpfung auch bei medialer Keilentnahme eine Abstützung der Kortikalis (Abb. 194).

Operative Technik

- Valgisationsosteotomie, fixiert mit angebogener Kondylenplatte:
  1. Planungsskizze (Abb. 193). Rückenlage mit leicht gebogenem Knie (Entspannung der Fascia lata).
  2. Zugang 7 (S. 300). Subperiostale Darstellung der distalen Femurmetaphyse.
  3. Einbohren eines Kirschner-Drahtes distal des geplanten Klingensitzes mit dem vorgesehenen Korrekturwinkel (Abb. 193). Einbohrstelle ventral in der Verlängerung des Femurschaftes. Die Spitze leicht nach dorsal richten zur Ausnützung der maximalen Breite des Femurs für den Klingensitz. Röntgenkontrolle.
  4. Meißeln einer Nut entsprechend dem Plattenquerschnitt. Einschlagen des Plattensitzinstrumentes ca. 1–2 cm proximal der Gelenkfläche bis dicht zur medialen Kortikalis (Klingenlänge in der Regel 60–80 mm) unter Berücksichtigung der vorgesehenen Extensionskorrektur.
  5. Markieren der Osteotomie mit Meißel parallel zur Kniegelenkspalte so, daß die distale Schraube in das distale Fragment zu liegen kommt. Einbohren von 2 Kirschner-Drähten von dorsolateral (Rotationskorrektur).

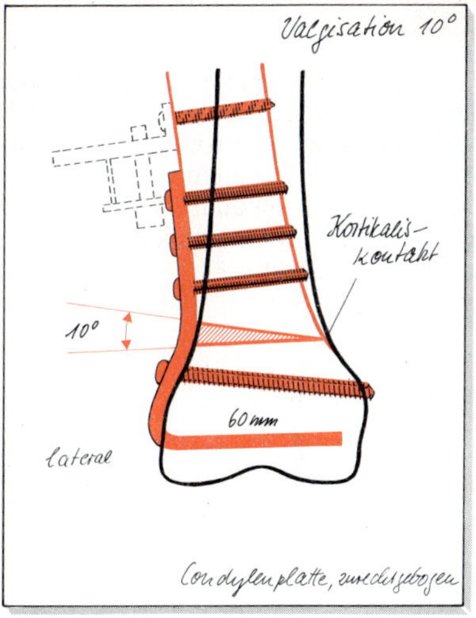

Abb. 193 Planungsskizze einer suprakondylären Valgisationsosteotomie von lateral

6. Osteotomie mit oszillierender Säge unter Schutz von Hohmann-Haken, wobei die mediale Kortikalis geschont wird. Keilentnahme über praktisch die ganze Schaftbreite. Einbringen der schon vorgebogenen Kondylenplatte anstelle des Plattensitzinstrumentes. Fixation im distalen Fragment mit Spongiosaschraube.
7. Korrektur der Fehlstellung unter sorgfältigem Biegen der noch stehenden Kortikalislamelle. Provisorische Plattenfixation mit Knochenfaßzange, Montage des Spanners und Kompression der Osteotomie (Vorsicht bei massiver Osteoporose!). Verschrauben der Platte mit dem proximalen Fragment. Röntgenkontrolle. Wunddrainage, schichtweiser Wundverschluß.

Nachbehandlung

1. Lagerung auf einer 90-Grad-Winkelschiene. Aktiv assistierte Kniegymnastik. Passive motorisierte Bewegungsschiene, wobei ab dem 1. Tag 90° Flexion erreicht werden müssen.
2. Mobilisation ab 1.–5. Tag, je nach Geschicklichkeit des Patienten mit Sohlenkontakt oder unbelastet.
3. Bei günstiger Röntgenkontrolle sukzessive Belastung nach 8 Wochen.

Suprakondyläre Korrekturosteotomie

Variante

1. Varisationsosteotomie mit Rechtwinkelplatte (Abb. 194): Zugang von lateral etwas schwieriger, aber ebenfalls möglich. Die Kröpfung der Rechtwinkelplatte so wählen, daß trotz Keilentnahme mit medialer Basis eine Abstützung von Kortikalis zu Kortikalis erreicht wird. Durch mediale Verschiebung des Schaftes wird ein zusätzlicher Varisationseffekt erreicht, was bei der Planung mit zu berücksichtigen ist.

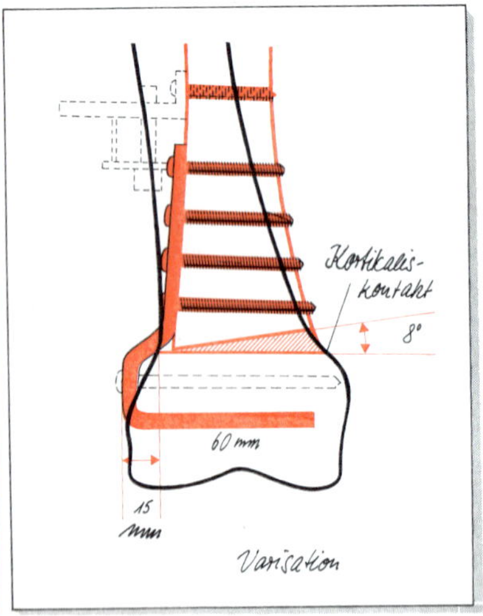

Abb. 194 Planungsskizze einer suprakondylären Varisationsosteotomie

2. Osteotomie bei Kindern: kurzer lateraler Zugang, subperiostale Darstellung des distalen Femurs. Markieren der Osteotomiehöhe mit Kirschner-Draht 2 cm proximal der Epiphysenfuge. Markieren des Korrekturwinkels und der Rotation mit 2 Kirschner-Drähten. Röntgenkontrolle. Quere Osteotomie, evtl. Keilentfernung, Einstauchen der Fragmente und Fixation mittels 2 perkutan eingebrachter, gekreuzter Kirschner-Drähte, analog der supramalleolären Korrekturosteotomie (S. 348f). Valguskorrektur evtl. von medialem Hautschnitt aus. Nachbehandlung mit hohem Oberschenkelliegegips, im übrigen analog der supramalleolaren Korrekturosteotomie (S. 348f.).
   Als Variante kommt auch eine aufklappende Osteotomie mit Beckenkammspongiosa in Frage.

Indikation

1. Mit (zunehmender) Achsabweichung gepaarte schmerzhafte Gonarthrose mit vorwiegender Verformung des Tibiakopfes und einem Extensionsdefizit von weniger als 15°. Die beste Prognose hat eine einseitige Varusgonarthrose. Eine Gonarthrose beider Kompartimente oder eine leichte Subluxationsstellung stellen aber keine Kontraindikationen dar (S. 151).
2. Extreme Achsabweichungen Jugendlicher, gegebenenfalls im Zusammenhang mit Systemaffektionen. Präoperativ Ganzbeinaufnahmen.
3. Genu recurvatum, falls dieses die Kniefunktion beeinträchtigt und nicht, wie z. B. bei der Poliomyelitis, zur Kniestabilisierung notwendig ist.
4. Posttraumatische Achsenfehlstellungen.

Prinzip

1. Durch Keilentnahme aus dem Metaphysenbereich soll eine Korrektur auf Höhe der maximalen Deformität und an gut heilender Stelle erreicht werden (Abb. 195). Durch die Achsenkorrektur gelingt eine Verlagerung der Hauptbelastung von der schmerzhaften auf die besser erhaltene Gelenkhälfte. Bei Osteotomien oberhalb der Tuberositas tibiae ist die Stabilität durch das Lig. patellae verbessert.

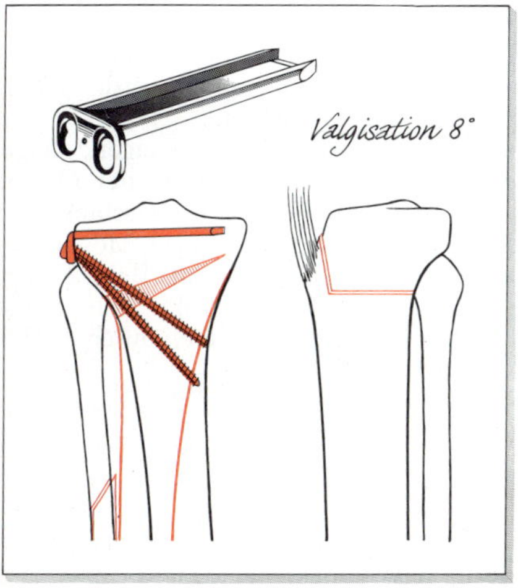

Abb. 195 Planungsskizze einer infrakondylären Valgisationsosteotomie mit Spezialplatte

2. Bei der Varusgonarthrose wird eine leichte Überkorrektur in Valgusstellung, bei der Valgusgonarthrose eine Normalisierung zum physiologischen Valgus von 7° angestrebt. Extensionsdefizite um 5–10° überkorrigieren.

Operative Technik

- Varuskorrektur oberhalb der Tuberositas tibiae:

1. Planungsskizze (Abb. 195). Lagern des Knies in leichter Flexion unter Abstützung des Beines oberhalb der Kniekehle und Entlastung der A. poplitea und des N. peronaeus.
2. Fibulaosteotomie: Zugang 6 (S. 300) Fibula am Übergang vom proximalen zum mittleren Drittel sorgfältig subperiostal darstellen (Cave: venöse Blutung). Umfahren mit zwei stumpfen Hohmann-Haken und schräg ansteigende Osteotomie mit oszillierender Säge (Kühlung). Resektion von 0,5–1 cm Fibula.
3. Hautinzision lateral parapatellär beginnend (Zugang 2 S. 300) nach distal etwas verlängern. Darstellen und Anschlingen des Lig. patellae. Überprüfen der Beinachse mit Faden, welcher von der Spina iliaca ant. sup. über die Patella zum ersten Interdigitalraum des dorsal flektierten Fußes gespannt wird.
4. Frontale Osteotomie der Tuberositas tibiae so, daß funktionell die Osteotomie supratuberositär zu liegen kommt (Abb. 195). Eröffnen der Tibialis-anterior-Loge durch Spalten der Faszie am Knochenursprung, Wegschieben der Muskulatur vom Tibiakopf mit Raspatorium. Subperiostales Umfahren des Tibiakopfes mit stumpfen Hohmann-Haken. Einschlagen der Spezialplatte (Abb. 195) im Bereich des subchondral verdichteten Knochens, leicht nach dorsal medial gerichtet.
5. Osteotomie mit oszillierender Säge leicht ansteigend, Sägen des Keiles unter Bildwandlerkontrolle. Ergänzen der Osteotomie mit Meißeln. Das dorsomediale Eck wird als schmale Brücke stehen gelassen. Bei Osteoporose werden nach Möglichkeit nur die kortikalen Elemente des Keiles entfernt. Beim Federn der medialen Brücke sorgfältiges Adaptieren der Osteotomie und Fixation mit zwei langen Kortikalisschrauben durch die Plattenlöcher möglichst ventral in der Tibia.
6. Kontrolle mit Faden (s. Ziffer 3) und Bildwandler. Spülen. Drainage, schichtweiser Verschluß.

Nachbehandlung

1. Passive motorisierte Bewegungsschiene und aktiv assistive Gymnastik sowie Mobilisation ab 1. postoperativem Tag mit Sohlenkontakt. Redonfreie Röntgenkontrolle.

2. Bei etwas unsicherer Stabilität gespaltener Spangengips aus Kunststoff, der das Abnehmen zur Übungsbehandlung erlaubt.
3. Nach 8 Wochen Röntgenkontrolle und Entscheid über Zunahme der Belastung bis Vollbelastung innerhalb 2–4 Wochen.

Varianten

1. Fixation mit Fixateur externe (Abb. 196). Darstellen des Tibiakopfes und Fibulaosteotomie analog obiger Technik. Markieren der Rotation mit 2 von ventrolateral eingebrachten Kirschner-Drähten. Osteotomie analog aber quer anstatt schräg. Anschließend Einbringen eines Steinmann-Nagels proximal parallel zum Gelenk nach Markieren des Gelenkes mit einem feinen Kirschner-Draht. Zweiter Steinmann-Nagel wird vertikal auf Tibia eingebracht, Montage von Gewindestangen oder Rohren, Kompression der Osteotomie. Kontrolle der Stellung mit Faden und Bildwandler, Drainage, schichtweiser Wundverschluß. Nachbehandlung verlangt mehr Vorsicht.
2. Korrektur einer Valgusfehlstellung: Analog einer Varuskorrektur, aber ohne Fibulaosteotomie bei mittleren Korrekturen. Zugang 1 S. 300.

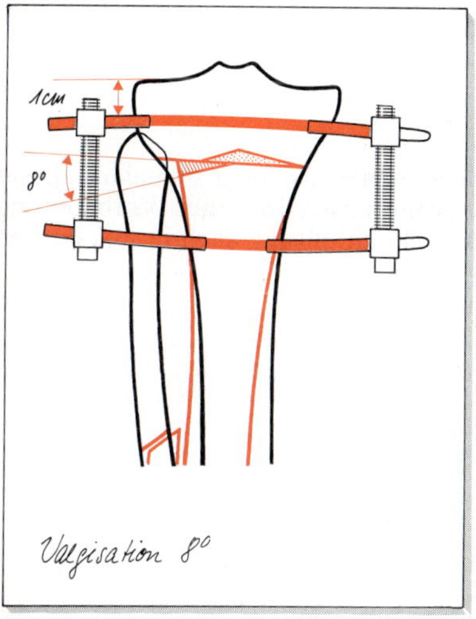

Abb. 196 Planungsskizze einer infrakondylären Valgisationsosteotomie mit externen Spannern

Arthroskopie, arthroskopische Eingriffe

Indikation

1. Hämarthros ohne radiologisch eindeutige Frakturdiagnose.
2. Chronische Kniegelenksbeschwerden ohne radiologisch erschöpfenden Befund.
3. Voraussehbare transarthroskopische Operationsmöglichkeiten bei Meniskusläsion (Teilentfernung, Naht), freiem Gelenkkörper, Verwachsungssträngen, Knorpelschäden, Schraubenentfernung, akutem Infekt.

Durchführung ambulant möglich.
Bei straffen Bändern ist die dorsomediale Ecke schwer einsehbar.

Instrumente

- Als Basisinstrumente dienen eine starre Optik (Durchmesser 4,5–5 mm) mit einem Vorhaltewinkel von 30°, eine miniaturisierte Videokamera, ein Monitor und eine Kaltlichtquelle.
- Als optisches Medium im Knie dienen CO_2 (Emboliegefahr bei Verwendung von Luft), Ringerlösung (am schonendsten für den Knorpel) oder elektrolytfreie Lösung (Vorbedingung für die Verwendung von Elektroinstrumenten).
- Für arthroskopische Eingriffe notwendig sind eine große Auswahl angepaßter Kleininstrumente (Bsp. Abb. 198). Ein motorisierter Shaver kann nur in flüssigem, Elektroinstrumente können nur in elektrolytfreiem Medium eingesetzt werden.

Operative Technik

1. Durchführung in Allgemeinnarkose oder Spinalanästhesie einfacher, da Patient erschlafft ist. Bei guter Vorbereitung des kooperativen Patienten Durchführung auch in Lokalanästhesie möglich.

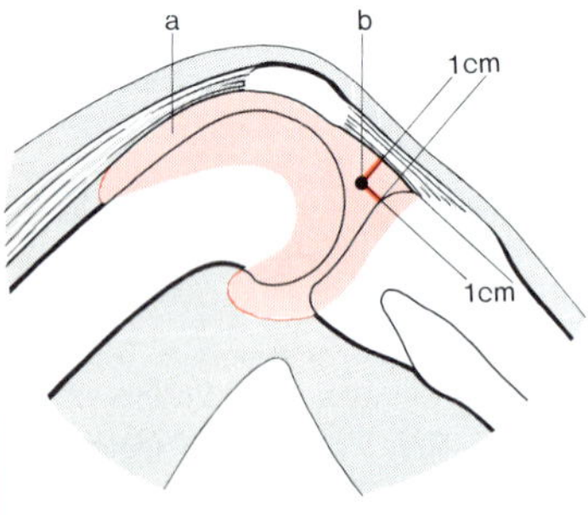

Abb. 197 Arthroskopie.
a) Kniegelenkhöhle. b) Standardeinstichstelle 1 cm kranial des Tibiaplateaus, 1 cm lateral des Lig. patellae

2. Lagerung auf dem Rücken, Bein individuell nach Operateur fixieren mit Knierolle unter dem Oberschenkel oder Beinhalter. Blutsperre. Voll wasserdichte Abdeckung bei Verwendung flüssiger Medien.
3. Untersuchung in Narkose: Die üblichen klinischen Untersuchungen (S. 23ff.) werden am schlaffen Kniegelenk mit speziellem Augenmerk auf Bandinstabilitäten durchgeführt.
4. Punktion des Kniegelenkes von kraniolateral in Richtung Recessus suprapatellaris. Aspiration von Gelenkflüssigkeit (evtl. bakteriologische, zytologische, serologische Untersuchung). Füllen des Gelenkes mit Ringerlösung.
5. Kurze Hautinzision paraligamentär lateral (Abb. 197). Durchstechen der Gelenkkapsel mit dem spitzen Trokar (Vorsicht: Knorpelschaden am Kondylus) in Richtung Interkondylärraum. Wechsel des Trokars auf stumpfe Spitze und Durchstoßen der Synovia, Einführen der Optik. Anschluß des Lichtkabels sowie der Schläuche zur Flüssigkeitszufuhr und zum Absaugen.
6. Spülen des Gelenkes mit Abfluß durch das Arthroskop oder eine gesonderte Abflußkanüle (s.o.). Bei der Knieinspektion Arthroskop zur Vermeidung unnötiger Knorpelschäden nur langsam bewegen, vorwiegend zurückziehen oder seitwärts verschieben. Zum erneuten Vorschieben stumpfen Trokar verwenden.

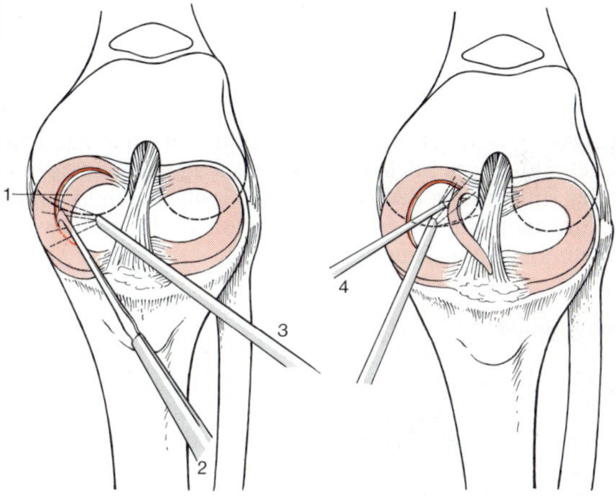

Abb. 198 Transarthroskopische Teilmeniskektomie. Beispiel Korbhenkelläsion (1). Verlängern des Korbhenkelrisses nach ventral mit Hakenmesserchen (2) unter arthroskopischer Kontrolle entlang der gestrichelten Linie. Umsetzen des Arthroskops und dorsales Loslösen des Teilmeniskus mit Scherchen (4)

7. Gegeninzision zur Einführung eines Tasthäkchens an entsprechender Stelle medial.
8. Inspektion der medialen Gelenkhälfte: Durch Druck lateral aufs Knie die mediale Gelenkspalte zum Klaffen bringen. Inspektion der Gelenkfläche des Femurkondylus. Verfolgen des Kondylus, bis der Meniskus einsehbar wird. Inspektion des Meniskusrandes. Die Untersuchung wird durch Ein- und Auswärtsdrehen des Unterschenkels erleichtert. Mit dem Tasthäkchen versuchen, den Meniskus in das Knie zu ziehen, um randständige Risse zu erkennen. Meniskusunterfläche inspizieren. Der Ansatz des Meniskushinterhornes wird durch Vorschieben des Arthroskops in die Fossa intercondylaris sichtbar. Beurteilung der Knorpeloberfläche des Tibiakondylus. Aufsuchen der Plica synovialis und des vorderen Kreuzbandes.
9. Inspektion der lateralen Gelenkhälfte: Über den lateralen Femurkondylus hin läßt man das Arthroskop in die laterale Gelenkspalte gleiten. Gelingt dies nicht, Einführen des Arthroskopes durch die mediale Stichinzision. Untersuchung analog wie medial.
10. Inspektion des Recessus suprapatellaris und des Femoropatellargelenkes: Strecken des Knies, teilweises Zurückziehen des Arthroskops und erneutes Vorstoßen in den Recessus suprapatellaris. Inspektion der Synovialmembran und der Patella, welche von außen mit der einen Hand über dem Arthroskop seitlich hin und her bewegt wird. Bei inspektorisch unauffälligem Knorpelbefund Häkchen einführen zur Erkennung etwaiger Knorpelerweichung der Patellarückfläche.
11. Bei zu operierendem Befund zunächst Bereitstellung der vermutlich benötigten Instrumente. Einführen der Instrumente durch die Tasthäkchenöffnung unter Führung mit dem Arthroskop (Abb. 198). Oft ist es notwendig, zirkulär rund um das Kniegelenk andere Stichinzisionen als Zugang anzulegen.
12. Vor der Entfernung des Arthroskops immer Gelenk ausspülen. Das Einlegen eines Redondrains kann nach operativen Maßnahmen nötig sein. Hautverschluß.

Nachbehandlung

- Mobilisation je nach erhobenem Befund mit Teilbelastung an 2 Stöcken oder Vollbelastung.
- Anspannübungen (Quadrizeps) mit Heben des gestreckten Beines unmittelbar postoperativ.
- Fadenentfernung nach 1 Woche.
- Bei Gelenkerguß Eisauflage und Quadrizepsgymnastik. Punktion selten notwendig.

Arthrotomie, Kniegelenkinspektion

Indikation

1. Inspektion als Ergänzungsuntersuchung bei jeder Arthrotomie.
2. Klinisch operationswürdiger Befund bei unklarer Diagnostik. Heute wegen Arthroskopiemöglichkeiten (S. 314ff.) selten.

Operative Technik

1. Rückenlage, gerader Tisch. Untersuchung in Narkose (S. 315).
2. Blutsperre. Zugang 1 S. 300.
3. Inspektion der medialen Gelenkhälfte in 90-Grad-Flexion des Knies: Einlegen eines konkav gebogenen Retraktors distal um den medialen Femurkondylus. Fassen des ventralen Meniskusansatzes mit scharfem Haken. Aufklappen des medialen Gelenkspaltes. Untersuchung der Meniskusmobilität durch Rotation des Unterschenkels. Der Vorderrand des Hinterhornes wird dadurch meist sichtbar. Verfolgen des Meniskusrandes mit Meniskushäkchen an Unter- und Oberfläche von hinten nach vorn (Risse). Knorpelinspektion. Aufsuchen des vorderen Kreuzbandes, Testen der Schubladen. Fassen des hinteren Kreuzbandes mit einem Häkchen dorsomedial in der Fossa intercondylaris.
4. Inspektion des lateralen Gelenkteiles: Einführen eines 2 cm breiten, gegenüber dem Griff 130° abgebogenen Hakens distal der Plica synovialis ins laterale Kniekompartiment. Knie leicht über den Seitenrand des Tisches flektieren. Der Haken wird soweit wie möglich dorsolateral am Femurkondylus vorbeigeschoben. Aufklappen der Gelenkspalte. Ganzer Meniskusinnenrand einsehbar durch Rotation des Unterschenkels. Untersuchung des Meniskus mit Häkchen. Am Übergang vom dorsalen zum mittleren Meniskusdrittel kann sich das Häkchen im normalen Recessus popliteus verfangen. Knorpelinspektion.
5. Inspektion des Femoropatellargelenkes: Knie strecken. Mit scharfem Haken das mediale Retinakulum fassen und unter Gegendruck von lateral Patella aufklappen. Inspektion der Gelenkfläche und des Recessus suprapatellaris.
6. Beugen des Knies um 30°. Einschichtige Naht der Synovia und Gelenkkapsel mit langsam resorbierbarem Nahtmaterial unter Vermeidung einer Raffung des Retinakulums. Schichtweiser Wundverschluß, Kompressionsverband mit Schaumgummi.

Nachbehandlung

Hochlagerung bei 20° flektiertem Knie, Quadrizepsgymnastik ab Operationstag. Die weitere Nachbehandlung ist abhängig von den übrigen operativen Verrichtungen.

Operation bei habitueller Patellaluxation

Indikation

- Rezidivierende und habituelle Patellaluxation.
- Chondropathia-patellae-Beschwerden, welche durch langfristige konservative Maßnahmen nicht gebessert wurden, bei denen auf Axialbildern der Patella deutliche Subluxationen vorhanden sind oder bei denen eine einfache laterale Retinakulumspaltung nicht erfolgreich war.

Prinzip

- Nach lateraler Retinakulumspaltung wird der mediale Streckapparat des Kniegelenkes ohne quere Durchtrennung seiner Sehnenzügel präpatellar nach lateral versetzt und am äußeren Patellarand vernäht. Dadurch erhält besonders der M. vastus medialis eine bessere Zugrichtung zur Verhinderung einer Luxation. Eine sofortige Mobilisation und Gelenkgymnastik kann durchgeführt werden.

Operative Technik

1. Blutsperre. Frei abgedecktes Knie auf flachem Tisch. Eine sterile Rolle unter der Kniekehle erlaubt eine Flexion von etwa 30°. Lateraler parapatellarer Zugang (Ziff. 2) (S. 299). Hautinzision von 15 cm Länge. Durchtrennen der Fascia superficialis und Freipräparieren der Knievorderfläche von der Tuberositas tibiae bis etwa 8 cm kranial der Patella.
2. Längsspaltung der Quadrizepssehne in ihrer gesamten Dicke (Abb. 199, 5) unter Belassung eines 5 mm breiten Streifens im Zusammenhang mit dem M. vastus medialis. Nach distal führt der Schnitt in Faserrichtung. Ca. ¼ der Patella bleibt medial der Inzision, welche anschließend medial des Ligamentum patellae verläuft. Abwechselnd von kranial und distal scharfes Loslösen der Verbindung zwischen Quadrizepssehne und Ligamentum patellae medial von der Patella. Der freie Sehnenrand muß dabei durchgehend erhalten bleiben.
3. Kniegelenksinspektion (S. 317). Beurteilung der Patella, eventl. Knorpelglättung oder Becksche Bohrung.
4. Inzision des lateralen Retinakulums (Abb. 199, 2), wobei kranial der untere Teil des M. vastus lateralis desinseriert wird. Der Schnitt verläuft 1,5–1 cm von der Patella entfernt. Die darunterliegende Synovialmembran kann meist geschont werden. Bei der Medialverschiebung der Patella soll das laterale Retinakulum 1–1,5 cm weit klaffen. Geplant ist jetzt, daß der M. vastus medialis zusammen mit dem schmalen Quadrizepssehnenstreifen nach lateral an den Außenrand der Patella gezogen wird, um dort vernäht zu werden. Im Kontaktareal dieses Lappens mit der Vorderfläche der Patella und der Quadrizepssehne wird die Synovialmembran entfernt.

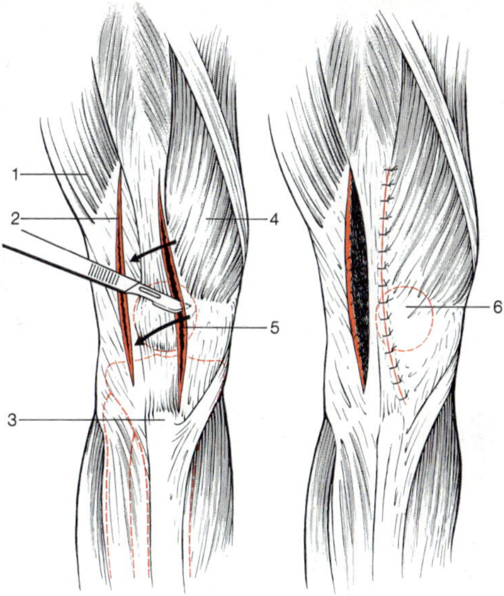

Abb. 199 Weichteiloperation bei habitueller Patellaluxation. 1 M. vastus lateralis. 2 Lage der Spaltung des lateralen Retinakulums. 3 Tuberositas tibiae. 4 M. vastus medialis. 5 Inzision der Quadrizepssehne und des medialen Retinakulums, welches mit der scharfen Messerspitze medial von der Patella gelöst wird (Pfeile). Verschieberichtung des M. vastus medialis nach lateral über die Patella. 6 Neue Lage der Patella nach Naht

5. Kompressionsverband, Eröffnen der Blutsperre, nach 5 Minuten Kompression Blutstillung, Spülen, Einlegen eines intraartikulären Redondrains.
6. Unter 30-Grad-Flexion des Gelenkes provisorische Fixation des lateralisierten M. vastus medialis unter Setzen je einer kräftigen Naht kranial und distal der Patella. Sorgfältige Testung der Knieflexion bis 100°, wobei das Gleiten der Patella zentriert erfolgen soll, das laterale Retinakulum eine freie Spreizmöglichkeit aufweisen soll und die Spannung der 2 Nähte nicht übermäßig sein darf. Eine teilweise auffällige Höckerbildung durch den M. vastus medialis über dem kranialen Patellapol ist unproblematisch, da sie im Verlauf der folgenden Monate wieder verschwinden wird. Vervollständigen der Naht des Sehnenrandes, wobei kranial im Bereich der Quadrizepssehne diese unter einem leichten Zug erfolgen soll. Distal der Patella soll nur eine regelmäßige Adaptation erfolgen, so daß bei der weiteren Testung der Knieflexionsmöglichkeiten kein zu straffer Mantel entsteht.

7. Subkutanes Redondrain, schichtweise Readaptation der Fascia superficialis, Subkutis und Haut, Kompressionsverband.

Nachbehandlung

1. Mobilisation ab 1.–3. Tag. Stehen mit voller Belastung erlaubt. Gehen mit 2 Stöcken für 4 Wochen, anschließend volle Belastung ohne Stöcke.
2. Aktiv assistierte Kniegymnastik, beginnend nach Drainentfernung, evtl. unter Verwendung einer Motorschiene für passive Bewegungsübungen. Bewegungsumfang bis 80° Flexion zugelassen.
3. Quadrizepsgymnastik sofort, Heben des gestreckten Kniegelenks ab 2 Wochen erlaubt. Aktives Kniegymnastik-Programm für mindestens 3 Monate wichtig.

Variante

- Teilverpflanzung der Patellasehnen nach Goldtwaith: sagittales Spalten des Ligamentum patellae vom unteren Patellapol bis zur Tuberositas tibiae. Distales Durchtrennen des lateralen Teiles, welcher dorsal des medialen Teiles nach medial durchgezogen, unter die etwas abgehobene Sartoriusinsertionsstelle geschoben und unter Spannung vernäht wird (Abb. 200).
- Patellafesselung: dorsal des M. vastus medialis sehnige Einstrahlung des M. adductor magnus aufsuchen, um welche ein vorgedehnter, ca. 15 cm langer Cialithautstreifen geschlungen wird. Das eine Ende wird am oberen Patellapol mit der Quadrizepssehne, das andere am medialen Patellarand mit dem Retinakulum bei ca. 60°-Knieflexion unter leichter Spannung vernäht.

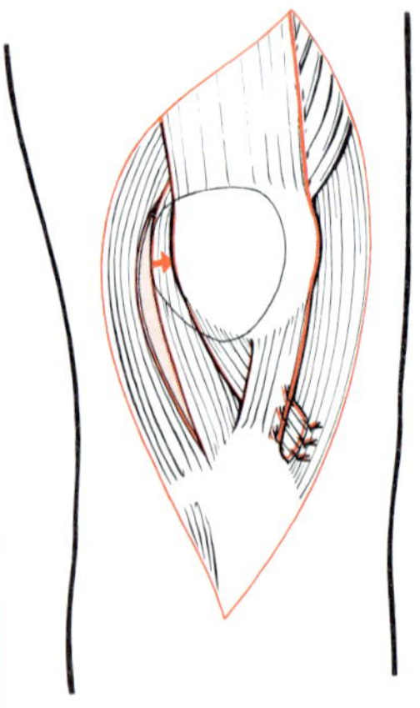

Abb. 200 Teilverlagerung des Ligamentum patellae und Retinakulumspaltung

Dissekatverschraubung am medialen Femurkondylus

Indikation

- Dissekat, das noch in situ liegt. In der Anamnese wiederholt Knieschmerzen bzw. Kniegelenkerguß, seltener Blockierungen.

Vorbereitung

- Präoperativ neue Standardröntgenaufnahmen (S. 24) sowie Tunnelaufnahmen. Zielaufnahmen oder Lufttomographie a.-p., falls die Ausdehnung des Dissekates nicht deutlich ist.

Prinzip

- Durch Aufbohren der sklerotischen Zone im Mausbett (Becksche Bohrung) und Anpressen des Dissekates mittels einer Kortikaliszugschraube soll ein Wiedereinheilen erreicht werden.

Operative Technik

1. Zugang S. 322 (Abb. 201), Gelenkinspektion (S. 317).
2. Aufsuchen des osteochondrotischen Bezirkes. Bei noch haftendem Dissekat fühlt sich das Gebiet trotz weitgehend intakter Oberfläche weicher an. Es ist gegenüber der Umgebung durch eine flache Grube abgesetzt und erscheint im Zentrum etwas gräulich. Bei nicht klar erkennbarem Zentrum Röntgenkontrolle seitlich nach Markierung mit Kirschner-Draht.
3. Zentrales Durchbohren des Fragmentes mit 2-mm-Bohrer senkrecht zur Oberfläche. Im Fragmentbereich Erweitern des Loches mit 3,5-mm-Bohrer. Ausschneiden einer kleinen Grube für den Schraubenkopf, evtl. mit Kopfraumfräse, Messen der Schraubenlänge und Schneiden des Gewindes. Einbringen einer Kleinfragment-Kortikalisschraube, welche in der vorbereiteten Grube bis deutlich unter die Knorpeloberfläche versenkt wird (Abb. 201). Epiphysenfuge nicht durchstoßen. Bei länglichen Dissekaten 2 Schrauben verwenden. Röntgenkontrolle.
4. Kranzförmig entlang des Dissekates Durchbohren der Sklerosezone mit 2-mm-Bohrer (Abb. 201), Spülen des Gelenkes. Abschluß der Operation analog S. 317, Ziffer 6.

Nachbehandlung

1. Hochlagerung mit leicht gebogenem Knie, Quadrizepsgymnastik ab Operationstag.
2. Aktiv assistierte Kniegymnastik und Mobilisation ab 3. Tag. Teilbelastung für 8–12 Wochen.
3. Röntgenkontrolle alle 3 Monate. Schraubenentfernung nach 6–12 Monaten oder nach sicherem Einheilen des Dissekates.

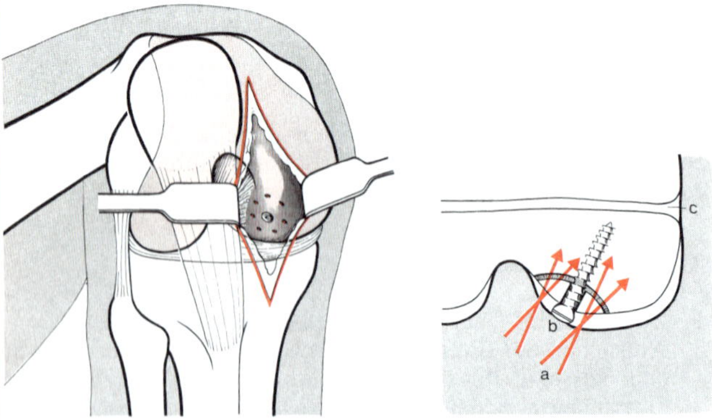

Abb. 201 Dissekatverschraubung am medialen Femurkondylus (Schrägansicht und Frontalschnitt). a) 2-mm-Bohrlöcher. b) Zentrale Kortikaliszugschraube. c) Zu schonende Epiphysenfuge

Bandplastik bei anteromedialer Instabilität

Indikation

- Anteromediale Instabilität, gekennzeichnet durch ventrale Schublade, auch in Außenrotation. Keine genügende subjektive Stabilität nach gezielter aktiver Gymnastik.
- Als Augmentation zusätzlich zur vorderen Kreuzbandnaht.

Operative Technik

1. Untersuchung in Narkose (S. 315). Lagerung auf Kniebänkchen in 50°-Flexion, eine Flexion bis 110° erlaubend.
2. Großzügige laterale parapatelläre Hautinzision (Zugang S. 300). Mediale Arthrotomie, Inspektion des Kniegelenkes (S. 317). Evtl. Anschlingen der Kreuzbandreste.

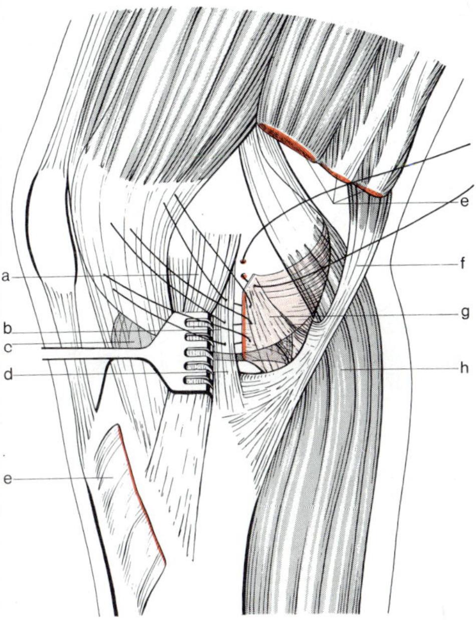

Abb. 202 Rekonstruktion der posteromedialen Kapsel. a) Mediales Kollateralband. b) Lig. meniscofemorale. c) Durchscheinender Meniskus (falls noch vorhanden). d) Lig. meniscotibiale. e) Pes anserinus superficialis (weitgehend entfernt). f) Sehne des M. semimembranosus. g) Posteromediale Kapsel („posterior oblique ligament"). h) M. gastrocnemius

3. Durchtrennen der tiefen Faszie parapatellar medial und stumpfes Vorgehen zwischen Faszie und Kollateralwandkomplex. Bei Problemen der Übersicht Verlängern des Hautschnittes lateral oder separate Zusatzinzision dorsomedial. Darstellen des dorsalen Randes des Kollateralbandes, nach ventral Weghalten desselben, wodurch die Lig. meniscofemorale und meniscotibiale präparierbar werden (Abb. 202).
4. Rekonstruktion der posteromedialen Kapsel: Aufsuchen der Sehne des M. semimembranosus, welcher in die posteromediale Kapsel einstrahlt. Darstellen der ventralen und kranialen Begrenzung der posteromedialen Kapsel. Vorbereiten einer transossären Naht dorsal des Ursprunges des Kollateralbandes sowie von Nähten zur Verbindung mit dem Lig. meniscofemorale (Abb. 202).
5. Längsspalten des Tractus iliotibialis am Übergang vom mittleren zum hinteren Drittel, etwa 2 mm tief (Abb. 203). Scharfes Abtrennen der tiefen Schicht (Kapillaren, Fasern) vom Traktus mit dem Messer. Anbringen einer Verankerungsschraube gemäß Abb. 203.
6. Bei chronischer Instabilität ist meist die Grantsche Kerbe („notch") eingeengt. Die Kerbe wird mit einem Hohlmeißel ausgeweitet, damit die Kreuzbandplastik an dieser Stelle bei Kniestreckung Platz findet (Abb. 204). Mit dem scharfen Löffel Anbringen einer Delle am Kreuzbandursprung. Von dort Anbringen eines 4,5-mm-Bohrloches Richtung kranial-lateral. Bohrkanal im Tibiakopf so richten, daß die Spitze des Bohrers gerade zwischen dem im voraus gespaltenen distalen Kreuzbandstumpf erscheint. Das Bohrloch soll eher etwas stark ventral

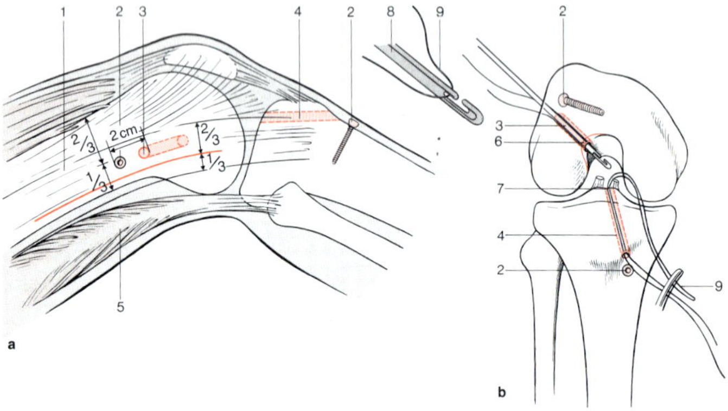

Abb. 203 Vordere Kreuzbandplastik. Bohrkanäle und Verankerungsschrauben. a) Ansicht von lateral mit Inzision im Tractus iliotibialis 1). 2) Verankerungsschrauben. 3,4) Bohrkanäle. 5) M. biceps femoris. b) Ansicht von vorne. 6) Ausgeweitete Grantsche Kerbe („notch"). 7) Gespaltener Stumpf des vorderen Kreuzbandes. 8) Fadendurchzug- und -stoßgerät. 9) Haltefaden

plaziert erscheinen. Mit dem scharfen Löffel den ganzen tibialen Kanal, aber nur 1½–2 cm des femoralen Kanales auf 8–10 mm ausweiten. Durchziehen von Haltefäden (Abb. 203b). Bei geplantem Aponeurosenstreifen (Abb. 204) zusätzlichen Haltefaden über die laterale Kondylenrolle tunnelieren („over the top").

7. Umschneiden des geplanten Transplantates mit oder ohne Aponeurosenstreifen. Bohren eines zentralen und von 3 begrenzenden 2-mm-Löchern (Abb. 204a). Herausmeißeln der Knochenstücke und Entnahme des Transplantates mit dem Messer. Armieren des Transplantates mit je 2 nicht resorbierbaren Verankerungsnähten. Durchziehen der Verankerungsnähte proximal und distal, des Aponeurosenstreifens oder der Kreuzbandreste über die laterale Kondylenrolle. Proximal werden die Verankerungsnähte rund um die Schraube geknotet.
8. Nach distal Spannen des Transplantates und testen, ob es sich isometrisch verhält: beim Biegen und Strecken des Knies darf sich das Transplantat im Tibiakopfkanal nicht in der Längsrichtung bewegen. Verknoten der Verankerungsnähte um die Schraube in etwa 40–60-Grad-Flexion. Vernähen der vorbereiteten Nähte zur Rekonstruktion der posteromedialen Kapsel in Varusstellung.

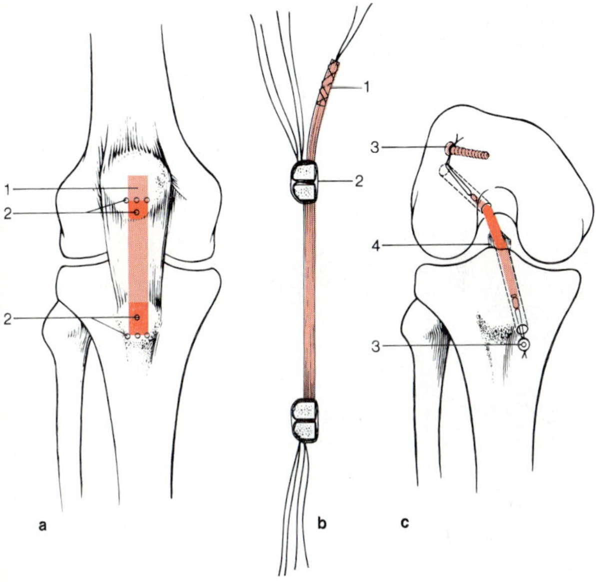

Abb. 204 Vordere Kreuzbandplastik. a) Transplantatentnahme. 1) Zusätzlicher Aponeurosenstreifen. 2) 2-mm-Bohrlöcher zentral und randständig der Knochenblöckchen. b) Armierung des Transplantates mit zugfesten Nähten. c) Eingezogenes Transplantat. 3) Verankerungsschrauben. 4) Adaptierte Kreuzbandreste

9. Durchflechtungsnaht durch die Kaplanschen Fasern und Knoten rund um die Verankerungsschraube (Abb. 205). Testen der Stabilität und Mobilität des Kniegelenkes.
10. Öffnen der Blutsperre, Blutstillung, schichtweiser Wundverschluß.

Varianten

1. Bei reiner vorderer Instabilität wird die Revision des Semimembranosusecks weggelassen.
2. Verwenden eines Semitendinosus-Streifens bei Insuffizienz des Lig. patellae oder Verwenden eines Transplantates des anderen Knies.

Nachbehandlung

1. Lagerung in um 20° gebogener Gipsschiene, nach 1–1½ Wochen Anpassen eines für die Übungsbehandlung abnehmbaren Spangengipses aus Kunststoff, der während der ersten 6 postoperativen Wochen Abrollen erlaubt. Isometrische Quadrizeps- und Flektorengymnastik in 15–20-Grad-Flexion, Patellamobilisation.
2. Nach Redonentfernung kontinuierlich passive Bewegungsübungen auf Motorschiene (bis 80–15–0).
3. Ab 7. postoperativer Woche verstärkte Kniebandage, Steigern der Extension und zunehmend volle Belastung. Eigentliches Gehtraining ab 4. Monat, Joggen ab 6. Monat, Kontaktsportarten nach 1 Jahr.

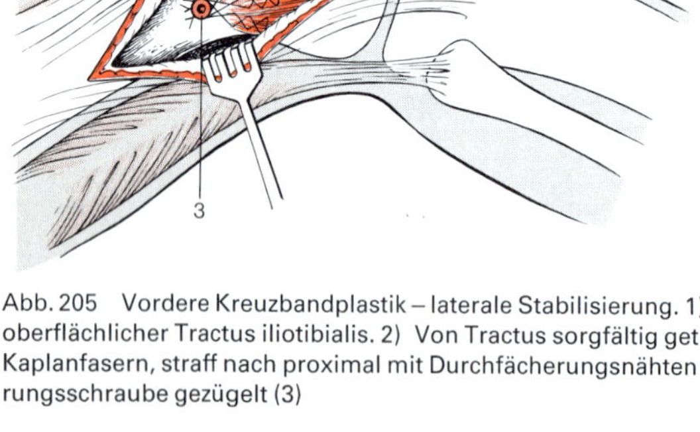

Abb. 205 Vordere Kreuzbandplastik – laterale Stabilisierung. 1) Gespreizter oberflächlicher Tractus iliotibialis. 2) Von Tractus sorgfältig getrennte tiefe Kaplanfasern, straff nach proximal mit Durchfächerungsnähten an Verankerungsschraube gezügelt (3)

Indikation

- Chronische oder wiederholt auftretende Schmerzen in der Kniekehle bei arthrographisch bewiesener Baker-Zyste oder bei einer zystisch erweiterten Bursa des M. semimembranosus.
- Häufig bei cP, verbunden mit Synovitis (S. 52).
- Bei nachgewiesener Meniskusläsion (Teil-)-Meniskektomie.

Operative Technik

1. Operation in Bauchlage bei leicht flektiertem Knie und Blutsperre ohne Auswickeln! Zugang 10 S. 300 f.
2. Längsinzision der Faszie über der oft deutlichen Vorwölbung. Stumpfes Darstellen der oberflächlichen Zystenanteile. Fassen der Zyste mit einer Kocher-Klemme.
3. Sorgfältiges Verfolgen der Zyste in die Tiefe, wobei diese durch Spreizen mit der Schere von der Umgebung getrennt wird. In der Regel verlaufen die großen Gefäße, welche als Gesamtbündel präpariert und angeschlungen werden, lateral, die Sehnen des M. semimembranosus und semitendinosus medial entlang der Zyste. Fasern des M. gastrocnemius können in die Wand einstrahlen. Ligatur und Durchtrennung des Stieles. Übernähen des Kapseldefektes.
4. Öffnen der Blutleere, Blutstillung, subfaszialer Redondrain. Schichtweiser Wundverschluß, Druckverband (Schaumgummi).

Nachbehandlung

1. Leichte Hochlagerung bei geringer Knieflexion, Quadrizepsgymnastik ab Operationstag.
2. Aktiv assistierte Kniegymnastik und Mobilisation ab 1.–3. Tag oder gemäß Schema Zusatzoperation.

Variante

- Bei cP Entfernen des von hinten erreichbaren synovitisch veränderten Gewebes. Gleichzeitig vordere Synovektomie erwägen.

Patellektomie

Indikation

- Schmerzhafte, invalidisierende Femoropatellararthrose posttraumatisch, degenerativ, nach rezidivierenden Patellaluxationen, nicht beherrschbare Beschwerden bei Chondropathia patellae nach ausgedehnten konservativen Therapieversuchen und Mißerfolg patellaerhaltender Eingriffe.
- Nicht indiziert bei Gonarthrose, fraglich indiziert bei Status nach Meniskektomie.

Operative Technik

1. Querer Hautschnitt (Zugang 3 S. 300). Entfernung der Bursa praepatellaris.
2. Längsspalten des Periostes über der Patella. Subperiostales Ausschälen der Patella teils mit dem Raspatorium, teils mit dem Messer unter sorgfältiger Schonung der Periostkontinuität (Abb. 206). Entfernen der Patella.
3. Inspektion des Gelenkes. Grobe Randwülste im Bereich der ventralen Femurgleitfläche werden abgetragen.
4. Bei gestrecktem Knie werden die Periostlappen mit kräftigem, langsam resorbierbarem Nahtmaterial so vernäht, daß die gelenkwärts gelegene Oberfläche regelmäßig glatt wird und eine Periostverdoppelung erreicht wird (Abb. 207).

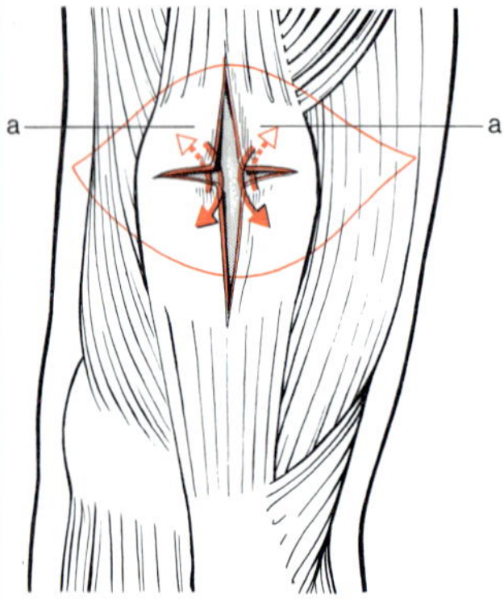

Abb. 206 Patellektomie. Raffen der Periostlappen. a) Proximale Periostlappen, welche unter Verdoppelung über die distalen gezogen werden

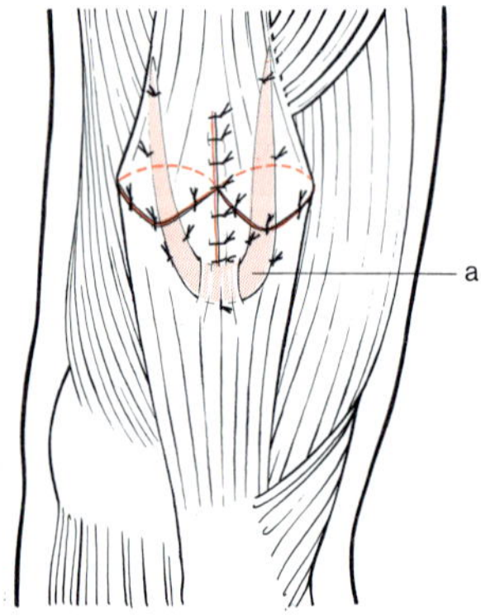

Abb. 207 Patellektomie. a) Verstärkender Kutisstreifen, quer durch das Lig. patellae gezogen

5. Die probeweise Flexion muß ohne wesentliche Nahtspannung bis 90° gelingen.
6. Bei dünnem Periost muß die Naht verstärkt werden. Es kann in Cialit konservierte Haut verwendet werden. Eine etwa 15 cm langer, vorgedehnter Cialithautstreifen wird proximal durch das Lig. patellae durchgezogen und sowohl medial wie lateral bei 30° gebogenem Knie auf die Quadrizepssehne aufgesteppt (Abb. 207).
7. Subkutaner Redondrain, schichtweise Hautverschluß, Kompressionsverband.

Nachbehandlung

1. Gestreckte Lagerung in einer Gipsschiene. Isometrische Quadrizepsgymnastik ab Operationstag.
2. Langsam aufbauend gestrecktes Heben des Beines und aktiv assistierte Flexionsübungen bis max. 60°. Verwenden einer Motorschiene für passive Bewegungsübungen. Anlegen einer Gipshülse nach Wundheilung.
3. Gipsentfernung und aktiv assistierte Knieübungen nach 6 Wochen.

Prognose

- Günstig bei jüngeren Patienten ohne Gonarthrose mit erhaltenen Menisken.
- Prognose bei sekundärer Durchführung nach vorangegangenen erhaltenden Eingriffen nicht schlechter als bei primärer.

Kniegelenkarthrodese

Indikation

1. Massive Arthrose im jungen Lebensalter.
2. Infekt bei Totalendoprothese, chronischer Kniegelenkinfekt.

Prinzip

- Arthrodese in leichter Flexionsstellung von 10–20°, physiologischer Valgusstellung und leichter Außenrotation im Unterschenkel von ca. 15° fixieren.

Operative Technik

1. Planungsskizze (Abb. 208). Operation in Blutsperre. Während der ganzen Operation ist die Kniekehle freizuhalten (Gefäßnervenstrang). Zugang 4 S. 300.
2. Parapatellar medial Durchtrennen der Retinakula vom Muskel-Sehnen-Übergang bis zur Tuberositas tibiae. Distal wird das Lig. patellae scharf durchtrennt.
3. Flexion des Knies. Die Patella wird mit dem darüberliegenden Hautlappen mittels eines scharfen Hakens nach lateral weggezogen. Währenddessen ein Assistent am Unterschenkel nach ventral zieht, werden sukzessive das vordere und hintere Kreuzband und die Menisken entfernt sowie die Kollateralbänder und seitlichen Kapselanteile durchtrennt. Das Tibiaplateau läßt sich nun nach ventral subluxieren.

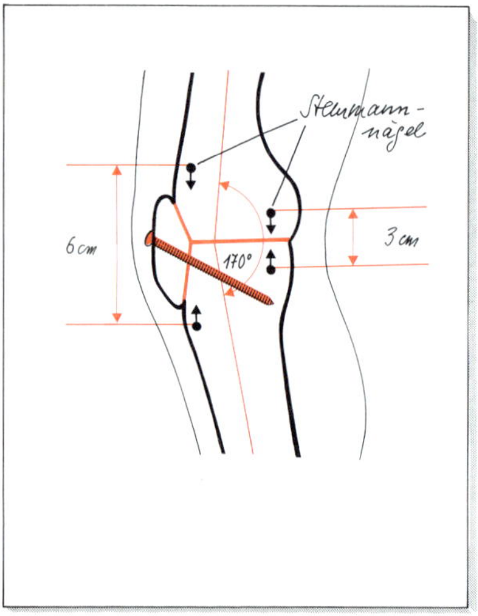

Abb. 208 Planungsskizze einer Kniearthrodese mit externen Spannern

4. Unter Schutz von 2 von kranial hinter das Tibiaplateau eingeführten Hohmann-Haken Tibiagelenkfläche mit der oszillierenden Säge sparsam resezieren. Anschließende Resektion der Femurgelenkflächen unter Anvisierung der gewünschten Flexion. Probeadaptation.
5. Bei Infekt Knochenzysten auskürettieren.
6. Öffnen der Blutsperre, Blutstillung. Einbringen von je einem dicken Steinmann-Nagel quer durch den dorsalen Anteil der Tibia- und Femurkondylen, 1½–2 cm von der Osteotomie entfernt (Abb. 208). Ein zweites Paar wird vorn, unmittelbar subkortikal, 3–4 cm von der Osteotomiefläche entfernt durchgebohrt. Montage der externen Spanner. Bei der Stabilitätsprüfung darf die Arthrodese ventral nicht klaffen.
7. Entknorpeln der Patella und Meißeln einer die Arthrodese ventral überbrückenden Grube in Tibia und Femur. Die Patella wird eingepaßt und gegenüber der Tibia verschraubt.
8. Einbringen je eines Redondrains in die Kniekehle sowie vorn über die Arthrodese. Schichtweiser Hautverschluß. Kompressionsverband.

Nachbehandlung

1. Bein hochlagern. Ab 1. Tag aktive Hüft- und Fußgymnastik.
2. Röntgenkontrolle ohne Spanner nach 5–6 Wochen, anschließend Entfernen der Nägel und Anlegen einer Gipshülse oder eines Oberschenkelgehgipses.
3. Erneute Röntgenkontrolle 12 Wochen postoperativ. Sukzessive Vollbelastung.

Varianten

- Bei schlechter Kontaktfläche, z. B. bei Infekten, Fixateur ventral ergänzen mit 2 zusätzlichen Schanzschen Schrauben, welche mit dem Rahmenfixateur zeltförmig verbunden werden. Spongiosaplastik (S. 198) evtl. zweizeitig nach Spülperiode (S. 211).
- Falls kein Infekt vorhanden ist, kann eine interne Osteosynthese mit einer gut vorgespannten Femurplatte vorgenommen werden, welche medial vorn angelegt wird.

Totalprothese

Indikation

- Schwere Gonarthrose kombiniert mit schmerzhafter Femoropatellararthrose, Flexionskontraktur von mehr als 15°, Instabilität oder deutlicher Achsabweichung, bei der aus technischen Gründen oder wegen des stark fortgeschrittenen Alters keine Osteotomie in Frage kommt. Besonders geeignet sind Patienten über 70 Jahre.

Prinzip

- Bei den heute am weitesten verbreiteten Gelenkflächenersatzprothesen werden ausschließlich die abgenutzten Gelenkflächen ersetzt. Die Gelenkbänder – mit Ausnahme des meist schon fehlenden vorderen Kreuzbandes – werden erhalten. Dies erlaubt, daß die Prothesenverankerung ohne wesentliche Knochenzerstörung vorgenommen werden kann, da die Kniebewegungen durch Bandwirkung begrenzt werden (Abb. 209 b).

Operative Technik

1. Zugang 1 S. 300 (medial mit direktem Zugang ins Gelenk, weniger Infektrisiko, oft Sensibilitätsstörung) oder 2 S. 300 (indirekt von lateral). Darstellen des medialen Retinakulums entlang der Patella und des Ligamentum patellae. Teilentfernung des Hoffaschen Fettkörpers. Mobilisation der Patella bis sie durch Umlegen nach lateral beim Biegen des Knies in luxierter Stellung bleibt. Sorgfältige Kontrolle, daß die Insertion des Lig. patellae an der Tuberositas nicht auszureißen droht.
3. Bei 130° gebogenem Knie Entfernen der erreichbaren Meniskusanteile, der Osteophyten, der Reste des vorderen Kreuzbandes. Mit den entsprechenden Richtinstrumenten Resektion der Gelenkflächen von Tibia und Femur und Vorbereitung der Prothesenverankerung (Abb. 209). Durch das resezierte Gelenk hindurch Ausräumen verbleibender dorsaler Meniskusreste und Osteophyten.
4. Einsetzen der Probeprothesen, Überprüfen von voller Streckbarkeit, Achse und Seitenbandstabilität gestreckt und in leichter Flexion. Bei Überstreckbarkeit dickere Prothese, bei Extensionsdefizit Nachresektion. Bei verbleibender Achsabweichung siehe Varianten.
5. Falls Patellaersatz geplant, Resektion der Patellagleitfläche und Vorbereitung der Patellaverankerung. Montage aller Testkomponenten (Abb. 209), provisorischer Verschluß der Retinakula mit Tuchklemmen, Funktionsprüfung. Bei Patellasubluxation Spalten des lateralen Retinakulums.
6. Entfernen der Testprothesen, Spülen, Kompressionsverband, Öffnen der Blutsperre, Blutstillung, erneute Blutsperre.

7. Einsetzen der Prothesenkomponenten streng in der vorgeschriebenen Reihenfolge des Produktes (je nach Prothesentyp und Knochenqualität mit oder ohne Zement). Spülen, Entfernen aller Zementreste, intraartikuläres Drain, Verschluß.

Varianten

- Verbleibende Varusstellung: Überprüfen, ob alle Meniskusreste und Osteophyten dorsomedial entfernt sind. In der Regel ist meist eine Korrektur ohne weitere Maßnahmen erreichbar.
- Verbleibende Valgusstellung: Spalten und Verlängern des Tractus iliotibialis, eventuell zusätzlicher lateraler Bandstrukturen. Gelingt die Korrektur trotzdem nicht, oder müßte eine zu dicke Prothese gewählt werden, Scharnierprothese verwenden oder Durchführen einer medialen Bandplastik.
- Massive Instabilität: Scharnierprothese wählen.
- Massive Achsabweichung bei einseitiger Gonarthrose älterer Menschen: Anstelle Osteotomie Halbprothese erwägen.

Nachbehandlung

1. Gestreckte Lagerung bis zur Redonentfernung am 2. postoperativen Tag. Anschließend aktiv assistive Kniegymnastik, Quadrizepsgymnastik, Bewegungsschiene mit rascher Steigerung des Bewegungsausschlages. Mobilisation mit Abrollen des Fußes.
2. Bei persistierendem Erguß Punktion unter sterilen Bedingungen (Operationssaal). Wird eine Flexion von über 100° nach 2 Wochen nicht erreicht, Mobilisation in Narkose.
3. 6 Wochen postoperativ Vollbelastung.

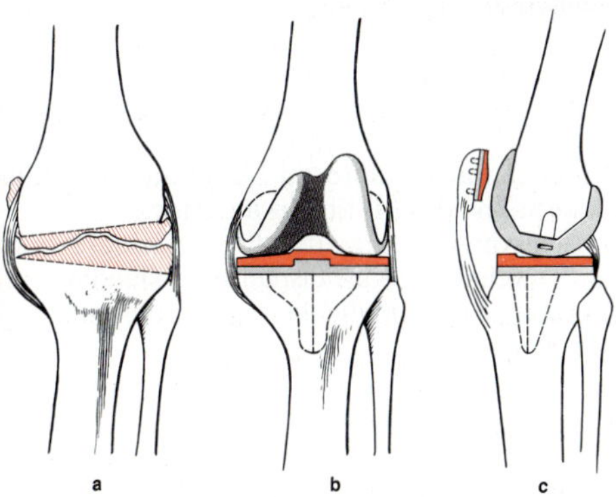

Abb. 209 Einsetzen einer Gleitflächenprothese Knie. a) Resektion der Osteophyten und der arthrotischen Gelenkflächen. b, c) Beispiel einer implantierten Prothese. Tibiateil zementiert, Patella- und Femurteil zementfrei

Allgemeines, Zugangswege

Allgemeine Operationsprinzipien

1. Zur präoperativen Untersuchung gehört ein sorgfältiger Gefäßstatus (Palpation, Ratschow-Test, evtl. Doppler-Untersuchung, Oszillographie). Besonders Vorfuß- und Zehenoperationen können bei Zirkulationsstörungen ernste Folgen zeitigen.
2. Die Operationen werden in der Regel in Blutleere durchgeführt (Ausnahme: Zirkulationsstörungen). Dadurch wird ein schonendes und exaktes Präparieren erleichtert. Zur sorgfältigen Blutstillung empfiehlt sich das Öffnen der Blutleere vor dem Wundverschluß.
3. Die gute Wunddrainage ist auch im Fußbereich wichtig, weil das Subkutangewebe des Fußrückens eine Prädilektionsstelle für Hämatome und damit verbundene Wundheilungsstörungen ist.
4. Hautschnitte in der Belastungszone der Planta pedis sollen vermieden werden (Abb. 210).

Zugangswege von lateral (Abb. 210)

1. Bogenförmig retromalleolär für die Arthrodese des oberen Sprunggelenkes (S. 339 ff.), bei bogenförmiger Verlängerung bis auf die Höhe des Navikulare (1a) für die Triplearthrodese (S. 342 ff.).
2. Prämalleolär für die vordere Synovektomie des oberen Sprunggelenkes.
3. Distal den Konturen des Talonavikular- und Subtalargelenkes folgend zur Exposition des Sinus tarsi bei der Doublearthrodese (S. 342 ff.).
4. Dorsolateral für die Kuboidotomie.
5. Geeignet als Zugang zur Tuberositas ossis metatarsalis V.

Zugangswege von medial

6. Zugang zum Großzehengrundgelenk. Sehnenverpflanzungen bei Hallux flexus (S. 354 f.), Debasierung mit Kapselraffung (S. 358 ff.).
7. Entlang der dorsomedialen Kante zur Navikulareumschlingung, zum Loslösen der Sehne des M. tibialis anterior.
8. Medioplantar zur Abmeißelung des Os naviculare cornutum (S. 153 f.), zur medialen Kapselspaltung (medial release) (S. 347) mit Verlängerungsmöglichkeiten in Richtung Achillessehne oder nach Zugang 10.

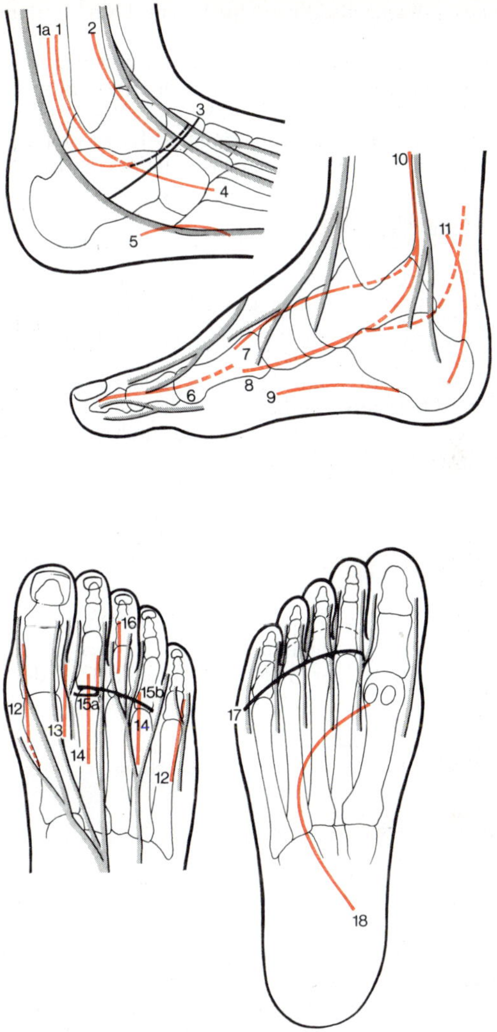

Abb. 210 Zugangswege zum Fuß. Ziffern 1–18 siehe Text.
(rote Linie) Hautschnitte, die die hauptsächlichen Gefäß- und Nervenäste respektieren.
(schwarze Linie) Hautschnitte, die den Verlauf der Gefäß- und Nervenäste mißachten. Die Darstellung des Subkutanbereiches muß durch sorgfältiges Präparieren quer zur Schnittrichtung erfolgen

9. Am medialen Rand der Planta pedis zur Durchtrennung der Plantaraponeurose (S. 351).
10. Bogenförmig retromalleolär zur hinteren Synovektomie, zur Revision der langen Beugesehnen und zur Exposition des Malleolus medialis.
11. Bogenförmig paraachillär zur Haglund-Exostosen-Abmeißelung (cave Wundheilungsstörungen bei zu dorsaler Lage).

Zugangswege zum Vorfuß

12. Dorsomedial bzw. dorsolateral am Zehengrundgelenk I/V zur Debasierung und Pseudoexostoseabmeißelung (S. 358).
13. Interdigital zur Darstellung der Sehne des M. adductor hallucis bei der Operation nach McBride (S. 356 f.).
14. Dorsal zur Metatarsaleosteotomie nach Helal (S. 362).
15. L-förmig zur Debasierung einer Kleinzehe (15 a), quer über den Zehengrundgelenken zur Debasierung mehrerer Kleinzehen (15 b) (S. 358 ff.).
16. Dorsomedial an den Kleinzehen zur Mittelgelenkresektion (S. 361).

Zugangswege von plantar

17. Am distalen Rand des Fettpolsters unter den Metatarsaleköpfchen bei metatarsalem Alignement.
18. Bogenförmig entlang der meist belasteten Fläche der Planta pedis bei Revision z. B. wegen Morbus Ledderhose.

Laterale Bandplastik am oberen Sprunggelenk

Indikation

- Rezidivierende Fußdistorsionen, meist nach stärkerem Initialtrauma mit ausgedehnten Bandverletzungen. Instabilitätsbeschwerden in Sport oder Beruf. Oft besteht eine allgemeine Bandlaxität. Durch gehaltene Röntgenaufnahmen in 2 Ebenen Instabilität nachweisen. Bei Arthroseschmerzen ist der Eingriff kontraindiziert.
- In den meisten Fällen genügt der Ersatz des Lig. fibulotalare anterius, womit wieder ein anatomischer Zustand der Bänder erreicht wird (Abb. 211). Bei lateraler Instabilität beider Sprunggelenke ist gelegentlich eine Stabilisierung beider Gelenke notwendig, wodurch allerdings der Bewegungsablauf verändert wird (Variante 2).

Operative Technik

1. Entfernen der Sehne des M. plantaris longus: 5 cm langer Hautschnitt medial proximal am Unterschenkel. Nach Faszienspaltung Eingehen in die Verschiebespalte zwischen M. soleus und M. gastrocnemius. Die dem M. gastrocnemius aufliegende Sehne wird gepackt, am Ende des Muskelbauches durchtrennt und mit einem Stripper bis in die Knöchelregion gelöst. Kleine distale Inzision und Durchtrennung der Sehne. Fixation eines Durchzugfadens an das Sehnenende.
2. Fehlt die Sehne, kann die Sehne des M. extensor digitorum longus III verwendet werden.
3. Zugang 1 S. 335: Eröffnen des Peronealsehnenfaches retromalleolär. Präparation der schlaffen Gelenkkapsel, welche belassen wird. Durch eine Längsspalte wird das Gelenk inspiziert. Darstellen des Talushalses und V-förmiges Anbringen je eines 3,2-mm-Loches. Runden mit Tuchklemme (Abb. 211).

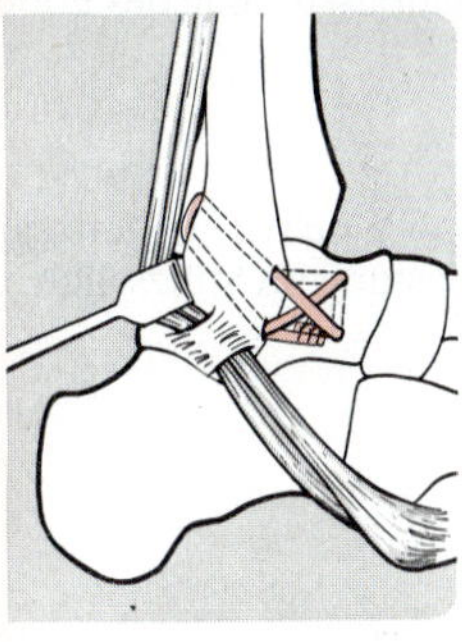

Abb. 211 Laterale Bandplastik unter ausschließlichem Ersatz des Lig. fibulotalare anterius

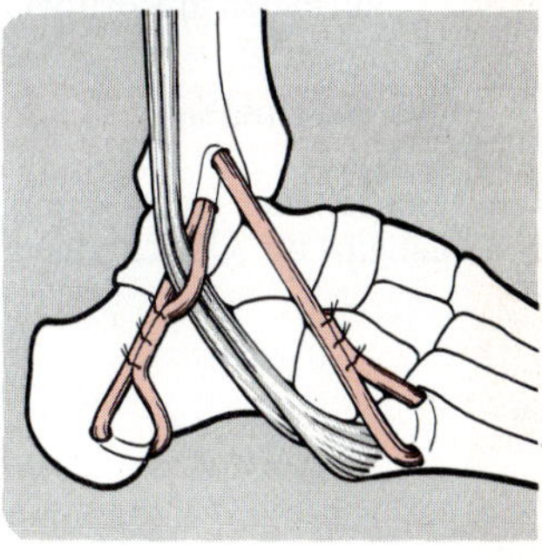

Abb. 212 Laterale Bandplastik unter Einschluß des unteren Sprunggelenkes

Laterale Bandplastik am oberen Sprunggelenk

4. Anbringen von zwei 3,2-mm-Löchern, den Ursprung des Lig. fibulotalare anterius mit dem Sehnenscheidenfach verbindend. Runden aller Bohrlocheingänge mit Pfriem.
5. Durchzug eines dicken Fadens mit gerader bzw. gebogener Nadel 8- und O-förmig (Abb. 211). Mit diesem Faden wird anschließend sorgfältig das Sehnentransplantat eingezogen.
6. In Dorsalflexionsstellung des Fußes sorgfältiges Nachspannen der Sehne und Vernähen in sich selbst und mit der darunterliegenden erhaltenen Kapsel. Drainage, schichtweiser Wundverschluß.

Nachbehandlung

1. Unterschenkelgipsschale, Dorsalextensionsübungen des Fußes, Mobilisation ohne Belastung.
2. Nach Wundheilung Unterschenkelgehgips für 3 Wochen.
3. 5 Wochen postoperativ Vollbelastung in Stützschuh mit sukzessive aufbauendem Training (Radfahren, Wandern, Joggen).

Varianten

1. Bei gleichzeitigem Hohlfuß mit deutlichem Varus des Rückfußes zusätzlich Kalkaneusosteotomie nach Dwyer erwägen (S. 350).
2. Hautstreifenplastik unter Einschluß des unteren Sprunggelenkes bei massiver Instabilität auch des letzteren: Darstellen der Fibulaspitze, des Tuber calcanei und Anlegen V-förmiger Bohrlöcher. Zugang 5 S. 335 und Anbringen eines V-förmigen Bohrloches in der Basis des Metatarsale V. Durchzug eines vorgelegten Cialit-Hautstreifens gemäß Abb. 212 und in sich Vernähen in Rechtwinkel- und Pronationsstellung des Fußes.

Nachbehandlung

- Gespaltener Unterschenkelliegegips für 3 Wochen, Unterschenkelgehgips für 3 Wochen, anschließend Belastung im Stützschuh.

Arthrodese des oberen Sprunggelenkes

Indikation

- Schmerzhafte Arthrose aufgrund von Frakturen (z. B. Pilon tibial, Malleolarfrakturen), Arthritis.
- Muskulär nicht kompensierte Instabilität bei Kugeltalus oder neurologischen Abweichungen.
- Nicht vor Verschluß der distalen Tibiaepiphysenfuge durchführen (12–13 Jahre).
- Besteht gleichzeitig eine Arthrose des unteren Sprunggelenkes, ist eine Kombination mit einer Doublearthrodese in Erwägung zu ziehen (Triplearthrodese bzw. Panarthrodese, Variante 2).

Operative Technik

1. Zugang 1 S. 335 zur Freilegung des oberen Sprunggelenkes von lateral. Subperiostale Darstellung der Fibula ca. 4 cm proximal der Malleolenspitze. Schräg nach medial abfallende Osteotomie mit oszillierender Säge. Kranial davon Resektion eines Stückchens Fibula (ca. 1 cm). Fibulaspitze nach distal-dorsal wegklappen unter sukzessiver Durchtrennung der Syndesmose und der ventralen Kapsel des oberen Sprunggelenkes.
2. Subperiostales Darstellen des distalen Tibiaendes unmittelbar proximal des unteren Sprunggelenkes dorsal und ventral, Freilegen des Talushalses, Einstellen mit Hohmann-Haken. Unmittelbar proximal des Gelenkknorpels Osteotomie des distalen Tibiaendes mit Meißel oder oszillierender Säge vertikal zur Tibialängsachse. Malleolus medialis zur Schonung der Sehnen noch stehen lassen.
3. Zugang 10 S. 335. Subperiostale Darstellung des Malleolus medialis und schräg nach lateral-distal verlaufende Osteotomie desselben (Abb. 213). Entfernen des distalen Fragmentes. Vollenden der Osteotomie des distalen Tibiaendes und Entfernen der Fragmente.
4. Von lateral Einstellen des Fußes in Rechtwinkelstellung und ca. 5° Valgus des Rückfußes sowie Neutralstellung des Vorfußes. Osteotomie der Talusrolle parallel zur Tibiaresektionsfläche.
5. Tibia gegenüber dem Talus um ca. 1 cm nach ventral verschieben (Abb. 213).
6. Einbringen je eines Steinmann-Nagels (s. a. S. 340) ventral in die Tibia 3 cm proximal der Osteotomie und ventral in die Talusrolle. Die ventrale Lage führt zusammen mit dem Zug der Achillessehne zu einem Zuggurtungseffekt. Kompression der Osteotomie mit Rohrfixateur.

Arthrodese des oberen Sprunggelenkes

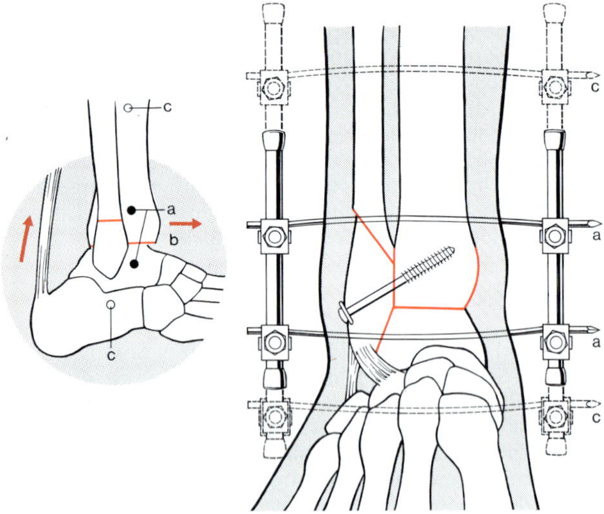

Abb. 213 Arthrodese des oberen Sprunggelenkes mit externen Spannern. a) Lage der Steinmann-Nägel ventral in Tibia und Talus, Zuggurtungseffekt der Achillessehne. b) Ventralisation der Tibia. c) Platz für 2 weitere Steinmann-Nägel bei instabiler Situation

7. Entknorpeln und Anfrischen des distalen Fibulafragmentes, der Talusrolle lateral und der distalen Tibia. Fixieren des angepaßten Malleolus lateralis mit einer Malleolarschraube (Abb. 213). Spongiosa aus den Fragmenten im Osteotomiebereich anlagern, besonders im Winkel zwischen Tibiavorderkante und Talushals. Röntgenkontrolle.

Beachte besonders

- Bei Abschluß der Operation muß die Ferse ohne Schwierigkeit in eine leichte Valgusstellung und der Vorfuß in eine neutrale Pro-/Supinationsstellung gebracht werden können.
- Auch bei leichten Beinverkürzungen soll das obere Sprunggelenk in Rechtwinkelstellung fixiert werden, um spätere ernsthafte Vorfußbeschwerden zu verhindern.

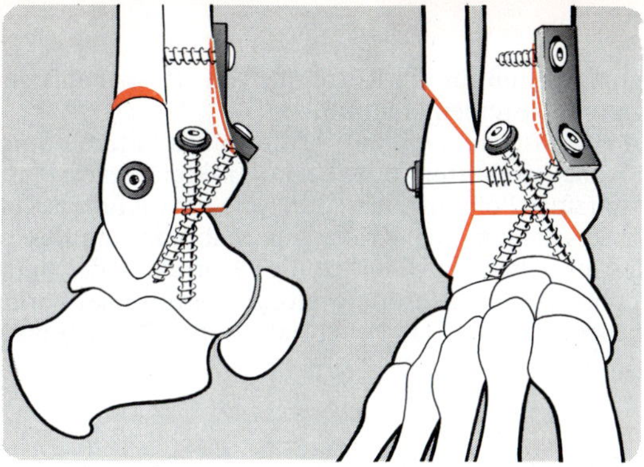

Abb. 214 Arthrodese des oberen Sprunggelenkes mit interner Fixation

Varianten

1. Anstelle der externen Fixation kann eine interne Stabilisierung vorgenommen werden (Abb. 214).
2. Bei schlechten Kontaktflächen der Arthrodese kann die Stabilität durch das Einbringen je eines zusätzlichen Steinmann-Nagels in Tibia und Kalkaneus wesentlich erhöht werden (Abb. 213). Verbindung aller Steinmann-Nägel medial und lateral mit je einem Rohr. Zusätzliche Anlagerung von Spongiosa ventral zwischen Tibia und Talus.
3. Kombination mit einer Arthrodese des unteren Sprunggelenkes (Triplearthrodese bzw. pantalare Arthrodese). Der Zugang 1a S. 335 wird distal bis über das Navikulare verlängert. Entknorpeln des oberen und unteren Sprunggelenkes (S. 340 und S. 342). Fixation durch externe Spanner, wobei je ein Steinmann-Nagel vorn durch die Tibiakante, durch den Kalkaneus und das Kuboid gebohrt wird. Die Nägel werden im Dreieck gegeneinander verspannt, Röntgenkontrolle.

Nachbehandlung

1. Hochlagerung mit Gipshinterschiene zur Sicherung der Vorfußstellung bis zur Wundheilung. Mobilisation nach Maßgabe der Wundheilung.
2. Spannerfreie Röntgenkontrolle 10–12 Wochen postoperativ. Bei gutem Stand und klinischer Stabilität aufbauende Belastung innerhalb von 2–4 Wochen. Schuhzurichtung (Pufferabsatz, Längenausgleich, Abrollrampe) (Abb. 77).

Doublearthrodese (englisch: Triple arthrodesis)

Indikation

- Haupteingriff am Fuß für die Korrektur von (Rest-)Fehlstellungen beim Klumpfuß, extremen Hohlfuß.
- Schmerzen bei posttraumatischer Arthrose des unteren Sprunggelenkes (Kalkaneusfrakturen) oder bei kontraktem Knick-Platt-Fuß.
- Lähmungsspitzfuß (Poliomyelitis): durch die Versteifung des unteren Sprunggelenkes lassen sich Kräfte zur Stabilisierung des oberen Sprunggelenkes gewinnen. Gleichzeitige Korrektur des Spitzfußes durch Kombination der Arthrodese mit einer Arthrorise (Variante 2).
- Operation nicht vor dem 11. Lebensjahr durchführen (Fußlängenwachstum).

Prinzip

- Die funktionelle Einheit des Subtalar- und Chopart-Gelenkes wird als Ganzes versteift. Sorgfältig den Gelenkkonturen folgend wird der gesamte Gelenkknorpel entfernt (Abb. 215). Ist eine Stellungskorrektur notwendig, wird diese anschließend durch sparsame Keilentnahme schrittweise erreicht. In besonders spektakulärer Weise können Varusstellungen des Rückfußes sowie Supinations- und Spitzfußstellungen beseitigt werden.

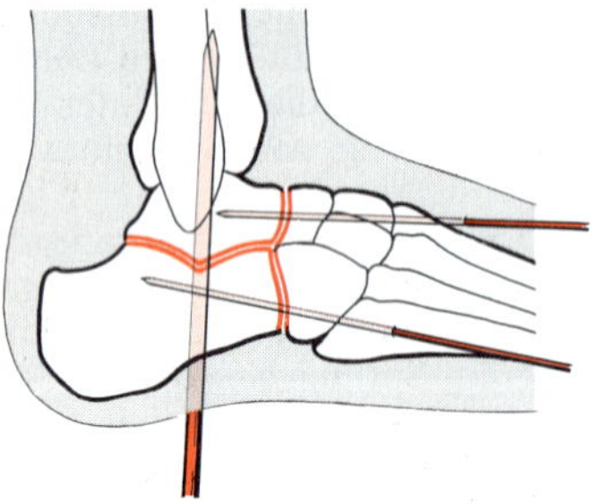

Abb. 215 Doublearthrodese. Die Entknorpelung folgt den Gelenkkonturen. Transfixation der Gelenke mit dicken Kirschner-Drähten

Operative Technik

1. Zugang 3 S. 335. Subperiostales Wegschieben der Peroneal- und langen Extensorensehnen. Nach distal Wegschieben des M. extensor digitorum brevis. Beim weiteren Vorgehen Haut nur vorsichtig in die benötigte Richtung wegziehen, um Wundheilungsstörungen zu vermeiden.
2. Entfernen der Weichteile und des Lig. talocalcaneum interosseum aus dem Sinus tarsi. Entknorpeln des Kalkaneokuboid- und des Talonavikulargelenkes unter Schutz der Sehnen und Weichteile mit Hohmann-Haken. Entknorpeln des vorderen

Anteiles des Subtalargelenkes und anschließend Spreizen desselben mit Knochenspreizer. Der hintere Anteil des Subtalargelenkes wird dadurch zum Klaffen gebracht.

3. Einbringen eines Hohmann-Hakens von laterodorsal um den Processus posterior tali. Entknorpeln des hinteren Anteiles des Subtalargelenkes. Der nach dorsal ansteigende Verlauf der Gelenklinie ist zu berücksichtigen. Sorgfältiges Entknorpeln des medialen Randes mit dem Lüer (cave Sehne des M. flexor hallucis longus).
4. Probereposition. Bei verbleibenden Fehlstellungen werden zunächst die Rückfußfehlstellungen (Varus- und Valgusabweichung), dann die Vorfußdeformitäten durch schrittweise Knochenresektionen korrigiert. Möglichst große Kontaktflächen (Pseudarthrosegefahr im Talonavikulargelenk), ein leichter Rückfußvalgus sowie ein physiologischer Vorfußstand sind anzustreben.
5. Gleichzeitig Achillessehnenverlängerung (S. 345 f.), Plantaraponeurosespaltung (S. 351) bei starker Spitzfuß- bzw. Hohlfußkomponente möglich.
6. Transfixation des unteren Sprunggelenkes durch einen durch die Ferse eingebrachten Steinmann-Nagel, der mit Vorteil das obere Sprunggelenk mitfixiert (Spitzfußprophylaxe). Vom Fußrücken her Transfixieren des Talonavikular- und Kalkaneokuboidgelenkes mit 2 dicken Kirschner-Drähten (Abb. 215).
7. Spongiosa aus den resezierten Knochenstückchen in die noch verbleibenden Lücken stopfen.

Beachte besonders

- Keinesfalls darf am Schluß der Operation ein Rückfußvarus verbleiben. Die Vorfußplatte muß in Bezug auf Pro- und Supination neutral stehen.

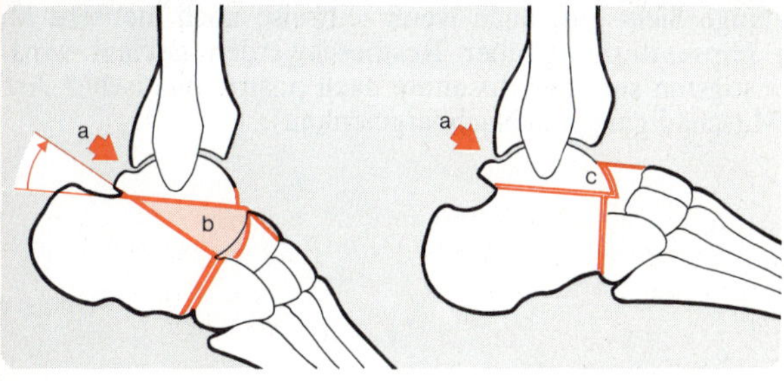

Abb. 216 Doublearthrodese nach Lambrinudi. Präoperatives Funktionsröntgenbild in maximaler Plantarflexion auf Planungsskizze in Neutralstand. a) Anschlag des Processus posterior tali am Hinterrand der Tibia. b) Zu resezierender Keil. c) Verzahnung des Talus im Os naviculare

Doublearthrodese (englisch: Triple arthrodesis)

Varianten

- Eine interne Fixation mit Blountschen Klammern ist möglich, beschleunigt aber den Heilungsverlauf nicht und macht oft eine Metallentfernung notwendig.
- Besteht ein Lähmungsspitzfuß, bewährt sich die Arthrodese-Arthrorise nach Lambrinudi (Abb. 216), bei der der Taluskopf größtenteils keilförmig reseziert und in eine Nut des Os naviculare verzahnt wird. Der dorsale Anschlag im oberen Sprunggelenk wird üblicherweise auf Plantarflexion von 0–10° eingestellt. Ausmaß der Resektion aufgrund einer präoperativen Röntgenaufnahme in maximaler Plantarflexion abschätzen.
- Bei subtalaren Arthrosen nach Kalkaneusfrakturen mit gut erhaltenem Kalkaneokuboidgelenk Arthrodese ausschließlich des Subtalargelenkes möglich. Fixation mit 2–3 Spongiosazugschrauben mit Unterlagsscheibe, evtl. unter Aufrichtung des talokalkanearen Winkels mit Beckenkammspänen.

Nachbehandlung

1. Hochlagerung. Nach 1–2 Wochen Anlegen eines gut anmodellierten Unterschenkelliegegipses in Narkose und Entfernen der Transfixation. Kleinere Stellungskorrekturen sind nach Entfernen der Transfixation durch den noch weichen Gips möglich.
2. 6 Wochen postoperativ Anlegen eines Unterschenkelgehgipses für weitere 6 Wochen.
3. Röntgenkontrolle 12 Wochen postoperativ nach Gipsentfernung.

Prognose

- Auf lange Sicht gut, auch wenn teilweise noch mehrere Monate nach Gipsentfernung über Restbeschwerden geklagt wird. Am ungünstigsten sind die Resultate nach posttraumatischer Arthrose (oft Mitschädigung von Nachbargelenken).

Achillessehnenverlängerung bei Klumpfuß

Indikation

- Verbleibende Spitzfußstellung nach konservativ erreichter Korrektur der Supinations- und Adduktionsfehlstellung (ab 3. Monat).
- In Kombination mit ⅔-Verlagerung der Sehne des M. tibialis anterior (S. 352 f.), medialer Kapselspaltung (S. 347), Doublearthrodese (S. 342 ff.) je nach Alter und Deformität.

Operative Technik

1. Hautschnitt genügend medial und parallel zum distalen Ende der Achillessehne (Abb. 217).
2. Darstellen der Achillessehne bis zum Tuber calcanei und Z-förmige Durchtrennung, wobei die mediale Hälfte unmittelbar am Tuber calcanei abgelöst wird (valgisierender Effekt, Abb. 218). Spalten spannender Teile des Peritendineums.
3. Findet sich ein M. plantaris longus, Sehne durchtrennen.

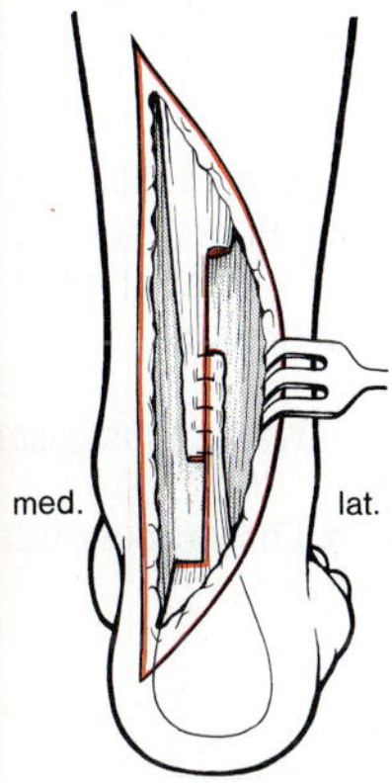

Abb. 217 Zugangsweg zur Achillessehnenverlängerung. Inzision medial und nicht dorsal der Achillessehne

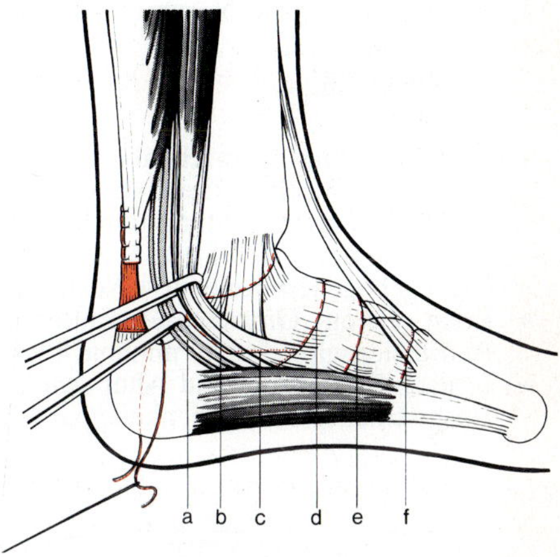

Abb. 218 Achillessehnenverlängerung und posteromediales Release. Bei reiner dorsaler Kapselspaltung genügt die dorsale Inzision (Abb. 217). Bei gleichzeitigem posteromedialem Release Zugang 8, S. 335 (verlängert). a) Gefäßnervenstrang. Posterior release: b) Lig. deltoideum, c) Unteres Sprunggelenk. Medial release: d) Talonavikulargelenk, e) Navikulokuneiformegelenk, f) Lisfranc-Gelenk

4. Gelingt die probeweise Redression des Fußes nicht, muß der Gefäßnervenstrang nach medial weggehalten und das obere und untere Sprunggelenk von hinten dargestellt werden. Exzision der dorsalen Kapselanteile und Durchtrennung des Lig. deltoideum sowie der medialen Kapsel des unteren Sprunggelenkes so weit, daß die Behebung der Spitzfuß- und Varusfehlstellung möglich wird (Abb. 218).
5. Verdeckte Naht der Achillessehne mit langsam resorbierbarem Nahtmaterial bei Dorsalextension des Fußes von ca. 5°.
6. Beim Kleinkind mit schlecht ausgebildeter Ferse transkutane Anschlingung des Tuber calcanei mit nicht resorbierbarem Faden (Abb. 218).

Beachte besonders

- Eine zu ausgiebige Verlängerung muß wegen drohender Hackenfußstellung vermieden werden.
- Eine Schnittführung dorsal der Achillessehne verursacht häufig Narbenbeschwerden durch Schuhdruck und Wundheilungsstörungen. Eine Schnittführung lateral kann die Durchtrennung des N. cutaneus surae bzw. N. suralis lateralis verursachen.

Nachbehandlung

- Beim Kleinkind Oberschenkelliegegips in Rechtwinkelstellung des Knies für 3 Wochen. Beim Anlegen des Gipses Faden der transkutanen Kalkaneusfesselung durch Gips führen und über Holzstäbchen knüpfen. Bei älteren Kindern Oberschenkelliegegips mit leicht gebogenem Knie für 4 Wochen.
- Beim ersten Gipswechsel Entfernen der Kalkaneusfesselung. Redressionsgipsserie für minimal 8 Wochen.
- Je nach Fußzustand und Alter Anpassen von Dreilappeneinlagen, Nachtschiene, Unterschenkelapparat (S. 160 ff.).

Mediale Kapselspaltung (medial release) bei Klumpfuß

Indikation

- Durch konservative Behandlung ungenügend korrigierte Vorfußadduktions- und -supinationsfehlstellung. Nur beim noch teilweise knorpelig ausgebildeten Skelett sinnvoll (2–8 Jahre).
- Kombination mit Achillessehnenverlängerung (S. 345 f.) möglich.

Prinzip

- Durch Spaltung der medialen Anteile der Gelenkkapseln im Tarsus sowie Verlängerung der an die Fehlform angepaßten Sehnen soll eine passive Redression ermöglicht werden (Abb. 218). Gipsen zur Stabilisierung der Korrekturstellung.

Operative Technik

1. Zugang 8 S. 335. Anschlingen des Gefäßnervenstranges retromalleolar und Präparieren desselben nach distal und proximal. Proximale Desinsertion des M. abductor hallucis (Abb. 224).
2. Darstellung der Sehne des M. tibialis posterior bis zur Einstrahlung in die Tuberositas ossis navicularis. Z-förmige Verlängerung retro- bzw. supramalleolär. Darstellen der Insertion des M. tibialis anterior.
3. Ausgiebige Kapsulotomie des Talonavikulargelenkes, des Navikulokuneiformegelenkes und des Tarsometatarsalgelenkes I von medial und plantar unter Entfernung der meist narbig verdickten Kapselteile bis zur genügenden Redression (Abb. 218).
4. Gelingt dies nicht genügend, muß je nach Befund die Sehne des M. tibialis anterior verlängert, die Plantaraponeurose gespalten (S. 351), eine Achillessehnenverlängerung (S. 345 f.) durchgeführt werden. Zur besseren Korrektur der Adduktionsfehlstellung evtl. Kuboidotomie (Fuß wird kürzer).
5. Perkutane Spickung der kapsulotomierten Gelenke senkrecht zur Gelenkfläche zur Retention der Korrekturstellung.

Nachbehandlung

1. Gepolsterter Oberschenkelliegegips, Knie leicht gebogen.
2. Nach 3 Wochen Entfernen der transfixierenden Kirschner-Drähte, Maßnahme für eine Nachtschiene und einen Unterschenkelapparat bzw. Dreilappeneinlagen, anschließend Unterschenkelgehgips für weitere 3 Wochen.
3. Abgabe der vorbereiteten Orthesen 6 Wochen postoperativ.

Supramalleoläre Korrekturosteotomie

Indikation

- Innenrotationsfehlstellung von mehr als 10° oder andere Fehlstellungen mit deutlichen funktionellen Störungen.

Operative Technik (Kind)

1. Planungsskizze (Abb. 219). Gerader Hautschnitt seitlich über der Fibula, 2–3 cm proximal der geplanten Tibiaosteotomie Subperiostales Darstellen der Fibula und Osteotomie mit oszillierender Säge. Bei Rotationskorrekturen wird die Osteotomie quer, bei Achskorrekturen schräg gelegt.
2. Gerader Hautschnitt ventral der Tibiakante, Spalten der Extensorenloge und subperiostales Darstellen der Tibia 1–2 cm proximal der Epiphysenfuge.
3. Markieren der Tibiaosteotomie mit Meißel und der geplanten Korrektur (Rotation, Valgisation/Varisation) durch Einbohren je eines Kirschner-Drahtes proximal und distal der geplanten Osteotomie. Der Winkel zwischen den Kirschner-Drähten wird so gewählt, daß sie nach der Korrektur parallel stehen. Quere Osteotomie der Tibia. Gegebenenfalls Keilentnahmen vom proximalen Fragment, um eine gute Kongruenz der Osteotomieflächen zu erreichen.
4. Reposition und Transfixation mit 2 dicken Kirschner-Drähten, die sich nicht auf der Osteotomiehöhe kreuzen sollen (Rotationsstabilität), wohl aber die Epiphysenfuge durchqueren dürfen (Abb. 219). Röntgenkontrolle.

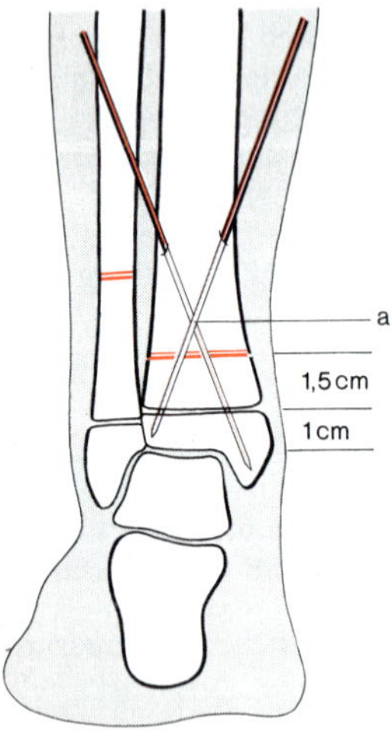

Abb. 219 Supramalleoläre Korrekturosteotomie beim Kind. a) Kreuzung der Kirschner-Drähte außerhalb der Osteotomiefläche

5. Bei Repositionsschwierigkeiten Membrana interossea im Bereich zwischen Tibia- und Fibulaosteotomie besser lösen.

Nachbehandlung

1. Oberschenkelliegegips für 3–4 Wochen, Knie leicht gebeugt.
2. Röntgenkontrolle und Entfernung der Kirschner-Drähte, gut anmodellierter Unterschenkelgehgips für weitere 3–4 Wochen.

Variante

- Valgisationsosteotomie beim Erwachsenen unter Verwendung äußerer Spanner: Schräge Fibulaosteotomie unter Resektion eines Fibulastückchens je nach geplantem Korrekturwinkel. Nach Darstellen der Tibia von ventral und Markieren der Osteotomie Einbohren eines Steinmann-Nagels von Hand parallel und unmittelbar oberhalb des oberen Sprunggelenkes durch den Pilon tibial. Unter Einhalten des geplanten Korrekturwinkels Einbringen eines Steinmann-Nagels 1,5–2 cm proximal der geplanten Osteotomie von lateral, ohne daß dabei schon die Haut medial perforiert wird. Osteotomie der Fibula, evtl. Keilresektion, Achskorrektur und Durchschlagen des Steinmann-Nagels medial durch die Haut. Montage der Spanner medial und lateral, Kompression, Röntgenkontrolle analog Arthrodese des oberen Sprunggelenkes (S. 339 f.). Wie bei der letzteren kann die Stabilität durch Hinzufügen eines dritten Steinmann-Nagels proximal durch die Tibia wesentlich erhöht werden. Nachbehandlung analog der Arthrodese.

Kalkaneusosteotomie nach Dwyer

Indikation

- Ausgesprochener Rückfußvarus mit chronischer Supinationsüberlastung der Sprunggelenke. Bei Bandinstabilität des oberen Sprunggelenkes evtl. Kombination mit lateraler Bandplastik (S. 337 f.).
- Hohlfuß mit Beschwerden vor allem im Fersenbereich.

Operative Technik

1. Zugang gemäß Abb. 220a. Aufsuchen des Peronealsehnenfaches, welches mit dem Raspatorium nach kranial dorsal vom Kalkaneuskörper wegpräpariert wird. Je nach geplanter Osteotomie Freilegen der entsprechenden Kalkaneuszone (Abb. 220a).
2. Einstellen der Osteotomie mit 2 Hohmann-Haken, Markieren der Osteotomie mit Meißel. Sägen des Keiles mit oszillierender Säge (Kühlung), Keilentnahme und sorgfältige Ergänzung der Osteotomie mit Meißel. Mit Knochenspreizer Spreizen der Osteotomie medial zur Lockerung der straffen medialen Bandverbindungen, was das Zuklappen der Osteotomie erleichtert.
3. Stichinzision im lateralen Fersenbereich und Einbringen einer Spongiosazugschraube mit Unterlagsscheibe (Abb. 220c). Kontrolle unter Bildwandler, daß die Schraube intraossär liegt. Spülen, Drainage, Wundverschluß.

Nachbehandlung

1. Mobilisation mit Abrollen ab 2.–3. Tag.
2. Röntgenkontrolle nach 6 Wochen und zunehmende Vollbelastung.

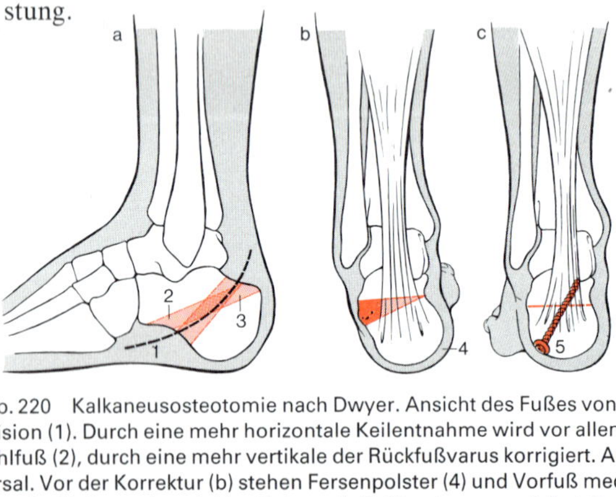

Abb. 220 Kalkaneusosteotomie nach Dwyer. Ansicht des Fußes von lateral (a). Inzision (1). Durch eine mehr horizontale Keilentnahme wird vor allem der Hohlfuß (2), durch eine mehr vertikale der Rückfußvarus korrigiert. Ansicht von dorsal. Vor der Korrektur (b) stehen Fersenpolster (4) und Vorfuß medial vor. Nach der Keilentnahme (c) ist die laterale Fußkontur normalisiert. Spongiosazugschraube mit Unterlagsscheibe (5) eingebracht durch eine Stichinzision

Offene Plantaraponeurosendurchtrennung

Indikation

- Als Zusatzeingriff bei Klumpfußbehandlung, z.B. bei medialer Kapselspaltung (S. 347), Achillessehnenverlängerung (S. 345 f.), Teilverlagerung der Sehne des M. tibialis anterior (S. 352 f.), Doublearthrodese (S. 342 ff.).
- Als Einzeleingriff beim Hohlfuß von fraglichem Wert, da durch die relative Verkürzung der Zehenflexoren die Krallenzehenbildung begünstigt wird.

Prinzip

- Gelingt die Längsentfaltung des Fußes im Rahmen anderer Eingriffe nicht, soll diese durch das Durchtrennen der Plantaraponeurose vereinfacht werden.

Operative Technik

1. Zugang 9 S. 335.
2. Dorsale und plantare Darstellung der Plantaraponeurose, wobei besonders die lateralen Fasern von ihrer engen Verbindung mit der darüberliegenden Muskulatur gelöst werden müssen. Quere Resektion eines ca. 1 cm breiten Streifens (Abb. 221).
3. Gute Wunddrainage (Hämatome).

Beachte besonders

- Der Hautschnitt muß medial der Abstützfläche einer Einlage zu liegen kommen.

Nachbehandlung

1. Redressierender Unterschenkelliegegips für 3 Wochen.
2. Anschließend redressierender Unterschenkelgehgips für weitere 3 Wochen.

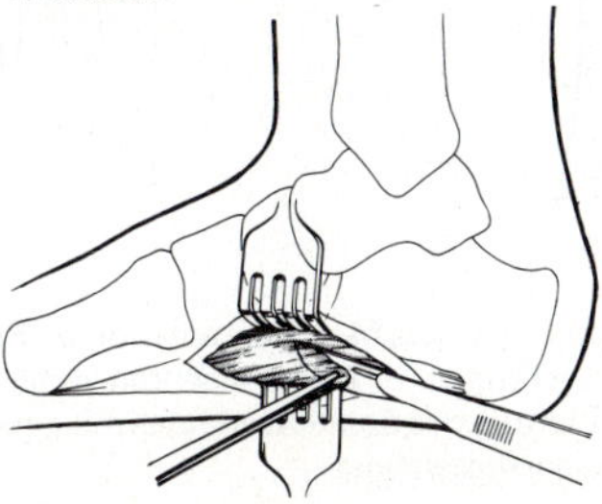

Abb. 221 Durchtrennung der Plantaraponeurose

Zweidrittelverlagerung der Tibialis-anterior-Sehne

Indikation

- Trotz konservativer Therapie verbleibende Supinations- und Adduktionsfehlstellung beim Klumpfuß bzw. Lähmungsfuß. Beim Klumpfuß ist die Indikation im Alter von 4–12 Jahren gegeben, gegebenenfalls kombiniert mit medialer Kapselspaltung (S. 347), Achillessehnenverlängerung (S. 345 f.).
- Präoperativ muß die geplante Stellungskorrektur des Fußes passiv erreichbar sein.
- Kann auch beim Spastiker zur Anwendung kommen.

Prinzip

- Durch Teilverlagerung der Sehne des M. tibialis anterior nach lateral wird ein kräftiger Supinator zu einem Pronator.

Operative Technik

1. Zugang 7 S. 335. Abspalten und provisorisches Anschlingen der lateralen ⅔ der Sehne des M. tibialis anterior (Abb. 222 b).
2. Hautschnitt lateral der Tibiakante am Muskel-Sehnen-Übergang (Abb. 222 a). Mittels von proximal eingebrachter Klemme

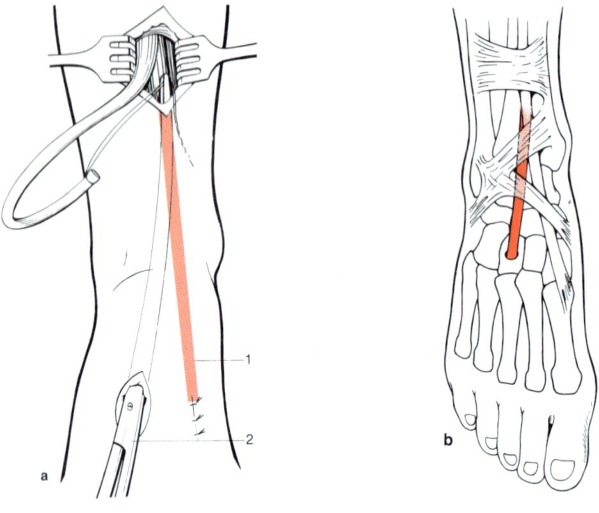

Abb. 222 Verlagerung der Sehne des M. tibialis anterior. a) Schematische Darstellung des Sehnendurchzuges. 1) An der Insertion verbleibendes Sehnendrittel. 2) Stumpfe Tunnelierung des Sehnenverlaufes mit gebogener Klemme. b) Übersicht, durchscheinend gezeichnet

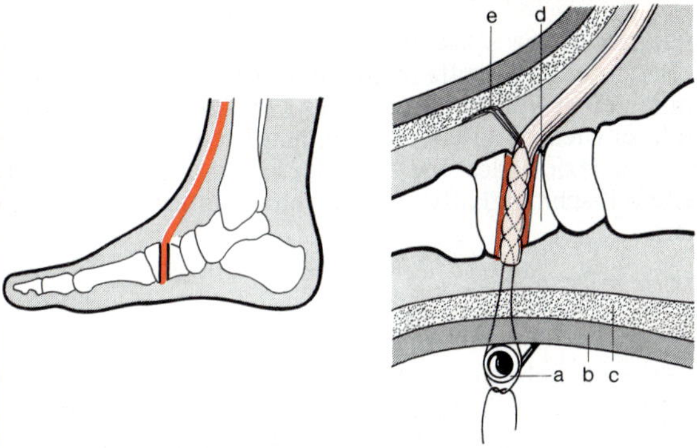

Abb. 223 Fixation der Sehne des M. tibialis anterior im Os cuneiforme III. a) Plantar durchgezogener Draht. b) Gips. c) Polster. d) Os cuneiforme III. e) Ausziehdraht

den angeschlungenen Sehnenteil unter den Retinakula hochziehen und bis zum Übergang in den Muskelbauch abspalten.

3. Hautschnitt über dem Kuneiforme III (Abb. 222) und subkutanes Durchziehen des losgelösten Sehnenanteiles. Dorsoplantares Bohrloch von 4–5 mm Durchmesser durch das Os cuneiforme III (Abb. 223). Anlegen einer Durchflechtungsnaht mit Ausziehdraht am Sehnenstumpf (Metallfaden). Der Draht soll nicht mehr als 4mal kreuzweise durch die Sehne gezogen werden. Durchflechtungsnaht via Bohrloch mit geraden Nadeln durch die Fußsohle durchziehen. Die Sehne wird so stark gespannt und der Draht provisorisch mit einer Klemme unter der Planta pedis fixiert, daß in korrigierter Fußstellung der mediale und laterale Sehnenanteil gleichmäßig gespannt ist.
4. Wunddrainage, Hautnaht. Anlegen eines Oberschenkelliegegipses mit leichter Beugestellung des Kniegelenkes. Gips um den durch den Operateur unter leichter Spannung gehaltenen Durchflechtungsdraht anlegen. Durchflechtungsdraht über Holzstäbchen knoten und übergipsen.

Nachbehandlung

1. Entfernen des Gipses und des Ausziehdrahtes nach 3 Wochen.
2. Anmessen von Nachtschiene und Dreilappeneinlagen bzw. Gehapparat. Unterschenkelgehgips für 3 Wochen.
3. Abgabe der Behelfe und Beginn mit aktiver Fußgymnastik 6 Wochen postoperativ.

Operation bei Hallux flexus

Indikation

- Transmetatarsale Strecksehnenfixation nach Scherb, kombiniert mit der Beugesehnenverpflanzung nach Görres.
- Im Rahmen einer Poliomyelitis, eines Tibialis-posterior-Syndromes oder anderer (neurologischer) Krankheiten entstandene redressierbare Plantarflexion des Metatarsale I und Flexionsstellung der Großzehe mit schmerzhafter Beschwielung unter dem Metatarsaleköpfchen.

Prinzip

- Der M. extensor hallucis longus wird nach proximal auf das Metatarsaleköpfchen und die Sehne des Flexor hallucis longus von der End- auf die Grundphalanx verlagert. Dadurch wird der Inflexion des Metatarsale I und der Flexionsstellung der Großzehe entgegengewirkt.

Operative Technik

1. Zugang 6 S. 335.
2. Ablösen des Sehnenansatzes des M. extensor hallucis longus unter Schonung der Sehne des M. extensor brevis. Anlegen eines V-förmigen Bohrloches im Metatarsaleköpfchen I unmittelbar proximal des Gelenkkapselansatzes und Durchziehen der angeschlungenen Sehnen (Abb. 224).
3. Ablösen des Sehnenansatzes des M. flexor hallucis longus von der Basis des Endgliedes. Spalten des Endes über eine Länge von 2 cm. Subperiostales Freipräparieren der Grundphalanx und nach dorsal Durchziehen der beiden Sehnenhälften medial und lateral der Grundphalanx.

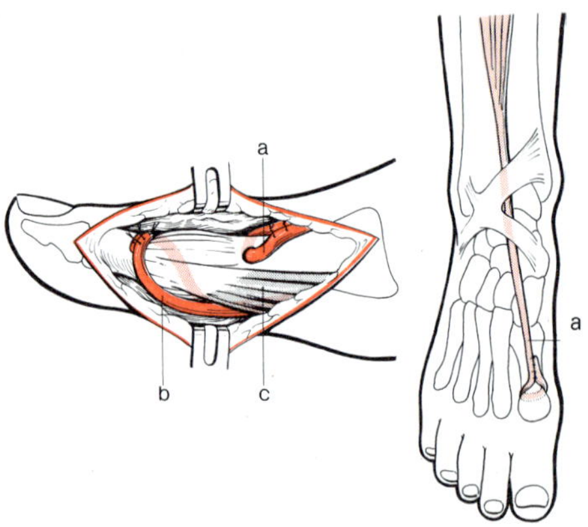

Abb. 224 Transmetatarsale Strecksehnenfixation und Beugesehnenverlagerung der Großzehe. a) Sehne des M. extensor hallucis longus. b) Mediale Hälfte der Sehne des M. flexor hallucis longus, dorsal der Grundphalanx mit der lateralen Hälfte vernäht. c) M. abductor hallucis

4. Redression der Großzehe, evtl. nach zusätzlicher Kapselspaltung dorsal im Grundgelenk, plantar im Endgelenk. Vernähen der beiden Sehnen an ihrer neuen Insertionsstelle unter leichter Spannung (Abb. 224).

Variante

- Besteht allein ein Hallux flexus bzw. eine Inflexion des Metatarsale I, so können die beiden Sehnenverlagerungen auch gesondert zur Anwendung kommen.
- Hallux flexus nach Tibialis-posterior-Syndrom: zusätzlich retromalleoläre mediale Adhäsiolyse, evtl. Verlängerung der langen Flexorsehne.

Nachbehandlung

1. Unterschenkelliegegips für 3 Wochen in Neutralstellung des oberen Sprunggelenkes, Dorsalflexion des Metatarsale I und leichter Plantarflexion der Großzehe.
2. Unterschenkelgehgips mit weit hinten liegendem Abrollpunkt.
3. 6 Wochen postoperativ Gipsentfernung, aktive Gymnastik und Fußabrollübungen.

Operation des Hallux valgus nach McBride

Indikation

- Hallux valgus ohne oder nur mit geringer Arthrose im Großzehengrundgelenk. Bei schlaff hängendem Fuß soll die Varusstellung des Metatarsale I passiv redressierbar sein. Eine Überlänge des I. Strahles (ägyptischer Fuß) ist ungünstig.

Prinzip

- Durch das Ablösen des M. adductor hallucis lateral von der Grundphalanx und das plantare Durchziehen retrokapital am Metatarsale I wird die Großzehe von ihrem am stärksten valginisierenden Muskel befreit. Am neuen Insertionspunkt hilft der Muskel mit, der Supinations-, Dorsalflexions- und Varusstellung des Metatarsale I entgegenzuwirken. Der Fuß kann etwas verschmälert werden.

Operative Technik

1. Zugang 13 S. 335, am distalen Ende der ersten Interdigitalfalte beginnend.
2. Aufsuchen des distalen Randes der Sehne des M. adductor hallucis. Scharfes Ablösen der Sehne lateral von der Grundphalanx. Anschlingen der Sehne und scharfes Loslösen vom lateralen Sesambein unter ständigem Zug.
3. Zugang 12 S. 335 unter Belassung einer genügenden Hautbrükke. Längsinzision der Gelenkkapsel dorsomedial und Abtragen der Pseudoexostose unter Hohmann-Schutz analog Abb. 228.
4. Nach medial Durchziehen der Adduktorsehne plantar zwischen dem Metatarsalehals und der langen Flexorsehne, unmittelbar proximal der Sesambeine. Anbringen eines V-förmigen Bohrloches dorsomedial am Metatarsalehals. Reduktion des Metatarsus varus auf 5–10°. Transossäre Fixation der Adduktorsehne (Abb. 226). Zusätzliche Sicherung an der Gelenkkapsel.
5. Beträgt die Varusstellung der Großzehe noch mehr als 15–20°, wird die Abduktorsehne medial von der Gelenkkapsel abgelöst und unter leichter Kapselraffung etwas distal und plantar reinseriert.

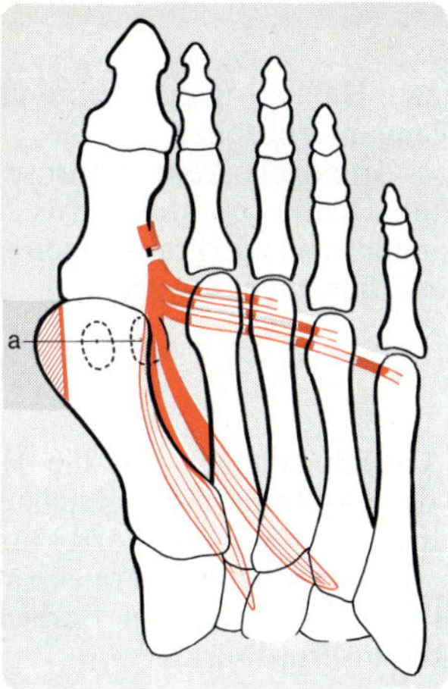

Abb. 225 Verlagerung der Sehne des M. adductor hallucis, Vorbereitung. Schematische Dorsalansicht. a) Subluxierte Sesambeine

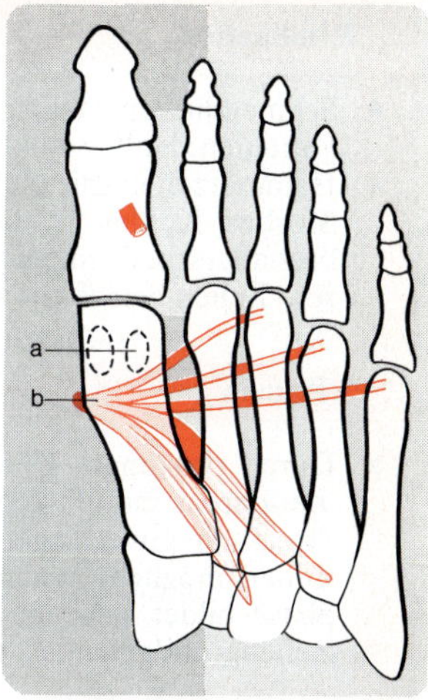

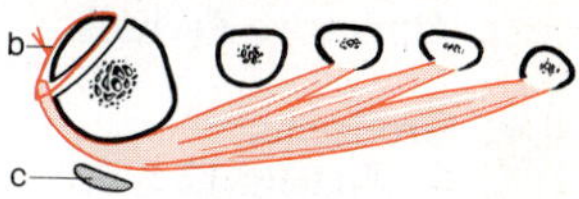

Abb. 226 Verlagerung der Sehne des M. adductor hallucis, Endphase. Schematische Dorsalansicht und Schnitt. a) Reponierte Sesambeine. b) Transossäres Vernähen der Sehne. c) Sehne des M. flexor hallucis longus

Nachbehandlung

1. Kompressionsverband unter gemeinsamem Einbinden der Großzehe mit der II. Zehe (Polsterung zwischen den Zehen).
2. Gehbeginn unter ausschließlicher Fersenbelastung am 2. Tag.
3. Beginn mit belastetem Abrollen des Fußes nach 3–4 Wochen.

Debasierung der Grundphalangen (Keller-Brandes)

Indikation

- Schmerzhafter Hallux valgus bzw. Hallux rigidus beim älteren Patienten. Hallux valgus bei überlanger Großzehe.
- Hammerzehen mit (sub-)luxierten Grundgelenken, Arthrose nach Morbus Köhler II, schmerzhafter Digitus quintus varus. Sind, besonders bei entzündlichen rheumatischen Erkrankungen, mehrere Zehen betroffen, metatarsales Alignement erwägen.

Prinzip

- Durch proximale Kürzung der Grundphalangen um die Hälfte, mindestens um ein Drittel – bei der Großzehe unter gleichzeitiger Strecksehnenverlängerung – wird eine Stellungskorrektur der Zehen möglich. Während einer vorübergehenden Transfixationsphase bildet sich ein bindegewebiges Interponat im Bereich des Zehengrundgelenkes, welches als Nearthrose wirkt.

Operative Technik

- Großzehe:
  1. Zugang 12 S. 335. Z-förmige Durchtrennung der Sehne des M. extensor hallucis longus (Abb. 227). Ist der M. extensor hallucis brevis kräftig, wird seine Sehne durchtrennt.
  2. Längsspalten der Gelenkkapsel, Freipräparieren der proximalen Grundphalanx unter Bildung von 2 Kapsellappen (Abb. 227).
  3. Dorsalluxation der Grundphalanx und Resektion der proximalen Hälfte derselben mit oszillierender Säge, Meißel oder großer Liston-Schere (Achtung: Zersplitterungsgefahr). Glätten der Stümpfe.

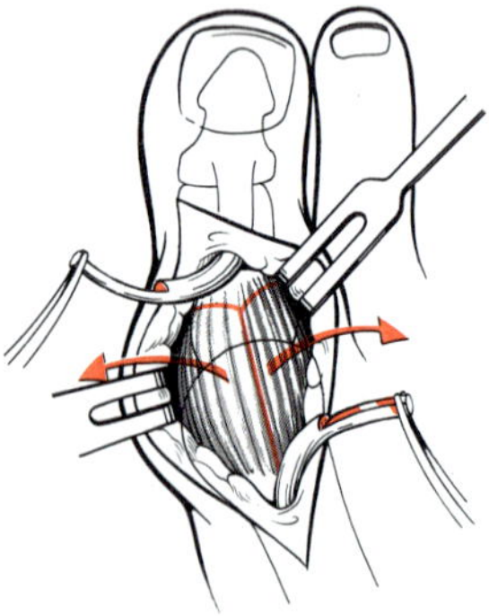

Abb. 227 Debasierung der Großzehe. T-förmige Kapselinzision

Debasierung der Grundphalangen (Keller-Brandes)

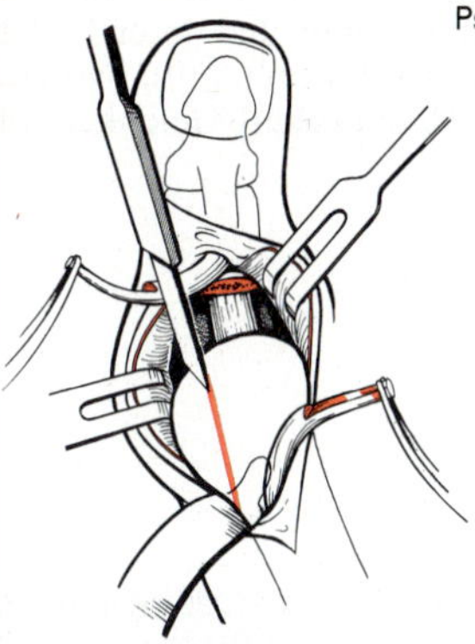

Abb. 228 Debasierung der Großzehe. Entfernen der Pseudoexostose

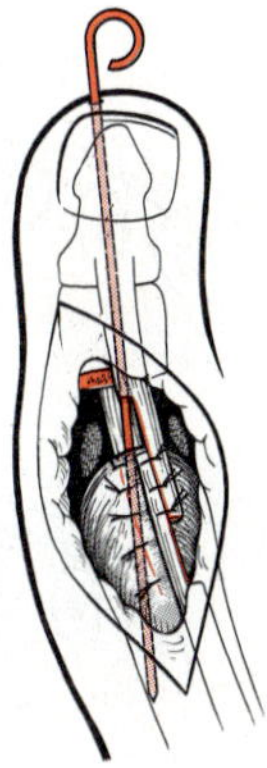

Abb. 229 Debasierung der Großzehe. Vernähen der Kapsel über dem Metatarsaleköpfchen, Vernähen der verlängerten Extensorensehne, Transfixiation mit Kirschner-Draht

4. Abmeißeln der sog. Pseudoexostose (Abb. 228).
5. Mobilisation der beiden Kapsellappen und Vernähen über dem Metatarsaleköpfchen mit resorbierbaren Nähten (Abb. 229). Verlängerung der Extensorensehne um 1–2 cm.
6. Transfixation des Großzehengrundgelenkes oder Weichteilschienung mit 1–2 Kirschner-Drähten (Abb. 229).

- Zehen II–IV:

1. Zugang 15a S. 335 bei Debasierung einer Einzelzehe; Zugang 15b bei Debasierung mehrerer Zehen.
2. Resektion eines Stückchens der langen Extensorensehne. Eröffnen des Grundgelenkes und Dorsalluxation der proximalen Hälfte der Grundphalanx, welche reseziert wird mit der oszillierenden Säge oder der Listonschen Knochenzange (Achtung, Knochen splittert sich gerne auf).
3. Transfixation des Zehengrundgelenkes mit Kirschner-Draht.

Varianten

1. Anstelle der Kirschner-Draht-Fixation kann für Einzelzehen auch ein Hohmann-Verband angelegt werden (Abb. 231).
2. Bestehen an den Metatarsaleköpfchen arthrotische Randwülste, z. B. bei Zustand nach Morbus Köhler II, Abtragen derselben.
3. Bei ausgesprochenem Metatarsus I varus Kapselraffung: Zugang 6 S. 335 von medial. Lösen der Adhäsionen zwischen den

nach lateral luxierten Sesambeinen und dem Metatarsaleköpfchen (Abb. 230). Knochenresektion wie oben, anschließend Raffung der Kapsel durch Verdoppeln medial unter Redression der Varusstellung des Metatarsale I (Abb. 230). Nötigenfalls Kapsulotomie des Kuneiforme-Metatarsale-I-Gelenkes von medial.

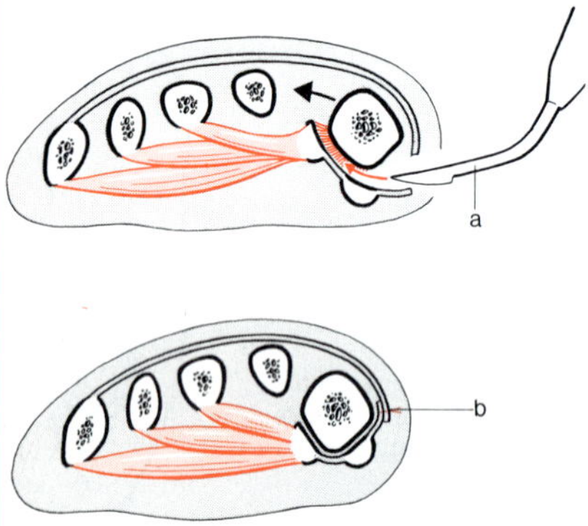

Abb. 230 Kapselraffung bei Debasierung. a) Lösen der Adhäsionen der Sesambeine mit Schere oder Raspatorium. b) Verdoppelung der Kapsel

4. Längsspaltung anstatt Durchtrennung der Extensorensehne anläßlich der Debasierung II–IV bei weniger ausgeprägter Krallenzehenbildung.

Nachbehandlung

- Großzehe:
  1. Kirschner-Draht-Transfixation für 8–10 Tage.
  2. Aktive Zehenübungen, Gehbeginn (Fersengang) ab 1.–2. Tag.
  3. Beginn mit Abrollen des Fußes nach 2–3 Wochen. Abgabe einer Nachtschiene (Gipsschiene oder konfektionierte Hallux-valgus-Schiene) für 3 Monate.
  4. Anpassen gut modellierter Einlagen nach Rückgang der postoperativen Schwellungszustände bei gleichzeitigen Metatarsalgien.
- Kleinzehen:
  1. Mobilisation mit Fersengang ab 1. Tag. Entfernen der Kirschner-Draht-Fixation nach 8 Tagen.
  2. Abrollen des Fußes nach Wundheilung.

Indikation

- Schmerzhafte Hammerzehen ohne Subluxation im Grundgelenk, überlange Zehen, z. B. in Verbindung mit Debasierung der Nachbarzehen, Klavusbildung bei Digitus superductus.

Prinzip

- Durch ausgiebige Resektion der distalen Hälfte der Grundphalanx und des Mittelgelenkes wird eine Begradigung und Verkürzung der Zehen erreicht. Je nachdem resultiert eine Arthrodese oder eine Nearthrose.

Operative Technik

1. Zugang 16 S. 335, evtl. unter Umschneidung eines vorhandenen Klavus.
2. Bei deutlicher Dorsalflexionsstellung der Zehen Resektion der Extensorensehne, was bei reiner Zehenverkürzung unterbleiben kann.
3. Die distale Hälfte der Grundphalanx wird freipräpariert und nach Dorsalluxation reseziert. Entknorpelung der proximalen Gelenkfläche der Mittelphalanx mit Lüer.
4. Transfixation oder Weichteilschienung mit Kirschner-Draht, wobei das Grundgelenk ebenfalls ruhiggestellt wird. Bei einzelnen Zehen Hohmann-Verband anstelle einer Transfixation (Abb. 231).

Nachbehandlung

- Wie bei Debasierung von Kleinzehen (S. 358).

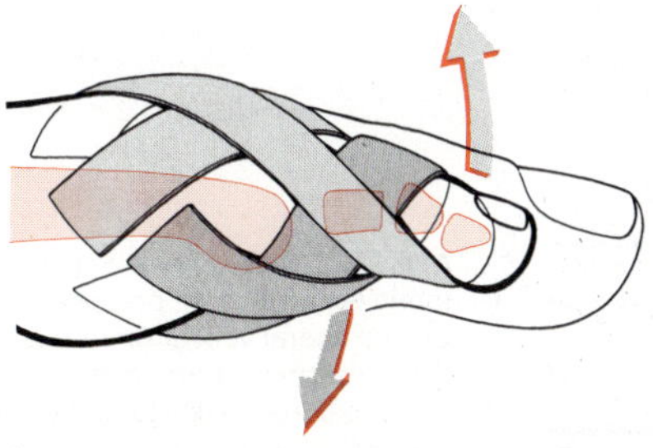

Abb. 231 Hohmann-Verband

Retrokapitale Schrägosteotomie nach Helal

Indikation

- Umschriebene Schmerzen unter den Metatarsaleköpfchen II–IV, evtl. kombiniert mit mäßigen Krallenzehen. Besonders bei älteren Leuten ist eine deutliche Besserung zu erwarten.
- Stellt an die Durchblutungsverhältnisse weniger große Ansprüche als Zehenoperationen (S. 354 ff.).
- Bei sehr steil stehenden Metatarsalia weniger geeignet.

Prinzip

- Nach schrägen Osteotomien können die Metatarsaleköpfchen unter funktioneller Belastung nach dorsal-proximal weggleiten. Durch dieses Alignement kommt es zu einer regelmäßigen Druckverteilung unter den Metatarsaleköpfchen (Abb. 232).
- Nur ausnahmsweise lediglich 1 oder 2 Metatarsalia osteotomieren (Gefahr der Verlagerung des Schmerzpunktes).
- Gipsbehandlung oder Bettruhe für längere Zeit sind kontraindiziert. Eingriff deshalb nur mit Fußoperationen kombinierbar, die ebenfalls eine Frühbelastung zulassen.

Operative Technik

1. Zugang 14 S. 335. Subperiostales Darstellen des Metatarsalehalses mit 2 kleinen Hohmann-Haken.
2. Stark schräge Osteotomie mit oszillierender Säge. Entfernen der vorstehenden Fragmentspitzen (Abb. 232).
3. Kontrolle der guten Verschieblichkeit, Blutstillung, Hautverschluß. Verband plantar so polstern, daß eine leichte retrokapitale Abstützung entsteht.

Nachbehandlung

- Belastetes Stehen und Gehen ab 1. Tag, nach Maßgabe der Beschwerden zunehmend.

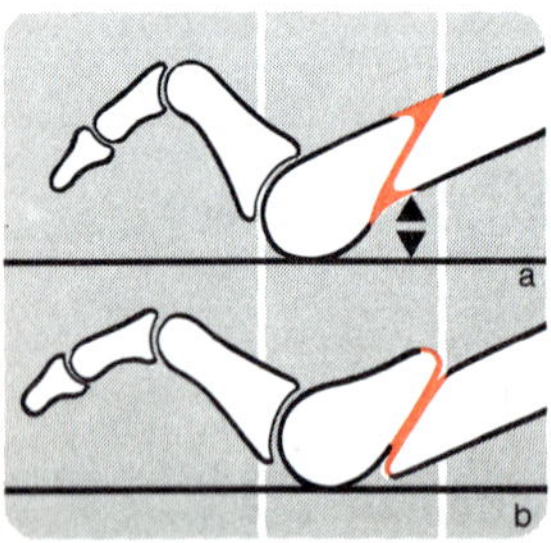

Abb. 232 Retrokapitale Schrägosteotomie nach Helal; a) präoperativ, b) postoperativ. Druckentlastung unter dem Köpfchen, verminderte Krallenzehenstellung durch Verkürzung. Vgl. auch Abb. 87.

Indikation

- Hallux rigidus.
- Unbefriedigende Zustände nach früheren Operationen, z.B. Hallux flexus nach Debasierung.
- Fehlstellung bei neurologisch gestörtem Gleichgewicht oder Mißbildungen.
- Eingriff nur bei guter Durchblutung durchführen.
- Freie Beweglichkeit mit Hyperextension im Endgelenk.

Prinzip

- Bei der Arthrodese soll beim Mann die Grundphalanx in einer Dorsalflexionsstellung von etwa 15° gegenüber der belasteten Fläche und in einer Varusstellung von etwa 10° eingestellt werden (Abb. 233). Bei der Frau Absatzgewohnheiten mitberücksichtigen.
- Beim Versteifen in zu geringer Dorsalflexion glaubt der Patient, beim Gehen „den Boden wegdrücken zu müssen". Klavusgefahr bei zu starker Dorsalflexion.

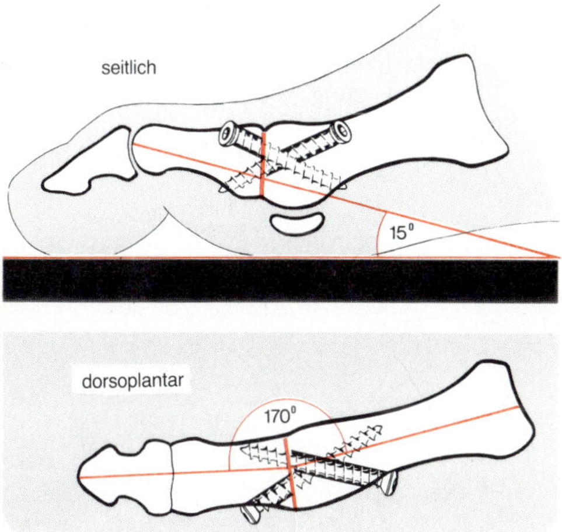

Abb. 233 Arthrodese des Großzehengrundgelenkes

Operative Technik

1. Zugang 6 S. 335. Dorsomediale Eröffnung der Gelenkkapsel. Subperiostale Darstellung des Metatarsaleköpfchens und des proximalen Endes der Grundphalanx.

2. Immer zuerst Osteotomie der Grundphalanx parallel und 2 mm distal der Gelenkfläche so, daß eine möglichst große Kontaktfläche für die Arthrodese bewahrt wird.
3. Die Grundphalanx wird in die geplante Arthrodesestellung gebracht und parallel zu ihrer Osteotomiefläche mit der oszillierenden Säge ein kleines Segment vom Metatarsaleköpfchen reseziert.
4. Es werden nur diejenigen Randwülste abgetragen, die funktionell störend vorspringen und die Stabilität der Arthrodese nicht verbessern.
5. Vorbereiten einer Nut medial der Grundphalanx mit der Lüerzange zum Aufnehmen des Schraubenkopfes, Adaptation der Arthrodeseflächen und provisorische Fixation mit einem Kirschner-Draht anstelle einer geplanten Zugschraube. Stellungsüberprüfung.
6. Einbringen einer kreuzweise zum Kirschner-Draht liegenden Zugschraube, anschließend Ersatz des Kirschner-Drahtes durch eine 2. Zugschraube so, daß sich die Schrauben außerhalb der Arthrodese kreuzen. Bildwandlerkontrolle.

Nachbehandlung

1. Bei guter Stabilität Nachbehandlung ohne Gips. Mobilisation am 1. Tag mit Fersenbelastung. Stehen mit Belastung erlaubt. Bei fraglicher Stabilität Gehgips.
2. Röntgenkontrolle nach 6 Wochen, anschließend Abrollen mit Vollbelastung erlaubt.

Prinzip

- Auch die modernste Prothesentechnik wird nie in der Lage sein, das Amputat vollwertig zu ersetzen. Das Mißverhältnis zwischen Stumpf und Prothese nimmt mit der Höhe des Amputationsniveaus zu. Es potenziert sich bei Mehrfachamputationen.
- Es ist also alles daranzusetzen, eine Amputation zu vermeiden oder so peripher wie möglich durchzuführen. Die hohe Amputation „auf Vorschuß" bei progredienten Erkrankungen, z.B. arteriellen Durchblutungsstörungen, ist abzulehnen, da sie kurzsichtig ist und auf diese Weise Prothesenversorgung und Rehabilitation erschwert.
- Eine möglichst periphere Amputation erfordert jedoch eine atraumatische operative Technik und eine sorgfältige Nachbehandlung. Für chirurgische Anfänger daher denkbar schlecht geeignet.
- Anzustreben ist ein schmerzfreier, auf seiner ganzen Oberfläche belastbarer Stumpf. Die Erhaltung der Sensibilität ist erwünscht, jedoch nicht absolut notwendig.
- Im Zweifelsfall (akuter Infekt, unklare Demarkation) Vorgehen nach den Methoden der Kriegschirurgie: offene Amputation, weitere Wunddébridements, sekundärer Verschluß 10–14 Tage später.
- Bei traumatischen Stümpfen oder bei Wundheilungsstörungen sind oft Narben- oder Stumpfkorrekturen erforderlich.
- Cave: Druckstellen und arterielle, venöse und lymphatische Zirkulationsstörungen durch inadäquate Nachbehandlung und Prothesenversorgung, besonders bei gestörter Sensibilität (z.B. bei Diabetes).
- Am schwierigsten ist die Wahl der Amputationshöhe. Die klinische Beurteilung ist wichtiger als technische Methoden: Anamnese, Schmerzcharakter und -lokalisation. Zustand der Haut: Farbe, Temperatur, Behaarung, Schwellung, Atrophie, Nekrosen. Tiefe Gewebe intraoperativ zu beurteilen: Farbe und Retraktibilität der Muskulatur. Bei gestörter Durchblutung Operation ohne Blutleere zur besseren Beurteilung der Zirkulation. Thrombosierte Venen sind ein schlechtes Omen und rechtfertigen eine Verlegung der Amputationshöhe weiter nach proximal. Technische Methoden: Doppler-Ultraschalldiagnostik der Arterien, Oszillogramm. O_2-Partialdruck der Haut. Szintigraphie. Die Arteriographie bringt für die Bestimmung der Amputationshöhe keine zusätzlichen Erkenntnisse und ist nicht ohne Risiko!
- Beim Stand der modernen Prothesentechnik besteht kein Grund, um der Prothesenversorgung willen höher zu amputieren. (Ein kurzer Unterschenkelstumpf ist z. B. besser als Knieexartikulation, und diese wiederum jedem Oberschenkelstumpf weit überlegen!)
- Prothesenversorgung, Prothesentraining siehe S. 175 ff., 178 ff. Nicht bei jeder Amputation ist automatisch eine Prothese indiziert!

Operative Verfahren

- Schnittführung den anatomischen Gegebenheiten und den bestehenden Gewebsschäden und Narben anpassen. Keine unnötige Durchtrennung von Gewebsschichten! Alte Narben in die Schnittführung einbeziehen bzw. exzidieren. Sich kreuzende Schnitte vermeiden. Keine oder nur kurz dauernde Blutleere bei arteriellen Durchblutungsstörungen. Bei ungestörter arterieller Durchblutung Blutleere vor Wundverschluß öffnen. Peinlich genaue Blutstillung, immer Wunddrainage.
- Knochen durch Säge nicht überhitzen, Kanten abrunden. Wenn mehrere Knochen zu durchtrennen sind, ist deren Länge aufeinander abzustimmen. Schädigung der benachbarten Weichteile vermeiden. Bei Exartikulationen Gelenkknorpel stehenlassen.
- Gefäße möglichst distal durchtrennen. Gefäßprothesen vollständig mindestens bis in die Leiste entfernen, ansonsten erhöhte Infektgefahr.
- Große Nerven 3–5 cm proximal des Knochenendes glatt durchtrennen, nach Ligatur mit resorbierbarem Material bei intraneuraler Arterie. Nerven nicht herunterziehen, sondern Schnittstelle möglichst atraumatisch freilegen. Hautnerven 1–2 cm weiter proximal glatt durchtrennen. Unbedingt spannungsfreier Verschluß der tiefen Weichteilschichten mit resorbierbarem Material. Hautnaht einschichtig, ebenfalls ohne Spannung (Abb. 242). Muskelnähte führen zu lokalen Gewebsnekrosen, bei Gefäßpatienten daher kontraindiziert.

Nachbehandlung

- Stumpf hochlagern bei guter Durchblutung, bei gestörter Durchblutung horizontal oder tief. Bandagierung des Stumpfes mit von distal nach proximal absteigender Kompression. Stumpfbandage technisch schwierig, auch mit Dauerelastbinden. Proximale Strangulation vermeiden (Abb. 380). Im Zweifelsfall gewöhnlicher Wundverband ohne Kompression. Verbände aus Gips, Kunststoffen, Zinkleim dürfen die postoperative Überwachung des Wundgebietes nicht beeinträchtigen. Wunddrain nach 48–72 Std. entfernen. Mobilisation des Patienten je nach Allgemeinzustand. Mobilisation des Stumpfes erst nach 2–3 Wochen.
- Bei gestörter Wundheilung konservativ nur bei oberflächlichen Nekrosen vorgehen. Tiefe Nekrosen erfordern operatives Vorgehen ohne Zeitverlust.
- Prothesenversorgung erst nach Wundheilung. In den ersten 2 Monaten mindestens einmal wöchentlich Anpassung von Schaft und Prothese an die Stumpfatrophie. Definitive Fertigstellung der Prothese daher erst nach Ablauf dieser Periode. Siehe auch S. 175.

Allgemeines

- Siehe S. 365 f.

Prinzip

- Bildung eines schmerzfreien, gut durchbluteten Stumpfes mit palmar erhaltener Sensibilität. Palmar und distal ist eine gute Stumpfpolsterung anzustreben. Keine Spaltlappen direkt auf Knochen, außer als vorübergehende Maßnahme zur Wundheilung, definitiv möglich am Handrücken.

Operative Technik

- Knochen kürzen und palmar abrunden, so daß eine spannungsfreie Deckung der Spitze mit palmarer Haut möglich ist (Abb. 234).
- Kleine Phalanxreste nicht erhalten, sondern besser Exartikulation mit Abrunden der Kondylen. Lange Sehnen auf Höhe des Knochenstumpfes glatt durchtrennen. Hautnerven 5–10 mm weiter proximal glatt durchtrennen. Siehe auch Checkliste Traumatologie.
- Transkarpale Amputation: Knochenstümpfe aufeinander abstimmen, Kanten abrunden. Bildung einer Greifmöglichkeit durch rekonstruktive Eingriffe.
- Exartikulation im Handgelenk: Resektion des Processus styloideus von Radius und Ulna unter Beibehaltung der Überbreite: erleichtert Prothesenversorgung (s. S. 175).

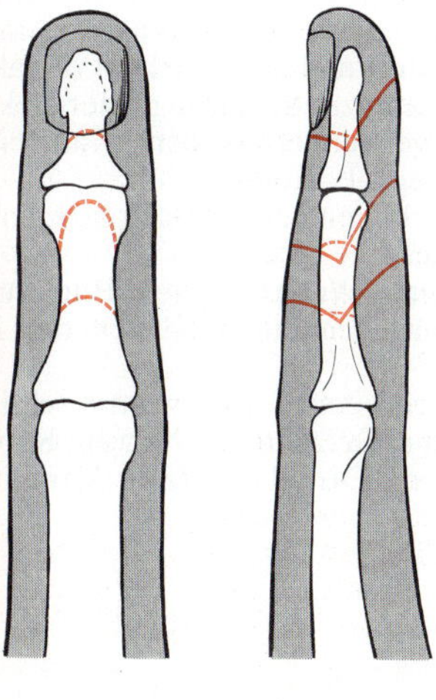

Abb. 234 Amputationslinien von Knochen und Weichteilen am Finger

Allgemeines

- Siehe S. 365 f. Am Arm ist jeder Zentimeter an Länge wertvoll. Oft sind dafür mehrere Eingriffe notwendig.

Operative Technik

- Vorderarm: Stumpfspitze und palmare Seite womöglich mit eigener Haut bedecken. Stumpfspitzen sorgfältig abrunden. Ulna und Radius müssen etwa gleich lang sein. Maßgebend sind die verfügbaren Weichteile. Verankerung der Muskeln über dem Stumpfende oder am Knochen nicht unbedingt notwendig. Nervenstümpfe 3–5 cm weit kürzen, in Muskulatur einbetten. Als kürzestmögliche Stumpflänge gilt: aktive Flexion noch möglich, evtl. durch Transposition der Bizepssehne auf die Ulna. Unter 3–5 cm kann der Radius vollständig entfernt werden.
- Operation nach Krukenberg: Trennung von Ulna und Radius bei Exartikulation im Handgelenk oder Amputation im distalen Drittel: Schaffung einer Greifzange mit erhaltener Sensibilität. Indiziert bei beidseitiger Amputation und Erblindung und für Patienten aus Entwicklungsländern.
- Exartikulation im Ellbogen: Abrunden der Kondylen und der Trochlea.
- Oberarm: Froschmaulschnitt, myoplastische Knochendeckung. Bei langen Stümpfen Winkelosteotomie nach Marquardt zur besseren Verankerung der Prothese (Abb. 90). Erfolg nur bei konsequenter Nachbehandlung!
- Kineplastik nach Sauerbruch: Mit Haut ausgekleideter Kanal durch den Muskelbauch des Bizeps. Durch diesen Tunnel wird ein Stab geführt, der sich durch die Kontraktur des Muskels aktiv retrahiert. Der Stab wird über einen Steigbügel und ein Kabel mit der aktiven Prothesenhand verbunden und kann zur Steuerung einer elektrisch angetriebenen Prothesenhand verwendet werden. Kanalbildung möglich auch am Unterarm, Trizeps, Pektoralis.
- Arthrodese der Schulter mit subkapitaler Varisationsosteotomie bei Instabilität infolge Plexusparese.
- Exartikulation im Schultergelenk: Wenn möglich Humeruskopf erhalten oder Schulterrelief abrunden durch Kürzen des Akromions.
- Amputation im Schultergürtel: von dorsal nach ventral schrittweises Durchtrennen von Muskulatur, Gefäßen und Nerven. Klavikula zwischen medialem und mittlerem Drittel absetzen. Varianten je nach Lokalbefund.
- Prothesenversorgung siehe S. 175 ff.

Allgemeines

- Siehe S. 365 f.

Prinzip

- Langer plantarer Lappen zur Bedeckung der Stumpfspitze, kurzer dorsaler Lappen, Narbe am Fußrücken. Bei Kindern und jungen Erwachsenen können Spaltlappen auch im Bereich der Sohle belastbar werden.
- Amputationsschema Abb. 235.

Operative Technik

- Zehen: immer Exartikulation mit Ausnahme der Großzehe. Proximalen Gelenkknorpel nicht entfernen, außer bei notwendiger Stumpfkürzung wegen ungenügender Weichteile. Dorsaler Längsschnitt, zirkelförmig an der Basis der Zehen. Lange Sehnen kürzen. Die Wundränder müssen sich spannungsfrei aneinanderlegen. Bei Gefäßpatienten keine Hautnaht. Wunddrainage.

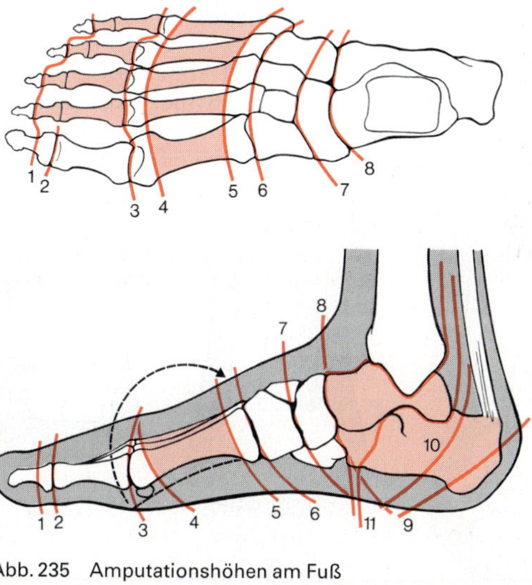

Abb. 235 Amputationshöhen am Fuß
Die dunklen Zonen eignen sich nicht. 1 Zehenendglied. 2 Großzehenendgelenk. 3 Zehengrundgelenke. 4 Metatarsaleköpfchen. 5 Basis der Metatarsalia. 6 Lisfranc-Gelenklinie. 7 Bona-Jäger-Gelenklinie. 8 Chopart-Gelenklinie. 9, 10 Kalkanektomie, partiell. 11 Kalkanektomie, total mit Abschrägen des Kuboid

- Transmetatarsale Amputation: Nur im proximalen Drittel. Diaphysäre Stümpfe bohren sich in die Fußsohle ein und verursachen sekundäre Beschwerden (Abb. 235). Eingehen vom Fußrücken her. Präparation der Knochen, Durchtrennen mit oszillierender Säge. Die Längen der einzelnen Knochenstümpfe sind aufeinander abzustimmen. Knochen plantar abrunden ohne Rücksicht auf Gelenklinien. Querer Drain, Hautnaht ohne Spannung. Amputation auch einzelner, selbst zwischenständiger Strahlen möglich!
- Alternative: Resektion der Metatarsalia und kleinen Fußwurzelknochen von 1–2 Längsschnitten am Fußrücken unter Belassen der Zehen, z. B. bei Malum perforans.
- Lisfranc-Gelenk: gleiches Vorgehen wie bei transmetatarsaler Amputation. Knochenstümpfe plantar schräg abrunden.
- Amputation im Rückfuß bei Gefäßpatienten nur Amputation nach Chopart und Syme bei diabetischer Angiopathie.
- Rückfußamputationen technisch schwierig, der Unterschenkelamputation jedoch weit überlegen, weil Sohle erhalten bleibt und die Stümpfe dadurch peripher voll belastbar sind (Abb. 236).
  1. Exartikulation im Chopart-Gelenk: Gefahr sekundärer Fehlstellung des Stumpfes in Spitzfuß und Varus. Oberes Sprunggelenk bleibt erhalten. Bei Fehlstellung Korrektureingriffe: Achillessehnenverlängerung (S. 345), subtalare Korrekturarthrodese.
  2. Kalkaneotibiale Arthrodese nach Pirogow: Resektion des Talus und der Malleolen von vorn, Kalkaneus womöglich in physiologischer Stellung, etwas nach ventral verlagert. Fixateur externe mit Zuggurtung durch Achillessehne (Abb. 236b).
  3. Supramalleolare Amputation nach Syme: Absetzung knapp oberhalb des oberen Sprunggelenkes. Abrunden der Malleolen. Talus und Kalkaneus aus den Weichteilen ausschälen, Sohle

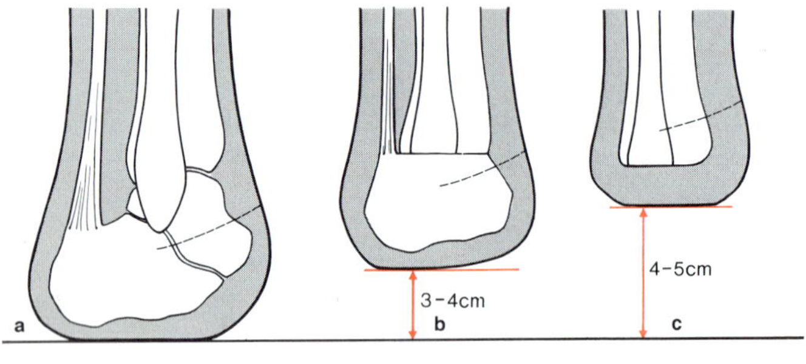

Abb. 236 Drei grundsätzlich verschiedene Methoden der Amputation im Rückfuß. a) Exartikulation im Chopart-Gelenk. b) Kalkaneotibiale Arthrodese nach Pirogow/Spitzy und c) transmalleoläre Amputation nach Syme

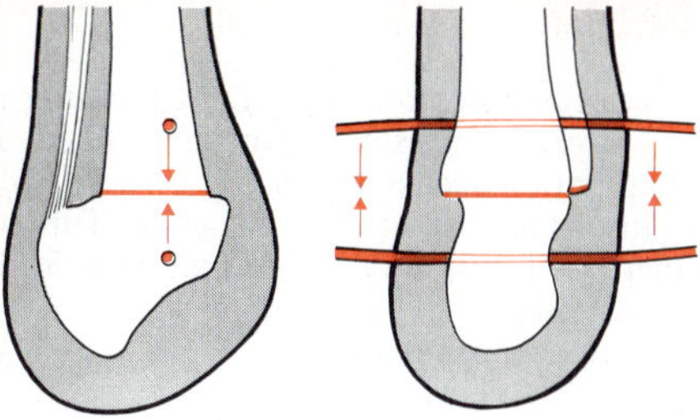

Abb. 237 Kalkaneo-tibiale Arthrodese

bleibt erhalten. Cave Verletzungen der A. tibialis und Perforation des Hautlappens über der Kalkaneusapophyse! (Abb. 238) N. tibialis und lange Sehnen kürzen ohne Verletzung der Gefäße. Seitliche Ohren des Lappens erhalten, evtl. später resezieren. Bandagierung des Stumpfes mit Zentrierung des Sohlenlappens direkt unter dem Knochenstumpf.

- Prothesenversorgung siehe S. 180, Abb. 94.

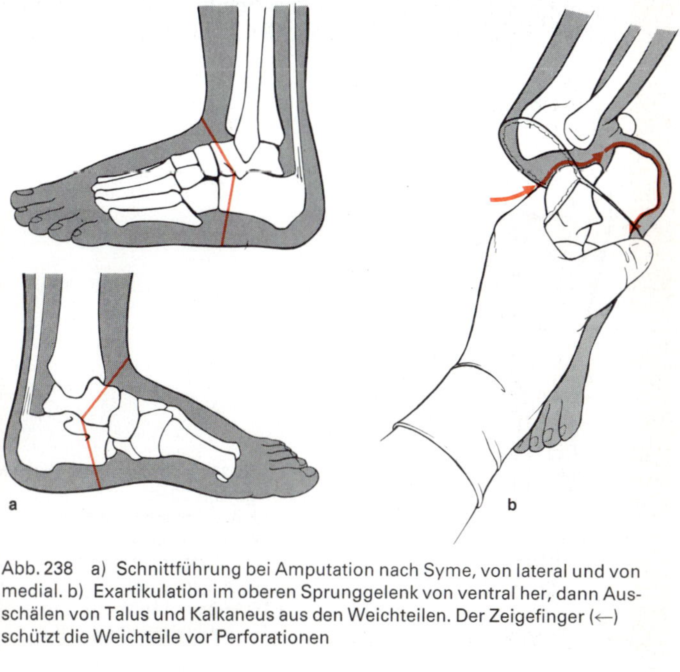

Abb. 238 a) Schnittführung bei Amputation nach Syme, von lateral und von medial. b) Exartikulation im oberen Sprunggelenk von ventral her, dann Ausschälen von Talus und Kalkaneus aus den Weichteilen. Der Zeigefinger (←) schützt die Weichteile vor Perforationen

Unterschenkel

Allgemeines (Abb. 239)

- Siehe S. 365 f. Länge des Stumpfes bei guter Durchblutung unbegrenzt, bei arterieller Durchblutungsstörung maximal 12 cm Tibialänge. Alternative: Amputation nach Syme (S. 371).
- Minimale Länge: Die Insertion des Lig. patellae an der Tuberositas tibiae muß erhalten bleiben. Kontraindikation: Funktion des Knies schwer gestört, z. B. Teilsteife.
- Nächsthöheres Niveau: Knieexartikulation.

Operative Technik

- Rückenlage, Knie und Hüfte beweglich abdecken.
- Für Kurzprothese mit Totalkontaktschaft und Kondylenbettung (S. 181) ist die Technik mit dem langen Hinterlappen besonders geeignet (Abb. 240, 241). Vorteile: gute Polsterung des Stumpfendes, keine zusätzliche Verkürzung und verzögerte Belastbarkeit durch Schaffung einer Knochenbrücke zwischen Tibia und Fibula.
- Technik: (Abb. 240 f.) vorderer Hautschnitt vom medialen Rand der Tibia zum lateralen Rand der Fibula. Auf gleicher Höhe Fibularismuskulatur quer durchtrennen. Kontrahiert sich die Muskulatur nicht wegen schlechter Durchblutung, gleichen Schnitt 2 cm höher wiederholen. Versorgung der Fibularisgefäße, Kürzen der

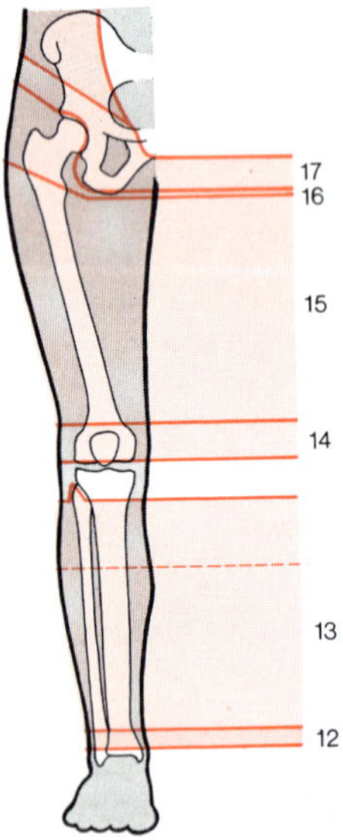

Abb. 239 Amputationshöhen am Bein (vgl. Abb. 236):
12 Amputation nach Syme.
13 Unterschenkel.
14 Knieexartikulation.
15 Oberschenkel.
16 Hüftexartikulation.
17 Hemipelvektomie

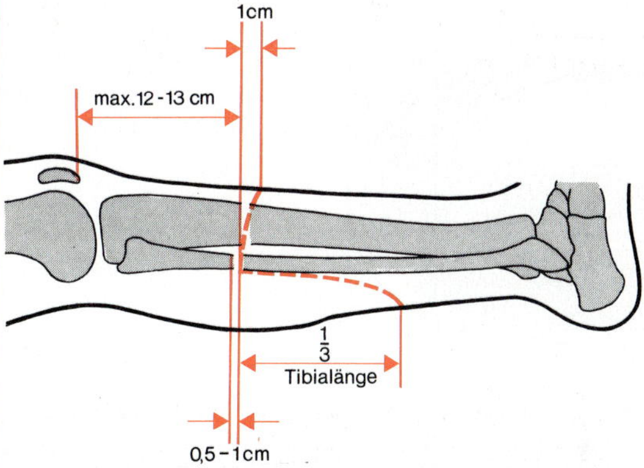

Abb. 240 Unterschenkelamputation mit langem Hinterlappen. Bei ungestörter Durchblutung Länge unbegrenzt

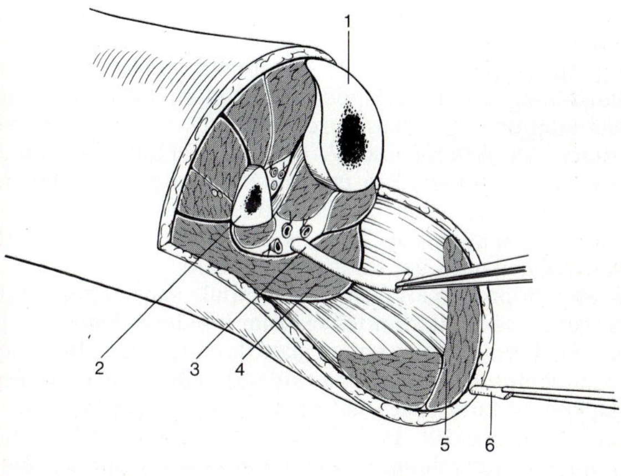

Abb. 241 Unterschenkelstumpf nach Absetzung: 1 Tibia, mit Gigli-Säge abgerundet. 2 Fibula. 3 N. tibialis, wird 3–5 cm weiter proximal durchtrennt. 4 M. Soleus. 5 Mm. gastrocnemii. 6 N. suralis

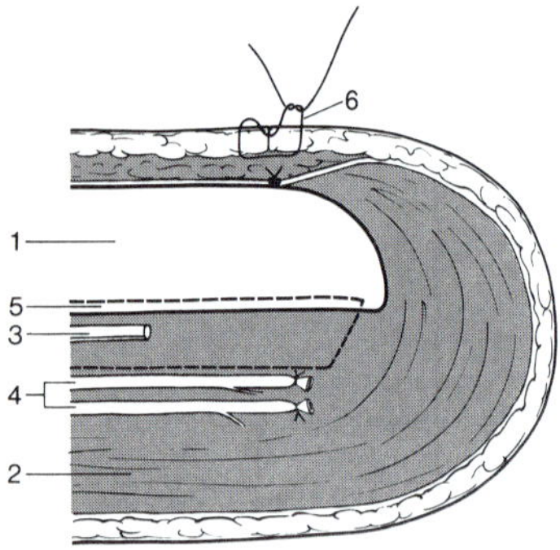

Abb. 242 Unterschenkelstumpf in der Sagittalebene: 1 Tibia gut abrunden, Fibula nur wenig kürzer, queres Wellgummi- oder Redondrain für 2–3 Tage. 2 Langer Hinterlappen, bei Gefäßpatienten ohne Soleus, nach vorn geschlagen. 3 N. tibialis und peroneus 3–4 cm kürzer als der Knochen. 4 Große Gefäße etwa auf Höhe des Knochens durchtrennen. 5 Fibula 5 mm kürzer als Tibia, nur leicht abgeschrägt. 6 Adaptation der Faszie mit resorbierbaren, der Haut mit tiefen Nähten ohne jede Spannung

Nerven (2–3 Äste) um 3 cm. Präparation von Fibula und Tibia, Durchtrennen der Membrana interossea. Mit der Gigli-Säge oder der oszillierenden Säge unter ständiger Kühlung Durchtrennen zuerst der Fibula, dann der Tibia mit gleichzeitigem Abrunden der Vorderkante. Vervollständigen der Amputation durch Abtrennung des hinteren Lappens hinter der Membrana interossea. Provisorische Blutstillung am Hinterlappen. Bei Gefäßpatienten vollständige Entfernung des M. soleus durch stumpfes Ablösen von medial her. Kürzen der Arteria und V. tibialis auf Höhe des Knochenstumpfes, des N. tibialis 3–5 cm weiter proximal. Abrunden der Knochenkanten der Tibia in allen Ebenen mit Lüer und Feile, Fibula nur 0,5 cm kürzer als Tibia, wegen Splittergefahr schrittweise laterale Kanten mit Lüer sorgfältig brechen.

- Bei kürzeren Stümpfen als 6 cm Tibia: Fibula ganz entfernen durch Verlängerung des Hautschnittes bis zum Fibulaköpfchen. N. peroneus proximal des Gelenkspaltes glatt durchtrennen. Bei ungenügender Durchblutung Fibularismuskulatur vollständig entfernen.
- Hinterlappen so zurichten, daß er sich ohne Spannung mit dem vorderen vereinigen läßt. In der Mitte N. suralis aufsuchen und um 2–3 cm kürzen. Blutstillung, Gummidrain, quer, Naht der hinteren mit der vorderen Faszie bzw. dem medialen Periost der Tibia mit resorbierbaren Nähten, Hautnaht einschichtig.
- Prothesenversorgung siehe S. 181.

Allgemeines

- Siehe S. 365. Die Exartikulation im Knie ist der Oberschenkelamputation in jeder Hinsicht überlegen: Vollständig terminal belastbarer Stumpf. Muskelgleichgewicht nicht gestört, geringe Traumatisierung, da kein Knochen und Muskel zu durchtrennen sind. Langer, frei beweglicher Stumpf mit kräftigem Hebelarm, Hüftbeweglichkeit nicht eingeschränkt. Epiphysenfugen bleiben erhalten. Keine Einschränkung der Indikation durch Alter oder Ätiologie (Abb. 243).
Alternative: transkondyläre Amputation, wenn Weichteilbedekkung nicht ausreicht. Die Technik nach Gritti ist durch die moderne Prothesentechnik überholt.

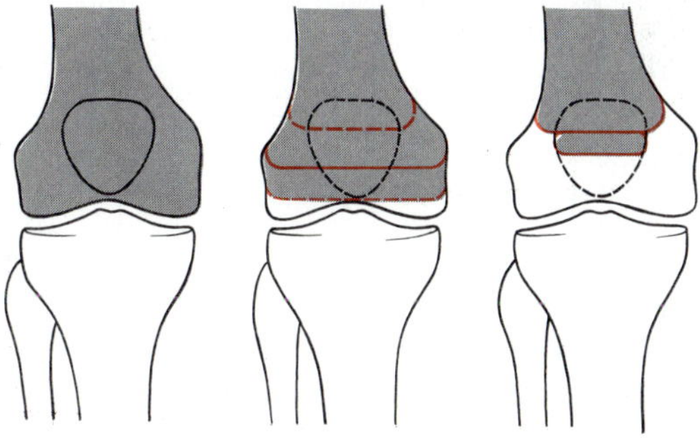

Abb. 243 Links: Exartikulation Mitte: Transkondyläre Amputation Rechts: Amputation nach Gritti

Operative Technik

- Rückenlage, Hüften und Knie beweglich (Abb. 244).
- Bei rechtwinklig gebeugtem Knie zirkulärer Hautschnitt am Unterschenkel mindestens 5 cm distal des Gelenkspaltes. Eingehen zwischen Subkutis und Faszie zuerst von vorn. Präparation der Tuberositas tibiae. Desinsertion des Lig. patellae, das angeschlungen und hochgezogen wird. Durchtrennen aller Verbindungen zwischen Tibiaplateau und Femur (Abb. 245): Menisken, Kreuz- und Seitenbänder. Ständiger Zug des rechtwinklig gebeugten Unterschenkels nach vorn gibt eine gute Übersicht und erleichtert die Durchtrennung der Binnenstrukturen. Zuletzt Durchtrennen der hinteren Kapsel und Luxation der Tibia nach ventral. Präparation der Nerven und Gefäße in der Poplitea.

Exartikulation im Kniegelenk

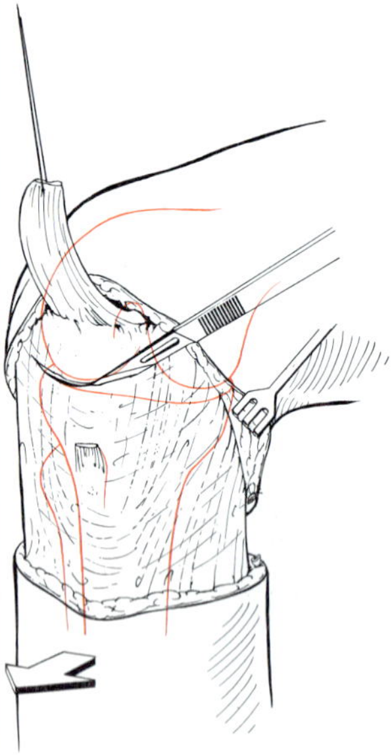

Abb. 244 Ausschälen des Tibiakopfes aus dem Hautschlauch. Desinsertion des Lig. patellae, Eröffnen des Gelenkes auf Höhe des Tibiaplateaus

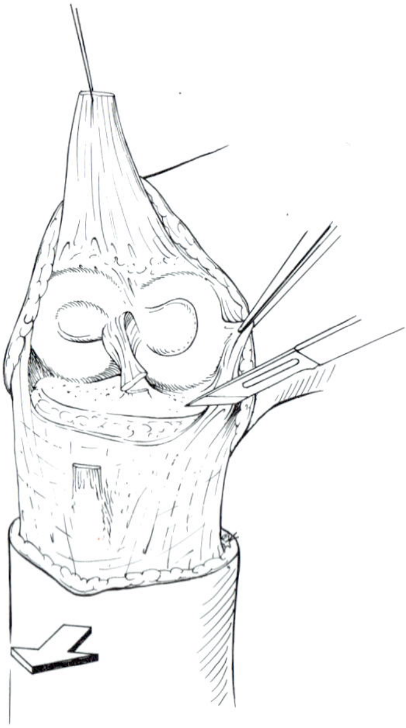

Abb. 245 Unter Luxation des Unterschenkels nach ventral Durchtrennen der Binnenstrukturen unter Spannung

- Bei ungestörter Durchblutung können die Menisken am Femur belassen werden. Keine Naht des Lig. patellae an die Kreuzbänder, damit die Patella nicht in die Belastungszone zu liegen kommt. Bei arterieller Durchblutungsstörung ist es besser, Menisken und alle Bänder inklusive Lig. patellae zu resezieren und auf jede Sehnen- oder Kapselnaht zu verzichten (Abb. 246).
- Die Resektion der Patella ist höchstens bei zu knapper Weichteildeckung notwendig. Hautlappen so zuschneiden, daß die Wunde in die Sagittalebene dorsal zwischen die Kondylen zu liegen kommt. Vorher bestehende Narben in der Längsrichtung sind in die Schnittführung einzubeziehen und gestatten dann nur den queren Verschluß, der womöglich nach ventral gelegt werden sollte, damit das Stumpfende narbenfrei bleibt. Außerdem ist die dorsale Haut mechanisch belastbarer als die ventrale. Bei traumatischen Läsionen ist jedoch eine Narbe über dem Stumpfende nicht kontraindiziert.

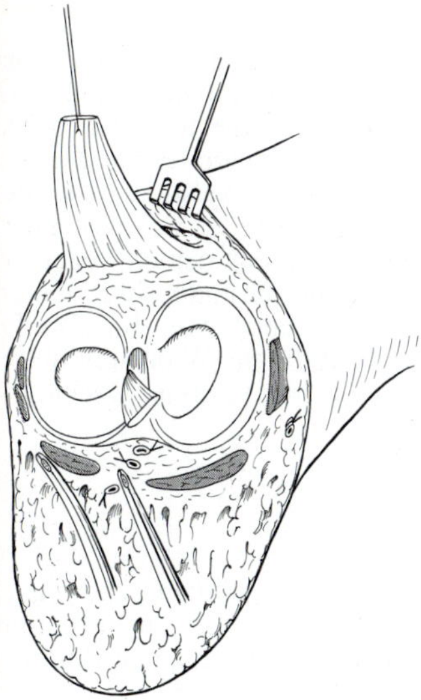

Abb. 246 Stumpf von unten – hinten. Hautschlauch zur besseren Übersicht zurückgestülpt. Ligamente und Menisken sind bei Gefäßpatienten zu entfernen. Das Lig. patella ist nicht mit den Kreuzbändern zu vernähen!

- Variante: Bei ungenügenden Weichteilverhältnissen oder bei Wundheilungsstörungen transkondyläre Resektion quer zur Belastungsachse. Um Platz zu gewinnen, Patella eventuell entfernen. Kanten gut abrunden, vor allem dorsal (Abb. 243 Mitte).
- Nachbehandlung: cave Dekubitus des immer tiefer liegenden lateralen Femurkondylus! Ähnlich wie bei der Ferse Entlastung durch dicken Verband oder Polster proximal der Kondylen. Keine straffe Stumpfbandage, da Patella und Kondylen sehr druckempfindlich sind.
- Prothesenversorgung siehe S. 182.

Allgemeines

- Siehe S. 365. Die Amputation im Oberschenkel ist nur indiziert, wenn die Absetzung im Kniebereich nicht möglich ist. Ein Oberschenkelstumpf ist terminal nicht oder nur teilweise belastbar. Anzustreben ist eine Polsterung des Stumpfendes mit Muskulatur von 2–3 cm Dicke. Die Befestigung der Muskelstümpfe am Femurende und der Antagonisten untereinander ist zu empfehlen, bei gestörter Durchblutung oder Infekten jedoch riskant wegen Wundheilungsstörungen. Aus dem gleichen Grunde sind obliterierte Gefäßprothesen aus dem Stumpf zu entfernen. Im Zweifelsfall zuerst offene Amputation mit sekundärem Wundverschluß. Für den Erfolg entscheidend ist die spannungsfreie Deckung aller Weichteile.

Operative Technik

- Rückenlage, Gesäß mit Kissen hochlagern, Hüfte frei beweglich.
- Wenn möglich Froschmaulschnitt mit gleich langem vorderem und hinterem Lappen in der Frontalebene. Die Lappen dürfen nicht länger sein als breit (Abb. 247 a). Vorher bestehende Operationsnarben in den Hautschnitt miteinbeziehen.
- Zuerst Bildung des Vorderlappens durch Durchtrennung des Quadrizeps in schräger Richtung nach proximal auf die vorgesehene Amputationshöhe des Femurs. Versorgung von A. und V. femoralis, Gefäßprothese durch Gegeninzision an der Leiste freipräparieren und nach distal hin vollständig entfernen. Periost quer inzidieren, nach distal abschieben. Durchtrennung des Femurs mit Gigli-Säge oder oszillierender Säge unter ständiger Kühlung. Unter Zug am durchtrennten Femur nach distal rasche Durchtrennung des Hinterlappens mit dem Amputationsmesser. Provisorische Blutstillung, Untersuchung der einzelnen Muskeln auf ihre Vitalität.
- Präparation des Ischiasnervs, glatte Durchtrennung 5 cm oberhalb des Femurendes nach Ligatur mit resorbierbarem Nahtmaterial wegen der Begleitarterie. Abrunden der Femurkante mit Lüer und Feile unter Schonung der Weichteile, Spülen der Wunde. Markhöhle in Ruhe lassen!
- Bei Gefäßpatienten nur Zurichten der beiden Lappen, so daß diese sich spannungsfrei ohne Bildung von Eselsohren über den Femurstumpf legen lassen (Abb. 247 e). Nach definitiver Blutstillung und Wunddrainage Verankerung lediglich mit tiefen lockeren Matratzennähten und dann gleich Hautnaht.
- Bei guter Durchblutung Verankerung der Muskelstümpfe am Femurende durch transossäre Nähte. Dazu sind 5 mm proximal des Femurendes 4 Löcher von 2 mm Durchmesser zu bohren (Abb. 247 b, c). Vorsicht vor Überhitzung oder zu großem Durchmes-

ser: Kronensequester! Verankerung der dorsalen, dann der medialen Muskeln mit resorbierbaren Nähten. Die Nahtschlingen umfassen nie den ganzen Muskelbauch (Abb. 247 c). Zuletzt Naht des Quadrizeps, der über das Stumpfende geschlagen und mit Fasziennähten an den verankerten Muskeln befestigt wird (Abb. 247 d). Blutstillung, Wunddrainage, Hautnaht. Elastischer Verband (Abb. 248).

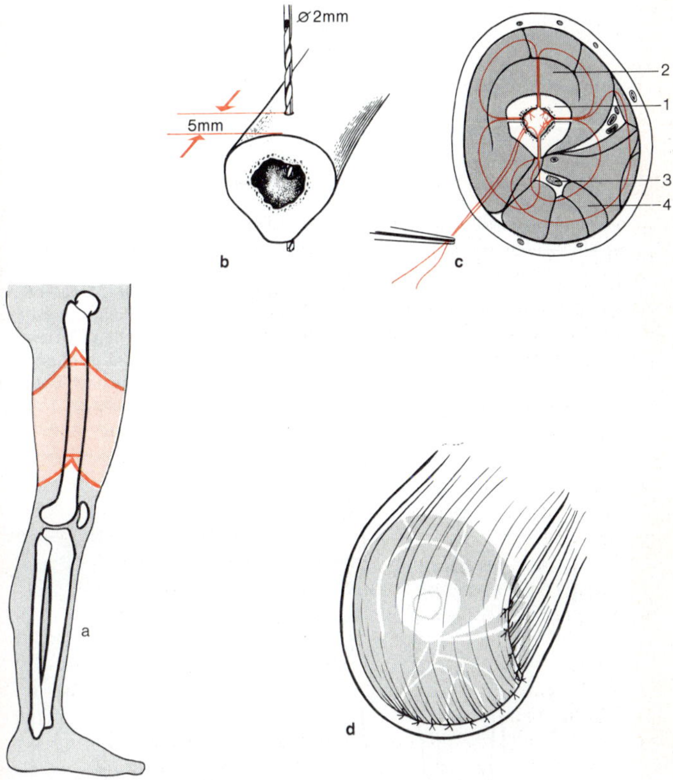

Abb. 247 Oberschenkelamputation. a) Wenn möglich symmetrischer Froschmaulschnitt. b–d) Technik bei ungestörter Durchblutung = Myopexie: b) 2×2 mm Bohrlöcher für die transossären Muskelnähte. c) Die Nähte aus resorbierbarem Material beginnen und enden in der Markhöhle: 1 Femur, 2 M. Quadriceps, 3 N. ischiadicus, 4 Adduktoren, Kniebeuge. d) Ein länger gehaltener Muskelstumpf, in der Regel vom Quadrizeps, bedeckt das Stumpfende und wird mit oberflächlichen Fasziennähten verankert.

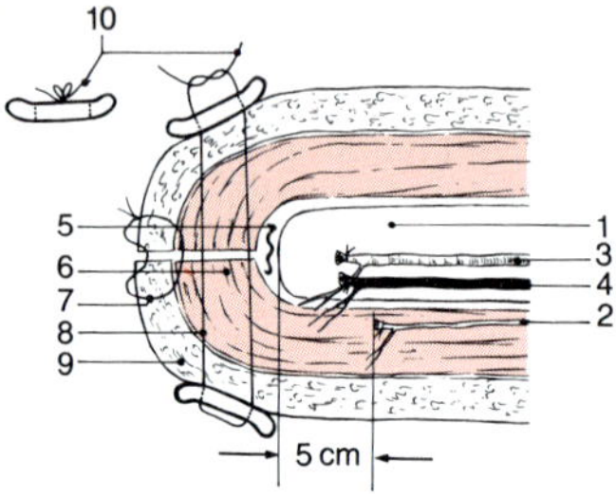

e) Technik bei gestörter Wunddrainage. 1 Femur, dessen Stumpfende ringsum sorgfältig abgerundet ist. 2 N. ischiadicus, ligiert und mindestens 5 cm proximal des Femurendes scharf durchtrennt. 3 und 4 A. und V. femoralis, falls nötig ligiert und etwa 1–2 cm proximal des Femurendes durchtrennt. 5 Quer eingelegtes Gummidrain (oder 2–3 Redondrains). 6 Vordere Muskelgruppe. 7 Einschichtige Naht von Haut und Subkutis mit tiefen Donati-Stichen. 8 Tiefe Doppel-U-Naht zur Fixation der Muskulatur. 9 Subkutis. 10 Die tiefen Muskelnähte werden mit einem Schnürsenkelknoten angezogen, der sich je nach Spannung auf einfache Weise lockern oder festziehen läßt (nach Baumgartner)

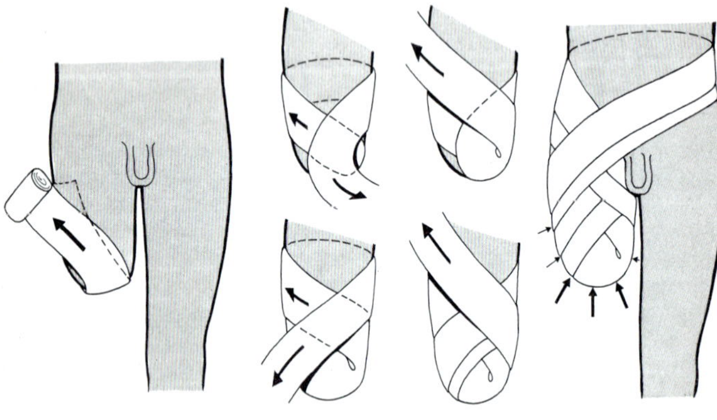

Abb. 248 Stumpfbandage am Oberschenkel. Die distale Kompressionswirkung muß größer sein als proximal. Cave Strangulation

Allgemeines

- Siehe S. 365. Indiziert meist wegen Tumor oder nach Trauma, seltener nach arterieller Durchblutungsstörung.
- Wenn möglich soll der M. glutaeus maximus erhalten bleiben als Stumpfdeckung, ähnlich wie der M. triceps surae bei der Unterschenkelamputation (Abb. 249). Je nach Befund zusätzliche, möglichst sparsame Entfernung von Beckenknochen: Hemipelvektomie.

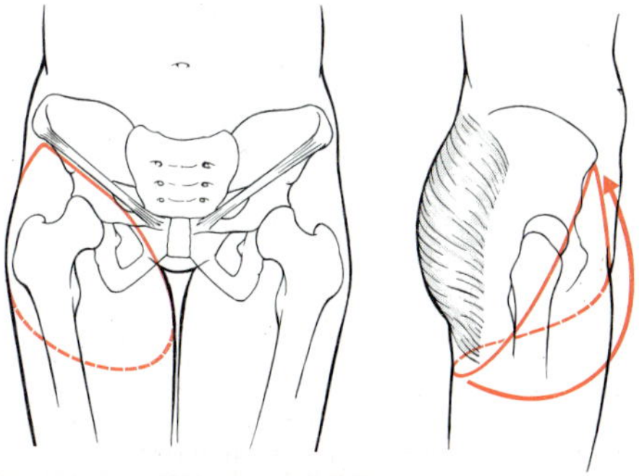

Abb. 249 Prinzip der Schnittführung bei Hüftexartikulation

Operative Technik

- Rückenlage, Gesäß durch Kissen hochlagern. Bei weiblichen Patienten Dauerkatheter bis zum Abklingen des Wundödems.
- Vorderer Hautschnitt 1 cm distal parallel zum ganzen Leistenband. Hinterer Hautschnitt am Rand des M. glutaeus maximus entlang. Je nach Befund Varianten möglich. In der Längsrichtung Eingehen auf Arteria, Vena und Nervus femoralis. Entfernen von Gefäßprothesen. Quere Durchtrennung der ventralen Muskulatur, dann der Adduktoren. Versorgung der Obturatoriusgefäße und -nerven. Eröffnen des Hüftgelenkes von vorn durch Durchtrennen der Rektussehne und T-förmiges breites Eröffnen der Gelenkkapsel. Luxation des Femurkopfes nach ventral. Durch Zug am Femur nach ventral Vervollständigen der Exartikulation durch Bildung des Hinterlappens entlang der Hinterseite des Femurs mit dem Amputationsmesser. Provisorische Blutstillung.
- Präparation des N. ischiadicus. Ligatur hinter der Hüftpfanne, dann glatte Durchtrennung mit dem Messer. Jeden Zug auf den Nerv vermeiden! Zurichten des Hinterlappens, der sich ohne Spannung mit dem vorderen vereinigen soll. Gleichmäßige Verteilung der Überlänge des hinteren Lappens im Vergleich zur vorderen. Medialen Hautzipfel vermeiden. Definitive Blutstillung, Drainage, Naht der Gluteusfaszie an das Leistenband, einschichtige Hautnaht. Bei Stumpfbandage Vorsicht vor Druckstellen über Spinae iliacae anteriores.
- Prothesenversorgung siehe S. 182.

Sachverzeichnis

P, Q

R